研究者发起的
临床研究
研究者手册

**Investigator's Handbook for
Investigator-Initiated Trial**

组织编写　广东省临床研究质量控制中心

主　　编　丁长海　张一愚　郭洪波

人民卫生出版社
·北　京·

版权所有，侵权必究！

图书在版编目（CIP）数据

研究者发起的临床研究 研究者手册 / 广东省临床研究质量控制中心组织编写 ；丁长海，张一愚，郭洪波主编. -- 北京 ：人民卫生出版社，2025. 7（2025.10重印）.
ISBN 978-7-117-37847-5

Ⅰ. R4-62

中国国家版本馆 CIP 数据核字第 2025Y0D028 号

人卫智网	**www.ipmph.com**	医学教育、学术、考试、健康，购书智慧智能综合服务平台
人卫官网	**www.pmph.com**	人卫官方资讯发布平台

研究者发起的临床研究 研究者手册

Yanjiuzhe Faqi de Linchuangyanjiu Yanjiuzhe Shouce

组织编写：广东省临床研究质量控制中心
主　　编：丁长海　张一愚　郭洪波
出版发行：人民卫生出版社（中继线 010-59780011）
地　　址：北京市朝阳区潘家园南里 19 号
邮　　编：100021
E - mail：pmph @ pmph.com
购书热线：010-59787592　010-59787584　010-65264830
印　　刷：北京华联印刷有限公司
经　　销：新华书店
开　　本：787×1092　1/32　　**印张**：15
字　　数：476 千字
版　　次：2025 年 7 月第 1 版
印　　次：2025 年 10 月第 2 次印刷
标准书号：ISBN 978-7-117-37847-5
定　　价：99.00 元

打击盗版举报电话：010-59787491　**E-mail**：WQ @ pmph.com
质量问题联系电话：010-59787234　**E-mail**：zhiliang @ pmph.com
数字融合服务电话：4001118166　**E-mail**：zengzhi @ pmph.com

编者名单

主　编

丁长海
张一愚
郭洪波

副主编

王吉耀
夏结来
夏欧东

编　委（按姓氏笔画排序）

丁长海　南方医科大学珠江医院
王　陵　中国人民解放军空军军医大学
王吉耀　复旦大学附属中山医院
毛　琛　南方医科大学
叶冬青　安徽理工大学
朱兆华　南方医科大学珠江医院
朱赛楠　北京大学第一医院
刘俊荣　广州医科大学
阮光峰　广州市第一人民医院
李　苏　中山大学肿瘤防治中心
李　晨　中国人民解放军空军军医大学
吴一龙　广东省人民医院
岑　晗　南方医科大学珠江医院

教授、博士、博士研究生导师,国家特聘专家。南方医科大学珠江医院临床研究中心执行主任、广东省临床研究质量控制中心秘书长。广东省医疗卫生机构临床研究专家委员会主任委员、国际骨关节炎研究学会(OARSI)研究和培训委员会主席。澳大利亚塔斯马尼亚大学、莫纳什大学兼职教授。主要从事骨与关节疾病的临床与基础研究。在 *JAMA* 等期刊发表科研论文近 500 篇(其中英文论文 350 余篇);参与《临床药理学》(人民卫生出版社,1999)《药理实验方法学》(人民卫生出版社,2002)《中华临床药物学》(人民卫生出版社,2003)、*Oxford Textbook of Osteoarthritis and Crystal Arthropathy*(3rd edition)(牛津大学出版社,2016)等 14 部著作的编写。任 *Review on Recent Clinical Trials* 期刊副主编,*Osteoarthritis & Cartilage*、*Arthritis Research & Therapy*、*Journal of Orthopaedic Translation* 等期刊编委。承担 40 多项课题。

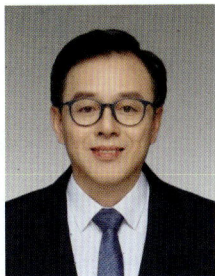

丁长海

主编简介

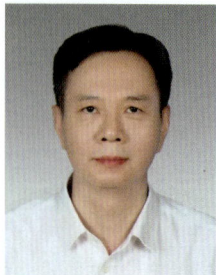

张一愚

广东省卫生健康委员会交流合作处处长，推动设立广东省临床研究质量控制中心。曾任广东省卫生健康委员会办公室副主任、政法处处长、体制改革处处长、科技教育处处长。长期致力于卫生健康科技发展规划及相关政策研究，参编《广东省健康服务业发展报告(2018)》《生物医学工程产业专利分析及预警报告》《医事法律500问》《健康广东2020战略研究》，具有丰富的编写和出版经验。

教授、博士、博士研究生导师。南方医科大学珠江医院院长、党委副书记，广东省临床研究质量控制中心执行主任。长期从事神经系统重大疾病(神经肿瘤、神经退行性疾病基础与临床转化应用研究)相关的科研与教学工作，担任中国神经科学学会理事、《中华神经医学杂志》主编、广东省医学会副会长、广东省医院协会副会长、广东省脑功能修复与再生重点实验室负责人，主持国家自然科学基金7项及省部级重大重点项目10余项。近3年以通讯作者在 *Advanced Science*、*Chemical Engineering Journal*、*Small* 等高影响力期刊上发表SCI论文30余篇，获"广东特支计划"领军人才、广东医学科技奖二等奖等。

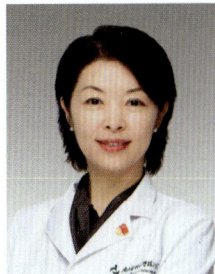

郭洪波

在生命科学迅猛发展的今天,临床研究已成为推动医学进步的核心引擎。近年来,随着循证医学理念不断深入人心,我国研究者发起的临床研究数量逐年攀升,研究者发起的临床研究成果不断问鼎医学顶刊,为制定或更新符合国人特点的本土化临床指南提供了高质量证据,极大地提升了临床诊疗水平和效率,有力地促进了临床研究成果的转化和应用。然而,我们也清醒地认识到,从精准医疗到人工智能辅助诊疗,从基因编辑到细胞治疗,人类对疾病本质的认知不断突破,但医学转化之路依然充满挑战——基础研究与临床实践之间的鸿沟、数据共享的壁垒、伦理与效率的平衡、多学科协作的复杂性、国际研究结果在国内的适合性等,这些问题始终考验着研究者的智慧与韧性。

虽然我国临床研究尚处于追赶时期,但也要看到我们独有的优势。首先,是国家的高度重视,《医疗卫生机构开展研究者发起的临床研究管理办法》《涉及人的生命科学和医学研究伦理审查办法》等的发布,为医学研究的规范开展提供了准则;其次,我国临床研究体系的建设不断完善,国家和地方在临床研究平台建设和资源投入做出了积极努力,布局建设了一批医学中心和临床医学研究中心,立项资助了一大批临床专病队列建设,部分省市设立了临床研究专项基金,医学创新生态快速培育和发展;再次,我国临床病例病种资源丰富,为组织开展临床研究提供了宝贵的资源,而且基于大样本的临床病例资料数据可以提供更加可靠的研究证据;同时,信息技术、人工智能、多组学、生物信息学、超级计算等新兴技术和方法的不断发展,临床研究正经历从"经验驱动"向"数据驱动"的范式转变。人工智能技术加速了研究设计与数据分析的革新。

"工欲善其事,必先利其器",高水平的临床研究,首先需要练好基本功,掌握临床研究基础理论和方法。欣闻广东省临床研究质量控制中心牵头组织全国医学专家学者编写《研究者发起的临床研究 研究者手册》，深感非常有必要，十分有意义。本手册紧跟医学科学研究前沿，介绍了临床研究系统性框架和方法。从问题切入，启发式的编纂风格，把理论和实操、科学性和趣味性穿插在一起，是一部难得的医学科学研究方法学著作。我作为一位长期从事临床诊疗的医生和研究者，感谢编者们的辛勤劳动。做好一名大夫，看病的时候参考他人的临床研究发现，你会充满对前行者的钦佩。倘若有一天你的临床研究发现成为别人决策参考，你将获得职业至高无上的成就感。每位临床研究者都是医学进步的"点火者"。十分希望每一个研究者、每一个医学生都能得到临床研究的良好训练，这本手册将是你的良师益友。让医学研究的星星之火，点燃医学科学进步燎原之势。

钟南山

中国工程院院士

2025 年 3 月

　　研究者发起的临床研究（investigator-initiated trial，IIT）基于科学原理和方法而开展，旨在通过严谨的设计、实施和分析，获取关于疾病病因、预后、诊断、预防和治疗的客观证据；具有明确的科学性、实践性、探索性和伦理规范要求。近年来，随着健康中国和科技强国的深入推进，医学科研取得了长足发展。同时，人口老龄化进程的加快带来疾病谱的日益复杂，以及大数据、人工智能、精准医学技术的应用，多中心、大规模研究的增多，对医学科研提出了更高的要求。一方面，要以循证医学为基础，用科学的临床研究方法，提供充分的证据来指导医学实践；另一方面，以人作为研究对象的医学科研，必须遵守相关的法律法规以及伦理原则，如《医疗卫生机构开展研究者发起的临床研究管理办法》《涉及人的生命科学和医学研究伦理审查办法》等。然而，在我国医学教育体系中，有关临床研究方法学的系统学科教育尚处于发展阶段，临床医务工作者临床研究方法学相关知识与技能相对薄弱，虽然有高涨的热情，但难以将临床实际问题转变为科学研究问题；此外，部分医疗卫生机构对临床研究缺乏指导和管理，已开展的 IIT 质量参差不齐。

　　正是在这样的背景下，广东省临床研究质量控制中心牵头组织专家学者共同编写《研究者发起的临床研究　研究者手册》。本书从医务工作者的角度出发，理论联系实际，以临床问题为导向，以临床研究案例为主轴，汇聚了临床研究相关的新理论、新方法和新理念，尤其是当下较为新颖的临床研究设计方法和数据分析方法。

　　全书共分为 5 个部分，合计 23 章。第一部分 IIT 总论共 2 章，介绍临床研究相关基本概念及其类型、选题与设计。第二部分 IIT 类型共 8 章除了介绍基本的临床研究设计类型之外，还专门介绍了临床预测模型研究、真实世界临床研究和精准临床研究。第三部分 IIT 方法共 6 章，介绍了最近较为流行的研究方法——孟德尔随机化和医学公共数据库分析,也介绍了因果关系及其推断、偏倚及其控制以及 IIT 统计分析要点。此外,鉴于样本量与把握度估算是临床研究设计与实施中的重要一环也是大家最为关心的问题之一,因而将此单列为一章进行介绍。第四部分 IIT 管理共 5 章,围绕IIT 设计与实施,介绍临床研究方案撰写和注册、临床研究全流程规范化管理、临床研究的数据管理与实施中的质量控制、临床研究生物样本库建设与管理和临床研究中的医学伦理问题。第五部分 IIT 成果共 2 章,根据 IIT 的成果形式,介绍高质量临床研究论文发表、循证临床实践指南的制订/评价。本书将为读者提供从临床问题诞生到临床研究成果产出全链条全方位的指导。它既可作为临床医务工作者、临床医学生的参考书,也可作为从事临床研究及其规范化管理的其他专业人员的培训用书。鉴于临床医务工作者业务工作繁忙,希望本书能成为他们的"口袋书",便于随时、随地翻阅。

本书的编委由从事临床研究、临床研究方法学教育培训、临床研究管理的资深专家学者组成,他们的扎实理论功底、丰富的实践经验和严谨的科学作风,为书稿质量提供了保障,在此向各位编委的辛勤付出和精诚协作表示由衷的感谢。敬谢广东省临床研究质量控制中心顾问钟南山院士赐序,权威评述和宝贵建议,令本书增辉生色。感谢副主编王吉耀教授、夏结来教授在书稿编写、审稿和定稿中分担了大量工作,得益于两位教授的专业指导和细致审阅,使得书稿更加厚重凝练。感谢广东省卫生健康委员会刘亚云和黄尔舜在书稿统稿阶段认真通读全稿,并就书稿体例、书稿格式和文字表述等方面的修订提出了宝贵的修改意见。感谢编写秘书岑晗副教授和窦智燕在本书编写的组织协调、审稿、统稿和定稿过程中的不辞辛劳,做了大量工作,确保了编写工作的有序推进。

正所谓"世上无难事,只要肯攀登",翻开这本口袋工具书,相信它将成为你临床研究之路上的一盏明灯,照亮医者前进的道路。

尽管本书经过了多轮核对修改,但难免有不尽如人意之处,我们诚恳希望各位读者批评指正。

丁长海　张一愚　郭洪波
2025 年 6 月于广州

目　录

第一部分　IIT 总论

第二部分　IIT 类型

第三部分　IIT 方法

第四部分　IIT 管理

第五部分 IIT 成果

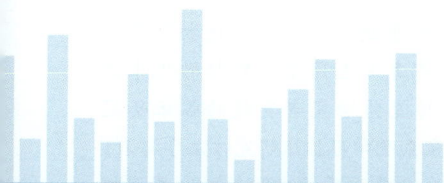

第一部分

IIT 总论

第一章

研究者发起的临床研究概述

● 导读 ●

　　循证医学背景下的临床研究日益受到重视并且迎来了蓬勃发展的良好局面,如今越来越多的临床医务工作者由医药企业发起的临床试验(industry-sponsored trial,IST)的参与者转变为研究者发起的临床研究(investigator-initiated trial,IIT)的发起者。在系统学习临床研究方法学与IIT规范化管理相关知识之前,有必要深刻领会开展高质量IIT的意义,牢牢把握开展高质量IIT的要点,扎实掌握临床研究分类,深入了解现阶段开展IIT所面临的挑战,对IIT有一个概括性认识,进而帮助大家为实现研究角色转变做好充分准备。

　　研究者发起的临床研究(investigator-initiated trial,IIT)是指医疗卫生机构开展的,以人(个体或群体)为研究对象(以下称研究参与者),不以药品、医疗器械(含体外诊断试剂)等产品注册为目的,研究疾病的病因、诊断、治疗、康复、预后、预防、控制及健康维护等的活动。循证医学强调一切临床诊疗决策应遵循现有最佳证据,而源于患者的高质量临床研究结果与临床诊疗实践问题直接相关且可靠,因而成为指导临床诊疗决策的最佳证据,这也是临床研究备受瞩目和重视的根本原因。然而,目前很多临床医务工作者对临床研究(包括IIT)的认识还不是很充分,甚至简单地将临床研究与临床试验画等号,认为只有临床试验才是临床研究,更不清楚IIT和医药企业发起的临床试验(industry-sponsored trial,IST)之间的区别。此外,临床医务工作者每天需要花费大量的时间和精力来做好临床诊疗工作,如何处理好临床诊疗工作和临床研究工作之间的关系并努力将丰富的临床病例资源转变为宝贵的临床研究资源是很多临床医务工作者需要探索的职业课题。

第一节　为何要做 IIT？

一、临床诊疗实践的改革与创新离不开 IIT

不同于以药品、医疗器械等产品注册为目的的 IST，IIT 关注的临床问题涵盖了包括病因、诊断、治疗、康复与预后等在内的疾病自然史所有相关问题。循证医学强调一切临床诊疗决策都应循证现有最佳证据。与基础研究相比，IIT 与临床诊疗实践直接相关且研究结果源于患者。与临床经验相比，IIT 通过采用科学、规范的研究设计与实施以求获得真实可靠结果。总之，IIT 发现既是循证临床指南/路径制定或更新的基石，有助于推动临床诊疗实践革新，提高医疗卫生服务水平，造福患者和社会，又是临床医学知识积累的源泉，是实现临床医学学科螺旋式上升发展的不竭动力。

二、医疗卫生机构的高质量发展离不开 IIT

医疗卫生机构是 IIT 实施的责任主体。我国人口基数大，各病种患者数量规模庞大，拥有可供开展 IIT 的丰富病种和病例资源，加上医疗数字化的不断发展，为大力开展 IIT 提供了良好资源基础与技术支撑。鉴于疾病谱、死因谱存在显著地域差异，各地医疗卫生机构应想方设法将丰富的临床病例资源转变为宝贵的临床研究资源，通过开展 IIT 不断提高医疗卫生服务能力与水平，助力临床专科建设，赋能医疗卫生机构高质量发展。

三、临床医务工作者的个人职业发展离不开 IIT

做好 IIT 是为了更好地做临床。有别于参与 IST，临床医务工作者是 IIT 的发起者，对 IIT 的科学性、伦理合规性负责，全面负责研究的选题、设计、实施与结题。作为临床医务工作者，务必正确认识和处理好临床诊疗工作与临床研究工作之间的关系。实际上，临床工作与临床研究是相辅相成的。在临床一线工作的医务工作者，拥有开展 IIT 的天然优势，可以在临床诊疗工作中发现与解决临床实践相关问题，通过开展 IIT 可以规范临床诊疗行为，着力塑造与培养临床研究与循证医学思维。因此，开展 IIT 是临床医务工作者的必然选择，是主动融入循证医学浪潮的最佳实践形式，是从合格的临床医务工作者成长为杰出的专家乃至卓越的医师科学家的必经之路。

第二节　如何做好 IIT？

罗曼·罗兰曾说"人们常觉得准备的阶段是浪费时间,只有当真正的机会来临,而自己没有能力把握的时候,才能觉悟到自己平时没有准备才是浪费了时间"。

IIT 是一项系统工程,从研究者发现临床问题到凝练临床研究问题,再到研究设计与实施,最后到总结与报告,每一步都应科学、规范、合规,只有如此才可以实现预期研究目的,获得真实、可靠的临床研究结果,从而为临床诊疗决策提供高质量证据。想要做好 IIT,除了医疗卫生机构应当提供临床研究技术支撑平台外,研究者应当从以下几个方面多下功夫。

一、加强学习,夯实临床研究方法学理论与实践基础

临床医务工作者作为开展 IIT 的主力军,虽然在临床诊疗方面接受过严格、系统的理论知识培训并且具备丰富的临床实践经验,但是他们中的绝大多数临床研究方法学相关理论和实践基础较为薄弱。"万丈高楼平地起,打好基础是关键"。理论基础是关键,只有理论扎实,才会融会贯通,以不变应万变。在学习理论知识时,需要"观全局、抓重点、注细节",注重点滴积累和长期坚持。在学习过程中,要坚持在"干中学、学中干"。其中,流行病学与医学/卫生统计学是临床研究方法学的核心课程。流行病学与医学/卫生统计学作为水乳交融的姊妹学科,在学习时需要准确把握两者之间的内在联系。从方法学角度来说,流行病学是有关各类研究设计与实施的学问,而医学/卫生统计学则是有关医学/卫生数据处理(收集、整理、分析和解释)的学问。在厘清变量类型的基础上,基于统计描述(统计指标与统计图表)和统计推断(参数估计和假设检验)获得准确分析结果是医学/卫生统计学的核心工作内容和目标,也是流行病学研究设计(统计设计)与实施(统计分析)过程中的重要环节。批判性阅读临床研究论文是检验理论学习成效的良好途径,学会"找茬",避免"踩坑";注重实战,可以从跟跑(参与别人牵头组织的 IIT)开始,然后并跑(联合其他主要研究者开展 IIT),最后实现领跑(牵头组织开展 IIT),努力走出一条属于自己的临床研究进阶之路。

二、善于思考,重视临床研究选题与设计

一个好的临床研究选题是成功的一半。临床研究选题作为开展 IIT 的

起点,事关全局。在选题时,需要重点考虑选题的来源、原则和设计要点,该部分内容详见本书第二章。简而言之,选择重要而尚未被解决的临床问题,做好研究顶层设计,考量研究过程中每一个细节,做好临床研究方案,确保在组织实施研究时有"案"可循。千万不要只重视统计分析而忽略了研究设计,这是因为如果研究设计存在严重缺陷,即使再高级的统计分析方法、再准确的分析结果、再漂亮的统计图表都无法弥补研究设计的缺陷。

三、真抓实干,确保研究进度与质量

高质量 IIT 既离不开好的选题与设计,也离不开规范化的过程管理和质量控制。IIT 质量控制涉及研究各个阶段,关系着研究结果的真实性和可靠性,是保障研究质量的关键因素。IIT 的质量控制不仅限于研究中的偏倚控制,也包括项目管理方面的质量控制。IIT 研究结果的真实性取决于偏倚控制程度,有关偏倚及其控制详见本书第十三章。同时,在 IIT 项目管理质量控制方面,研究者应严格按照《医疗卫生机构开展研究者发起的临床研究管理办法》相关要求,从研究分类与原则性要求、立项管理(研究提出、合作研究、研究登记、多中心研究信息填写等)、财务管理、实施管理(实施原则、研究变更、暂停或终止、过程自查、数据管理、档案管理、及时更新、结项报告)等方面规范展开。

四、共享成果,助力临床研究健康发展

通俗地说,对于研究者来说,IST 的研究成果算是"领养的孩子",而 IIT 的研究成果则是研究者"亲生的孩子",这是因为 IIT 从选题到设计到实施,每一步都凝聚着研究者及团队的点滴心血和辛勤付出。无论最终研究结果如何,鉴于 IIT 研究结果源于患者,可为临床诊疗决策提供一定借鉴价值,都应积极分享研究成果。通过学术报告或学术论文积极分享 IIT 研究成果,具有以下几个方面的意义:首先,通过分享研究成果形成 IIT 的研究闭环,开展 IIT 的最终目的是检验某个起初提出的假设,根据研究设计类型报告规范声明,总结报告研究结果是 IIT 的最后一步和研究终点,并通过总结分享研究成果作为下一项 IIT 的起点;其次,通过分享研究成果可以及时获得反馈,了解研究方向与主题是否符合学界和社会大多数人的兴趣,是否有必要及时调整研究方向;再次,通过分享研究成果可以影响临床实践,为广大患者提供服务;最后,通过分享研究成果可以扩大学术影响力,宣传研究者及其团队,为寻求学术合作机会创造条件。

第三节　临床研究分类

临床研究根据分类方法的不同可以分为不同的研究类型,较为常见的临床研究分类包括以下三种。

一、IST 和 IIT

根据临床研究的组织和监管形式,临床研究可以分为 IST 和 IIT。IST 是指由医药企业发起并以新产品(例如新药、新医疗器械)注册上市为主要目的的临床研究,在具有药物临床试验资质的医疗卫生机构开展,遵循相关法规,并在药品监督管理部门的监督下组织实施。IIT 是以人(个体或群体)为研究参与者,不以药品、医疗器械(含体外诊断试剂)等产品注册为目的,研究疾病的病因、诊断、治疗、康复、预后、预防、控制及健康维护等的活动。IIT 包括观察性研究和干预性研究,IST 是干预性研究;IIT 的研究内容通常是 IST 未涉及的领域,如临床诊疗手段比较、上市后药物新适应证发现、疾病预后研究等。IIT 和 IST 之间的区别见表 1-3-1。

表 1-3-1　IIT 和 IST 之间的区别

不同点	IIT	IST
主要目的	探索医学科学规律,积累医学知识,优化诊疗决策和革新临床实践	确定新药、医疗器械的疗效与安全性,以药品、医疗器械等产品注册为目的
管理办法	《医疗卫生机构开展研究者发起的临床研究管理办法》《干细胞临床研究管理办法(试行)》	《药物临床试验质量管理规范》《医疗器械临床试验质量管理规范》
发起主体	研究者(医生、护士、药师、科学家等研究人员)	医药企业
经费来源	项目委托方、资助方、自筹等	医药企业
主管机关	国家卫生健康委员会	国家药品监督管理局
备案/管理系统	医学研究登记备案信息系统	国家药品监督管理局药物临床试验登记与信息公示平台

续表

不同点	IIT	IST
研究/试验事先审批	医疗卫生机构立项管理(干细胞、体细胞研究需国家卫生健康委员会备案通过)	取得国家药品监督管理局许可或完成备案
研究者资质	干预性研究一般由三级医疗机构、设区的市级及以上卫生机构牵头开展,原则上主要研究者须具备相应的医师执业资格	主要研究者应通过国家药品监督管理局"药物临床试验机构备案管理信息系统"主要研究者备案
研究/试验参与主体	一般为研究机构、研究者、研究参与者、伦理委员会	一般为申办方、研究机构、研究者、研究参与者、伦理委员会及委托的合同研究组织(CRO)
研究/试验药品/器械性质	应当使用已经批准上市的药品、医疗器械等产品并在产品批准的适用范围内或在符合产品临床应用指导原则的前提下开展	一般为未上市药物、医疗器械
责任主体	研究机构	申办方
研究/试验暂停或终止报告的监管机关	卫生健康行政部门	药品监督管理行政部门

二、观察性研究和干预性研究

根据研究者是否依据研究目的主动施加干预措施,临床研究可以分为观察性研究和干预性研究(或实验性研究)(图 1-3-1)。

观察性研究根据是否设置对照组进行比较,可以分为描述性研究和分析性研究。描述性研究是最基本的临床研究方法类型,通常从总体当中选择样本,描述人群中疾病或健康状况及暴露因素的分布情况,继而提出假设,为进一步调查研究提供线索,是分析性研究的基础。常见的描述性研究包括病例报告、病例系列研究和现况调查等。分析性研究根据暴露与结局测量时间顺序,可以分为横断面研究、病例对照研究和队列研究。在横断面研

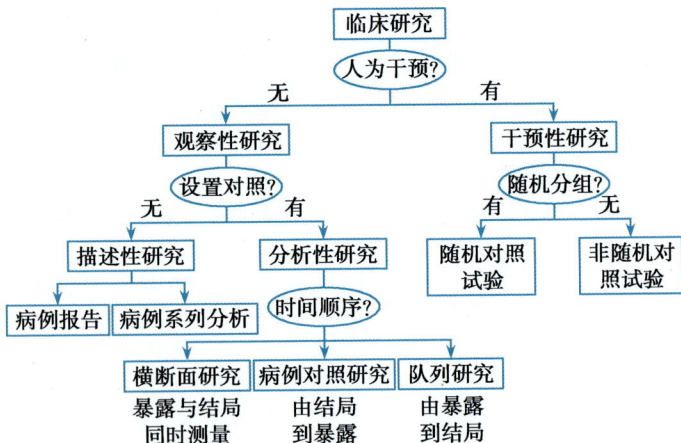

图 1-3-1 基于研究设计类型的临床研究分类

究中,研究者通常采用随机化抽样方法选择一个有代表性的样本,调查研究当时研究参与者的暴露与结局信息,由于暴露与结局是在同一时点测量的,因而时间顺序不明。在病例对照研究中,研究者通过选择一组研究结局发生者作为病例组,另外一组尚未发生研究结局但具备可比性的个体作为对照组,基于研究参与者回忆或历史记录资料追溯研究参与者既往暴露因素的暴露史,然后比较病例组和对照组的暴露比例或暴露水平推断暴露因素与研究结局之间的关系。因而,病例对照研究是一种由结局(果)到暴露(因)的研究,具有回顾性质,研究结果的真实性容易受到选择偏倚、信息偏倚和混杂偏倚的影响。与病例对照研究时序相反的队列研究是一种由暴露(因)到结局(果)的研究,研究者通过在研究开始时(基线)纳入一群尚未发生但有可能发生研究结局或已有疾病发生的个体作为研究参与者,收集基线暴露资料,随访观察研究结局发生或进展的情况,通过比较基线不同暴露组别或水平的研究结局发生率或进展情况,推断暴露因素与研究结局之间潜在因果关系。由于队列研究符合因果先后时间顺序,而且不存在回忆偏倚,可以直接计算发病率或发病密度,因而队列研究是观察性研究中提供证据等级最高的研究设计类型。

干预性研究根据是否采用随机化分组,可以分为随机对照试验(RCT)

和非随机对照试验;根据是否有对照,可以分为单臂临床试验、多臂(双臂、三臂等)临床试验。除了符合先因后果的时间顺序,RCT通过采用随机化分组方法实现已知与未知混杂因素在组间均衡可比,可以排除混杂偏倚的干扰,因而优于观察性研究,可以验证因果假设。RCT作为临床研究方法的旗舰,是评价干预措施疗效和安全性的"金标准",所提供的证据质量等级最高。

三、诊断、治疗、预后和病因研究

在临床上,就诊者通常会连环追问以下四个问题:首先,他/她想知道自己患了什么病;其次,如果他/她患了某病,目前是否有有效、安全的治疗措施;再次,该病经过治疗后痊愈、复发、死亡的概率有多大;最后,该病发生是否与遗传因素、环境因素(如居住环境、饮食和生活方式)有关。其实,上述四连问衍生于人群中疾病发生、发展的不同阶段。因而,根据人群疾病发生、发展不同阶段所关注的临床实践问题不同,可以将临床研究分为诊断、治疗、预后和病因研究。

第四节　IIT 挑战与展望

一、临床医务工作者的临床研究能力亟须提升

临床医务工作者作为开展 IIT 的主体,其临床研究能力决定了医疗卫生机构乃至国家临床研究和医药卫生科技创新的整体水平。尽管近年来我国 IIT 数量不断攀升,然而整体研究质量与水平偏低,研究类型以描述性研究、病例对照研究和回顾性队列研究居多,高质量前瞻性队列研究和 RCT 相对较少,造成这种局面的关键原因在于临床医务工作者的临床研究能力相对薄弱。鉴于此,一方面,临床医务工作者自身应当想方设法夯实临床研究方法学相关理论和实践基础;另一方面,建议医疗卫生机构积极为临床医务工作者创造学习条件、营造学习氛围,组织开展或支持研究者参加临床研究方法学相关学术报告和培训班,加大继续医学教育体系中临床研究方法学的比例。此外,建议高等医学院校在学历教育阶段开设临床研究方法学课程,北京大学、中山大学、山东大学、南方医科大学等在此方面做了有益探索与尝试,值得其他院校借鉴和仿效。

二、临床研究技术支撑平台建设亟须加强

虽然 IIT 是由研究者发起的，但是高质量 IIT 的设计与实施是一项系统工程，仅凭研究者一人往往难以完全胜任，需要团队合作，更需要临床研究专业技术平台的支撑与服务。尤其是对于那些临床研究新手而言，这类需求更为迫切。随着我国社会经济的快速发展，国家及各级政府财政收入、医疗卫生机构创收的不断提高，加上政策导向对基础医学研究的重视，为大型医疗卫生机构在基础医学研究平台建设方面提供了政策与经费保障，绝大多数大型医疗卫生机构建设了基础医学研究技术支撑平台，有效地推动了基础医学研究水平提升。然而，目前除了北京、上海、广州等发达城市大型医疗卫生机构布局建设了临床研究专业技术平台，其他地区绝大多数医疗卫生机构尚未建立临床研究技术平台，导致研究者开展 IIT 孤立无援、力不从心。为了提升医疗卫生机构开展高质量 IIT 的能力与水平，建议高水平医疗卫生机构以及拥有附属医院的高等院校积极建设临床研究专业技术平台，国家和地方各级政府为相关平台建设提供必要的政策支持和经费投入，从而为研究者开展 IIT 提供涵盖研究设计、实施、质量控制、数据管理和统计分析等全方位、全周期的专业技术支撑，有效推动 IIT 高质量发展。

三、IIT 质量监督管理体系亟须完善

最近，有学者围绕我国 IIT 质量管理关键环节开展了范围综述，结果发现立项阶段缺乏方法学及统计学专家的指导支持、实施阶段缺乏研究经费或经费管理不当、结项阶段档案材料管理不当是最频繁的问题，Meta 分析结果表明知情同意签署不规范、原始数据不可溯源、研究进度延迟和方案违背问题发生的比例均高于 40%。为了推进 IIT 规范管理，国家卫生健康委于 2021 年 7 月印发了《医疗卫生机构开展研究者发起的临床研究管理办法（试行）》，并于当年 10 月 1 日起在北京、上海、广东、海南 4 个省/市先行试点实施。2022 年 6 月 1 日，将河北、辽宁、江苏、浙江、山东、湖南、重庆、四川 8 个省/市纳入第二批临床研究规范化管理试点，进一步扩大试点政策在不同场景中的应用，积累更多实践经验。2024 年 9 月 18 日，国家卫生健康委员会、国家中医药管理局和国家疾病预防控制局联合印发了《医疗卫生机构开展研究者发起的临床研究管理办法》，自 2024 年 10 月 1 日起施行。《医疗卫生机构开展研究者发起的临床研究管理办法》的出台和施行，使得 IIT 规范管理有据可依，对规范 IIT 管理、提高 IIT 质量，促进 IIT 健康发展，确保

研究结果真实性具有重要意义。

四、研究参与者保护工作体系亟须健全

由于 IIT 以人为研究对象,因而研究参与者保护尤为重要。为了规范科技活动,指导科技人员合规开展科学研究,保障研究参与者合法权益,我国陆续出台了一系列伦理相关法规、指导原则和意见。然而,在开展 IIT 过程中,由于研究者临床研究能力薄弱造成临床研究方案不够科学、规范、可行,知情同意不充分及其签署不规范,医疗卫生机构科学性审查和伦理审查能力不足,或没有在更新方案后重新进行伦理审查,均给研究参与者保护带来了挑战。因此,建议加强研究者临床研究方法学和伦理培训,健全 IIT 管理体系并进行全流程监管,提升医疗卫生机构科学性和伦理审查能力,不断健全研究参与者保护工作体系。

五、临床研究数据共享的壁垒亟须打破

虽然真实、可靠的临床研究结果可以优化临床诊疗实践、造福患者,但是基于伪造、篡改数据产生的临床研究结果将严重误导临床诊疗决策,给患者和社会造成无法估量的健康和经济损失。通过共享临床研究数据,一方面可以提高临床研究的透明度、可信度和可重复性,增强研究者的科研诚信意识;另一方面可以充分利用数据的再生价值,避免资源浪费,加速医学创新与发现。尽管如此,目前临床研究数据共享在研究参与者数据隐私泄露、知识产权保护等方面遭到批评和质疑。一些积极的尝试值得探索和推广,例如美国国立卫生研究院于 2023 年 1 月 25 日起实施一项数据管理和共享政策,要求其资助或开展的研究项目最大限度地共享其研究所产生的科学数据;一些数据库公开使用权限,鼓励大家共建共享。期待未来通过政策、制度、平台和技术建设,尽早实现临床研究数据共享落地。

（丁长海　郭洪波　张一愚）

练习题

某课题组针对一尚无有效治疗手段的慢性疾病开展研究,结果发现患者的血清白细胞介素-6（interleukin-6，IL-6）表达水平高于对照,且血清 IL-6 表达水平与反映该病严重程度的疾病活动指数呈正相关。之后,该课题组

通过开展队列研究发现基线血清 IL-6 表达水平越高的患者发生疾病进展的风险越高。此外,检索文献发现已有研究阐明了 IL-6 参与该病发生与进展的分子机制。基于上述研究背景,该课题组计划开展一项随机对照试验(randomized control trial,RCT)评估托珠单抗治疗该病的疗效与安全性(托珠单抗是靶向 IL-6 受体的重组人源化单克隆抗体,可特异性地结合可溶性与膜结合性 IL-6 受体,从而抑制由 IL-6 受体介导的信号传导。迄今,托珠单抗现已被批准用于治疗类风湿关节炎、全身型幼年特发性关节炎和细胞因子释放综合征等疾病)。

　　1. 该课题组拟开展的 RCT 属于医药企业发起的临床试验(industry-sponsored trial,IST)还是研究者发起的临床研究(investigator-initiated trial,IIT)?

　　　　A. IST　　　　　　　　　　B. IIT

　　2. 在开展该类 RCT 之前,需在何处登记备案?

　　　　A. 医学研究登记备案信息系统

　　　　B. 国家药品监督管理局药物临床试验登记与信息公示平台

　　3. 下列哪一项不属于队列研究的特点?

　　　　A. 属于观察性研究

　　　　B. 可开展前瞻性或回顾性研究

　　　　C. 研究可按照暴露状况分组

　　　　D. 由果到因的研究

　　4. 下列哪一项属于 RCT 与队列研究之间的区别?

　　　　A. 随机分组　　　　　　　　B. 随访观察

　　　　C. 组间比较　　　　　　　　D. 设置对照

　　5. 研究参与者参与该项 RCT 是否需要支付托珠单抗治疗费用?

　　　　A. 是　　　　　　　　　　　B. 否

参考文献

1. KAHN C R. Picking a research problem. The critical decision[J]. N Engl J Med,1994, 330(21):1530-1533.

2. SCHULZ K F, GRIMES D A. 临床研究基本概念[M]. 2 版. 王吉耀, 译. 北京: 人民卫生出版社, 2020: 1-16.

3. 李会娟, 苑杰, 武阳丰. 研究者发起的临床研究中常见伦理问题及监管考量[J]. 医学与哲学, 2022, 43(7): 6-10.

4. FLANAGIN A, CURFMAN G, BIBBINS-DOMINGO K. Data sharing and the growth of medical knowledge[J]. JAMA, 2022, 328(24): 2398-2399.

5. 李文强, 褚红玲, 李海燕, 等. 我国研究者发起的临床研究质量管理现况: 范围综述[J]. 中华医学科研管理杂志, 2023(4): 312-320.

第二章

临床研究选题与设计

●—— **导读** ——●

　　《医疗卫生机构开展研究者发起的临床研究管理办法》规定"医疗卫生机构应当按照科学性审查制度、细则和工作程序,独立开展科学性审查。科学性审查的内容应当包括研究的合理性、必要性、可行性,以及研究目的、研究假设、研究方法、干预措施、研究终点、研究安全性、样本量等。"

　　案例一:半月板撕裂常见于膝骨关节炎(OA),临床上常采用关节镜手术进行处理。某课题组开展了一项为期2年的随机对照试验(RCT)评价关节镜手术与非手术处理治疗中重度症状性膝OA患者的疗效,结果发现两组患者在功能改善、疼痛缓解方面差异均无统计学意义,表明关节镜手术并未给症状性膝OA患者带来更多的临床获益。

　　案例二:2021年年初,一项发表于英国医学杂志上的横断面研究发现,尽管2007年中华医学会心血管分会已经发布指南推荐他汀类药物作为冠心病的一线用药,然而我国科研机构仍然在之后的11年间(2008—2019年)发表了2 000多篇评价他汀类药物治疗冠心病疗效的临床试验研究论文,涉及约25万名冠心病患者。在这些试验中,10万余名被分配至对照组的患者未获得他汀类药物治疗,3 000余名患者发生了主要不良心血管事件,一时引起医疗界和社会广泛关注和热议。

　　案例三:某课题组拟开展一项研究者发起的临床研究(IIT)评价某上市后药品治疗初诊类风湿关节炎患者的疗效与安全性,将合格研究参与者随机分配至试验组和对照组,其中试验组患者给予待评价药品治疗,对照组患者给予安慰剂治疗,随访观察两组患者的疗效与安全性指标。

　　请思考上述研究的合理性、必要性及可行性。

作为临床研究的起点,选题事关全局,一个好的选题决定了研究价值和高度,正如爱因斯坦所言:"有时候提出一个问题比解决一个问题更重要"。

实际上,长期奋战在临床一线的医务工作者经常可以提出许多非常好的临床问题,譬如在病例讨论会上大家可能会围绕患者诊治的某一问题展开激烈争辩,如果这个问题目前尚缺乏高质量临床研究证据,那么这个问题往往就是一个非常好的临床研究选题。简单来说,可以造福患者但尚未被解决的临床问题就是一个好的临床研究选题。

虽然临床医务工作者亲临临床一线,熟知疾病诊疗现状,具备提出临床问题的天然优势,但是他们往往在如何将临床问题转变为临床研究问题并据此开发一份科学、可行、合规的临床研究方案方面显得力不从心。实际上,临床研究设计是有"套路"的。在围绕临床研究问题设计临床研究方案时,牢牢把握临床研究的 PICOS[研究参与者、人群或患者(participants/population/patients,P)、干预措施或暴露因素(intervention/exposure,I)、比较或对照(comparator/control,C)、研究结局(outcome,O)、研究设计(study design,S)]结构化要素与设计要点,在实际开展临床研究过程中反复体会,不断塑造临床研究思维。"纸上得来终觉浅,绝知此事要躬行",临床研究作为一门研究临床实践问题的学问,需要我们在实战过程中不断反思与总结、积累经验,只有这样我们才能在临床研究的道路上越走越远,不断攀登临床研究的高峰,最终成长为合格乃至卓越的医师科学家。

第一节 临床研究选题

临床研究的选题不是一蹴而就的,需要反复论证。在选题时,尤其是对临床研究新手而言,通常需要考虑两个关键问题,一是从何处选题? 二是什么样的选题比较好? 回答上述两个问题,需要重点掌握临床研究选题的来源以及临床研究选题应当遵循的基本原则。

一、主要来源

1. **临床实践** 在临床实践过程中发现问题、分析问题、解决问题进而优化临床实践,是对临床研究"源于临床,归于临床"的最好诠释。因此,临床实践是临床研究选题的根本来源,一切临床研究选题都不能脱离临床实践。在临床一线工作的医务工作者，经常会碰到各种各样尚未被解决的临床问题，这些问题都可以成为好的选题。此外，临床上的一些"常规"处理多由个人经验、喜好或者推理判断抉择，但是"常规"处理就是正确的吗？是否有高质量临床研究证据支持？例如本章导读案例一中，尽管临床上常规采用关节镜手术处理膝 OA 半月板撕裂，但是 RCT 并未发现这种常规处理可以有效改善疼痛及功能。还有一点非常重要，由于临床工作繁忙，脑海中闪现过的很多临床研究问题会被搁置，当自己追问过的问题被别人"抢答"后，那种"只是当时已惘然"的遗憾，难免让人深感心痛。因此，做临床研究需要有很强的执行力，需要善于观察、勤于思考、勇于质疑、重于行动。不要因为各种"借口"错失了很多宝贵的临床研究课题。

2. **临床指南**　临床指南是针对具体临床问题，全面搜集、分析评价相关临床研究证据体的质量并分级，结合当地现有卫生资源、资源分配的价值取向和患者意愿、利与弊等因素提出具体的推荐意见，从而指导临床医务工作者的医疗行为。因此，临床研究证据是制定和更新临床指南的基石，临床研究证据质量分级是推荐意见的关键决定因素。如果指南中推荐意见相关临床研究证据质量分级较低或者尚无临床研究证据，那么这些临床问题往往就是好的选题，可以考虑通过进一步开展高质量临床研究来解答这些问题。例如，《中国骨关节炎诊疗指南(2021 年版)》中指出手部运动疗法旨在提高肌肉力量、关节灵活性和/或关节稳定性，但是手部运动疗法可有效缓解手部 OA 患者疼痛和关节僵硬的证据有限，且现有相关研究主要为低质量研究，因而建议未来通过开展前瞻性、高质量、长期随访的研究来明确手部运动疗法对于手部 OA 患者的治疗效果。

3. **研究文献**　临床研究文献根据研究结果是否源于一手资料，可分为二次研究(系统综述和 Meta 分析)文献和一次研究(原始研究)文献。系统综述是一种系统、客观的定量文献综述方法，通过系统收集某一研究问题相关所有原始研究，对每一项合格研究进行方法学质量评价，并对其研究结果进行整理、分析和综合。因而，基于系统综述和 Meta 分析可以较为全面地了解某一研究问题的研究进展、相关原始研究质量与研究结论。如果相关研究质量均较低和/或研究结论尚无定论，那么往往提示有必要进一步开展高质量临床研究。原始研究文献会在论文讨论部分梳理有关该研究问题的研究进展，指出当前研究的缺陷与不足，提出下一步的研究方向，也可为临床研究选题提供启示。

4. **学术交流** 学术交流是科研人员获取最新研究成果,了解前沿动态的重要途径。通过参加国内外高水平学术会议、学术讲座或者与同行交流,可以追踪个人研究领域的最新研究进展,获得选题灵感。学术交流也有助于结识国内外同行专家,通过与同行交流建立学术联系,促进学术合作。此外,学术交流常涉及多个研究领域,了解其他研究方法和思路,也可以为自己的研究提供新的方法和视角,达到触类旁通,寻找新的突破口,开辟新的研究方向。

二、基本原则

1. **重要性** 源于患者的临床研究结果与临床实践直接相关,而且也是回答临床研究问题的最佳证据,因而可以直接指导临床医疗实践。对临床研究结果指导临床实践价值的重视是循证医学诞生的原始动因。因此,在临床研究选题时,首先应考虑选题是否是目前临床诊疗工作当中,尤其是患者非常关切的重要临床问题,通过开展临床研究获得的预期研究结果是否有重要的临床意义,是否有望优化临床诊疗实践、造福患者。例如,对于尚无有效治疗手段的疾病,在具备一定前期研究工作基础上,通过开展 IIT 评价"老药新用"就具有非常重要的临床价值和意义。但是,往往在实际工作中,可能是由于各方面的原因,也有很多研究关注一些不太重要的临床问题,如研究某药物对某疾病血清生物标志物的作用,但血清生物标志物并非该疾病的特异性标志物,该研究的临床价值与意义就有待商榷。

2. **必要性** 当选好一个具有重要临床价值的临床研究问题之后,接下来需要考虑有关该临床研究问题的研究进展。如果一个临床研究问题已经有了明确答案,那么再去开展一项临床研究也就没有必要了。如果一个临床研究问题尚无明确答案,通过开展一项高质量临床研究有望解决争议,那么开展该研究就非常有必要。例如,针对本章导读案例二中的情况,他汀类药物治疗冠心病的疗效已经有了明确结论且被写入临床指南后,继续开展临床试验,不仅没有必要,而且从伦理学来看也不合规,因为这样会将受试者置于原本不必要的疾病进展风险之中。《医疗卫生机构开展研究者发起的临床研究管理办法》中明确规定"对已经得到充分验证的干预措施,不得开展无意义的重复性临床研究"。综合重要性和必要性来说,临床研究选题应当选择那些重要而尚未被解决的问题。

3. **创新性**　创新是临床研究选题的核心和灵魂。创新既包括从无到有的原始创新,也包括在已有研究工作基础上开展的二次创新。在临床研究选题时,可从思路、方法和技术等方面进行创新。从研究思路来说,可以从临床研究问题的结构化要素 PICOS 进行创新。例如,针对已上市药物或器械的扩大适应证研究;通过改良干预措施实施手段(如药物给药途径),提高患者依从性的研究;既往研究发现某因素与患者症状(如疼痛)有关,进一步研究该因素是否与患者的结构、功能相关;既往横断面研究和病例对照研究提示某因素与疾病不良预后有关,改用队列研究进一步检验该假设,等等。从研究方法来说,诸如机器学习、孟德尔随机化(详见本书第十一章)等新型研究方法的不断诞生,为研究者开展临床研究进一步探索暴露与结局之间的关系提供了新手段。从研究技术来说,以人工智能为代表的新技术为洞悉疾病发生、发展相关标志物提供了新手段、打开了新视野,极大地推动临床诊疗水平发展。

4. **科学性**　临床研究选题应当具备充分的科学理论依据和扎实的科学发现基础,切不可主观臆断,不能违背科学理论与事实。此外,应当具有科学的研究方法与流程,确保临床研究结果和结论真实、可靠,具备临床推广价值。具体来说,临床研究方法和流程的科学性要求包括研究目的明确、研究设计类型选择合理、研究参与者选择具备代表性、样本量估算有依据、暴露因素与研究结局指标定义与测量科学、研究流程规范与清晰、数据管理与统计分析科学等。

5. **可行性**　在评估临床研究选题可行性方面,需要考虑是否具备开展研究的主客观条件。主观条件包括选题符合本人、大多数同行乃至社会大众的兴趣,具备临床专业知识积累和诊疗技能,掌握临床研究方法学理论知识与实践技能(含临床研究方案设计、规范化实施研究、数据管理、统计分析与总结报告)等。客观条件包括研究经费、病例资源、诊疗设施、实验室仪器和设备、人力和研究时间等。需要注意的是,尽量不要因为遇到诸如方法学问题、患者数量有限、缺乏实验室仪器等问题而放弃好的研究。"办法总比困难多",研究者可以通过咨询方法学专家、开展多中心研究、付费检测等办法有效解决上述问题。

6. **伦理合规性**　临床研究以人为研究参与者,受试者保护尤为重要。

在临床研究选题时,应当遵循《涉及人的生物医学研究伦理审查办法》《医疗卫生机构开展研究者发起的临床研究管理办法》相关要求,全面评估研究参与者参与 IIT 的获益/风险比,最大限度地保护研究参与者的健康权益,通过伦理委员会审批。例如,在本章导读案例三中,评价一种新药治疗已有有效治疗措施的疾病的疗效与安全性,因已批准上市治疗类风湿关节炎的药物有较好的疗效,所以应当采用标准阳性对照而非安慰剂对照。当一种疾病目前还无明确有效的治疗措施时,可考虑使用安慰剂作为对照;否则安慰剂使用可能会将患者置于疾病进展的风险境地,严重违反伦理规范。此外,如果在开展 IIT 过程中涉及采集、保藏、利用、对外提供人类遗传资源,那么需要根据《中华人民共和国人类遗传资源管理条例》相关规定,在研究开始前完成申报登记。

第二节 临床研究设计

"质量源于设计",临床研究设计是对整个临床研究项目工作的通盘考虑与部署。由于研究设计阶段的缺陷无法在实施阶段予以弥补,因而在设计阶段应反复推敲每个关键环节的重要细节。临床研究是一项系统工程,强烈建议研究者在临床研究设计阶段邀请包括临床医学、流行病学、卫生或生物统计学、医学伦理学、项目质控等多学科背景专业成员共同参与讨论商定。设计时,重点把握临床研究问题的 PICOS[即研究参与者(P)、干预措施或暴露因素(I)、比较或对照(C)、研究结局(O)、研究设计(S)]结构化要素以及设计要点,据此撰写出科学、可行、规范的临床研究方案。

为了更好地帮助读者理解并掌握临床研究设计要点,在此结合笔者团队组织完成,已发表于 *JAMA* 的"维生素 D 对 OA 的效应(The Vitamin D Effect on Osteoarthritis,VEDIO)随机对照试验"为例,具体介绍临床研究问题的 PICOS 结构化要素以及临床研究设计要点。

一、临床研究问题结构化要素

PICOS 现已成为清晰、规范表达临床研究问题的结构化要素或框架。

1. **研究参与者(P)** 根据研究目的,确定选择何人作为研究参与者。通常从科学性和可行性角度出发,通过制定研究参与者纳入、排除标准和招募方式选择合格研究参与者。

2. **干预措施或暴露因素(I)**　指干预性研究中试验组研究参与者接受的干预措施。在观察性研究中,可以类比于暴露因素,将暴露于待研究暴露因素者视为暴露组。

3. **比较或对照(C)**　干预性研究中对照组接受的处理措施,如标准治疗、安慰剂治疗等。观察性研究中未暴露于待研究暴露因素者则视为对照组。

4. **研究结局(O)**　基于测量指标定义可以反映干预措施或暴露因素效应的研究结局指标。在部分观察性研究和所有 RCT 中,会设定一或两个主要研究结局和多个次要研究结局。

5. **研究设计(S)**　根据研究目的和现有资源,通过权衡科学性和可行性,从横断面研究、病例对照研究、队列研究和随机对照试验中选择合适的研究设计类型。

VEDIO 随机对照试验的 PICOS 结构化要素释义参见表 2-2-1。

表 2-2-1　VEDIO 随机对照试验的 PICOS 要素释义

要素	要素释义
P	低血清 25-羟基维生素 D(12.5~60nmol/L)的症状性膝骨关节炎患者
I	维生素 D_3 胶囊
C	安慰剂
O	主要结局指标:从基线至 24 个月的胫骨软骨体积(基于 MRI 评估)改变、膝关节疼痛变化 次要结局指标:从基线至 24 个月的软骨缺损(基于 MRI 评估)、软骨下骨骨髓病变(基于 MRI 评估)改变等
S	多中心、随机、双盲、安慰剂对照临床试验

二、临床研究设计要点

在明确临床研究问题相关 PICOS 结构化要素之后,还需围绕 PICOS 进一步细化研究设计要点,据此撰写临床研究方案。建议研究者在进行临床研究设计之前,仔细阅读各种研究设计类型的报告规范(附录 1~附录 6)和偏倚风险评估工具,据此提前知晓临床研究报告要点和偏倚规避细节,从而提高临床研究设计质量。

1. **明确研究目的**　以临床实践需求为导向,根据临床诊疗工作中碰到的临床问题,通过查阅资料和专家交流了解研究进展,明确临床研究问题和研究目的。研究目的务必明确、具体且可实现,切不可含糊其词甚至没有研究目的。

2. 确定研究设计类型　常用的临床研究设计类型包括横断面研究、病例对照研究、队列研究和随机对照试验。尽管上述研究设计类型均适用于研究同一个临床研究问题,然而我们通常需要根据研究目的、科学性和可行性(现有资源多寡和伦理学考虑)选择最优可行的研究设计类型(表2-2-2)。例如,尽管 RCT 提供的证据质量最高,但是受限于伦理要求,基于 RCT 验证病因假设是不可行的。

表 2-2-2　临床研究问题最优可行研究设计类型

临床研究问题	最优可行研究设计类型
诊断试验评价	横断面研究
干预效果和安全性评价	随机对照试验
预后研究	队列研究
常见病因研究	队列研究
罕见病因研究	病例对照研究
患病率调查	横断面研究

3. 确定研究现场与研究参与者　根据研究目的,确定在何时、何地选择何类人群作为研究参与者。由于临床研究以患者作为研究参与者,因而通常以医疗卫生机构作为研究现场。在确定研究参与者时,需要根据研究目的从目标人群中选择一部分人作为研究样本。在不同设计类型研究中,研究参与者选择的侧重点略有区别。在横断面研究中,应采用随机化抽样方法选择代表性样本。在病例对照研究中,病例和对照的选择应当有代表性和组间可比性。在队列研究中,因为需要对研究参与者进行随访,所以应从控制失访角度出发选择研究现场和研究参与者。在 RCT 中,需从科学性、可行性和伦理合规性等方面出发制定研究参与者的纳入和排除标准,以及考虑采用何种随机分组方法和对照形式。

4. 估算样本量　在临床研究设计与方案撰写中,样本量估算必不可少。由于几乎所有临床研究均为抽样研究,因而基于样本推断总体时会出现抽样误差。研究样本量与抽样误差成反比,与研究成本成正比。估算样本量是为了确保在一定前提条件(估计精度、出现假阳性和假阴性错误概率等)下,以一个相对较小的样本获得相对准确的估计。在估算样本量时,需结合研究设计类型、一类和二类检验水准、研究结局相关参数、组间差异或效应指标、预计应答率或失访率等因素,基于公式或统计软件估算样本量,具体内容参见本书第十六章。

5. 干预措施或暴露因素　在干预性研究中,研究者为了实现研究目的人为地将某研究因素施加于研究参与者。在观察性研究中,研究参与者自然暴露于某研究因素。因而,研究因素在干预性研究和观察性研究中分别被称为干预措施和暴露因素。为了解释结果、与同类研究结果比较、便于重复研究以及临床推广研究发现,在干预性研究中需详细交代干预措施相关细节(如干预时间、途径或方式、剂量、频率和间隔时间等),在观察性研究中应交代暴露因素的定义与测量细节(测量工具;频度、强度和持续时间等)。

6. 研究结局　临床研究中的研究结局(终点指标)可以泛指研究者感兴趣的任何医学事件,包括疾病罹患或发生及进展、干预措施的疗效与安全性、疾病不良预后结局(如复发、死亡)、生物标志物的改变等。在横断面研究中,研究者关注感兴趣研究结局的患病率或流行率。在病例对照研究中,研究者根据研究参与者是否已经发生某个感兴趣的研究结局选择病例组和对照组。在包括队列研究和 RCT 的前瞻性研究中,研究结局是指随访过程中出现的预期结果事件,也是随访观察的自然终点。主要研究结局应与研究目的直接相关且能确切反映研究因素的效应,基于主要研究结局的研究发现应有望革新临床诊疗实践,一般情况仅设置一个或两个主要研究结局。主要研究结局的特点是易测量、客观性强、在临床上已经充分验证。由于研究因素的效应往往是多方面的,因而通常会选择多个与研究目的相关的次要研究结局。虽然次要研究结局相关发现可以提供支持性证据,但是一项临床研究只能从主要研究结局相关结果来定论。在 RCT 中,除了疗效结局,还需报告安全性结局。此外,须详细交代主要和次要结局指标的定义与测量。

7. 潜在混杂因素　当基于组间比较(患病组和非患病组、病例组和对照组、暴露组和非暴露组、试验组和对照组)评价某个暴露因素(或干预措施)与研究结局之间关系时,如果一些既与暴露因素又与研究结局有关、不是位于从暴露因素到研究结局因果链上的外部因素在组间分布不均衡,就会造成错误地估计暴露因素与研究结局之间的关系。这类偏倚就是混杂偏倚,引起混杂偏倚的外部因素就是混杂因素。然而,混杂因素是一个相对概念,因为混杂因素本身也是与研究结局有关的暴露因素。当提到混杂因素时,表明研究中有明确待检验的暴露因素。例如评价吸烟与研究结局之间的关系,需要考虑一些既与研究结局有关又与吸烟有关的潜在混杂因素。因此,为了控制混杂偏倚,研究者可以在研究设计或数据分析阶段采取措施予以控制,具体细节参阅本书第十三章。

8. **病例报告表和调查问卷** 病例报告表(case report form,CRF)和调查问卷分别是临床试验和观察性研究中最常用的数据采集工具。在设计CRF和调查问卷时,研究者需要根据研究目的确定拟收集一般人口学特征、暴露因素、研究结局和潜在混杂因素等信息。为了便于与同类研究结果进行比较和合并,建议查阅并参考文献对相关变量进行定义与测量。在正式应用之前,应开展小范围预调查,以便及时发现问题并修正,确保数据采集准确、可靠。

9. **临床研究数据采集** 为了确保采集到的临床研究数据真实、准确、完整,建议制定标准操作规程(SOP),统一培训调查员,设立数据质控小组,定期核查CRF或调查问卷。此外,为了避免人的主观心理因素对数据采集的影响,应尽量考虑采用盲法,即不让数据采集人员知晓研究参与者的分组、暴露或结局。尤其是在RCT中,当研究结局指标主观性较强时,盲法的应用尤为必要。

10. **数据管理与统计分析** 当运用CRF或调查问卷等采集数据后,还需将资料信息录入到电子数据库。近年来,随着移动设备、电子信息和网络技术的快速发展,越来越多的多中心、跨地域临床研究采用了电子数据采集系统,集数据采集与录入同步完成,但是需确保电子数据安全,做好定期备份以防数据丢失。为了确保数据录入质量,应考虑在建立电子数据库时设置逻辑条件,平行双录入后进行一致性检验,随机抽取一定比例CRF或调查问卷后对纸质和录入信息进行核查。统计分析考虑或统计设计应围绕研究目的制订科学、规范的数据分析计划,对研究涉及的统计分析方法、分析软件、一类检验水准(单/双侧)等进行详细说明。在正式进行统计分析之前,需要考虑数据清洗(如离群值和缺失值的识别与处理)、数据预处理(如变量转换及其依据)相关问题。统计分析包括统计描述和统计推断。在进行统计描述时,应根据变量及其分布类型选择合适的统计指标和图表进行描述。统计推断包括参数估计和假设检验,基于样本统计量(如发病率和关联强度效应指标)估计总体参数时应报告点估计值及其置信区间,假设检验通常包括单因素和多因素统计分析。有时研究者会考虑采用敏感性分析,即改用其他分析方法或改变假定条件再次分析数据以考察结果是否改变以及改变的程度。如果统计分析涉及敏感性分析,应提前予以说明。此外,在 RCT 中,还需事先定义数据分析集,如意向性治疗(intention-to-treat,ITT)数据集、全分析集(full analysis set,FAS)、符合方案集(per protocol set,PPS)和安全数据集(safety set,SS)。有关临床研究统计分析考虑的详细内容,请参阅本书第十五章。

11. **质量控制**　临床研究结果的真实性取决于偏倚控制程度,因此需要通过采取质量控制措施避免或减少偏倚发生。偏倚是指研究的观察结果与真实结果之间差异的系统误差部分,一般分为选择偏倚、信息偏倚和混杂偏倚三类。简单来说,当研究样本无法代表总体时,选择偏倚就会发生。信息偏倚源于信息采集过程中出现的系统误差,可来源于调查员(如调查态度和标准不一)、调查或测量工具(仪器和设备未校准)和研究参与者(如是否配合调查)中的任何一方。当一项研究有明显的检验假设,即评价某个研究因素与研究结局之间的关系,需考虑是否有混杂因素干扰关联评价。有关偏倚及其控制的具体介绍,请参阅本书第十三章。

12. **伦理考虑**　在以人为研究参与者的临床研究尤其是干预性研究当中,伦理考虑尤为重要。伦理考虑主要包括保障受试者安全和知情同意原则。在研究设计时,必须充分考虑因随机分组、对照形式选择、设盲、干预或其他研究设计的原因可能威胁受试者生命安全的情况,完善受试者损害风险预防、控制及财务保障措施。在纳入研究参与者前使受试者充分理解并自主选择是否参与研究。涉及人类遗传资源时需按照相关要求完成申报等。除了伦理问题,研究者还需考虑研究经费预算、研究进度和时间安排,确保临床研究项目有序执行。

围绕上述临床研究设计要点,在此以笔者团队组织完成的 VEDIO 随机对照试验为例对各个要点进行简要阐释(表 2-2-3)。

表 2-2-3　VEDIO 随机对照试验研究设计要点释义

设计要点	要点释义
研究目的	比较维生素 D 补充与安慰剂对低水平维生素 D 水平膝 OA 患者软骨体积和疼痛的影响
研究设计类型	随机、安慰剂对照、双盲临床试验
研究现场与研究参与者	(1) 研究现场:澳大利亚塔斯马尼亚和维多利亚州 (2) 研究参与者:低血清 25-羟基维生素 D(12.5~60nmol/L)的症状性膝 OA 患者 1) 纳入标准:年龄 50~79 岁;至少 6 个月的症状性膝 OA 且 VAS(共 100mm)评估的膝关节疼痛≥20mm;符合美国风湿病学会(American College of Rheumatology,ACR)膝 OA 临床分类标准;ACR 功能分类为Ⅰ、Ⅱ和Ⅲ级;根据研究人员对疾病状况的全面评估,健康状况相对良好,在 5 分的 Likert 量表上得分为 0~2(0 表示健康状况非常好,4 表示健康状况极差);血清 25-(OH)D 在 12.5~60nmol/L;能理解试验要求并愿意配合研究者进行试验,且自愿签署知情同意书 2) 排除标准:严重的放射学膝 OA,根据 OARSI 图集评估的膝关节间隙狭窄为 3 级;站立时严重的膝关节疼痛,VAS(共 100mm)评估的站立时膝关节疼痛≥80mm;类风湿或银屑病关节炎,狼疮或恶性肿瘤,严重的心脏或肾脏损害;对维生素 D 过敏;存在影响口服药吸收的情况,如胃切除术后及吸收不良综合征等;膝关节有过严重的创伤,包括进行过关节镜检查和有严重的膝关节韧带或半月板损伤史;计划在未来 2 年内进行髋或膝关节手术;近 30 天内服用过维生素 D;近 30 天内服用过试验性药物 (3) 招募方式:当地媒体和社区广告;与全科医生、风湿病学专家及骨外科医师合作
分组方法	简单随机分组:基于计算机产生的随机数字将每个中心招募的研究参与者按照 1∶1 的比例随机分配至试验组和对照组;分配隐匿:采用中心自动分配程序确保分配方案不会被任何人知晓或影响
对照形式	安慰剂对照:安慰剂组服用外观、口感及气味等与维生素 D 相同的安慰剂

续表

设计要点	要点释义
样本量估算	参考既往研究所发现的自然人群胫骨软骨体积丢失的均数和标准差、维生素 D 补充对胫骨软骨体积丢失的效应,设双侧 α 为 0.05、β 为 0.2、脱落率为 20%,根据 Cohen 公式估算需入组 400 例(每组 200 例)合格研究参与者。对于疼痛变化,400 例病例拥有 80% 的检验效能检出 20 单位的疼痛变化。
干预措施	该临床试验的参与者接受维生素 D_3 或安慰剂治疗,维生素 D 组每月服用一次 50 000IU 的维生素 D_3,连续服用 2 年
研究结局	主要研究结局:从基线至 24 个月的胫骨软骨体积(基于 MRI 评估)改变,膝关节疼痛变化 次要研究结局:从基线至 24 个月的软骨缺损(基于 MRI 评估)、软骨下骨髓病变(基于 MRI 评估)改变等
统计分析	运用独立样本 t 检验比较试验组和对照组的软骨体积年度变化百分比以及软骨缺损和软骨下骨髓损伤的绝对改变。运用意向性分析(IIT)和符合方案集(PP)分析策略进行疗效分析,其中 PP 分析定义为研究参与者在 3 个月访视时血清 25-羟基维生素 D 大于 60nmol/L。采用 Stata 13.0 软件进行统计分析,双侧检验 P 值小于 0.05 认为差异有统计学意义
质量控制	为了确保按照试验方案高标准执行,向所有研究相关工作人员提供标准操作规程(SOP)和病例报告表(CRF)相关培训,使其能够胜任项目工作。研究者、研究助理和结局评估者互相独立
伦理考虑	该项临床试验通过了塔斯马尼亚健康和人类医学研究伦理委员会、莫纳什大学人类研究伦理委员会的审批。所有研究参与者将在知情同意后参与该项临床试验

（岑晗　夏欧东　丁长海）

练习题

膝骨关节炎(OA)是一种常见的骨骼肌肉系统疾病,也是引起老年人慢性疼痛、躯体功能障碍甚至残疾的一个重要原因。然而,迄今尚无监管部门批准可以延缓疾病进展的 OA 疾病调休药物（DMOAD）。某团队通过开展队列研究发现，2 型糖尿病患者、伴有糖尿病和/或肥胖的膝 OA 患者中服用二甲双胍者的全膝关节置换发生风险低于未服用者。此外，该团队通过开展细胞和动物实验也发现二甲双胍具有膝 OA 保护效应。基于上述研究发现，该团队提出如下临床问题：二甲双胍是否可以延缓膝 OA 疾病进展并成为 DMOAD？

1. 针对上述问题，宜开展何种研究设计类型的 IIT？
   A. 横断面研究　　　　　　　B. 病例对照研究
   C. 队列研究　　　　　　　　D. 随机对照试验

2. 基于队列研究评价干预措施疗效存在的最大缺陷是什么？
   A. 混杂偏倚　　　　　　　　B. 信息偏倚
   C. 选择偏倚　　　　　　　　D. 因果时序不明

3. 上述临床研究问题的 P 是？
   A. 尚未发生膝 OA 的健康人
   B. 膝 OA 患者
   C. 使用过二甲双胍的膝 OA 患者
   D. 以上均是

4. 为了避免或减少信息偏倚，哪种措施的应用非常有必要？
   A. 随机分组　　　　　　　　B. 分组隐匿
   C. 盲法　　　　　　　　　　D. 对照

5. 如果针对上述临床问题开展随机对照试验，可以选择安慰剂作为对照吗？
   A. 可以　　　　　　　　　　B. 不可以

参考文献

1. JIA Y, WEN J, QURESHI R, et al. Effect of redundant clinical trials from mainland China evaluating statins in patients with coronary artery disease: cross sectional study [J]. BMJ, 2021, 372: n48.

2. KATZ J N,BROPHY R H,CHAISSON C E,et al. Surgery versus physical therapy for a meniscal tear and osteoarthritis[J]. N Engl J Med,2013,368(18):1675-1684.

3. JIN X,JONES G,CICUTTINI F,et al. Effect of vitamin D supplementation on tibial cartilage volume and knee pain among patients with symptomatic knee osteoarthritis:a randomized clinical trial[J]. JAMA,2016,315(10):1005-1013.

4. 中华医学会骨科学分会关节外科学组,中国医师协会骨科医师分会骨关节炎学组,国家老年疾病临床医学研究中心(湘雅医院),等. 中国骨关节炎诊疗指南(2021年版)[J]. 中华骨科杂志,2021,41(18):1291-1314.

5. 唐金陵,GLASZIOU P. 循证医学基础[M]. 2 版. 北京:北京大学医学出版社,2016.

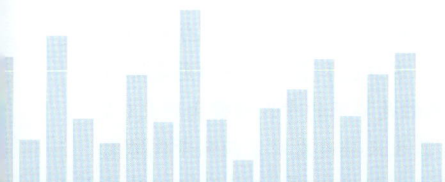

第二部分

IIT 类型

第三章

观察性研究：描述性研究

● 导读 ●

案例一：艾滋病的发现。1980 年 10 月，美国加州大学洛杉矶分校助教 Michael Gottlieb 博士，发现 1 名 31 岁男性患者口腔和食管发生白色念珠菌感染，$CD4^+T$ 淋巴细胞几近于零，诊查他患的是罕见的卡氏肺囊虫肺炎（又称肺孢子菌肺炎）。同年，洛杉矶 Weisman 医生又接连发现了两例卡氏肺囊虫肺炎病例。1981 年初，第 4 例和第 5 例病例相继出现。5 位患者因治疗无效先后死去。1981 年 6 月 5 日，Gottlieb 描述了 5 例病例的情况，并以信件方式报告给美国疾病预防控制中心（CDC）。同日，美国 CDC 在《发病率和死亡率周报》（*MMWR*）上发表了标题为 "*Pneumocystis Pneumonia—Los Angeles*" 的文章。后来这种疾病被命名为艾滋病，这篇文章被认为是世界上第一次有关艾滋病的正式记载。Gottlieb 做的这些工作，属于哪种描述性研究？

案例二：2015 年 11 月，巴西报道了小头症的流行，有研究将其归因于先天性寨卡病毒感染。因此，巴西卫生部建立了与先天性寨卡病毒感染可能相关的小头畸形和中枢神经系统畸形的监测系统。为了解监测病例的临床表现、临床特征及预后等情况，一篇发表于 *Lancet* 的文章（*Congenital Zika virus syndrome in Brazil: a case series of the first 1 501 livebirths with complete investigation*）报道了基于截至 2016 年 2 月 27 日国家级医疗团队完成调查的 1 501 例活产婴儿疑似患者资料进行的回顾性分析结果。该文采用了哪种描述性研究？

案例三：患者陈某，女，58 岁，2001 年 12 月 3 日出现发热，体温 38℃，呕吐；12 月 13 日入院治疗。12 月 11 日检测，白细胞为 $3.49×10^9/L$（参考范围

4.0~10.0×10^9/L),淋巴细胞比值 0.52(参考范围 0.2~0.4),血小板为 33×10^9/L(参考范围 100~300×10^9/L),谷丙转氨酶 113.7U/L(参考范围 5~40 U/L)。血清中检测出登革热病毒特异性 IgM 抗体。12 月 18 日,该医院首次报告其为疑似登革热病例。深圳市卫生防疫所进行了登革热个案调查(深圳地区首例登革热个案调查分析)。调查发现患者及其二儿子于 2001 年 9 月 2 日经中国香港到法属岛屿马丁尼克看望其大儿子,在此期间经常被蚊子叮咬。患者在马丁尼克岛生活的大儿子与儿媳妇同样于 12 月 3 日发病,症状与患者相同,当地医生确诊为登革热。请结合本案例说明个案调查的方法和内容。

案例四:1979 年、1984—1985 年、1990 年和 2000 年,我国开展了 4 次结核病流行病学抽样调查。2010 年,为进一步了解全国结核病的流行状况和《全国结核病防治规划(2001—2010 年)》的实施情况,卫生部组织开展了全国第五次结核病流行病学抽样调查(2010 年全国第五次结核病流行病学抽样调查报告)。在这类调查中应该采取哪种抽样方法?

描述性研究,又称描述流行病学(descriptive epidemiology),是指描述疾病或健康状况的人群、时间和空间分布(简称"三间"分布)特征,继而提出假设,为进一步研究提供线索,是分析性研究的基础。常见的描述性研究包括病例报告、病例系列分析、个例调查和现况调查。

第一节 病例报告

一、概述

病例报告(case report)又称"个案报告",通常是对单个或 5 个以下病例的病情、诊断及治疗中发生的特殊情况或经验教训等的详尽报告。它是临床上对某种罕见病的单个病例或少数病例进行研究的主要形式,也是唯一的方法。

病例报告,一般首先要说明病例值得报告的原因,提供报告病例是罕见病例的证据或指出病例的特别之处;其次要对病例的病情、诊治过程、特殊情况等进行详尽描述,并提出各种特殊之处的可能解释;最后进行小结并指出此病例报告给作者和读者的启示。

二、病例报告(CAse REport,CARE)指南

由国际专家小组制定的 CARE 指南,为临床医护人员撰写和发表病例报告提供规范化的指导,全面而精确地展示一篇病例报告应具备的各项要素及其写作要求,有助于提高作者在病例报告中描述患者诊疗经过的透明度和准确度。

CARE 指南清单,列出了病例报告中各项结构要素的写作要求及注意事项,包含 13 个项目,涵盖标题、关键词、摘要、前言、患者信息、临床发现、时间轴、诊断评估、治疗干预、随访和结局、讨论、患者观点、知情同意等,具体内容详见附录 1。

三、案例分析

本章导读案例一,Michael Gottlieb 在病例报告开端介绍道:1980 年 10 月—1981 年 5 月,洛杉矶的 3 家不同医院的 5 名病例,均为:①活跃的年轻男同性恋者;②活检为卡氏肺囊虫肺炎;③实验室证实的巨细胞病毒感染和念珠菌黏膜感染。接着,详细描述了每个病例的既往病史、发病时间、主要临床表现、实验室检查、治疗方案、结局、尸检结果以及特殊情况或经验教训等。最后,Gottlieb 对 5 名病例做了说明小结。

病例报告所附"编者按",给出了深入分析,指出无免疫缺陷的 5 名健康个体发生卡氏肺囊虫肺炎非同寻常;患者均为同性恋,表明同性恋这种性行为或其生活方式的某些方面,与此次发病相关;卡氏肺囊虫病和念珠菌病的暴露,是病例发生细胞免疫功能障碍的可能原因;对患有呼吸困难和肺炎的先前健康同性恋男性进行鉴别诊断,必须仔细考虑卡氏肺囊虫感染的可能性。

1982 年 9 月 24 日,美国疾病预防与控制中心首次使用获得性免疫缺陷综合征(acquired immunodeficiency syndrome,AIDS)命名这一疾病。1986 年 7 月,国际病毒分类委员会从 AIDS 患者中分离出相关病毒,统一命名为人类免疫缺陷病毒(human immunodeficiency virus,HIV)。目前对于 HIV 的认识已经很全面了,该病毒起源于非洲,由移民带入美国,此后,艾滋病迅速蔓延至全球各大洲。

Gottlieb 于 1981 年 6 月 5 日发表的病例报告,在艾滋病的发现及认知方面发挥了无法取代且极其重要的作用,功不可没!据此可见病例报告在识别新的疾病和形成可能危险因素的假设上的重要作用。当某种疾病刚被

发现时,人们对于其性质、病因、传播方式、发展规律等尚缺乏了解,只有积累一定数量的病例资料,才能从中找出规律,发现本质,并从已有的经验中总结出诊断、治疗方法和预防措施。

第二节 病例系列分析

一、概述

病例系列分析(case series analysis)是对某一疾病患者[几例(≥5)、几十例、几百例甚至几千例]的临床资料进行整理、统计分析并得出结论的方法。它是临床医生最为熟悉的临床研究方法之一。

病例系列分析常用来提示一个新疾病或流行的出现,为探索病因提供线索,在临床上应用极为广泛。例如,疾病的临床表现,如症状、体征、各种化验和检验(如各项生化指标、心电图、彩超、CT 等);某种治疗或预防措施的效果;预后结局等。其资料来源常常是既往门诊、住院或专题研究的资料,属于回顾性研究方法。

二、实施步骤

病例系列分析通常采取以下步骤:根据临床观察和资料报道提出拟分析的问题;查阅文献了解与该问题相关的知识,明晰拟研究问题的价值;初步阅读相关的主要病例记录,了解主要信息的记载情况,包括完整性和真实性,以判定该项研究的可行性;确定收集的内容,可以通过设计简要的调查表收集资料。对于问题记录不清楚、项目不完整、病例取舍等问题的处理均应事先规定。最后,根据资料的具体情况,结合研究目的和研究内容进行描述性分析。

三、案例分析

本章导读案例二发表于 *Lancet* 的 "*Congenital Zika virus syndrome in Brazil: a case series of the first 1 501 livebirths with complete investigation* (巴西先天性寨卡病毒综合征:首批 1 501 例完整调查活产病例系列研究)",是一篇优秀的病例系列分析论文,现就其分析步骤介绍如下。

1. 提出拟分析问题 2015 年 11 月,巴西报告了小头畸形流行,并被报道与先天性寨卡病毒感染相关。为此,巴西卫生部建立了与先天性寨卡病毒感染可能相关的小头畸形和中枢神经系统畸形的监测系统。而且,这些新生儿小头畸形有严重的颅内钙化和其他神经系统异常,神经影像学显示皮质畸形、脑室肿大、小脑发育不全、白质的异常低密度,这与感染弓形虫、风疹病毒、巨细胞病毒、疱疹病毒的新生儿不同。因此,本案例拟描述这些新生儿的临床表现、人体测量学特征和预后。

2. 明晰拟研究问题的价值　使用 PubMed 和 Web of Science 检索文献,发表的巴西先天性寨卡病毒综合征病例系列仅限于当地研究,最多约 100 例患者,这些病例系列描述了受感染新生儿的临床特征。然而,已有研究没有提供有关人体测量学或预后的详细信息,也没有比较确诊病例和未确诊病例。因此,拟分析这些病例的性别、胎龄、影像学表现和母亲皮疹史,以及人体测量学特征和预后。

3. 查阅病例记录,判定研究可行性　研究者阅读了病例记录,了解主要信息的记载情况。主要情况如下:截至 2016 年 6 月 4 日,报告 7 830 例疑似病例;截至 2016 年 2 月 27 日,报告疑似病例 5 909 例,活产婴儿 5 554 例(94%)。为得出按出生日期划分的流行曲线,案例报告了截至 2016 年 4 月 30 日的疑似病例。活产婴儿中,1 501 例具有完整信息,其中 602 例被认为肯定或可能是寨卡病毒感染引起的。

监测系统的疑似病例包括小头畸形新生儿,足月男孩和女孩的小头畸形定义为头围 33cm 或以下,后来定义为 32cm 或以下,头围测量起初按照巴西卫生部提供的方案实施。对符合标准的婴儿进行临床检查与深入评估,如有必要,还进行神经成像和实验室检测。当诊断性检查完成后,确保疑似病例已得到充分调查,分类为"确诊"或"丢弃",添加到国家数据库,其中包括儿童性别、头围、居住地信息。并联动国家出生登记系统,获得新生儿胎龄和出生体重信息,以及母亲姓名、城市和出生日期等信息。监测系统也报告了伴有中枢神经系统改变的胎儿、流产和死产等情况。

每个疑似病例的详细情况各不相同。例如,一份报告可能会描述具体的影像学征象,如钙化,或简单地告知根据卫生部的标准检查提示先天性感染。同样,对胎儿大脑异常的其他感染原因调查也可能不完整或无法获得。

4. 确定收集与分析的资料内容　研究者对这 1 501 例小头畸形病例资料进行了如下整理与分析。

首先,根据寨卡病毒及其他相关感染的神经影像学和实验室结果,将疑似病例分为 5 类：①确诊病例，定义为有寨卡病毒感染的实验室证据，而其他 4 类均是无寨卡病毒感染实验室证据的新生儿；②高度怀疑病例，影像学报告高度提示寨卡病毒感染，包括脑钙化、心室增大或两者兼有，但梅毒螺旋体、弓形虫和巨细胞病毒实验室结果阴性；③中度怀疑病例，新生儿影像学表现为第 2 类，但无梅毒螺旋体、弓形虫和巨细胞病毒中的任一种；④低度怀疑病例，影像学报告缺乏明显发现，医生认为可能有先天性感染，梅毒螺旋体、弓形虫或巨细胞病毒的实验室结果为阴性或不可得；⑤排除病例，不包含在以上分类的新生儿，包括梅毒螺旋体、弓形虫、巨细胞病毒感染的所有新生儿。这些结果都经一位医学遗传学家、一位儿科医师、一位产科医师再次审查。

　　然后，对此资料进行了描述性分析：除了描述这些病例的性别、胎龄、影像学表现和母亲皮疹史外，还详细分析了人体测量学和生存率。

　　1 501 例患者年龄中位数为 8 天，平均数为 32 天。共有 602 例确诊或可疑病例，其中 76 例新生儿诊断明确，54 例高度怀疑，181 例中度怀疑，291 例低度怀疑。在 602 例确诊或可疑病例及 899 例排除病例中，分别有 583 例和 749 例来自巴西的东北地区，而巴西全国 28% 的新生儿来自此地区。在这一地区的 9 个州中均有确诊、高度、中度怀疑病例。相比确诊或可疑病例，排除病例中女性和足月产婴儿比例更高，这可能与本次调查不同性别采用了相同的头围标准有关，通常女孩的头围比男孩的小。出生流行病学周估计小头畸形病例的分布曲线显示，2015 年 11 月的最后 1 周出现的小头畸形流行高峰，与 2015 年 2 月下旬和 3 月上旬寨卡病毒感染高峰相一致。

　　664 名妇女有妊娠期间是否出现皮疹的信息，其中 266 名出现皮疹。在确诊和高度疑似病例中，70% 的母亲出现妊娠期皮疹；在中度疑似病例中，62% 的母亲出现妊娠期皮疹。与确诊或怀疑病例相比，排除病例中出现皮疹的比例更小（20.7% vs. 61.4%；率比 = 0.34；95% CI：0.27~0.42）。在 183 名由母亲提供出疹时间的确诊或怀疑病例中，141 名在妊娠前 3 个月，33 名在妊娠中期 3 个月，9 名在妊娠后期 3 个月。1 501 名新生儿中，1 212 名在中位年龄 8 天时有生存信息。排除病例的死亡率比确诊或怀疑病例低（14/1 000 vs. 51/1 000；率比 = 0.27；95% CI：0.14~0.56）。在 523 名有生存信息的怀疑病例中，母亲妊娠期起疹的病例死亡率是 97/1 000，而母亲妊娠期无起疹的病例死亡率是 23/1 000。

与确诊或怀疑病例相比,排除病例的头围、头围 Z 值、出生体重更大。确诊病例及高度、中度、低度疑似病例四组的头围 Z 值、出生体重间差异没有统计学意义,但随着诊断确定性增加,头围逐渐减小。头围与出生体重之比在五个组别间差异没有统计学意义。

母亲妊娠期出疹情况不同的患儿头围 Z 值均数间差异具有统计学意义($P<0.000\,1$)。母亲妊娠期没有出疹,则患儿头围 Z 值均数为 -2.0;母亲妊娠前 3 个月出疹,患儿头围 Z 值均数为 -3.0;母亲妊娠中期 3 个月出疹,患儿头围 Z 值均数为 -2.4;母亲妊娠后期 3 个月出疹,患儿头围 Z 值均数为 -1.5;母亲妊娠期出疹但不记得出疹时间的患儿头围 Z 值均数为 -2.3。头围小于2 个标准差(standard deviation,SD)的新生儿死亡率为 25/1 000,其余的死亡率为 7/1 000。妊娠期皮疹发生得越早,出生时头围均数越小,提示两者之间存在关联性。

与确诊病例及疑似病例组相比,排除病例组的头围 Z 值显著不同($P<0.000\,1$)。似乎感染寨卡病毒的证据越充足,新生儿头围 Z 值越低。排除了排除病例组后,确诊病例及高度、中度、低度疑似病例组间新生儿头围 Z 值差异没有统计学意义,即使在 68 名确诊病例中也有 9 名新生儿头围 Z 值大于 -2。

"巴西先天性寨卡病毒综合征:首批 1501 例完整调查活产病例系列研究"对短时期发生的先天性寨卡病毒综合征病例系列进行了综合的描述与分析,有助于该疾病的信息积累和临床经验总结。通过以上介绍,我们可以看到这个完整的病例系列分析的主要过程包括:①建立假设。2015 年 11月,巴西报告了小头畸形疫情,被归因于先天性寨卡病毒感染,为此,巴西卫生部建立了与先天性感染可能相关的小头畸形和中枢神经系统畸形的监测系统。②调查。对该监测系统进行了观察,截至 2016 年 2 月 27 日,报道了1 501 名完成了全部调查的怀疑病例,目的明确。根据以上资料和相关文献,作者提出了拟分析的问题,明晰了课题的研究价值。③分析资料:研究者对资料收集完整的 1 501 名疑似病例,按照统一标准分为五类:确诊病例、高度怀疑病例、中度怀疑病例、低度怀疑病例和排除病例,采用卡方检验对五个组别间的性别、报告皮疹等差异是否有统计学意义进行了比较,方差分析对组间的胎龄、头围 Z 值、出生体重等进行比较。

需要指出的是,此案例虽然被称为"病例系列研究",大部分是描述性研究,但是也进行了组间差异分析,包含了分析性研究的要素(比较)。

第三节　个例调查

一、概述

个例调查(case investigation)又称个案调查或病家调查,是指对个别发生的病例、病例家庭及周围环境进行的流行病学调查。病例一般为传染病患者,也可以是非传染病或病因未名的患者。

二、调查内容与方法

对于急性传染病和结核病的散发患者,往往须进行个例调查。其目的是调查该患者发病的"来龙去脉",获得下列问题的答案:该患者是怎样传染的? 传染过程发生在本地还是外地? 患者家中、同院和有关单位,还有哪些人有潜在发病的危险? 从而采取紧急措施,如患者隔离、消毒、接触者检疫以及宣教等,以防止或减少类似患者的发病,控制疫情发展。

个例调查除应调查一般人口学资料外,还需要重点调查患者可能的感染日期、发病时间、发病地点、传播方式、传播因素和发病因素等,确定疫源地的范围和接触者,从而指导医疗护理、隔离消毒、检疫接触者和健康教育,制订控制策略。必要时可采集生物标本或周围环境的标本供实验室检测与分析。

调查方法主要有访问和现场调查。针对传染病报告这类经常需要进行的个案调查的情况,应编制个案调查表,项目内容应根据事件的发生和疾病的特点确定。事件发生后,应尽快到达现场,了解情况并做好记录,对病例、病例所在家庭及周围人群调查询问或深入访谈。

三、案例分析

本章导读案例三的患者陈某,女,58 岁,2001 年 12 月 3 日发病就诊,表现为发热 38℃、呕吐,当日按罹患感冒进行了退烧处理;12 月 9 日患者病情加重再次去医院就诊;12 月 11 日实验室检测,白细胞为 3.49×10^9/L(参考范围 $4.0{\sim}10.0 \times 10^9$/L),淋巴细胞比值 0.52(参考范围 0.2~0.4),血小板为 33×10^9/L(参考范围 $100{\sim}300 \times 10^9$/L),谷丙转氨酶 113.7U/L(参考范围 5~40U/L);12 月 13 日患者发热、头痛、乏力、关节痛、恶心、呕吐、四肢有针点状的红疹(猩红热样皮疹),住院治疗。经治疗,12 月 17 日再抽血检测,患者除白细胞数值上升到正常范围外（7.16×10^9/L），其他指标尚存在偏离。血清中检测出登革热病毒特异性 IgM 抗体。12 月 18 日，该医院首次报告其为疑似登革热病例。12 月 25 日再行检查，所有指标均恢复正常。采用 C_6/36 细胞进行登革热病毒分离培养，并未分离到登革热病毒，分析原因主要是由于发病 15 天后才采集患者血液，此时患者血液中可能已经没有登革热病毒的存在。

鉴于"该医院 12 月 18 日报告该病例为疑似急性虫媒传染病登革热病例"，因此，深圳市卫生防疫所立即开展了"深圳地区首例登革热个案调查分析"，即对陈某进行了病例、病例家庭及周围环境进行的流行病学调查：患者及其二儿子于 2001 年 9 月 2 日经中国香港到法属岛屿马丁尼克看望其大儿子一家，该岛屿地处加勒比海，属热带地区，9 月份为当地多雨季节，其大儿子一家住地周围丛林密集，蚊子很多。患者自述在此期间经常被蚊子叮咬，同时否认有饮用生水史及任何疫水接触史等。患者于 2001 年 11 月 27 日返回深圳。12 月 15—16 日患者红斑开始消退。调查还获悉，患者在马丁尼克岛生活的大儿子与儿媳妇同样于 12 月 3 日发病，症状与患者相同，经当地医生确诊为登革热。二儿子则未发病，患者回深圳后，与其共同生活的丈夫也未患此病。且二儿子及与其共同生活的丈夫登革热病毒特异性 IgM 抗体为阴性。12 月 25 日再行检查，患者所有指标均恢复正常。

本次个例调查通过重点调查患者及其家庭成员可能的感染日期、发病时间、发病地点、传播方式、传播因素和发病因素等。例如，患者及其家庭成员（大儿子与儿媳妇，且被当地诊断为登革热病例）发病时间均为 12 月 3 日，他们曾在发病前共同居住在马丁尼克岛，其间可能均被蚊子叮咬，与其共同生活的丈夫（深圳）及参与治疗的医护人员无发病，可以明确其为深圳地区首例登革热病例，疫源地为马丁尼克岛。鉴于该患者明确诊断期间，深圳地区环境中传播登革热的蚊媒数量较少，虽无暴发登革热的危险，但要控制好传入型登革热的传播。

第四节   现况调查

一、概述

现况调查（prevalence survey），是指按照事先设计，在特定时间内应用普查或抽样调查等方法,收集并描述某特定人群的特征以及疾病或健康状况的资料的调查。由于所得的资料是调查当时的情况,故得名现况调查。因为其资料收集完成于某一时点或在一个短暂时间内,时间好似在一个横断面上,因此是横断面研究(cross-sectional study)的一种。使用的指标主要是患病率(prevalence),也被称为患病率研究(prevalence study)。

现况调查主要用于以下情形:了解疾病在时间、地区及人群中的分布;描述人群的某些特征与疾病之间联系,发现病因线索;筛检或普查等手段,实现"早发现、早诊断、早治疗";防治措施效果的考核;了解人群的卫生水平和健康状况,找出卫生防疫和保健方的工作重点;疾病监测等。

二、实施步骤

现况调查的实施要遵循科学的研究程序,对调查中的每个环节都要进行周密的设计和推敲。只有遵循科学研究共同的规范、程序,调查结果才能经得起检验。具体实施步骤如下:

1. **明确研究目的和类型** 研究人员应根据提出的科学问题,明确开展本次研究所要实现的目标,然后有针对性地选择抽样调查或者普查。

2. **确定研究对象** 根据先前设定的研究目标和类型确定具体的研究对象。如开展普查,在设计研究方案时可以将研究对象规定为某个区域的全部居民。如果开展抽样调查,应先明确研究对象的目标总体是什么,再根据具体的抽样方案和样本量大小等确定研究对象。

3. **确定样本量和抽样方法**

(1)样本量估算:在现况调查中,估算样本量通常需要综合考虑结局指标的预估患病率或总体标准差、容许误差、显著性检验水准等因素进行估算,具体相关内容参见本书第十六章相关内容。

(2)抽样方法选择:常用的抽样方法包括非随机抽样和随机抽样。

1)随机抽样(random sampling):也称为概率抽样法,是指总体中的每一个个体都有同等机会被抽中作为研究对象。抽样过程遵循随机化原则,可以保证样本的代表性。常用的随机抽样方法包括:①简单随机抽样(simple random sampling),也称简单随机抽样,是最简单、最基本的抽样方法。从总体的 N 个对象中,利用抽签或随机数字表法抽取 n 个对象,构成一个样本,总体中每个对象被抽到的概率相等(n/N)。②系统抽样(systematic sampling),又称机械抽样,是按照一定的顺序,每隔若干单位抽取一个单位的方法。设总体单位数为 N,需要调查的样本数为 n,则抽样比为 n/N,抽样间隔为 $K=N/n$。例如,总体有 10 000 个单位,拟抽取 1 000 个单位,抽样比为 1 000/10 000=1/10,$K=10\ 000/1\ 000=10$,采用单纯随机抽样法从 1~10 号中随机抽出一个作为起点,例如为 6,以后每隔 10 号抽取一个,抽取样本的编号依次为:6,16,26,36,……。③分层抽样(stratified sampling),指根据某项特征,如年龄、性别或疾病严重度等,先将总体分成若干层次,在每一层次进行单纯随机抽样。分层可以将一个内部变异很大的总体分成一些内部变异较小的层,保证总体中每一层都有个体被抽到,抽样误差相对较小,从而提高总体指标估计值的精确度。④整群抽样(cluster sampling)直接从总体抽取若干群组(如村、居委会、班级、车间等),将抽到的群组中的全部个体均作为调查对象组成样本。⑤多阶段抽样(multistage sampling),即在大型流行病学调查中,通常将上面几种抽样方法结合起来同时使用,把抽样过程分解为不同阶段,每个阶段的抽样采用单纯随机抽样、系统抽样或其他抽样方法,称之为多级抽样。

2)非随机抽样(nonrandom sampling):也称为非概率抽样法,是指研究对象从总体中被选出来进入研究样本的概率不等。常用的非随机抽样方法主要包括:①立意抽样(purposive sampling);②偶遇抽样(accidental sampling);③滚雪球抽样(snowball sampling)等。

在开展流行病学调查研究时,应优先选择随机抽样方法,对目标总体无法确定或目标人群为隐蔽人群时(如吸毒人群、性服务者等),往往采用非随机抽样的方法进行调查对象选择。

4. 资料采集　资料采集方法主要包括以下三大类。

(1)通过测量或检查的方法:如测量血压、血糖;检查患者人乳头瘤病毒病毒 IgG 和 IgM 表达情况等。

(2)采用调查问卷的形式:由调查员采集患者的相关信息,这种方法应用最为普遍,如患者的吸烟、饮酒等情况。

(3)通过健康信息系统摘录相关信息:如传染病监测数据、慢性病管理数据、医院信息系统数据等,这类数据采集方案在信息化发达地区的应用越来越广泛。

三、资料整理与分析

1. 检查资料的完整性和准确性　检查与核对原始资料,并进行逻辑检错,提高原始资料的正确性。

2. 原始资料的整理

(1)资料剔除与分组:将不合格的资料剔除,填写不清楚或不详的资料归属在"不详"项,然后对可用的原始资料进行清点与分组。

(2)数据整理:从整理描述性数据入手,例如人群可按性别、年龄、职业等不同特征进行分组;地区按国家、城乡、街道等分组;时间按年、月、周等分组。

(3)标准化方法:分析结果时,为了便于不同地区的比较,常采用率的标准化方法。

3. 统计学分析

(1)数据分布的检验:对于连续性变量,考虑使用直方图或 Q-Q 图来初步判断数据是否服从正态分布,也可以用 Shapiro-Wilk 检验或 Kolmogorov-Smirnov 检验来确定数据的正态性。

(2)数据转换:如果连续性变量不服从正态分布,可以考虑进行对数转换、平方根转换或 Box-Cox 转换等,以改善数据的正态性。

(3)分类变量转换:可以考虑将连续变量转换为分类变量。例如,通过设定阈值将变量分为"高、中、低"等类别。

资料整理分析后,可将一些主要结果以图表的形式呈现。

四、偏倚及其控制

偏倚是指研究结果与真实结果差异的系统误差部分,可以发生于研究设计和实施的各个阶段,通常被分为选择偏倚、信息偏倚和混杂偏倚三类。在现况调查这类描述性研究中,由于不涉及组间比较,因而不存在混杂偏倚。然而,常见的选择偏倚包括非随机抽样偏倚、志愿者偏倚和低应答率偏倚,信息偏倚可源于资料收集过程中的调查者、测量工具和调查对象中任何一方。"偏倚及其控制"相关内容参见本书第十三章。

五、案例分析

1. 明确调查目的和类型　本研究的目的是"了解全国结核病的流行状况和《全国结核病防治规划(2001—2010 年)》的实施情况",需要获得全国结核病的患病率资料。结核病较为常见,宜选择抽样调查获得相关资料。

2. 确定研究对象、样本量和抽样方法　采用多级抽样方法(多阶段分层等比例随机整群抽样),抽取全国的流行病学调查点,计算公式如下。

$$K=\frac{4\sigma^2}{\delta^2} \tag{式 3-4-1}$$

K 为所需的流行病学调查点数。σ^2 为各调查点患病率的方差,将 2000 年全国结核病流行病学抽样调查结果相关参数代入相关公式计算可得 σ^2 为 0.133/10 万。根据 2000 年全国结核病流行病学调查 15 岁以上人口的涂阳肺结核患病率为 160/10 万,1990—2000 年涂阳肺结核患病率年递降率为 3.2%,估算 2010 年的涂阳肺结核患病率为 116/10 万;δ 为容许误差,为 2010 年估算涂阳肺结核患病率的 15%。

基于以上数据计算可得 $K=176$,根据历次结核病流行病学调查经验确定每个流行病学调查点调查 1 500 人,因此全国应调查 264 000 人。实际调查中,平均每个流行病学调查点的实检人口为 1 435 人,全国 176 个流行病学调查点抽样人口为 447 563 人,其中外出超过 6 个月人口有 125 342 人,15 岁以下人口有 58 940 人,应检人口为 263 281 人,实检人口为 252 940 人,受检率为 96.1%。

3. 确定研究内容和资料收集方法　本次流行病学调查的主要目的是获得人群活动性、涂阳和菌阳肺结核患病率及结核病患者的社会经济状况。资料的收集采用实验室检查(胸部 X 线检查、痰涂片检查与痰培养)和问卷调查(结核病知识知晓情况)相结合的方法。调查和检测的项目包括肺结核患病状况、涂阳状况和菌阳状况、分离菌株的传代和菌种鉴定结果、肺结核患者耐药情况、主要防治措施实施情况、肺结核患者社会经济情况及公众结核病知识知晓情况等。

4. 资料整理与分析　本研究重点是获得全国结核病流行病学的基线资料,因而,主要对结核病的现患流行情况及其三间(时间、地区、人群)分布特征进行了如下描述。

(1)流行状况:调查发现活动性肺结核患者 1 310 例,其中涂阳患者 188 例,菌阳患者 347 例,活动性肺结核患病率为 459/10 万,涂阳患病率 66/10 万,菌阳患病率 119/10 万。详见表 3-4-1。

(2)人群分布:活动性肺结核患病率随年龄的增长有逐渐上升的趋势,75~80 岁达到高峰,各年龄组男性均高于女性。涂阳和菌阳肺结核患病率除 15~20 岁女性患病率高于男性外,其他各年龄组患病率男性均高于女性。

(3)地区分布:活动性、涂阳和菌阳患病率,乡村均高于城镇。按照各

表 3-4-1 2010 年不同类型肺结核病情况

分类	患者例数	患病率(95% *CI*)	估算患者例数(95% *CI*)
活动性肺结核	1 310	459/10 万(433/10 万~484/10 万)	499(471~527)
涂阳肺结核	188	66/10 万(53/10 万~79/10 万)	72(58~86)
菌阳肺结核	347	119/10 万(103/10 万~135/10 万)	129(112~147)

省、自治区的地域分布,划分为东、中、西部三类地区,活动性、涂阳和菌阳肺结核患病率这三个指标,均是西部地区最高,中部地区次之,东部地区最低。176 个调查点中,3 个点未发现活动性肺结核患者,71 个点未发现涂阳肺结核患者,43 个点未发现菌阳肺结核患者。

（4）时间分布:2010 年,活动性、涂阳和菌阳肺结核患病率分别为 459/10 万、66/10 万、119/10 万,与 2000 年相比,它们均有所下降。活动性、涂阳和菌阳肺结核患病率年递降率分别为 0.2%、9.0%、5.8%。

5. **调查结论** 本次调查结果表明,我国活动性肺结核患病率下降较慢,但涂阳和菌阳患病率有大幅度下降;不同性别及年龄组的涂阳和菌阳肺结核患病水平较 2000 年均有明显下降;地区间发展不平衡,乡村患病率明显高于城镇,西部地区患病率高于东、中部地区,局部地区结核病疫情严重。

（叶冬青 王斌）

练习题

1. 下列各种类型的描述性研究,适用于哪项具体研究?
（1）为了早发现、早诊断、早治疗宫颈癌
（2）对个别发生的麻疹患者进行调查
（3）为了调查大学生乙肝感染情况,可不必调查所有大学生
　　A. 普查　　　B. 抽样调查　　　C. 个例调查

2. 某市开展了一项乙型肝炎的流行病学调查。调查中将该市划分为 3 个地区,在每个地区随机抽取 5 个调查点,每个点的人数约为 500 人。调查发现,该市一般人群中乙型肝炎病毒表面抗原(HBsAg)的阳性率为 7.8%。

试问：

（1）本次研究类型属于?

　　A. 普查　　　　　　　　　B. 现况调查

　　C. 个例调查　　　　　　　D. 生态学研究

（2）该研究可以获取该市乙型肝炎流行哪一方面的信息?

　　A. 发病　　　　　　　　　B. 患病

　　C. 新发和再感染　　　　　D. 感染谱

（3）该研究没有使用?

　　A. 随机抽样　　　　　　　B. 分层抽样

　　C. 整群抽样　　　　　　　D. 非概率抽样

参考文献

1. Centers for Disease Control and Prevention（CDC）. Pneumocystis pneumonia-Los Angeles. 1981［J］. MMWR Morb Mortal Wkly Rep, 1996, 45（34）: 729-733.

2. FRANÇA G V, SCHULER-FACCINI L, OLIVEIRA W K, et al. Congenital Zika virus syndrome in Brazil: a case series of the first 1 501 livebirths with complete investigation［J］. Lancet, 2016, 388（10047）: 891-897.

3. 丰素娟, 何建凡, 邓平建, 等. 深圳地区首例登革热个案调查分析［J］. 疾病监测, 2002,（9）: 343-344.

4. 王黎霞, 成诗明, 陈明亭, 等.2010 年全国第五次结核病流行病学抽样调查报告［J］. 中国防痨杂志, 2012, 34（8）: 485-508.

5. HELBICH M, DE BEURS D, KWAN M P, et al. Natural environments and suicide mortality in the Netherlands: a cross-sectional, ecological study［J］. The Lancet Planetary Health, 2018, 2（3）: e134-e139.

6. 沈洪兵, 齐秀英. 流行病学［M］. 8 版. 北京: 人民卫生出版社, 2013.

7. RILEY D S, BARBER M S, KIENLE G S, et al. CARE guidelines for case reports: explanation and elaboration document［J］. J Clin Epidemiol, 2017, 89: 218-235.

8. 赵亚双, 王滨有. 流行病学学习指导与习题集［M］.2 版. 北京: 人民卫生出版社, 2013.

第四章

观察性研究：分析性研究

● 导读 ●

案例一：某研究中心纳入 5 200 例 2013—2017 年于某市人民医院住院的冠心病患者，收集了患者的人口学特征、生活方式因素、既往病史、实验室检测指标、医院焦虑抑郁量表评分等资料，最后采用多因素逻辑回归分析探讨了冠心病患者伴有抑郁症状的影响因素。

案例二：某研究团队牵头在美国多个城市开展了空气污染物与健康的流行病学研究，监测了各城市在过去十年总悬浮颗粒物（TSP）、二氧化硫（SO_2）、臭氧（O_3）和悬浮硫酸盐的浓度，并记录各城市年龄为 25 至 74 岁白人居民的死亡率，旨在探讨空气污染物对居民死亡率的影响。

案例三：某医学中心牵头在全国六大地区的医院开展了女性下尿路症状的流行病学调查，对年满 18 周岁不同分娩类型的女性进行产后 1 年及 5 年电话随访，观察女性下尿路症状的发生及发展情况，探讨不同类型分娩因素对不同类型下尿路症状疾病进程的影响，最终纳入 1 329 名女性研究参与者。

案例四：某课题组拟开展一项非匹配病例对照研究，病例组是某医院的 153 名患急性心肌梗死的患者，对照组是该医院 178 名未患急性心肌梗死的其他疾病患者，病例组和对照组均有一部分人有服用口服避孕药史，现需探讨急性心肌梗死与口服避孕药之间的潜在关联。

请思考上述研究案例属于何类临床研究？如何进行研究设计？

观察性研究根据是否设置对照组（比较）进行分类，可以分为描述性研究和分析性研究。有别于描述性研究，分析性研究存在比较，通过对比分析,可以提出或者进一步检验假设。分析性研究根据暴露与结局的测量时间顺序,可以分为横断面研究、病例对照研究和队列研究。分析性研究还包括生态学研究。

第一节　横断面研究

一、概述

横断面研究(cross-sectional study)是一种对特定时点和特定范围内人群中疾病或健康状况和有关因素分布状况的资料进行收集、描述和分析,从而为进一步研究提供线索的研究。横断面研究先调查结局(如疾病患病)或暴露因素的现状,是描述性临床研究;然后再分析暴露因素与结局的相关性,是分析性临床研究。

横断面研究是临床研究的一种基本类型,优点是相对简便,能同时测定多种研究因素和多种结局变量,没有失访,能产生研究假设;缺点是不适合研究罕见研究因素,由于研究因素和结局变量之间没有时间先后顺序,因此不能推断可能的因果关系,可能存在多种偏倚。本节以案例一为例,重点阐述如何在横断面研究中探讨研究因素与疾病现患状况之间的关联。

二、案例分析

1. **研究设计**　本研究采用横断面研究设计,通过连续招募 2013—2017 年间于某市人民医院住院的冠心病患者作为研究样本,旨在调查分析冠心病患者伴有抑郁症状的影响因素。

2. **研究参与者**　研究参与者为 2013—2017 年期间在某市人民医院住院的冠心病患者。研究中心初步纳入了 5 539 例符合诊断标准的患者,在排除合并严重感染、肝肾功能衰竭的患者 123 人;排除资料信息不完整的患者 216 人后,共纳入 5 200 名研究参与者进入本研究。

3. **研究因素**　研究因素包括人口学特征(年龄、性别)、生活方式因素(吸烟、饮酒等)、既往病史(高血压、糖尿病等)和实验室检测指标(血脂、血糖水平等)等。

4. **研究结局**　将患者医院焦虑抑郁量表中抑郁相关问题评分总和大于等于 8 分定义为有抑郁症状者,其余为无抑郁症状者。

5. 数据收集与分析

（1）数据收集：基于医院电子病例信息系统和调查问卷，研究人员收集了冠心病患者的临床信息，包括但不限于人口学特征、既往病史、实验室检测指标、生活方式因素等。

（2）统计分析方法：本研究采用多因素逻辑回归分析，以探讨不同因素与冠心病患者伴有抑郁症状之间的关系。

1）单因素分析：根据变量类型采用卡方检验、t 检验分析分类变量和连续变量在冠心病患者伴有与不伴有抑郁症状组间分布的差异是否有统计学意义。

2）多因素逻辑回归分析：以冠心病患者是否伴有抑郁症状（0=无，1=有）作为因变量，纳入单因素分析中具有统计学意义的变量进行多因素分析，计算现患比（prevalence ratio，PR）及其 95% 置信区间，以评估不同因素与冠心病患者伴有抑郁症状之间的关系（表 4-1-1）。现患比是有某特征人群与无该特征人群中某结局指标的患病率之比，如果某特征因素的 $PR > 1$，且 $P < 0.05$，说明该因素与冠心病患者伴有抑郁症状之间呈正相关；若 $PR < 1$，且 $P < 0.05$，则呈负相关。

表 4-1-1　冠心病患者抑郁症状影响因素分析

指标	PR（95%CI）	P 值
年龄	1.04（1.01~1.07）	0.007
女性	0.35（0.14~0.85）	0.020
高血压	1.12（1.05~1.19）	<0.001
糖尿病	1.24（1.20~1.89）	<0.001
血糖	1.01（1.00~1.01）	0.006
甘油三酯	3.3（1.30~8.23）	0.012

三、偏倚及其控制

横断面研究中的选择偏倚和信息偏倚来源及其控制措施类似于现况调查。若在横断面研究中有明确的暴露因素，还需考虑在进行组间比较时由于混杂因素分布不均衡造成的混杂偏倚。相关具体介绍请参阅本书第十三章。

第二节　生态学研究

一、概述

生态学研究(ecological study)是一种以群体为基本单位收集和分析资料,在群体水平上分析暴露因素与研究结局之间关系的研究。有别于横断面研究,生态学研究在收集资料时,不是以个体,而是以群体(如国家、城市、学校等)为单位进行的,包括以下两种研究类型:

1. 生态比较研究(ecological comparison study)　生态学研究中应用最广泛的一种方法,观察不同人群或地区某种疾病或健康状况的分布,然后根据同一时期不同地区或人群疾病或健康状况分布的差异,探索差异产生的原因,提出病因假设。

2. 生态趋势研究(ecological trend study)　连续观察平均暴露水平的变化和一个群体中某种疾病或健康状况频率变化的关系,了解其变化趋势,通过比较暴露水平变化前后疾病或健康状况频率的变化情况,判断该暴露与某种疾病或健康状况的联系。

本节以案例二为例,重点阐述如何在生态学研究中探讨暴露与结局之间的关联。

二、案例分析

案例中,研究团队同时采用了生态学比较研究和生态学趋势研究两种分析方法,探讨了空气污染物暴露与死亡率之间的关联。

1. 研究设计　本研究采用生态学比较研究和生态学趋势研究两种方法,探讨空气污染物暴露与死亡率之间的关系。生态学比较研究通过比较不同城市间的空气污染物浓度与居民死亡率的差异,分析其潜在的线性或非线性关系;生态学趋势研究则基于长期时间序列数据,分析空气污染物浓度与死亡率随时间的变化趋势及其动态关系。

2. 研究参与者及纳入排除

(1) 研究参与者为年龄在 25~74 岁的美国多个城市居住居民。

(2) 纳入标准:①具有完整、可靠的空气污染物浓度数据;②居民死亡率数据准确、连续,且无显著缺失;③城市的气象和地理数据完整。

(3) 排除标准:①数据缺失严重;②人口流动性过高;③城市规模过小。

3. **研究因素** 主要研究因素为四种空气污染物浓度：总悬浮颗粒物（TSP）、二氧化硫（SO_2）、臭氧（O_3）和悬浮硫酸盐。污染物浓度数据由城市环境监测站提供，并按月记录。为控制混杂因素，研究还调整了气象因素（如温度、湿度、气压）和地理因素（如纬度），确保污染物浓度与死亡率之间关系的准确性。

4. **研究结局** 研究结局聚集于居民死亡率，即特定地区由空气污染物暴露引起的死亡率，反映空气污染对呼吸和心血管系统健康的影响。死亡率数据来自当地卫生部门或国家生命统计系统，确保数据准确和时效。

5. **数据收集** 数据收集涵盖空气污染物浓度、居民死亡率、气象和地理数据。空气污染物数据由城市环境监测站提供，确保标准化和一致性；死亡率数据来自当地卫生部门或国家生命统计系统；气象数据用于标准化污染物浓度，消除气候因素对结果的影响。

6. **统计分析**

（1）生态学比较研究。生态学比较研究采用方差分析（analysis of variance，ANOVA）评估不同城市间污染物浓度与死亡率的均值差异，并通过多元线性回归模型分析污染物浓度与死亡率之间的线性关系以及广义加性模型（generalized additive model，GAM）分析非线性关系。例如案例二中部分空气污染物与死亡率呈现非线性关系，构建 GAM 发现悬浮硫酸盐浓度与全因死亡率之间存在"J"型关系，即低浓度时影响较小，但超过某一阈值后效应明显。

（2）生态学趋势分析。采用时间序列分析方法，通过绘制趋势图观察污染物浓度与死亡率的长期变化趋势，并利用自回归积分滑动平均模型（autoregressive integrated moving average method，ARIMA）分析污染物浓度与死亡率的短期波动和长期趋势之间的关联性。结果发现，臭氧浓度在夏季显著升高，且与同期呼吸系统疾病的死亡率的短期波动呈正相关（$P < 0.01$）。在上述案例中，通过这些方法可以揭示空气污染物浓度和居民死亡率在长期时间尺度上的变化趋势和周期性，帮助识别潜在的突变点和显著变化。

7. **可能存在的偏倚** 生态学谬误（ecological fallacy）。本案例研究以美国六大城市为单位，探讨环境空气污染暴露与居民死亡率之间的关系。由于该研究的分析单位是群体，而非个体，因此可能存在生态学谬误，主要体现在以下几个方面：①混杂因素不可控。个体层面的吸烟、职业、社会经济地位等因素未被调整,可能影响死亡率。②缺乏个体暴露数据。污染水平为城市平均值,未反映个体实际暴露情况,导致污染与死亡率关联可能被低估或高估。③暴露测量误差。污染数据来自固定监测站,未考虑个体活动模式,可能影响结果准确性。

8. 偏倚控制方法

(1) 在选择研究对象时,尽可能使组间可比,例如在六大城市中匹配社会经济水平相近的地区,减少因城市差异导致的偏倚。

(2) 观察分析的单位尽可能多,以增加代表性,每个单位内人数尽可能少,以减少个体差异对平均值的影响;资料分析时采用多因素回归分析,在模型中纳入吸烟、职业、社会经济地位等变量,以控制混杂因素。

(3) 对研究结果进行解释时,尽量与队列研究等个体水平研究相比较,并结合空气污染对健康影响的专业知识,综合分析污染物与死亡率的真实关联。

第三节　队列研究

一、概述

队列研究(cohort study)是通过将研究人群(健康人或病人)按是否暴露于某因素或暴露程度分组,追踪观察在特定时间内各组疾病结局的发生或疾病结局的变化并比较其差异,从而判定暴露因素与疾病结局之间关联程度的一种观察性研究方法。队列研究可分为前瞻性队列研究(prospective cohort study),回顾性队列研究(retrospective cohort study)和双向队列研究(ambispective cohort study)。具体定义可参见第八章。

队列研究是从横断面研究的基础上开展的,优点是可检测单个暴露因素的多重效应,暴露因素测量偏倚最小化,能计算疾病的发病率(incidence),帮助了解疾病的进程(progression),对罕见暴露因素特别适用;因队列研究存在时间先后顺序,可推断潜在的因果关系。缺点是不适合研究罕见疾病结局,经费支出较大,随访需一定或较长的时长,存在失访偏倚。

二、设计与实施

本节通过本章导读案例三,阐明队列研究设计与实施的注意要点。

1. 确定研究(暴露)因素　暴露是指研究参与者接触过的某些待研究

的物质(如病毒)、具有的某种待研究特征(如年龄、种族)或行为(如吸烟、手术)。

2. 确定研究结局　结局是指随访观察期中预期发生的结果,是疾病的发生或严重程度测量指标的改变,也可是观察的自然终点如死亡。

3. 确定研究现场和研究人群

(1) 研究现场:应选择有足够数量符合条件的研究参与者,且人口稠密、当地领导重视、群众支持、文化水平较高、医疗卫生条件较好交通便利的地方。可在医疗卫生机构或社区相关机构。

(2) 研究人群

1) 暴露人群:①职业人群:研究某种职业暴露因素与疾病或健康的关系时选择。因职业人群有关暴露与疾病的历史记录较为全面,通常作为回顾性队列研究中的暴露人群。②特殊暴露人群:特殊暴露人群是研究某些罕见的特殊暴露的唯一选择,如研究射线与白血病的关系时,选择接受过放射线治疗人群。③一般人群:选择某一区域内的全体人群中暴露于所研究因素者做暴露组。④有组织的人群团体:是一般人群的特殊形式,如医学会会员,机关、社会团体、学校或部队成员等。

2) 对照人群:对照人群除未暴露于所研究的因素外,其他各种影响因素或人群特征(年龄、性别、民族、职业、文化程度)应尽可能地与暴露组相近。对照类型:①内对照:在同一组研究人群中,暴露于所研究因素的参与者为暴露组,其余非暴露者即为对照组。案例三中,采用内对照,将同一医院机械助产女性为暴露组,自然分娩女性为对照组。②外对照:当暴露人群为职业人群或特殊人群时,通常在该人群之外去寻找对照组。③总人口对照:为外对照的特殊形式,利用整个地区已有的发病或死亡统计资料,以全人群为对照。④多重对照:同时采用上述两种或两种以上的对照,以减少只用一种对照所带来的偏倚。

4. 样本量估算

(1) 样本量估算影响因素:①一般人群(对照人群)中所研究疾病的发病率(p_0)。②暴露组与对照组人群发病率之差(d):d值越大,所需要的样本量就越小。③显著性水平:即检验假设时第Ⅰ类错误(假阳性错误)α值。要求假阳性错误出现的概率越小,所需要的样本量越大。通常 $\alpha = 0.05$ 或 0.01。④检验效能:又称把握度(即 $1-\beta$),β 为检验假设时出现的第Ⅱ类错误(假阴性错误)的概率。要求检验效能(1−β)越大,则所需要样本量越大。通常取β为0.10或0.20。具体估算公式和方法请参阅本书第十六章相关内容。

(2)估算样本时需要考虑的问题:①暴露组和对照组的比例。对照组的样本量一般不宜小于暴露组的样本量,通常是等量的。②失访率。需预先估计失访率,适当扩大样本量(10%),防止因失访导致样本量不足而影响结果的分析。

5. 资料的收集与随访

(1)基线资料的收集:基线资料包括待研究的暴露情况,如年龄、性别、疾病和健康状况等。获取基线资料的方式:①查阅档案;②问卷调查;③体格检查和实验室检查。在案例三中,通过问卷调查获取年龄、婚姻状态等基线资料。

(2)随访:随访的研究参与者、内容、方法等都直接与研究工作质量相关。案例三随访流程图见图 4-3-1。

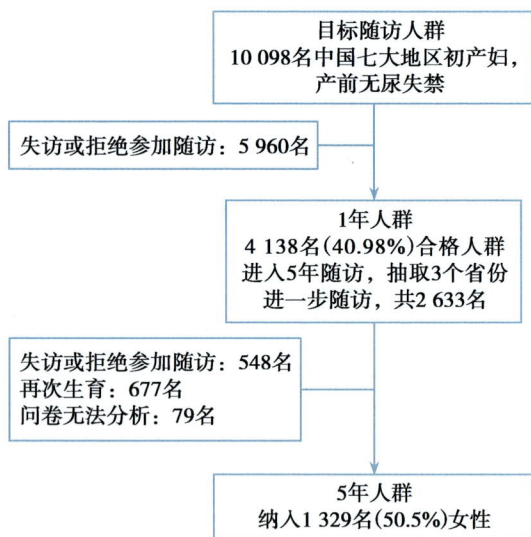

图 4-3-1　案例三随访流程

1）随访对象与方法：对所有研究参与者应采用相同且不变的方法进行随访。随访方法包括对研究参与者的直接面对面访问、电话访问、自填问卷等。以案例三为例，在随访时采用与基线调查相同的问卷，对于第 1 次因电话未能接通的被调查者，研究人员在不同的时间再次进行电话随访，至少 3 次未能联系者定义为失访者。

2）随访内容：一般与基线资料内容一致，但随访收集的重点是结局变量。

3）观察结局指标：方法要敏感、可靠、简单、易被接受。研究参与者出现了预期结果，就不再进行随访。

4）观察终止时间：是指整个研究工作截止的时间，即预期可以得到结果的时间。观察终止时间应该考虑观察人年数（详见下文）与疾病潜伏期，并在考虑上述两个因素的基础上尽量缩短观察期，以节约人力、物力，减少失访。

5）随访间隔：应根据疾病的发病情况、发病周期而定。

6）随访调查员：随访者调查员必须认真进行培训。

6. **质量控制** 调查点中应安排人员负责质量控制工作并确认问卷及体格测量信息的完整性。

三、数据资料的整理分析

1. **人时的计算** 在观察时间较长的队列研究中，研究参与者处于动态变化之中，被观察的时间不一致，因此考虑时间因素，引入人时的概念描述研究参与者的暴露经历。人时为观察人数与观察时间的乘积，常用的人时计量单位为人年。

2. **累计发病（死亡）率的计算** 通过观察开始时的人数作分母，以整个观察期的发病（死亡）人数为分子，可以计算出队列研究的发病（死亡）率，计算公式如下。

$$累计发病（死亡）率 = \frac{观察期内发病（死亡）人数}{观察期开始时人数} \times 100\%$$

（式 4-3-1）

3. **发病密度的计算** 若队列研究时间比较长，就很难做到研究人口的稳定，此时需以观察人时为分母计算发病率，用人时为单位计算出来的率带有瞬时频率性质，被称为发病密度，计算公式如下。

$$发病密度 = \frac{观察期内发病（死亡）人数}{观察期总人时数} \qquad （式 4-3-2）$$

假设本章导读案例三的结果如表 4-3-1 所示，则可根据上述计算公式获得两组发病密度。

表 4-3-1　分娩方式与女性尿失禁关系的队列研究资料归纳整理表

分组	尿失禁	人年数	发病密度/(1/10 万人年)
机械助产组	100	100 000	100
自然分娩组	40	60 000	66.7
合计	140	160 000	87.5

4. 疾病暴露程度的计算

（1）相对危险度（relative risk, RR）：在队列研究中可以计算 RR，其意义是暴露组发病或死亡的危险是非暴露组的多少倍。相对危险度计算公式如下。

$$相对危险度 = \frac{暴露组发病率}{非暴露组发病率} \qquad （式 4-3-3）$$

根据表 4-1-1 数据，相对危险度计算出来结果为 1.5，即机械助产发生尿失禁危险度是自然分娩的 1.5 倍。

（2）归因危险度（attributable risk, AR）：又称特异危险度、危险度差、超额危险度，反映暴露组发病的危险特异地归因于暴露因素的程度。归因危险度计算公式如下。

$$归因危险度 = 暴露组发病率 - 非暴露组发病率 \qquad （式 4-3-4）$$

根据表 4-1-1 数据计算出来结果为 23.3（1/10 万），即女性发生尿失禁的危险度归因于分娩方式的程度是 23.3（1/10 万）。

（3）归因危险度百分比（attributable risk percent, AR%）：表示暴露组中由于暴露于某因素导致的发病或死亡占暴露组全部发病或死亡的百分比。归因危险度百分比计算公式如下。

$$归因危险度百分比 = \frac{暴露组发病率 - 非暴露组发病率}{暴露组发病率} \times 100\%$$

$$（式 4-3-5）$$

以表 4-1-1 为例,归因危险度百分比计算结果为 23.3%,即发生尿失禁的女性中特异归因于机械助产的百分比占尿失禁女性患者的 23.3%。

(4) 人群归因危险度(population attributable risk,*PAR*):表示全人群中由于暴露于某因素导致的发病率或死亡率。人群特异危险度计算公式如下。

人群归因危险度 = 全人群发病率 − 非暴露组发病率 　　　(式 4-3-6)

以表 4-1-1 为例,计算出来结果为 20.8(1/10 万),即全女性人群尿失禁的发病归因于机械助产的部分为 20.8(1/10 万)。

(5) 人群归因危险度百分比(population attributable risk percent,*PAR%*):是全人群中因暴露于某因素所致的发病或死亡占人群全部发病或死亡的百分比,其计算公式如下。

$$人群归因危险度百分比 = \frac{全人群发病率 − 非暴露组发病率}{全人群发病率} \times 100\%$$

(式 4-3-7)

以表 4-1-1 为例,计算结果为 23.8%,即全女性人群中的尿失禁发病中,有 23.8% 归因于机械助产。

四、偏倚及其控制

队列研究中的选择偏倚常因参与者拒绝加入、志愿者偏差、档案缺失或失访导致,需通过严格筛选标准、确保样本同质性并加强随访管理来预防。信息偏倚源于测量工具误差、随访方法差异或诊断标准不一致,可通过统一标准化操作、盲法随访、仪器校准及调查员培训来减少。混杂偏倚则由外部混杂因素扭曲暴露因素与研究结局之间的关系,需在研究设计阶段采用限定、匹配、在数据分析阶段采用分层分析、多因素回归分析和倾向性评分法进行控制。有关详细介绍请参阅本书第十三章相关内容。

第四节　病例对照研究

一、概述

病例对照研究(case-control study)是以某人群内一组患有某种疾病的患者(称为病例)和同一人群内未患这种疾病但在与患病有关的某些已知因素方面和病例组相似的人(称为对照)作为研究参与者,调查他们既往对某个或某些可疑因素的暴露有无和/或暴露程度(剂量),通过对两组暴露史的比较,以推断研究因素作为病因的可能性。

病例对照研究在确定病例组后选择对照时要遵循除了没有所研究疾病外,其他已知因素与病例组尽量相似的原则,因此对照组需从产生病例的总体人群中选择。病例对照研究的优点是相对简便,可研究多个暴露因素在组间的差异,适用于罕见疾病结局的研究,可检验研究假设,没有失访;但缺点是存在多种偏倚,时间先后顺序不佳,不适用于罕见暴露因素的研究。

从病例对照研究衍生出的一系列新的研究类型,如巢式病例对照研究(nested case-control study)请参见本书第八章相关内容。

二、设计与实施

1. **明确研究目的**　根据研究基础并参考文献,提出研究假设。病例对照研究主要用于检验某些暴露因素与研究结局之间的关系及其强度。

2. **研究参与者的选择**

(1) 病例的选择:

1) 选择原则:病例是指患有所研究疾病且符合研究入选标准的人。选择的基本原则:①代表性:选择的病例能代表总人群的全体病例;②诊断明确:疾病的诊断标准应客观、可操作性强,尽量用国际或国内统一标准执行。

2) 类型:病例的类型一般包括新发病例(incident case)、现患病例(prevalent case)和死亡病例(dead case)。新发病例优点在于回忆偏倚小、代表性好、容易合作等,但花费时间长、费用高;现患病例优点在于病例数多、收集时间短、易获得资料,但回忆偏倚较大、被调查因素改变较多;死亡病例优点在于费用低、出结果快,但资料准确度较差。

(2) 对照的选择

1) 选择原则:对照选择的基本原则是必须来自产生病例的总体,且必须是未患所研究疾病的人,即按所研究疾病的诊断标准判定的"非病人"。

2) 类型:分为匹配与非匹配两类。匹配的目的主要是提高研究效率,其次是控制混杂因素的干扰。

3. **研究类型的选择**

(1) 根据研究目的进一步确定适宜的研究类型,如研究疾病病因未明,可以采用不匹配或频数匹配的方法。

(2) 根据病例的数量选择研究类型,如所研究疾病为罕见病,则选择个体匹配方法。

(3)如果想以较小的病例样本量获得较高的检验效率,可选择 1∶R 的匹配方法,R 越大,效率越高(不宜超过 4)。

(4)根据对照与病例在某些重要因素或特征方面的可比性要求,例如病例的年龄、性别构成特殊,以选择个体匹配为宜。

4. 样本量估算

(1)样本量估算影响因素:①研究因素在对照人群(对照组)中的估计暴露比例(p_0)。②暴露因素与疾病关联强度的估计值,即比值比(odds ratio,OR)。③显著性水平:即检验假设时第Ⅰ类错误(假阳性错误)α 值。要求假阳性错误出现的概率越小,所需要的样本量越大。通常 $\alpha = 0.05$ 或 0.01。④检验效能:又称把握度(即 $1-\beta$),β 为检验假设时出现的第Ⅱ类错误(假阴性错误)的概率。要求检验效能($1-\beta$)越大,则所需要样本量越大。通常取 β 为 0.10 或 0.20。具体估算公式和方法请参阅本书第十六章相关内容。

(2)估算样本时需要考虑的问题:①根据研究目的,结合实际情况,舍弃对次要因素和 OR 接近 1 的因素的探讨,适当减少样本含量,使主要的研究因素得到有把握的检验;②在总的样本量相同的情况下,病例组和对照组样本含量相等时研究效率最高;③不同研究设计的样本量的计算方法不同。

三、数据资料的整理分析

1. 匹配病例对照资料的整理分析

(1)资料整理:①原始数据资料的检查与核实;②分组、归纳建立数据库。

(2)资料分析:匹配病例对照资料整理表如表 4-4-1。

表 4-4-1 匹配病例对照资料整理表

对照	病例		合计
	有暴露史	无暴露史	
有暴露史	a	b	$a+b$
无暴露史	c	d	$c+d$
合计	$a+c$	$b+d$	N

1）暴露与疾病的关联分析：可用 McNemar χ^2 检验，公式如下。

$$\chi^2 = \frac{(b-c)^2}{(b+c)} \qquad \text{（式 4-4-1）}$$

当 $(b+c)<40$ 时，需使用连续性校正公式计算校正的 χ^2 值，公式如下。

$$\chi^2 = \frac{(|b-c|-1)^2}{b+c} \qquad \text{（式 4-4-2）}$$

根据上述公式，得出 χ^2 值，查 χ^2 界值表，$v=1$，得出 P 值，判断差异是否存在统计学意义。

2）估计暴露与疾病的关联强度

A. 计算比值比或优势比（OR），公式如下。

$$OR = \frac{c}{b} \quad (\text{b} \neq 0) \qquad \text{（式 4-4-3）}$$

B. 计算 OR 的 95% 置信区间（95% CI）：使用 Miettinen 法（式中一般用不校正的 χ^2 值），公式如下。

$$OR\ 95\%\ CI = OR^{(1 \pm 1.96/\sqrt{\chi^2})} \qquad \text{（式 4-4-4）}$$

2. 非匹配病例对照资料的整理分析

（1）资料整理：①数据检查、核实；②录入数据库；③数据清洗。

（2）资料分析：非匹配病例对照资料整理表如表 4-4-2。

表 4-4-2   非匹配病例对照资料整理表

暴露因素	病例组	对照组	合计
有	a	b	$a+b$
无	c	d	$c+d$
合计	$a+c$	$b+d$	N

1）暴露与疾病的关联分析：四格表的 χ^2 检验，公式如下。

$$\chi^2 = \frac{(ad-bc)^2 N}{(a+b)(c+d)(a+c)(b+d)} \qquad \text{（式 4-4-5）}$$

若最小格子的理论值 ≥ 1 但 <5，且 $N>40$ 时，需使用连续性校正公式计算校正的 χ^2 值，公式如下。

$$\chi^2 = \frac{\left(|ad - bc| - \dfrac{N}{2}\right)^2 N}{(a+b)(c+d)(a+c)(b+d)} \qquad \text{(式 4-4-6)}$$

2) 估计暴露与疾病的关联强度

A. 计算 OR,公式如下。

$$OR = \frac{ad}{bc} \qquad \text{(式 4-4-7)}$$

B. 计算 OR 95% CI:使用 Miettinen 法,公式如下。

$$OR\ 95\%\ CI = OR\left(1 \pm 1.96/\sqrt{\chi^2}\right) \qquad \text{(式 4-4-8)}$$

C. 基于 OR 估计 AR% 和 PAR%,公式如下(P_e 代表人群暴露率)。

$$AR\% = \frac{OR - 1}{OR} \times 100\% \qquad \text{(式 4-4-9)}$$

$$PAR\% = \frac{P_e(OR-1)}{P_e(OR-1)+1} \times 100\% \qquad \text{(式 4-4-10)}$$

假设本章导读案例四的调查结果如表 4-4-3 所示,应当如何科学地评价急性心肌梗死与口服避孕药之间的关系?

表 4-4-3　急性心肌梗死与口服避孕药关系的非匹配病例对照资料

口服避孕药	病例组	对照组	合计
有	39	24	63
无	114	154	268
合计	153	178	331

暴露与疾病的关联分析:本例中,$N > 40$,最小格子的理论值 > 5,因此用一般 χ^2 检验公式计算(式 4-4-5),得 χ^2 为 7.70,$v = (2-1)(2-1) = 1$,查 χ^2 界值表,得 $P < 0.01$,说明病例组与对照组口服避孕药暴露率的差异有统计学意义,提示口服避孕药与心肌梗死存在统计学关联。

估计暴露与疾病的关联强度:本例中,根据式 4-4-7 计算 OR 为 2.20,服用口服避孕药者发生心肌梗死的风险是不服用者的 2.20 倍,表明服用口服避孕药与心肌梗死呈正相关。根据式 4-4-8 计算 OR 的 95% CI 为 1.26~3.84,提示口服避孕药可能是心肌梗死的危险因素。

根据式 4-4-9,$AR\%$=54.5%,即在服用口服避孕药人群中,由于口服避孕药引起的心肌梗死占全部心肌梗死的 54.5%。根据式 4-4-10,$PAR\%$=13.9%,即表示在一般人群中由于服用口服避孕药引起的心肌梗死占全部心肌梗死的 13.9%。

（3）非匹配资料的分层分析:病例对照研究中的混杂因素可以用匹配设计加以控制,但未被匹配的混杂因素,需用分层分析的方法去识别,并估计和控制其作用。根据计算已知案例四中未分层的 OR、χ^2、OR 95% CI,本部分进一步说明分层分析的一般步骤及方法。

1）判断年龄是否是混杂因素:以表 4-4-4 和表 4-4-5 的数据为例,将资料按年龄分层分析,如下所示。

表 4-4-4　在无服用口服避孕药史者中年龄与心肌梗死的关联

年龄/岁	心肌梗死	对照	合计
≥40	88	95	183
<40	26	59	85
合计	114	154	268

表 4-4-5　对照组中年龄与服用口服避孕药史的关联

口服避孕药史	≥40	<40	合计
有	17	7	24
无	59	95	154
合计	76	102	178

经计算,在无服用口服避孕药史者中,年龄与心肌梗死 OR=2.10,χ^2=7.27,说明年龄与心肌梗死的发生有联系,即年龄越大,发生心肌梗死的危险性越高。

经计算,在对照组中,年龄与口服避孕药 OR=0.26,χ^2=8.98,说明年龄与口服避孕药也有联系。

另外,年龄也不是口服避孕药与心肌梗死联系的中间环节,故可以认为年龄是研究口服避孕药与心肌梗死关系时的混杂因素。

2）对混杂因素进行分层:按年龄将研究参与者分为<40 岁和≥40 岁两层,见表 4-4-6。

表 4-4-6　口服避孕药与心肌梗死关系的年龄分层分析表

口服避孕药史	<40 岁			≥40 岁			合计		
	病例	对照	小计	病例	对照	小计	病例	对照	总计
有	$21(a_1)$	$17(b_1)$	38	$18(a_2)$	$7(b_2)$	25	$39(a)$	$24(b)$	63
无	$26(c_1)$	$59(d_1)$	85	$88(c_2)$	$95(d_2)$	183	$114(c)$	$154(d)$	268
合计	47	76	123	106	102	208	153	178	331

A. 计算各层口服避孕药与心肌梗死 *OR* 值

不考虑年龄影响时,口服避孕药与心肌梗死 $OR=2.20$。

按年龄分层后:<40 岁,口服避孕药与心肌梗死 $OR_1=2.80$;≥40 岁,口服避孕药与心肌梗死 $OR_2=2.78$。

可见两层的 *OR* 均大于不分层时的 *OR*,说明年龄起到一定的混杂作用。

按年龄分层后,两层的 *OR* 的齐性检验常用 Woolf 齐性检验法,解决分层变量是否对暴露与结局的关联性存在修饰作用的问题,具体方法参照有关书籍。本例齐性检验结果显示两层 *OR* 的差异无统计学意义,说明两层资料是同质的。

B. 计算 χ^2_{MH}、OR_{MH}

根据 Mantel-Haenszel 的公式计算 χ^2_{MH}、OR_{MH},调整年龄的可能混杂作用后,$OR_{MH}=2.79$,大于不分层 $OR(2.20)$,说明年龄这个混杂因素减弱了口服避孕药与心肌梗死之间的关联强度。除了分层分析之外,在资料分析阶段可以用多因素分析的方法控制混杂因素的影响。

3) 非匹配病例对照资料的数据分析流程见图 4-4-1。

四、偏倚及其控制

病例对照研究中常见的选择偏倚包括入院率偏倚、现患病例-新发病例偏倚和检出症候偏倚;常见的信息偏倚包括回忆偏倚、调查偏倚等。当病例对照研究的目的是明确检验某个暴露因素与研究结局之间的关系,也需注意辨识与控制混杂偏倚。相关概念及其控制措施的具体介绍请参阅本书第十三章相关内容。

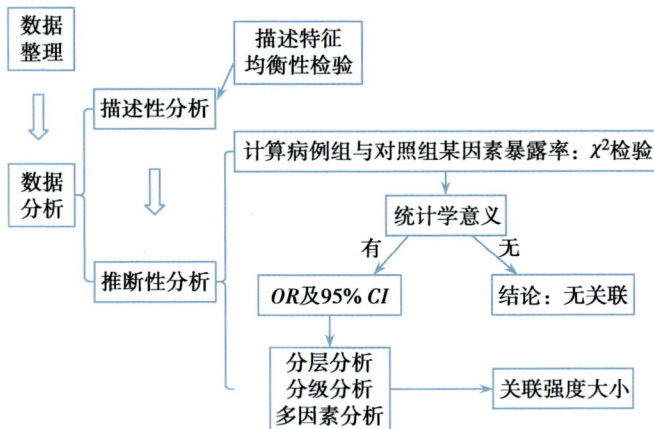

图 4-4-1　非匹配病例对照资料的数据分析流程

（毛琛　黄清湄）

练习题

某课题组开展了一项病例对照研究评价吸烟与肺癌之间的关系，根据相关参数估算样本量后，招募了 200 名肺癌患者作为病例组和 200 名未患肺癌的其他疾病患者作为对照组，随后询问两组患者既往吸烟情况。

1. 若本例中吸烟与肺癌之间关系的病例对照研究结果显示：$\chi^2 = 12.36$，$P < 0.05$，$OR = 3.3$，正确的结论为？

  A. 病例组肺癌的患病率明显大于对照组

  B. 病例组发生肺癌的可能性明显大于对照组

  C. 对照组发生肺癌的可能性高于病例组

  D. 不吸烟者发生肺癌的可能性低于吸烟者

2. 在匹配病例对照研究中，为了增加研究的效率常用 1 : R 匹配，但 R 的取值一般不超过？

  A. 2   B. 3   C. 4   D. 6

3. 病例对照研究中,能较好地回忆和确定病因因素的病例应首选?

    A. 现患病例   B. 新发病例

    C. 死亡病例   D. 重病例

4. 病例对照研究与队列研究相比,其优点是?

    A. 更容易避免系统误差

    B. 更容易确定暴露与疾病的先后顺序

    C. 适用于罕见病的研究

    D. 更容易验证病因假设

5. 以医院为基础的病例对照研究,最易出现的偏倚是?

    A. 信息偏倚   B. 选择偏倚

    C. 失访偏倚   D. 混杂偏倚

参考文献

1. GAGE A D, FINK G, ATAGUBA J E, et al. Hospital delivery and neonatal mortality in 37 countries in sub-Saharan Africa and South Asia: an ecological study[J]. PLoS Med, 2021, 18(12): e1003843.

2. DOCKERY D W, POPE C A 3rd, XU X, et al. An association between air pollution and mortality in six U.S. cities[J]. N Engl J Med, 1993, 329(24): 1753-1759.

3. FIEST K M, SOO A, HEE LEE C, et al. Long-term outcomes in ICU patients with delirium: a population-based cohort study[J]. Am J Respir Crit Care Med, 2021, 204(4): 412-420.

4. XU T, ZHANG L, LI Z, et al. An investigation of lower urinary tract symptoms and its potential associated factors in adult Chinese women with zero-inflated negative binomial regression model[J]. Medicine(Baltimore), 2019, 98(40): e17409.

第五章

干预性研究

● 导读 ●

案例一：某研究欲分析中药包湿敷联合临床常规疗法对女性子宫异常出血的治疗效果是否优于临床常规治疗，设计了一项随机对照试验，治疗时间为 3 个月。研究采用双侧检验，设置检验效能为 0.8，根据既往临床数据资料与文献报道，计算得出研究所需最小样本量为每组各 35 例研究参与者，考虑 20% 脱落，共需 70×（1+20%）＝84 例研究参与者。随后，研究者采用简单随机化的方法，应用密封、不透明的信封，按照计算机生成的随机分配序列，分发给每个研究参与者，由研究人员打开信封以确定患者的治疗方案（联合治疗方案或常规治疗方案），故研究者认为该研究已实施了盲法。研究的主要终点指标为治疗结束后研究参与者的月经复常率。请思考：该研究在进行样本量估算时，存在哪些错误？能否确定研究已有效实施了盲法？研究者在随机分组时选择了简单随机化的方法，是否有其他更优选择？

案例二：某研究欲探索围手术期口服营养补充剂 M 对老年腹部手术患者术后康复质量的影响，设计了一项双盲随机对照试验，选择了当地某医院接受择期腹部手术的 220 例老年患者，采用简单随机化的方法将研究参与者随机分为试验组与对照组。其中试验组于术前术后冲水口服营养补充剂 M（粉剂）48g，对照组在相同时段冲水口服安慰剂（片剂）48g。该研究采用双盲设计，研究者与研究参与者均不知晓干预情况，研究的主要终点指标为术后 72 小时患者恢复质量评分，次要终点为术后 24 小时患者血清白蛋白的下降程度。请思考：该研究的双盲设计是否正确？存在哪些问题？应当如何改进？

案例三：某研究欲分析间歇 θ 节律经颅磁刺激对脑卒中患者生活质

量的影响,设计了一项多中心单盲随机对照试验。研究人员在 3 个中心纳入了 150 例新诊断的脑卒中患者,采用区组随机化的方法将研究参与者随机分配至两组,其中试验组患者接受为期 2 周的常规康复训练和每日 1 次的间歇 θ 节律经颅磁刺激,对照组患者接受为期 2 周的常规康复训练和每周 2 次的经颅假刺激。研究采用单盲设计,研究参与者不知晓自己的治疗方案,而研究者则清楚研究参与者的干预情况,以便对研究参与者施予经颅刺激操作。研究的主要终点指标为治疗 2 周后患者的生活质量评分。请思考:该研究选择的随机化方法可能导致哪些偏倚? 研究的盲法设计存在哪些缺陷? 应当如何改进?

干预性研究(interventional study),也称为实验性研究(experimental study),是一种科学的研究设计,旨在评估特定干预措施(如药物、治疗方案、行为改变策略或其他介入手段等)对研究参与者(在干预性研究中,可称为受试者)的影响。与观察性研究相比,干预性研究最大的不同之处在于有人为施加的干预措施。随机对照试验(randomized controlled trial,RCT)是干预性研究中应用最广泛的经典设计类型,其研究方法由"因"及"果",符合先因后果的时间顺序,并可通过随机化过程实现组间研究参与者的均衡可比,从而确定干预与结局之间的因果关系,具有较强的因果论证效能,其研究结果通常更具实用性和推广性,是制定与调整各类临床实践与公共卫生政策的重要依据。一项科学的干预性研究往往需要严谨的研究设计、标准化的研究实施规范和合理的数理统计分析。本章我们将结合案例从干预性研究的分类、干预性研究的设计要点及干预性研究的质量控制规范等方面逐一论述,以期为临床研究工作提供科学的理论依据与指导。

第一节　干预性研究的分类

干预性研究可根据研究参与者和研究目的分为临床试验、现场试验和社区干预试验三种。其中,临床试验作为干预性研究中最常见的研究方法,根据研究设计类型的不同,又可分为平行对照设计、单臂临床试验、析因设计、交叉设计、伞式设计、篮式设计、事件驱动设计、实效性临床试验等;根据研究目的的不同,临床试验又可分为优效性试验、等效性试验和非劣效性试验。在实际应用过程中,研究者应当根据自己的研究目的和研究参与者合理地选择相应的研究设计类型。

一、临床试验

1. 按研究设计类型分类

(1)平行对照临床试验:平行对照设计是临床试验中最常见的设计类型,用于比较两种或多种不同干预措施的效果。根据是否包含随机化过程,又可分为随机对照试验(RCT)和非随机对照试验。在随机对照试验中(图5-1-1),研究参与者被随机分配到不同组别,每组接受不同的干预措施,然后观察并比较组间结局指标差异的统计学意义。而非随机对照试验则在试验开始前并不根据随机化原则进行分组,而是根据研究参与者意愿进行分组,并分别接受各自的干预措施,其设计模式和结果分析均与队列研究相似。RCT 的优点在于可使试验组与对照组之间的非干预因素均匀分布,降低研究结果的偏倚,从而更准确地评估干预措施的效果。缺点包括:需要投入的人力、物力和经费较大;研究期限较长,对于肿瘤相关的临床试验,为了获得生存结局,有时需要长达数年的随访;研究结果较局限,其外推性差;对伦理学的要求较高。而非随机对照试验的优点则在于节约资源、成本相对较低;在某些情况下更容易实施,尤其是对于某些特定人群或疾病,随机分配可能不可行或不符合伦理要求;更接近实际临床实践,可以更好地反映真实世界中的治疗效果。而其缺点则包括:由于缺乏随机化分配,致使研究可能受到混杂因素的影响,容易导致偏倚,因而难以确定因果关系,使结果的可信度较低。

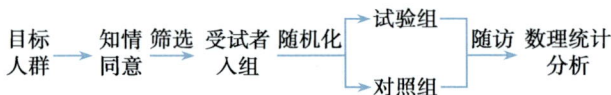

图 5-1-1　随机对照试验的设计模式

(2)单臂临床试验:单臂临床试验是指设计为开放,即不设立平行对照组的一种临床试验,它一般采用的是历史对照或自身对照。在单臂临床试验中,所有研究参与者均在同一组别并接受相同的治疗或干预措施,然后随访并观察他们的结局。在单臂临床试验中,研究者通常会比较治疗前后的数据,例如症状改善、生存率、生存期等。有时也会与历史对照组进行比较,但这种比较的可靠性较低。由于缺乏平行可比的对照组,单臂临床试验的结果可能受到如自然病程等多种偏倚的影响。因此,其内部有效性和结果的可解释性可能受到质疑。然而,单臂临床试验在一些特定情况下是必要的,例如对于罕见病或无其他有效治疗方法的疾病。研究者在开展单臂临床试验时,应充分认识到研究的局限性,尽力减少偏倚的影响,并在结果解释时谨慎对待。

(3)析因设计临床试验:析因设计是指通过研究因素不同水平的组合,对2个或多个研究因素同时进行评价。最简单的析因设计是2×2析因设计,即2个处理因素,每个处理因素各自有2个水平,2个因素的不同水平组合即有4个处理组,将符合条件的研究参与者随机分配到其中的一个处理组。例如,研究药物剂量(高剂量和低剂量)和给药方式(口服和肌内注射)对治疗效果的影响,通过药物类别和给药方式的不同组合,即得到析因设计的4种处理方式:①高剂量+口服;②高剂量+肌内注射;③低剂量+口服;④低剂量+肌内注射。

析因设计可以提供两个方面的信息:①各因素不同水平的效应;②因素之间的交互作用。在药物临床试验中,析因设计常用来探索两种药物不同剂量的最佳组合,但需要考虑两种药物高剂量组合可能带来的毒副作用。

(4)交叉设计临床试验:交叉设计是将自身对照设计和平行对照设计综合应用的一种设计方法。最简单的交叉设计是2×2交叉设计,即2种处理×2个试验阶段的交叉设计。在交叉设计临床试验中,参与者被随机分配到不同的治疗序列,例如A→B或B→A。参与者在第一个治疗期间接受A治疗,然后在一定隔后交叉到B治疗,或者相反。因此,每个研究参与者接受治疗的顺序可能是先A后B(A→B),也可能是先B后A(B→A)。2×2交叉试验中,每个研究参与者先后经历了试验准备阶段、第一试验阶段、洗脱期和第二试验阶段。交叉设计临床试验可以提高研究效率、节约样本量、减少个体间差异,常用于生物等效性研究或临床上尚无特殊治疗而病情进展缓慢的慢性病的疗效评价试验,但不适用于有自愈倾向或病程较短的研究。在交叉设计临床试验中,由于每个研究参与者接受了所有处理组的治疗,提供了多个处理效应,交叉设计的临床试验中应尽量避免研究参与者的失访。此外,研究者还需要注意设计合适的洗脱期,以减少延滞效应的影响(即前一阶段的用药对后一阶段的延滞作用),并在数据分析时考虑交叉设计的特点。

（5）伞式设计临床试验：伞式设计临床试验是一种复杂的临床研究设计，它将不同因素聚拢在同一把"雨伞"下研究，通过分析不同亚组患者的反应和结果，来为临床实践提供更精准的指导。在伞式设计临床试验中，参与者根据其特定的生物标志物或其他特征被分配到不同的亚组，每个亚组接受不同的治疗方案，开展单臂或随机对照临床试验，以评估不同治疗策略对不同亚组患者的效果。例如，美国国家癌症研究所发起的 MASTER 试验，就是典型的伞式设计试验，针对鳞癌患者，按照不同的生物标志物分为4组，分别给予针对这4种生物标志物相应的药物治疗。总体而言，伞式设计临床试验适用于疾病异质性较大的情况，例如癌症、免疫性疾病等，该试验可以为个性化医学提供重要的支持。伞式设计临床试验在设计和数据分析上较为复杂，其样本量的确定和亚组的选择也是该设计面临的重要挑战，研究者需要在设计和实施过程中充分考虑不同亚组的特征和治疗效果，以确保研究结果的有效性和可靠性。

（6）篮式设计临床试验：篮式设计临床试验是一种具有创新性和灵活性的研究方法，它主要用于研究一种药物或治疗方案对具有同一种生物标志物/机制的不同疾病患者的适用性。在篮式设计中，不同的疾病或亚组使用针对相同生物标志物的同一种治疗方案，开展单臂或随机对照临床试验，从而验证对这些疾病的治疗效果；适用于那些具有相似生物学机制或病理特征的疾病，例如研究某种靶点明确的药物对具有相同靶基因的不同肿瘤的疗效。篮式设计临床试验的优点在于能够提高研究的效率，减少时间和人力物力资源，有助于发现新的治疗方法和药物。此外，篮式设计临床试验在设计和实施过程中也面临着诸多挑战，包括如何合理地选择疾病和亚组、如何有效地调整研究方案，以及如何对多种疾病和亚组间进行统计分析等。

（7）事件驱动设计临床试验：事件驱动设计临床试验是一种以特定事件的发生作为研究时间点和终点的临床试验设计。这种设计通常用于研究罕见病、慢性病或需要长时间随访的疾病，其中事件可能指的是疾病进展、治疗反应、患者状态变化或不良反应的发生等。在这种设计中，研究的主要焦点是监测和评估预设的特定事件，这些事件是衡量治疗效果的关键指标。与固定时间点的临床试验不同，事件驱动设计允许患者在不同的时间点进入研究，并根据各自的事件发生时间进行随访，这意味着患者的随访时间不是固定的,而是根据个体事件的发生来调整。由于事件的发生是随机的,这种设计通常不预设固定的样本量,而是研究持续开展直至达到预定的检验效能或事件数量。事件驱动设计临床试验的优点在于更贴近临床实际,特别是在研究罕见事件时;可以更有效地利用资源,因为不需要对所有患者进行长时间的固定随访;在事件发生率低的情况下,可以提供更精确的估计。该设计类型也存在诸多局限,包括需要较长时间才能累积到足够的事件发生数;需要严格的数据收集和监控系统来确保事件的准确记录和及时评估;如果事件评估不客观或存在选择偏倚,可能会影响结果的可靠性等。

(8)实效性随机对照试验:实效性随机对照试验(pragmatic randomized controlled trial,PRCT),又称为实用性随机对照试验,是在真实临床医疗环境下,采用随机、对照的方式,比较不同干预措施的治疗效果的研究,是真实世界研究中的重要设计类型。与传统 RCT 相比,PRCT 的典型特征在于:在临床医疗实际环境条件下,将相关医疗干预措施用于具有代表性的患者群体,采用对利益相关者(如临床医生、患者、医疗决策者、医疗保险机构等)有重要意义的结局指标进行评估。因研究结果紧密贴近临床医疗实际,可更好地为医疗决策提供科学依据,帮助利益相关者在现有不同的干预措施中做出最佳选择。需要注意的是,PRCT 的研究参与者应尽可能与真实医疗环境中使用该干预措施的群体相近,因此 PRCT 的纳入标准较宽泛、排除标准较少,允许不同研究参与者间存在临床异质性。但为保证统计分析具有足够的检验效能,PRCT 所需样本量相对较大。PRCT 允许干预实施者基于患者疾病特征、自身专业技能和执业经验等实际情况,灵活决定干预措施的实施细节。

2. 按研究目的分类

(1)优效性试验:优效性试验旨在分析试验组所采取的干预措施的效果是否优于对照组。优效性试验需要规定优效性界值 Δ,若优效性界值 Δ 为某一具有临床意义的数值,则为临床优效性;若设定优效性界值 Δ=0,则为统计优效性。通常情况下,以安慰剂为对照的试验应当做优效性检验。在进行统计推断时,优效性检验应为单侧检验,其无效假设和备择假设分别为:

无效假设 H0:试验组 − 对照组 ≤ Δ

备择假设 H1:试验组 − 对照组 > Δ

（2）等效性试验：等效性试验目的是确证两种或多种治疗方法在疗效上相当，即试验组的治疗效果既不比对照组差，也不比对照组好。等效性界值 Δ 是一个有临床意义的数值，应由临床专家和方法学专家共同讨论确定。仿制药的一致性评价通常采用生物等效性试验。在进行统计推断时，等效性检验可以是单侧检验也可以是双侧检验，其无效假设和备择假设分别为：

无效假设 H0：试验组 − 对照组 ≤−Δ，或试验组 − 对照组 ≥Δ

备择假设 H1：−Δ＜试验组 − 对照组 ＜Δ

（3）非劣效性试验：非劣效性试验旨在分析试验组所采取的干预措施的效果非劣于对照组。非劣效界值 Δ 的确定是试验设计的关键，需要由临床专家和方法学专家根据既往研究或循证医学证据共同商定，并最终由主要研究者确认。在实际应用时，常针对主要疗效指标设计为非劣效性试验，而对安全性指标设计为优效性试验。在进行统计推断时，非劣效性检验应为单侧检验，其无效假设和备择假设分别为：

无效假设 H0：试验组 − 对照组 ≤−Δ

备择假设 H1：试验组 − 对照组 ＞−Δ

二、现场试验

现场试验是一种在现场环境下的干预性研究，以自然人群为研究对象，常用于对某种预防措施的效果进行评价。

1. 现场试验中现场的选择原则

（1）试验现场人口相对稳定，流动性小且数量充足。

（2）疾病的预期结局在该地有高且稳定的发病率。

（3）评价疫苗的免疫效果时应选择近期内没有该疾病流行的地区。

（4）现场应有较好的医疗卫生条件、医疗机构及服务质量。

（5）卫生防疫制度较健全，登记报告制度完善。

（6）地区领导重视、群众支持、乐于接受，有较好的协作条件。

2. 现场试验研究对象的选择原则

（1）选择对干预措施有效的人群。

（2）研究对象应具有代表性。

（3）选择预期结局事件发生率较高的人群。

（4）选择易于随访的人群。

（5）选择干预对其有益、至少无害的人群。

（6）选择依从性好，乐于接受并能坚持完成试验的人群。

三、社区干预试验

与临床试验以患者个体为研究参与者不同，社区干预试验是一种以社区人群整体为干预单位进行的公共卫生研究方法，其目的为评价预防措施的效果、卫生服务措施质量等。若某种疾病的危险因素分布广泛，不易确定高危人群时，也可采用社区干预试验进行研究。社区干预试验通常涉及将不同的社区或社区内的群体随机分配到试验组和对照组，然后对试验组实施特定的干预措施，而对照组则维持常规状态或接受安慰剂干预。例如，斯坦福大学心脏病预防小组 1972 年在加州北部的 3 个社区进行了为期 3 年的社区干预试验。在施行 2 年的健康教育干预之后，试验组（干预社区）人群心血管疾病的风险因素明显减少，而对照组（控制社区）人群心血管疾病的风险因素却在增加，表明健康教育在减少社区人群心血管疾病的风险因素方面效果显著。

第二节　干预性研究的设计要点

干预性研究的设计可遵循经典的"PICOS"原则：P，明确研究参与者的选择，如患某病的患者或具有同质性的某类人群；I，明确所采取的干预措施，干预措施根据研究设计的不同可为一种或多种；C，明确研究中用来与试验组比较的对照措施或条件，如空白对照、阳性对照和安慰剂对照等；O，明确研究的主要结局指标和次要结局指标，其中主要结局指标不宜过多，一般为 1~2 项；S：明确研究设计类型，如平行对照设计、交叉设计等。本节我们将以经典的随机对照试验（RCT）为例，详述 RCT 的设计要点。

一、研究参与者的选择

在选择临床试验的研究参与者时，应当注意以下几个关键因素。

1. 纳入标准　确保研究参与者符合明确定义的纳入标准。这些标准可能包括年龄、性别、疾病严重程度、病史、生理指标等。纳入标准应该根据研究目的和研究假设来确定，以确保研究结果的有效性和可靠性。

2. 排除标准　明确排除哪些患者或状况不适合参与研究。在设计研究参与者的排除标准时，应避免与纳入标准重复。例如，某研究拟纳入 18 岁以上的某病患者，排除未成年患者，此时则存在纳入标准与排除标准重复。

3. 研究参与者的纳入与排除应在随机化分组之前,确保两组研究参与者采用统一的纳入与排除标准。

4. **样本代表性** 研究参与者应当能够代表目标人群的特征,以便将研究结果推广到更广泛的人群。

5. 研究参与者应当从试验中获益,至少无害。

6. **伦理考虑** 遵守伦理原则,尊重研究参与者的自主权,保密研究参与者的隐私,并明确告知研究参与者相关风险和利益。此外,应尽量避免孕妇参加临床试验。

7. 若欲选择某病患者作为目标人群,则该病应当具有明确的定义和可靠的诊断标准。

8. **研究参与者的可招募性** 考虑研究参与者的可招募性,确保能够招募到足够数量和符合标准的研究参与者,以保证研究的顺利进行。

9. **研究参与者的安全性** 评估研究参与者参与研究可能面临的风险,并采取必要措施确保研究参与者的安全。

二、随机对照试验的设计原则

1. 随机化

(1)定义:随机化分组是将通过筛选的研究参与者按照某种随机方法随机分配到试验组和对照组的重要过程,也是干预性研究的重要特征之一。通过随机化分组,可以避免研究者和研究参与者的主观选择,确保每个研究参与者有相等的机会被分配到各组中,使各组间非研究因素均衡可比,从而控制混杂因素的影响,减少偏倚,提高研究结果的可信度。

(2)随机化方法

1)简单随机法:简单随机化分组又称为完全随机化分组,常通过掷硬币、抽签、随机数字表等方法对研究参与者直接进行随机分组,在实施过程中不作任何限制、干预或调整。在大型临床试验中,简单随机化可以保证组间各类混杂因素的均衡可比,但当样本例数较少(<200 例)时,如本章导读案例一中,研究仅纳入了 84 例研究参与者,此时,简单随机化不仅可能导致较大的组间样本量的差异,且可能无法完全均衡组间混杂因素的分布,从而导致临床试验结果对干预措施的错误估计。因而,在小样本临床试验中,应当尽量考虑其他随机化方法,如区组随机法。

2）区组随机法：区组随机化也叫均衡随机化或限制性随机化，是将研究参与者按照某种特定的特征分成若干区组，例如一列火车中几个容纳相等数量乘客的车厢，然后将每一个区组（车厢）内部的研究参与者按一定的分配比例（一般为1∶1）随机分配到各组，即每个车厢中有一半比例的研究参与者进入试验组，一半比例的研究参与者进入对照组，从而避免简单随机化可能产生的不平衡。区组的长度是指单个区组内研究参与者的数量，例如区组长度为4，则表示招募4个连续进入的研究参与者为一个区组。区组长度可以在整个试验过程中保持固定或是随机变化为任何大小，但要求变化的大小应始终是比较组数量的倍数，一般应为组数的2倍以上，通常可取4~8。例如，若一项临床试验有3个组别，则区组的长度至少为6。

根据区组的长度和分配比例，区组随机可以生成不同的分配序列。假设一项临床试验欲分为试验组（A）与对照组（B）两组，设区组长度为4，按1∶1的分配比例，则每个区组可有6种可能的分配序列，分别为AABB、ABAB、ABBA、BABA、BAAB和BBAA。将这6种可能的分配序列分别任意赋值，例如AABB＝1、ABAB＝2、ABBA＝3、BABA＝4、BAAB＝5、BBAA＝6，然后查随机数字表选择随机数字，将随机数字和各序列的赋值相对应来确定各区组的分配序列。例如，某区组选择的随机数字为3，对应序列ABBA，表明该区组内的研究参与者按顺序第一位进入A组，随后两位进入B组，最后一位进入A组，此时即完成了一个区组的随机分配。

区组随机化可以在样本量较小的情况下保证试验组与对照组之间研究参与者例数的均衡，此外，还能使各组间研究参与者的入组时间均匀分布，避免时间异质性可能带来的偏倚。然而，区组随机化不可避免会引入选择偏倚，随着研究的不断推进，研究人员可能从之前的分配方式中推测出之后研究参与者的分组安排。例如，当区组大小为4时，若研究者知道了前3位研究参与者的分配情况，就可以推测出第4位研究参与者的分组。

3）分层随机化：分层随机化是指针对可能影响临床试验结局指标的某种研究参与者的特征，如性别、年龄、临床分期等，对该特征进行分层后，再运用简单随机化的方法将每层内的研究参与者随机分配到试验组和对照组。这种随机化方法可以平衡组间混杂因素的分布，增强组间的可比性，使研究结论更可靠。在分层随机化中，分层可设置多个，如对招募的研究参与者先按性别分层后，再根据疾病临床分期进一步分层。然而分层不宜过多，分层越多,选择可比性的研究参与者便越难,且需要的样本量也越大。

4) 分层区组随机化:分层区组随机化结合了分层设计和区组设计的特点,首先将研究参与者按照某些特征因素进行分层,然后在每个分层内再按照区组随机化的方法将研究参与者分配到若干区组中,最后在每个区组内随机分配研究参与者到试验组和对照组。分层区组随机化常用于多中心临床试验,先以中心为分层因素,再对同一中心内的研究参与者进行区组随机化分组。本章导读案例三中,研究者在 3 个中心纳入了 150 例新诊断的脑卒中患者,采用了区组随机化的方法。该研究方案的问题在于,研究人员应采用分层区组随机化的方法,先根据中心个数分为 3 层,再在每个中心实施区组随机化,这样一方面易于随机化分配的实施与管理,另一方面也可在一定程度上控制多中心效应带来的偏倚。

5) 计算机中央随机化:计算机中央随机化是多中心临床试验的一种常用的随机化方法,即在多中心临床试验中,通过设计和建立中央随机化系统(包括随机化算法、保密策略、数据库结构、接口和网络架构等),实现对各个分中心进行统一的随机化分配和药物集中配给,而不是在每个研究中心单独进行,从而确保随机化的统一性和隐匿性,控制多中心效应带来的偏倚。中央随机化系统使用预先设定的随机化方法来分配研究参与者到不同的治疗组,这些方法可以是简单随机化、区组随机化、分层随机化等,并可以根据试验的需要灵活调整随机化策略,以确保各组之间的均衡性。此外,中央随机化系统的应用有助于保护研究参与者的隐私和试验数据的安全,便于数据管理和审计,提高临床试验的工作效率。

(3) 分配隐藏:分配隐藏(allocation concealment)是指对研究参与者进行随机化分配时,为了保证随机化分配过程的规范,而采取的一种使研究者和研究参与者均无法预知分配情况的处理方式。在分配隐藏过程中,研究参与者的分配结果将被随机生成并独立于研究人员,使他们无法预测研究参与者将被分配到哪个组,避免因研究人员的预设偏见或其他干扰因素而产生选择偏倚。经验性研究结果显示,与应用了充分的分配隐藏的试验相比,那些不应用或应用不充分的分配隐藏方法的试验,至少夸大了 40% 的治疗效果。分配隐藏的方法主要包括使用中央随机化系统、用编码的药物容器或序列编号的、密封的、不透光的信封等进行随机化分配。

1) 应用中央随机化系统的分配隐藏:在试验开始之前,研究者应设计好随机化方案,使用计算机程序或随机数表生成随机化序列,并将序列存储在中央随机系统中。这个序列应该是保密的,只有负责随机分配的人员才能访问。随后,建立一个中央计算机系统,用于存储随机化序列和研究参与者的分配信息。这个系统通常由独立的第三方管理,以确保随机化的保密性和完整性。当研究参与者符合纳入标准并同意参与试验后,研究人员通过中央随机系统请求分配。系统会根据预先设定的随机化序列,自动分配研究参与者到相应的组别,并通知研究人员,从而保证随机化序列的隐匿性。所有分配过程都应该被记录下来,并由独立的监督委员会或数据安全监督委员会定期审查,以确保随机化的正确实施。

2) 信封法分配隐藏:准备可密封装订的不透明信封,信封的数量应与计划招募的研究参与者数量相匹配。在试验开始前,研究者应设计好随机化方案并确定随机分配序列。将随机化分配结果打印后放入对应的信封中,确保信封密封良好,无法在不破坏信封的情况下查看内容,如应用铝箔使信封对强光不泄露等。随后,为每个信封编号,使其与研究参与者的编号相对应。将所有密封的信封存放在一个安全的地方,只有负责分配隐藏的人员可以访问。当有新的研究参与者加入试验时,研究人员根据研究参与者的编号打开相应的信封,并根据信封内的信息确定研究参与者的分组。

3) 应用编码容器的分配隐藏:此种方法常用于药物临床试验。研究者在确定随机分配序列后,由独立的药剂师根据随机分配序列将药物放入外形大小相同并按顺序编码的容器中,容器的数量应与计划招募的研究参与者数量相匹配。当研究参与者符合纳入标准并同意参与试验后,由研究人员将研究参与者的姓名写于对应的容器上,然后将药物发给研究参与者。

4) 分配隐藏应注意

A. 随机分配序列应在第一例研究参与者入组之前确定。

B. 为了避免泄露分组信息,随机分配序列的确定应由专人执行,且确定随机分配序列的人员不能参与研究参与者的纳入和招募。

C. 随机分配表通常一式三份或一式四份严密保存,不得泄密,可使用不透光的信封或容器封存,由课题负责人、研究主办者、药房以及统计师各保管一份。揭盲或破盲时此三份或四份随机分配表必须同时当面揭封,若存在封口破损,则必须予以说明,否则宣布分组信息泄密,甚至试验无效。

D. 分配隐藏的报告应包含:采用的随机化方法;由谁确定随机分配序

列;确定随机分配序列的人员是否参与纳入研究参与者以及随机分配表的保管方法。

2. 对照 临床试验中设置对照的目的是区分干预措施的特异性作用和非特异性错误(例如,疾病自然转归、安慰效应和均数回归等)。与观察性研究不同,干预性研究中的对照组应与试验组来自同一总体的样本人群,两组研究参与者的基本特征应相似。根据研究目的,对照的选择可有多种,包括阳性对照、安慰剂对照和空白对照等。然而,在一些特殊情况下,因受实际条件限制,部分临床试验无法设置平行的对照组,这种研究则称为"类实验"。

(1) 阳性对照:阳性对照又称标准对照,是临床试验中常见的对照类型之一,它以现行最有效或临床上公认的、常规应用的药物或治疗方法为对照,用以判断新药或新的治疗方法是否优于现行的药物或疗法。例如,本章导读案例一中研究者以临床常规疗法作为对照,即为阳性对照。需要注意的是,阳性对照药原有的用法和用量不得改动,也不得为了提高试验药物的疗效而选择疗效较差的药物作为阳性对照。

(2) 安慰剂对照:安慰剂对照又称阴性对照,是药物临床试验中的常见对照类型。安慰剂可以是一种无效(不含任何治疗成分)的药物、无效的刺激或其他形式的无效治疗,但其外观、味道、气味等特征与真正的治疗方法相似,以便让研究参与者相信他们正在接受有效治疗,避免安慰剂效应和霍桑效应。通过与真正治疗方法进行对比,医学研究人员可以更准确地评估真实治疗方法的效果,排除心理因素的干扰。例如,本章导读案例二中研究者欲研究围手术期口服营养补充剂 M 对老年腹部手术患者术后康复质量的影响,选择了安慰剂对照。然而,该方案存在的问题在于,与试验药物(粉剂)相比,安慰剂选择了片剂,两者外观并不一致,有违设立安慰剂对照的原则,且无法实现双盲。故研究者应谨慎使用安慰剂对照,遵循安慰剂对照的使用原则和条件。

用安慰剂对照时,研究者应注意如下原则。

1) 符合伦理学原则,确保使用安慰剂对照不会延误研究参与者的病情和治疗。

2) 应掌握安慰剂的使用指征,只有当前所研究的疾病在临床上尚没有被证实的有效治疗措施时,使用安慰剂对照才是合适和被接受的。如果研究的疾病已经存在有效治疗,这时选择安慰剂对照是不符合伦理的。这种情况下可以采用加载设计,即试验组研究参与者接受"标准治疗+试验药物",对照组研究参与者接受"标准治疗+安慰剂"。

3)在研究设计阶段应考虑安慰剂对照组的依从性问题,并确保研究参与者在入组前知情同意。

4)安慰剂的剂型、外观、干预方式均应与试验组相同。

(3)空白对照:空白对照是指对照组不采取任何干预措施的一种对照类型。选择空白对照进行临床试验一般难以实现盲法,因而在实际应用中较为少见。此外,使用空白对照时也应确保不会延误对照组研究参与者的病情和治疗。

(4)历史对照:历史对照又称外部对照,其基本原理是将新治疗方法的结果与过去类似病例的治疗结果进行比较,以推断新治疗方法的效果。在使用历史对照时,需要确保历史对照组与试验组在关键特征上是相似的,如病情严重程度、年龄、性别等因素。历史对照通常用于那些无法进行随机对照试验的情况下,例如对某些罕见病症的治疗方法进行评估时。

(5)自身对照:在临床试验中,采用自身对照设计时,所有研究参与者均在同一组中,比较自身干预前后结局指标的变化,或以同一研究参与者左、右肢或左、右臂分别作试验和对照。在比较自身前后变化时,应注意时间效应的影响,判断结局指标的变化是由时间导致的还是由干预措施导致的。

(6)交叉对照:交叉对照适用于采用交叉设计类型的临床试验。在交叉对照设计中,每位参与者将接受所有治疗条件,但在不同的时间点或阶段接受不同的治疗,然后比较这些治疗条件的效果,适用于研究用药先后顺序对结局指标的影响。

(7)多剂量平行对照:多剂量平行对照试验的基本原理是将研究参与者随机分配到不同的剂量组,通过比较不同剂量组之间的治疗效果,确定最佳的药物剂量,以达到最佳的治疗效果和最小的副作用。通常,研究人员会选择几个不同的剂量水平,例如低剂量、中剂量和高剂量,然后观察患者在不同剂量下的治疗效果。

3. **盲法** 在临床试验中,使用盲法可以有效减少因研究者和研究参与者主观偏见而导致的偏倚,从而提高研究结果的可靠性。根据设盲的程度,试验通常包括开放试验、单盲试验和双盲试验。

（1）开放试验：在开放试验中，研究参与者和研究者均知道试验组和对照组的干预措施和研究参与者的分组情况，没有任何信息被隐瞒，这样容易产生沾染以及由主观因素导致的偏倚。

（2）单盲：单盲是指研究参与者和研究者（对研究参与者进行筛选、终点评价、方案依从性评价的人员）其中有一方不清楚研究参与者的分组情况，而另一方则清楚。在单盲设计中，通常研究参与者不知晓研究的分组情况而研究者知晓，研究者在评价终点时容易受主观因素的影响从而导致偏倚。此时，为使偏倚最小化，应当尽量使用客观指标作为主要结局指标，参与疗效与安全性评价的研究者在试验过程中应尽量处于盲态。本章导读案例三中，研究采用了单盲设计，研究参与者不知晓自己的治疗方案，而研究者则清楚研究参与者的干预情况，以便对研究参与者施予经颅刺激操作。然而，该方案中存在的问题在于，试验组研究参与者与对照组研究参与者接受刺激的频率并不一致，无法实现盲法，应当为对照组研究参与者设置与试验组一致的刺激频率，并且保证操作的环境、操作位置、操作时间等非干预因素尽量相同。

（3）双盲：双盲是指研究参与者和研究者（对研究参与者进行筛选、终点评价、方案依从性评价的人员）均不知晓研究参与者的分组情况，可有效避免因研究者和研究参与者主观因素而导致的偏倚，研究结果更为可靠，是临床试验中设盲的首选方法。在案例二中，为了实现双盲，研究者选择了安慰剂对照，旨在使研究参与者和研究者均不清楚研究的分组情况。然而，该方案由于安慰剂外观与试验药物不一致，故而无法实现盲法，应将安慰剂改为与试验药物颜色、外观和气味均相同的同克数粉剂。值得注意的是，在一些特殊情况下，应当考虑实施双盲的可行性，难度大时可考虑实施单盲甚至开放试验。在应用盲法时，应注意盲法与分配隐藏的区别。盲法是在分组后实施的一种避免信息偏倚的措施，而分配隐藏则是为了避免选择偏倚，使研究者和研究参与者都不能推测下一个研究参与者将被分配入何组而带倾向性地纳入研究参与者，保证试验组和对照组基线平衡。本章导读案例一中，研究者应用了信封法进行分配隐藏，并认为该研究已实施了盲法。这种认知是错误的，研究者虽然应用分配隐藏的方法规范了随机化过程，但无法保证该研究在实施过程中的盲态情况。实际上，由于该研究中的干预措施包含中药包湿敷过程，由于中药包的特殊气味，可能难以找到合适的安慰剂对照,因而该研究很可能是非盲的开放性实验。因此,盲法与分配隐藏是两个完全不同的概念,应注意对两者的区分。

4. 重复 在临床试验中,重复是指在相同条件下多次重复试验的过程,是消除偶然因素影响的重要方式,从而增加试验结果的可信度。重复原则的主要作用包括:①验证结果的稳定性:通过多次重复试验,可以验证试验结果的稳定性,观察是否能够得到一致的结论;②排除偶然因素:重复试验可以帮助排除偶然因素对试验结果的影响,提高结果的可信度;③检验试验方法的可靠性:通过多次重复试验,可以检验试验方法的可靠性和重复性,确保试验结果的准确性。

三、样本量估算

科学估算适宜的样本量是干预性研究设计的重要步骤。样本量的大小应根据统计学原理进行计算,不宜过大或过小。过小的样本量可能导致检验效能不足,无法评估干预的真实效果。而过大的样本量会增加时间、人力物力成本以及管理和伦理层面的负担。在计算干预性研究的样本量时,应充分考虑研究设计类型、主要结局指标的数据类型、试验组与对照组主要结局指标的估计值、检验效能和脱落率等因素。具体估算方法请参见本书第十六章。

值得注意的是,在计算脱落率时,要注意计算方法,在案例一中,研究者通过样本量估算得出需要 70 例研究参与者,考虑 20% 脱落,共需 84 例 $[70 \times (1+20\%) = 84]$ 研究参与者,而正确的算法应为 $70/(1-20\%) = 88$,即共需 88 例研究参与者。

四、终点指标

在临床试验中,结局指标通常被称为终点指标(endpoint)。根据研究目的,明确主要终点指标和次要终点指标是临床研究设计中的重要环节。临床试验中,常见的评价指标包括有效率、治愈率、中位生存期、无进展生存期、生存率和病死率等。

主要终点指标应对应主要研究目的,数量不宜过多,一般选择 1~2 个用于最能反映干预措施效果的指标为宜。主要终点指标应当选择在研究领域内已有公认标准、客观性强、重复性高且可测量的指标,用于评价干预效果的同时也用于估算样本量。次要终点指标可为一个或多个,对应次要研究目的,常用于安全性评价或主要结局指标的补充说明。需要注意的是,主要结局指标在试验进行中一般不得修改,必须修改时应具备充分的证据支持,并在揭盲前完成,不得在揭盲后进行修改。

五、资料收集与分析

1. **病例报告表的设计**　临床试验在收集资料前应根据研究目的设计科学、完整的病例报告表(case report form,CRF)。病例报告表是指记录每一个研究参与者详细数据的官方文件,包括研究参与者自我填写的信息以及研究者详细记录的临床数据等。在设计 CRF 时,研究者需要特别注意以下几点:①数据的全面性:CRF 需要涵盖所有与研究相关的关键数据,且与方案保持一致,确保没有遗漏。这样才能全面、准确地反映研究参与者的健康状况和研究进展。但应注意 CRF 收集的数据不可超出研究方案的收集范围。②数据的标准化:为了提高数据的可比性和通用性,数据的定义应遵循国际通行的标准。例如,对于手术并发症的定义,应与国际上的专业术语和分类保持一致。③数据定义的自明性:每个数据都应有清晰、明确的定义,避免产生歧义。可以通过添加注释、使用颜色提示或提供配套说明文件等方式,帮助填写者更好地理解每个数据的具体含义和填写要求。④表单的分类与逻辑:CRF 表单应按照主题、逻辑和时间进行分类设计。例如,手术当天需要填写的信息可以单独设计为一个手术表单,这样既能保证信息的完整性,又能提高填写的便利性。⑤CRF 中不可出现研究参与者隐私信息,如研究参与者的姓名、家庭住址、身份证号码、电话号码、住院号、门诊号、床位号、病理号、车牌号等一切可锁定研究参与者身份的信息。隐私信息可以统一记录在研究参与者鉴认代码表中。⑥美观与易读性:CRF 的排版应美观大方,逻辑清晰,重点突出。这样不仅能提升填写者的阅读体验,还能减少填写错误,提高数据质量。⑦CRF 作为研究数据的收集工具,所填写的数据不属于原始数据,不能用于溯源。病例报告表中的数据需来源于检验检查单、病历记录、医嘱单、护理单、患者日记卡、问卷、评分量表等源文件。

2. **随访**　随访是临床试验中的重要环节,随访的质量直接影响临床试验的最终结果。随访时间的设定应在研究设计阶段明确,并注意以下几点:随访时间应足够观察到干预对结局的作用,且时间不宜过长,否则会增加试验经费及失访比例;应对研究参与者设定统一的随访时间点与窗口期;随访的次数需适当,过多和过少均可能影响研究参与者的依从性。

3. **数据库建立** 数据库建立涉及研究数据或 CRF 表单的有序集合、管理、采集、录入、分析和共享等多个方面。一个合理且高效的数据库能够确保数据的准确性、完整性和可追溯性,从而为后续的数据分析提供坚实的基础。数据库建立的常用工具有 SPSS、EpiData、Access、RedCap、Clinical Data Management System(CDMS)、OpenClinica、Oracle Clinical 等。这些工具各有优缺点,研究者应根据研究内容和自身情况来选择合适的工具。例如,SPSS 在统计分析方面功能强大,适合进行复杂的数据分析;EpiData 专注于流行病学研究,对于 CRF 表单的录入和管理非常便捷;Access 是微软推出的一款关系型数据库管理系统,适合建立大型且复杂的数据库;RedCap 是一种用于构建和管理临床试验数据库的开源工具,具有易用性和灵活性,适用于各种类型的临床研究;CDMS 系统专门用于临床试验数据管理,可帮助研究人员进行数据收集、清理、存储和分析。在选择数据库建立工具时,研究者需要考虑以下几个方面:首先是研究数据的规模和复杂度,这将决定所需工具的性能和功能;其次是研究者的技术水平,不同的工具对使用者的技术要求不同;最后是预算和可用资源,不同的工具在价格和使用门槛上可能存在差异。

除了选择合适的工具外,数据库的建立还需要注意以下几点:一是数据的安全性和保密性,要确保研究数据不被非法访问或泄露;二是数据的完整性和一致性,要避免数据丢失或重复录入等问题;三是数据的可追溯性,要能够追踪数据的来源和修改历史。

4. **分析数据集的选择** 临床试验中难免会有研究参与者失访、退出或不依从方案的情况发生,在统计分析阶段,如何选择以及是否选择这些研究参与者进入分析集是研究者在研究设计阶段就应做好考虑的重要问题。在定义分析数据集时,应当遵循两个原则:其一为尽可能减少偏倚;其二为控制 I 类错误的增加。临床试验的分析数据集主要包括意向性治疗(intention-to-treat,ITT)分析集、全分析集(full analysis set,FAS)、符合方案集(per-protocol set,PPS)和安全数据集(safety set,SS)几类,一项临床试验通常选择其中 1~2 个作为研究的统计分析数据集。

(1)ITT 分析集:ITT 纳入了所有随机化后的研究参与者,需要注意的是,如某研究参与者被随机分配到 A 组,在后续的 ITT 分析中,无论该研究参与者接受了何种治疗或者没有接受任何治疗,均应一直在 A 组。这样做最重要的目的就是要保持两组间的基线特征均衡可比,通过随机化均衡除研究因素以外的其他变量,从而充分观察干预效果。

(2) FAS:FAS 是 ITT 的子集,按照意向性分析原则,FAS 包括所有随机化分组后至少接受过一次干预措施,并至少接受过一次治疗后有效性评估的研究参与者。FAS 剔除的研究参与者通常包括:①有重大方案违背,如违反主要的纳入或排除标准;②随机化后,研究参与者未曾用药;③随机化后,研究参与者无任何记录等情况。

除上述情况,对于试验过程中退出或剔除的研究参与者,也应包含在全分析集中。对于未能观察到全部治疗过程的病例资料,可以用末次观察数据结转到试验最终结果等方法填补。

(3) PPS:顾名思义,它对依从干预措施的研究参与者进行分析,例如对所有符合试验方案、依从性好、试验期间未沾染禁用药或完成病例报告表规定填写内容的研究参与者中的其中一种情形进行分析。纳入 PP 的研究参与者一般具备以下特征之一:①达到方案规定的服用药物范围,如用药80%~120%;②试验方案中规定的主要指标的数据均可获得;③未对方案有重大违背。需要注意的是,若被 PP 剔除的研究参与者比例太大,会大大降低研究的统计效能。因此,临床试验应尽量避免研究参与者的退出和失访。此外,由于 PP 只纳入了依从性较好的研究参与者,与上市后的疗效比较,可能存在高估疗效的情况。而 ITT/FAS 更能反映真实世界的情况,是大多数临床试验的分析集选择。

(4) SS:SS 用于安全性分析,包含所有入组后至少使用过一次试验用药,并有用药后安全性记录的全部研究参与者。

5. 期中分析　期中分析(interim analysis)是指在 RCT 进行过程中,在所有研究参与者完成随机分配和数据收集之前,对研究数据进行初步分析的过程。期中分析的时间和方法应事先在研究设计中确定,并在 RCT 的研究方案中明确规定。一般而言,在一项临床试验中开展 2~3 次期中分析为宜。

(1) 期中分析的目的:①及时监测临床试验的安全性:若安全性出现问题,则应提前终止试验。②尽早确认药物的有效性:若干预措施有效并达到预先设定的标准,可以提前因有效而终止试验;若干预措施无效,低于预先设定的标准,可因无效而提前终止试验;可在多剂量平行对照试验中,剔除无效或低效的试验组。③样本量的重新估算:由于试验设计时先验信息有限,对试验药物的有效性和安全性估计不尽准确,导致样本量的估计也不够准确,期中分析时可以重新估计样本量,确保试验有足够的统计效能。

(2) 期中分析中检验水准的校正:如果期中分析是为了证明干预措施的有效性,则需要考虑控制假阳性率(Ⅰ类错误率)。因为,每进行一次期中分析,即每进行一次假设检验,会使假阳性或Ⅰ类错误率增加。由于期中分析的结果会对后续试验的结果产生影响,因此,一个临床试验的期中分析次数应严格控制。期中分析的日程、安排、检验水准的校正方法等应当事先制订计划并在试验方案中阐明。常用的检验水准确定方法有以下几种:Pocock法、O'Brien-Fleming法及Peto法等。表 5-2-1 列出了三种成组序贯设计期中分析的检验水准。

表 5-2-1　三种成组序贯设计期中分析的检验水准

期中分析		Pocock 法	O'Brien-Fleming 法	Peto 法
总次数	第 i 次			
2	1	0.029	0.005 0	0.001
	2(最终分析)	0.029	0.048 0	0.050
3	1	0.022	0.000 5	0.001
	2	0.022	0.014 5	0.001
	3(最终分析)	0.022	0.045 0	0.050
4	1	0.018	0.000 1	0.001
	2	0.018	0.004 0	0.001
	3	0.018	0.019 0	0.001
	4(最终分析)	0.018	0.043 0	0.049
5	1	0.016	0.000 1	0.001
	2	0.016	0.001 3	0.001
	3	0.016	0.008 0	0.001
	4	0.016	0.023 0	0.001
	5(最终分析)	0.016	0.041 0	0.049

注:α 总体水平 = 0.05。

1）Pocock 法：Pocock 法基于固定检验水平，提出了一种可以早期终止研究的简易方法。例如，当研究设计需进行两次期中分析和一次最终分析时，为控制总检验水准 α 为 0.05，根据 Pocock 法，三次检验水准均为 0.022。Pocock 法的优点是简单、易于理解。其缺点是最后一次假设检验的检验水准远小于 0.05。故若期中分析未拒绝 H0，则研究不易得到阳性结果。

2）Peto 法：Peto 法又称为 Haybittle-Peto 法，它易于理解、执行与描述。Peto 法采用了一个固定且严格的终止研究的检验水准，直至最终分析，且最终分析的检验水准接近 0.05。但由于 Peto 法要求早期终止的检验水准很小，一般认为用该方法早期终止研究比较困难。

3）O'Brien-Fleming 法：O'Brien-Fleming 法简称 O-F 法，该法在期中分析时采用严格的标准，即检验水准 α 很小，而随着试验的进行，信息逐渐累积，使结果变得可靠与稳定，此时检验水准也随之放宽，最后一次分析的水准接近 0.05。这种方法不仅有效控制了假阳性率，也保证了把握度。因此，用 O-F 法来设计试验与传统试验很相似，而且当试验组被证明有很强的优势时可以提早终止试验。与 Peto 法不同的是，O'Brien-Fleming 法每个期中分析阶段的终止标准均不相同。

上述三种方法中，O'Brien-Fleming 法应用较为广泛，此法介于 Pocock 法与 Peto 法之间。Pocock 法偏重于对安全性进行监测的临床试验，Peto 法和 O'Brien-Fleming 法偏重于对有效性进行监测的临床试验。

六、偏倚及控制

1. 选择偏倚   选择偏倚可来源于临床试验中选择了不恰当的试验对象或观察指标，也可来源于资料收集过程中产生的失访或无应答，这种偏倚使得从样本得到的结果推广到总体时出现系统偏差。选择偏倚一旦产生很难消除，如前文章节所述，最好的解决办法在于在临床试验设计阶段对产生选择偏倚的原因采取相应的措施，防止偏倚的产生。

非随机对照试验由于缺少随机化分组过程，往往难以避免选择偏倚的存在，可采用限制、匹配等方法予以控制。而对于 RCT 而言，选择偏倚往往来源于不规范的随机化分配过程，如未使用或使用了不正确的分配隐藏方法等。迄今为止，大多数公开发表的 RCT 研究报告对分配隐藏要么不做描述、要么描述了错误的方法，最常见的错误是混淆了分配隐藏与实施过程中的盲法。这反映出目前绝大多数 RCT 论文的研究者并不清楚分配隐藏的准确定义和实施方法。

2. 干扰与沾染　干扰是指试验组或对照组研究参与者额外地接受了类似试验药物的某种药品或制剂,从而人为地夸大了疗效。干扰可分为两种情况:若试验组研究参与者接受了干扰药物,可使试验组疗效提高,导致试验组与对照组之间的疗效差异增大;若对照组研究参与者接受了干扰药物,可使对照组疗效提高,导致试验组与对照组之间的疗效差异缩小。沾染是指对照组研究参与者额外地接受了试验组的药物,从而人为地造成一种夸大对照组疗效的现象。实施盲法是控制干扰与沾染所致偏倚的最佳方法,此外,在干预过程中,对试验过程进行严格监督与管理,确保试验组和对照组在研究过程中严格分开,防止交叉沾染,也可控制此类偏倚的产生。

3. 信息偏倚　信息偏倚又称为观察偏倚,是由于在临床信息收集、整理过程中因各种原因而导致的误差,可来自临床试验观察的全过程。临床试验中的信息偏倚主要包括报告偏倚、观察者偏倚和测量偏倚等。其中报告偏倚来自研究参与者因错误报告自身的某些信息而导致的偏倚,常见于以问卷或量表评分为主要结局指标的临床试验。因此,在设计临床试验时,应当尽量选择客观公认的结局指标。观察者偏倚是指因研究者预先知晓研究的分组情况,在对结局指标进行诊断时因主观因素而导致的误差。因此,应当在条件允许的情况下尽量使用双盲设计,避免因研究者和研究参与者主观因素带来的偏倚。而为了应对测量偏倚,研究者应选择精密的仪器和建立标准化的操作规程与实验方案,对相关技术人员组织培训。

4. 混杂偏倚　混杂偏倚源于试验中存在的各种混杂因素,其控制措施主要包含限制、随机化、匹配和统计学处理四种方法。对于标准 RCT 而言,混杂偏倚几乎不存在,但在非随机或随机不佳的情况下也可存在混杂偏倚,需要对潜在的混杂因素进行统计学校正。

有关偏倚以及控制方法的具体介绍请见本书第十三章。

第三节　干预性研究的质量控制规范

一、制定操作规程手册

操作规程手册(manual of operating procedure,MOP)是指为保障临床研究实施的标准化和同质化而制定的全面且详细的书面操作说明。MOP 不同于研究方案,它更侧重于对研究实施过程中的任务分工和具体操作步骤进行详细阐述,使得每个参与者都能够明确自己的职责和操作要求,从而确保研究的顺利进行。

一些大型临床试验往往涉及多个研究者和多个中心的参与,研究者之间的背景、经验和技能水平可能存在差异,因此需要通过制定统一的 MOP 来规范各中心的试验操作,确保研究的一致性和准确性。MOP 至少应包括研究执行阶段的内容,如知情同意、数据采集及测量、数据录入、数据核查、数据锁定和数据归档等,这些环节都是临床研究数据管理的重要组成部分。

二、研究者培训

研究者培训是在患者正式入组前,对所有参研人员进行研究方案的介绍和研究实施 MOP 的培训,其目的在于提高研究者的专业素养和操作技能,确保研究方案的正确实施和数据的准确采集。由于不同角色和不同环节的研究者所承担的任务和职责不同,因此培训的时间和内容也应有所不同。

对于项目负责人和主要研究者,培训的重点应放在研究方案的设计、研究目的、研究流程、数据管理和伦理规范等方面。他们需要全面了解研究的内容和要求,确保研究的顺利进行和数据的可靠性。培训时间可以适当延长,以确保他们充分理解和掌握相关知识。对于一般研究人员和护士等辅助人员,培训的重点应放在研究方案的具体实施、数据采集和录入、研究药物的保管和使用等方面。他们需要熟练掌握操作流程和技能要求,确保研究的规范性和安全性。在培训过程中,除了传授相关知识和技能外,还应注重培养研究者的责任意识和伦理观念。研究者应明确自己的职责和义务,严格遵守研究方案和伦理规范,确保患者的权益和安全。

三、研究注册与备案

1. 研究注册   研究注册是指将研究方案的摘要信息提交到公开可访问的网络注册平台,并经过审核获得注册号。详细介绍请参见本书第十七章。

2. 研究备案   临床试验在通过伦理审查后和入组患者前,需在国家医学研究登记备案信息系统进行备案,这一环节确保了研究在国内的合规性和规范性。详细介绍请参见本书第十七章。

四、研究参与者管理

1. **知情同意**　　知情同意是临床研究中的重要环节，它保障了患者的权益和安全，也是确保研究合规性和伦理性的关键。在临床试验中，获得患者的知情同意是必不可少的步骤。研究者需要向患者详细介绍研究内容、过程、风险和预期收益，并回答患者的疑问，确保患者充分理解并自主决定是否参与研究。知情同意书需要明确说明研究的目的、过程、风险、预期收益、保密措施等，并由患者或其合法代表签署。同时，研究者也需要签署知情同意书，以表明他们已经充分告知患者并同意患者参与研究。通过知情同意，患者能够充分了解研究的性质、目的、风险和预期益处，从而自主决定是否参与研究。

在提交知情同意书时，研究者需要注意其规范性、完整性和语言通俗性。知情同意书应该使用通俗易懂的语言，避免使用过于专业或复杂的术语，以确保患者能够充分理解研究内容和风险。同时，知情同意书的内容也需要符合伦理和法规要求，确保研究的合规性和伦理性。

在实施知情同意的过程中，研究者还需要注意以下几点：知情同意需要在患者入组前进行，不能在患者已经参与研究后再进行补充；研究者需要充分告知患者研究内容和风险，不能隐瞒或误导患者；患者需要充分理解研究内容和风险，不能被迫或诱导签署知情同意书；签名者的身份需合法，研究者和研究参与者的签字需完整和准确，以确保知情同意的有效性。

2. **研究参与者退出与终止研究**　　临床试验中，研究者应按照方案中对退出研究及末次观察随访的规定，对研究参与者进行有效性和安全性检查，并全面记录不良反应以及转归情况。研究者可以根据研究参与者实际情况，向研究参与者建议或提供替代的治疗方法。如果研究参与者拒绝到研究中心进行进一步的访视，仍应继续追踪其生存状态，除非研究参与者撤回知情同意。在这种情况下，不应再进行任何的研究评价，也不应再收集任何资料。

（1）退出：退出是指研究参与者在随机化分组后因各种原因而退出研究，退出研究的原因可能包括：研究参与者撤回知情同意，拒绝进一步随访；研究参与者失访；研究参与者死亡等。

（2）终止：临床试验中，研究参与者终止研究治疗的标准如下：①研究参与者撤回知情同意，拒绝继续接受研究药物治疗；②经研究者判断，研究参与者临床症状恶化/体力状况下降;③经研究者判断,研究参与者已经达到研究终点;④研究参与者对药物的毒性不可耐受,包括出现任何临床不良反应、实验室检查异常或其他医疗状况;⑤研究者认为其他有必要终止研究药物治疗的情况;⑥妊娠;⑦因任何原因导致的研究终止,如出现重大方案违背或伦理原则违背时。

3. 不良反应记录与报告

(1) 定义:不良事件(adverse event,AE):指研究参与者接受试验产品后出现的所有不良医学事件,可以表现为症状体征、疾病或者实验室检查异常,但不一定与试验产品有因果关系。

严重不良事件(serious adverse event,SAE):指研究参与者接受试验产品后出现死亡、危及生命、永久或者严重的残疾或者功能丧失、研究参与者需要住院治疗或者延长住院时间,以及出生缺陷或者先天性异常等不良医学事件。

不良反应(adverse reaction):指临床试验中发生的任何与试验产品可能有关的对人体有害或者非预期的反应。研究产品与不良反应之间的因果关系至少有一个合理的可能性,即不能排除相关性。

可疑的、非预期严重不良反应(suspected and unexpected serious adverse reaction,SUSAR):指临床表现的性质和严重程度超出了试验药物研究者手册、已上市药品的说明书或者产品特性摘要等已有资料信息的可疑并且非预期的严重不良反应。

(2) 不良事件/严重不良事件的记录:对试验期间出现的所有不良事件及严重不良事件,不管是否与试验用药有因果关系,均应记录在原始记录和病例报告表中。不良事件及严重不良事件的记录应包括:事件名称(医学术语);事件的持续时间,包括发生时间和结束时间;事件的严重程度;事件与研究产品相关的因果关系判断采取措施;若需要治疗,需记录给予的治疗方法及用药;事件的结局。

(3) 严重不良事件的报告:临床试验期间,研究者应严密注意严重不良事件的发生。一旦发生严重不良事件,应立即停止试验,并采取必要的措施以保障研究参与者的安全,同时在 24 小时内上报伦理委员会及其他相关部门。

五、数据管理

1. **数据核查**　数据核查的主要目的是确保数据的完整性、准确性和有效性。这一过程涉及多个方面,包括原始数据核查、违背方案核查、随机化核查、盲态核查以及数据录入核查等。每个环节的核查都不可或缺,以确保研究数据的可信度和可靠性。

2. **数据锁定** 数据锁定是为防止在数据分析阶段对数据库内容进行随意修改,而解除所有研究者的数据库编辑权限的过程。锁定后的数据可以导出进行最终分析和用于归档。为了保障患者的隐私和权益,去掉患者身份标志的数据集可以用于数据共享,供其他研究者或机构使用。需要明确的是,即使经过仔细的数据核查,也很难保证 100% 的数据准确性。在数据库锁定后,如果发现数据错误,研究者需要对 CRF 表格进行修改,但这一过程必须严格遵循规定和程序,确保数据修改的合法性和合规性。在进行数据修改时,研究者需要详细记录数据更改的过程和原因,以便后续审计和核查。这些记录应该包括修改的时间、修改的内容、修改的原因以及修改者的信息等内容。这样有助于确保数据修改的透明性和可追溯性,维护数据的完整性和可靠性。

3. **数据归档** 数据归档涉及将所有与研究相关的纸质文件(如知情同意书、CRF、MOP 等)和电子文件(如核查轨迹、锁定后的数据库等)进行整理,并存储在安全的地方。这些安全存储设施通常包括防火带锁的文件柜和机构服务器,以确保数据在面对自然灾害、设备故障等意外情况时仍能得到保护。数据归档的目的在于确保临床试验数据的真实性和可溯源性。即使在研究结束多年后,研究者、机构监管部门或政府管理部门应仍能够查阅到原始的、未经篡改的数据和文件,从而验证研究结果的可靠性和合规性。根据 IIT 管理办法的最新规定,自研究结束之日起,数据档案的保存时间需 ≥10 年。在归档过程中,还需要注意数据的完整性和可读性,避免数据损坏或丢失。

数据管理的详细介绍请参见本书第十九章。

(文思敏　赵洪云　张力　丁长海)

练习题

某研究者欲评估运动干预联合常规治疗对失眠症患者睡眠质量的影

响,设计了一项随机对照试验。研究者采用区组随机化的方法,将研究参与者随机分配至两组,试验组患者接受为期 1 个月的运动干预联合常规治疗,对照组患者仅接受 1 个月的临床常规治疗。主要结局指标为干预后 1 个月患者的睡眠质量评分。

1. 区组随机化相比于简单随机化更易发生的偏倚是?

    A. 混杂偏倚　　　　　　　　B. 信息偏倚

    C. 选择偏倚　　　　　　　　D. 偶然偏倚

2. 以下哪项不是控制混杂偏倚的有效措施?

    A. 匹配　　　　　　　　　　B. 盲法

    C. 限制　　　　　　　　　　D. 随机化

3. 本例随机对照试验设置的对照类型是?

    A. 空白对照　　　　　　　　B. 安慰剂对照

    C. 自身对照　　　　　　　　D. 标准对照

4. 本例临床试验中,若研究者参与了研究参与者的运动干预过程,那么该试验的盲法类型是?

    A. 开放试验　　　　　　　　B. 单盲

    C. 双盲　　　　　　　　　　D. 三盲

5. 在统计分析时,若研究者纳入了所有随机化后的研究参与者进行分析,则采用的数据分析集是?

    A. 意向性分析集　　　　　　B. 全分析集

    C. 符合方案集　　　　　　　D. 安全性分析集

参考文献

1. 李济宾,张晋昕,洪明晃,等. 临床研究方法学[M]. 北京:科学出版社,2020:152-154.

2. SCHULZ K F,GRIMES D A. 临床研究基本概念[M]. 2 版. 王吉耀,译. 北京:人民卫生出版社,2020:206-291.

3. 吴泰相,刘关键. 隐蔽分组(分配隐藏)和盲法的概念、实施与报告[J]. 中国循证医学杂志,2007(3):222-225.

4. 詹思延,叶冬青,谭红专,等. 流行病学[M]. 8 版. 北京:人民卫生出版社,2017:106-123.

第六章
诊断试验评价

● 导读 ●

案例一：某研究者为了发现可用于鼻咽癌筛查的新型生物标志物，前期在病例对照研究中已经初步探索了某标志物的应用价值，现拟在人群中进行验证，并与传统方法进行比较，请思考该如何设计研究，包括人群、金标准、主要评价指标、试验流程等。

案例二：对于肾动脉造影对肾性高血压的诊断准确性，在三甲医院高血压专科门诊的诊断准确性与其在社区普通门诊的诊断准确性会有不同，请分析其原因。

案例三：若目前某疾病有多个诊断方法，但灵敏度均较低，请思考如果要提高灵敏度，如何合理应用各诊断方法进行联合诊断；相反，如果特异度均较低，请思考如果要提高特异度，如何合理应用各诊断方法进行联合诊断。

诊断试验评价旨在评价诊断方法的诊断准确性（diagnostic accuracy），即识别目标疾病或状态（target condition）的能力，或区分目标疾病或状态不同严重程度方面的能力。通常诊断试验评价会基于待评价诊断方法的特性及其应用背景进行设计。在设计时需清晰定义研究问题和研究方法，主要包括人群选择、待评价的诊断方法、参比标准或"金标准"、准确性评价指标、试验流程等。试验的设计、实施、分析、报告应避免偏倚。

第一节　诊断试验评价的研究设计

一、诊断试验评价中的"金标准"

评价诊断方法的准确性须以知道研究参与者的真实状态为前提,因此对于目标疾病或状态,须有判断其是否发生的清晰标准,该标准通常称为"金标准"。诊断试验评价的基本逻辑是让所有研究参与者同时接受"金标准"和待评价诊断方法的诊断,以"金标准"诊断结果为标准来评价诊断方法的准确性。

当选择的"金标准"并不是 100% 准确时,会带来偏倚,通常会低估诊断准确性,但当待评价诊断方法与所选"金标准"存在高度相关性时,则会出现高估诊断准确性的情况。应用中极少存在 100% 准确的"金标准",因此通常是从操作的角度定义"金标准",该标准一般选择当前临床医学界公认的最准确的方法,常见的"金标准"类型有病理学诊断、外科手术发现、影像学检查、病原体分离培养鉴定、指南推荐的综合诊断标准、长期随访所得结论以及临床常用的其他确认方法等。本章导读案例一中鼻咽癌诊断的"金标准"可采用内窥镜检查结合鼻咽活检等方法。对于"金标准"可能会存在两个疑惑:①既然已经有了"金标准"为何还需要提出新的诊断方法? ②如果没有"金标准",或现有的诊断方法均不理想,诊断方法该如何评价? 对于第一个疑惑,很多"金标准"都存在确诊时间长、有创伤、操作不便捷或价格高昂等缺陷,有些"金标准"甚至无法作为常规临床诊断方法,因此提出诊断及时、操作便捷、花费低且满足一定准确性的诊断方法有其重要的临床应用价值。例如导读案例一,虽然目前内窥镜检查结合鼻咽活检的方法能准确诊断鼻咽癌,但该方法并不适合大规模人群筛查,开发适合人群筛查的诊断方法就非常必要。对于第二个疑惑,如果现有的诊断方法均不理想,则无法评价诊断准确性,但可以从临床获益的角度进行评价。所有疾病的诊断都与后续的治疗或管理一起为患者带来临床获益,诊断准确性评价的潜在逻辑是准确的诊断结合对应的治疗或管理会给患者带来最大的临床获益,当无法进行诊断准确性评价时,可以将诊断方法和根据诊断结果所做的临床治疗或管理决策联合在一起进行临床获益评价,即将诊断作为复杂干预的一部分。例如,可以开展诊断随机对照试验,两组研究参与者分别用传统诊断方法和新方法进行诊断,然后根据诊断结果进行干预,最终评价两组的临床获益,如果新诊断方法组有更高的临床获益,也可以认为新方法更有临床价值。

此外,还存在另外一种研究目的诊断试验,即评价新提出的检测方法是否与已有同类方法相当,但该同类方法并非"金标准",此时评价的目标是证明新检测方法与已有同类方法的等效或可替换,通常要求二者的一致性要很高。

二、待评价的诊断方法

为了提高诊断试验结果的外推性,应清晰地定义和描述待评价的诊断方法,包括操作所需设备、仪器、参数、操作步骤等,当诊断中涉及有主观性成分的评价工具时,如问卷、量表等,应规范操作指引。例如本章导读案例一中的研究需在设计阶段明确生物标志物检测的所有技术细节。

当诊断会因操作者或解读者的不同而存在较大差异时(探索性阶段应对操作一致性进行评估),可以选择对操作者进行培训或提供操作手册,让培训合格的操作者进行试验或让操作者严格按照操作手册进行操作,此外也可以选择让将来的临床实操人员或与其技术特点相当的人员进行操作,使其操作尽可能接近临床实际。

总之,待评价的诊断方法应尽可能做到标准化,以便临床推广应用,且试验中的操作需尽可能接近临床实操,以反映诊断方法在临床实践中的效果。

三、诊断试验研究参与者的选择

当待评价的诊断方法不完全等价于"金标准"时,其准确性会根据人群的不同而发生变化,因为:①人群中总会存在容易诊断的研究参与者和不容易诊断的研究参与者,当不容易诊断的研究参与者比例发生改变时,诊断准确性就会改变;②有些诊断方法本身可能会因为人群不同而有不同的诊断标准,例如可能会根据年龄和性别不同选择不同的诊断界值等。因此在试验中目标人群的确定和准确定义至关重要。

目标人群需根据诊断方法的具体目标应用场景来确定,常见的场景有群体筛查、首诊、疾病的进一步诊断(进一步确诊或分型、分期)、指导干预等。目标人群可以是人群的全体,也可以是经过初步研究认为有优势的子人群。在确定目标人群时需明确研究参与者的纳入排除标准(从人口统计学、症状、并发症、阶段、范围、位置、严重程度等方面予以考虑)。当有明确已知的因素会影响诊断方法的诊断准确性时,也应在目标人群的确定中予以考虑。

理想情况下实际纳入试验的研究参与者应该是目标群体的一个有代表性的样本。如果实际进入试验的群体中包含比目标群体更高比例的容易诊断的研究参与者,则试验结果会高估诊断准确性,相反如果包含更高比例的不容易诊断的研究参与者,则会低估诊断准确性。因此当人群入选缺乏代表性时,就会引起选择偏倚,当人群中缺少某部分重要的子人群时就会出现谱系偏倚(spectrum bias)。试验设计中需确定合理的抽样或入组计划,使入组的研究参与者尽可能代表目标人群。

此外,诊断试验也可能会根据探索性研究或确证性研究的不同而选择不同的研究参与者。在探索性研究阶段,实际进入试验的人群可能并不是目标人群的一个有代表性的样本,甚至此时可能尚未明确最终的目标人群,例如在试验的初始探索性阶段,通常会选择以疾病的典型病例和健康志愿者作为病例组和对照组进行研究,目的是初步探索诊断方法是否具有诊断价值,此时试验结果往往会高估诊断准确性。在后续的探索性研究中,可以进一步测试诊断方法在区分目标疾病和极易混淆疾病(如选择从病理、临床及合并症方面相似的其他疾病作为对照)方面的诊断准确性,以进一步确认其诊断价值并探索影响诊断准确性的因素,与此同时还可以评估其与其他诊断方法的竞争力,用于确定诊断方法的目标应用场景。在确证性研究阶段则一般选择目标人群的有代表性的样本进行研究,常见的做法是选择多个中心同时进行前瞻性入组,且各个中心将一定时间范围内满足标准的所有研究参与者均纳入研究。

对于本章导读案例一中的人群验证,属于确证性研究阶段,用于鼻咽癌筛查的目标人群是所有未诊断为鼻咽癌的人群,研究应将(操作可及的地区)所有未诊断为鼻咽癌的个体均纳入研究或按照某种随机抽样方法选择其中部分有代表性的个体纳入研究。

四、盲法

诊断试验中所有研究参与者均应同时接受待评价诊断方法和“金标准”的诊断,并应符合下列原则:①不应让研究人员或研究参与者本人决定是否进行某个诊断;②不应基于待评价诊断方法的诊断结果,决定是否进行“金标准"的诊断,或决定进行何种"金标准"的诊断;③不应将待评价诊断方法作为"金标准"诊断的一部分;④不应在知道其他诊断方法诊断结果的情况下进行诊断,因为这样会导致偏倚。各诊断方法应在不知道其他方法诊断结果的情况下进行操作,即采用盲法操作,避免受到其他方法诊断结果的干扰,导致偏倚。此外,纳入评价的诊断方法均应在患者状态未发生变化前完成(比如对同一标本进行诊断,或在相对短的时间内完成各方法的诊断),当不同诊断方法诊断过程中患者病情发生进展或接受了新的治疗,则会引入偏倚,影响诊断准确性。

本章导读案例一中理想的操作是所有研究参与者均同时接受新筛选方法、旧筛选方法,以及"金标准"的诊断,并且各方法的检测或诊断应在不知道其他方法检测或诊断结果的情况下进行。实操当中,尤其是大规模人群验证中,可能对所有研究参与者均采用"金标准"诊断存在操作性较低或不具操作性的情况,此时可能会选择首先做生物标志物筛查,然后根据其结果来判断是接受金标准检查还是其他方便操作的"金标准"替代方法,该操作提高了可操作性但引入了偏倚,应用中应评估偏倚对结果的影响,确保偏倚在可接受的范围之内,否则试验可能无法达到研究目的。

在回顾性研究中,如果样本未能同时给出待评价诊断方法和"金标准"的诊断结果,通常会被剔除出分析,此时建议评估缺失个体是否是随机缺失,缺失原因是否会跟诊断准确性有关,以探讨可能的偏倚。此外对于历史数据的评估,也需考虑是否做到了盲评,否则需考虑相互干扰的可能性,以评估可能的偏倚。

五、诊断试验评价的研究设计类型

1. 只评价一个诊断方法 当只有一个待评价的诊断方法时,研究关注的主要问题是该诊断方法的准确性如何。在实际操作中常见的两种研究设计类型包括横断面研究设计(或队列研究设计)和病例对照研究设计。横断面研究设计或队列研究设计指所有研究参与者基于统一的纳入标准和排除标准进行连续入组或随机抽样入组,且纳排标准基于目标人群确定,所有研究参与者同时接受待评价诊断方法和"金标准"的评价。病例对照研究设计指研究参与者在入组前已知其疾病状态,设计中分别针对"病例组"和"对照组"制定纳排标准,研究参与者入组后对所有研究参与者进行待评价诊断方法的评价。相比横断面研究设计或队列研究设计,病例对照研究设计面临更多偏倚及人群代表性等问题,因此证据强度通常不如横断面研究设计或队列研究设计。探索性研究出于数据采集的便捷性多采用病例对照研究设计,但在确证性研究中建议采用横断面研究设计或队列研究设计。

2. 比较两个或多个诊断方法　当有多个待评价的诊断方法时,通常关注的临床问题是不同诊断方法的诊断准确性孰优孰劣,此外也可能用于探索不同诊断方法的联合诊断效果。该目的下理想的设计应是:研究参与者通过连续入组或随机抽样进行入组,同时接受所有待评价诊断方法及"金标准"的诊断,或随机接受一种待评价诊断方法的诊断,但所有研究参与者均接受"金标准"的诊断。上述第一种设计为自身配对设计,第二种为非配对设计。只有自身配对设计才能用于探索不同诊断试验的联合诊断效果,且自身配对设计的样本量通常会远小于非配对设计,所以在应用中,除非无法做到自身配对,否则自身配对设计应为首选的设计类型。本章导读案例一提出的应用问题就适合采用自身配对设计。

此外,应用中还存在只对各诊断试验诊断不一致的个体进行"金标准"诊断,或只对各诊断试验中有一个诊断为阳性(或阴性)的个体进行"金标准"诊断的设计,前者虽然可以完成不同诊断方法的比较,但是无法估计各个方法的诊断准确性,而后者只能进行部分的准确性评价,例如阳性预测值或阴性预测值的评价,无法对各诊断方法进行全面比较,因此均不是理想的研究设计。

第二节　诊断试验评价

诊断准确性指标的选择是诊断试验设计的重要组成部分,也是样本量估算和统计推断的重要考虑。一个试验中通常可以计算多个诊断准确性指标,但须设定主要评价指标,该指标是样本量估算和试验结论的重要依据。常见的指标有灵敏度、特异度、受试者工作特征曲线(receiver operating characteristic curve,ROC)、ROC 曲线下面积(area under the ROC curve,AUC)等。

一、待评价诊断方法和"金标准"均为定性指标

诊断试验中以待评价诊断方法和"金标准"均判断为二分类结果的数据最为常见。即使原始检测结果为连续指标或等级指标,也会经过早期探

索性研究后确定一个诊断界值,将诊断结果转换为二分类结局,以方便临床应用。具体数据类型可以整理成表 6-2-1。

表 6-2-1 诊断试验四格表

某待评价诊断方法诊断结果	"金标准"		合计
	患病($D=1$)	未患病($D=0$)	
阳性($T=1$)	a(真阳性)	b(假阳性)	$a+b$
阴性($T=0$)	c(假阴性)	d(真阴性)	$c+d$
合计	$n=a+c$	$m=b+d$	$N=a+b+c+d$

1. 常见指标

(1) 基础指标:基于表 6-2-1,可以计算如下准确性指标。

1) 灵敏度(sensitivity),也称为真阳性率(true positive rate),表示真实疾病状态为患病($D=1$)的人群中利用待评价诊断方法诊断为阳性($T=1$)的概率,可以表示为 $Prob(T=1|D=1)$。计算公式如下。

$$灵敏度 = \frac{a}{a+c}$$ （式 6-2-1）

2) 1- 灵敏度即为漏诊率(omission diagnostic rate),也称为假阴性率(false negative rate),是指真实患病的人群中利用待评价诊断方法诊断结果为阴性的概率。计算公式如下。

$$漏诊率 = \frac{c}{a+c}$$ （式 6-2-2）

3) 特异度(specificity),也称为真阴性率(true negative rate),表示真实疾病状态为未患病($D=0$)的人群中利用待评价诊断方法诊断结果为阴性($T=0$)的概率,可以表示为 $Prob(T=0|D=0)$。计算公式如下。

$$特异度 = \frac{d}{b+d}$$ （式 6-2-3）

4) 1- 特异度即为误诊率(mistake diagnostic rate),也称为假阳性率(false positive rate),表示未患病的人群中利用待评价诊断方法诊断结果为阳性的概率。计算公式如下。

$$误诊率 = \frac{b}{b+d} \qquad (式 6\text{-}2\text{-}4)$$

上述四个指标中,灵敏度反映检出能力,特异度反映鉴别未患病能力,二者均越高越好,误诊率和漏诊率越低越好,应用中以计算灵敏度和特异度为主。

（2）综合诊断性指标:灵敏度和特异度分别反映诊断方法两个方面的能力,有时还需对二者进行综合评价,常见的综合评价指标有诊断正确率、约登（Youden）指数、诊断优势比等指标。诊断正确率表示检测结果与真实疾病状态相符的概率,可以理解为灵敏度和特异度以患病率为权重的加权平均数,计算公式如下。

$$诊断正确率 = 灵敏度 \times 患病率 + 特异度 \times （1-患病率）$$
$$(式 6\text{-}2\text{-}5)$$

如果纳入研究的研究参与者为目标人群有代表性的样本,即入组人群中患病人数的比例能够用于估计目标人群中的患病率,则应用上述表 6-2-1 中符号可以简单估计:

$$诊断正确率 = \frac{a+d}{N} \qquad (式 6\text{-}2\text{-}6)$$

若要排除患病率的影响,则可以采用约登指数,该指标被定义为灵敏度+特异度-1。约登指数应大于 0,且越接近 1 越好。上述两个综合性指标,可以理解为是通过灵敏度和特异度的加和来定义的指标,此外也可以基于二者的比值来定义指标,常见的基于比值的指标有:诊断优势比也称为诊断比值比（diagnostic odds ratio, DOR）,该指标为患病（D=1）与未患病（D=0）人群诊断优势的比值。诊断优势（odd）是指诊断为阳性的概率与诊断为阴性的概率之比,因此诊断优势比的计算公式如下,该指标大于 1 认为有诊断价值,且越大越好。

$$诊断优势比 = [灵敏度/（1-灵敏度）]/[（1-特异度）/特异度]$$
$$= 灵敏度/（1-灵敏度） \times 特异度/（1-特异度）$$
$$(式 6\text{-}2\text{-}7)$$

阳性似然比（positive likelihood ratio）,定义为真阳性率与假阳性率的比值,即灵敏度/(1-特异度)。阴性似然比(negative likelihood ratio),定义为假阴性率与真阴性率的比值,即(1-灵敏度)/特异度。阳性似然比应大于1且越高越好,阴性似然比应小于1且越低越好。

(3)预测指标:上述各种指标的基础均为灵敏度和特异度,这两个指标的特点是从已知"金标准"诊断的结果出发评价待评价诊断方法诊断结果准确与否,其评价逻辑与实际应用正好相反,因为应用中其实更想知道,如果诊断结果为阳性,其实际为患病的概率,以及诊断结果为阴性,其实际为未患病的概率。因此从诊断结果出发预测真实患病概率或未患病概率,具有很高的应用价值。根据该应用目的,可以定义如下两个指标。

1)阳性预测值(positive predictive value),表示待评价诊断方法诊断为阳性($T=1$)情况下研究参与者真实疾病状态为患病($D=1$)的概率,可以表示为$Prob(D=1|T=1)$,其可以通过患病率、灵敏度、特异度进行计算,计算公式如下。

$$阳性预测值 = \frac{患病率 \times 灵敏度}{患病率 \times 灵敏度 + (1-患病率) \times (1-特异度)}$$

$$(式6\text{-}2\text{-}8)$$

2)阴性预测值(negative predictive value),表示待评价诊断方法诊断为阴性($T=0$)情况下研究参与者真实疾病状态为未患病($D=0$)的概率,可以表示为$Prob(D=0|T=0)$,计算公式如下。

$$阴性预测值 = \frac{(1-患病率) \times 特异度}{患病率 \times (1-灵敏度) + (1-患病率) \times 特异度}$$

$$(式6\text{-}2\text{-}9)$$

如果纳入研究的研究参与者为目标人群有代表性的样本,即入组人群中患病人群的比例能够反映目标人群中的患病率,则应用上述表6-2-1中符号可以简单估计:

$$阳性预测值 = \frac{a}{a+b} \qquad (式6\text{-}2\text{-}10)$$

$$阴性预测值 = \frac{d}{c+d} \qquad (式6\text{-}2\text{-}11)$$

在确证性试验中,如本章导读案例一中所提应用场景,一般推荐采用上述预测值指标评价诊断价值。需特别注意的是,诊断正确率、阳性预测值、阴性预测值受到人群患病率的影响,当收集的数据中患病人数的比例不能代表目标人群中真实的患病率时,直接基于数据计算所得结果具有误导性,须结合真实的患病率进行计算,应用时需注意。此外,因上述指标会受患病率的影响,导致在不同患病率的群体中使用同一种诊断方法的诊断准确性会有不同,以本章导读案例二为例,三甲医院高血压专科门诊患者的患病率高于社区普通门诊,因此应用中同样的诊断方法会表现出不同的诊断准确性。

2. 各指标的统计推断

(1)单个诊断方法的评价:当试验中只有一个待评价的诊断方法时,一般研究目的或是探索其准确性,或是确证其准确性。在探索性试验中,统计分析多选择报告各指标及其 95% 的置信区间。灵敏度、特异度等指标的置信区间估计可采用 Wilson Score 置信区间或基于 Clopper-Pearson 法的精确置信区间(可采用 R 语言 binom 软件包中 binom.confint 函数)等方法。在确证性试验中,通常需事先设定主要准确性指标的目标值,例如若主要指标为灵敏度和特异度,则需分别设定二者的目标值,当试验结果显示灵敏度和特异度均显著高于目标值或置信区间下限大于目标值时,可认为试验成功,即诊断方法满足预设的应用目的。

(2)多个诊断方法的比较:当有多个待评价诊断方法时,试验目的通常是比较各诊断方法的优劣。首先分别报告各诊断方法灵敏度和特异度等指标及其 95% 置信区间。对于灵敏度和特异度等指标的比较,配对设计可采用配对四格表资料(表 6-2-2)的 McNemar 检验,非配对设计资料(表 6-2-3)可采用卡方检验或 Fisher 精确检验法。此外,一般还会报告各指标组间差值及其 95% 的置信区间。对于率差置信区间估计,配对设计可采用 Tango Score 置信区间(可采用 R 语言 PropCIs 软件包中 scoreci.mp 函数),非配对设计可采用基于 Score 法的置信区间(可采用 R 语言 pairwiseCI 软件包中 Prop.diff 函数或 PropCIs 软件包中 diffscoreci 函数)。

在确证性研究中,若涉及多个诊断方法间的两两比较,需进行一类错误控制,比如采用 Bonferroni 法,将检验所得 P 值乘以两两比较次数得到调整后的 P 值,再与设定的显著性水准进行比较。该多重性问题及其控制方法,对其他方法依然适用。

表 6-2-2　配对设计四格表

分析数据		A 方法		合计
		阳性	阴性	
"金标准"诊断为患病个体数据,用于灵敏度比较				
B 方法	阳性	a_1	b_1	$a_1 + b_1$
	阴性	c_1	d_1	$c_1 + d_1$
合计		$a_1 + c_1$	$b_1 + d_1$	n
"金标准"诊断为未患病个体数据,用于特异度比较				
B 方法	阳性	a_2	b_2	$a_2 + b_2$
	阴性	c_2	d_2	$c_2 + d_2$
合计		$a_2 + c_2$	$b_2 + d_2$	m

表 6-2-3　非配对设计四格表

分析数据集		方法		合计
		A 方法	B 方法	
"金标准"诊断为患病个体数据,用于灵敏度比较				
诊断结果	阳性	a_1	c_1	$a_1 + c_1$
	阴性	b_1	d_1	$b_1 + d_1$
合计		$a_1 + b_1$	$c_1 + d_1$	n
"金标准"诊断为未患病个体数据,用于特异度比较				
诊断结果	阳性	a_2	c_2	$a_2 + c_2$
	阴性	b_2	d_2	$b_2 + d_2$
合计		$a_2 + b_2$	$c_2 + d_2$	m

二、待评价诊断方法为定量指标而"金标准"为定性指标

在实际应用中,许多待评价诊断方法的检测结果为定量或半定量(等级)结果,若尚未确定诊断界值,则常用 ROC 进行诊断价值评价,且常基于该曲线确定最佳诊断界值。

1. 常见指标

(1) ROC:当待评价诊断方法的检测结果为定量或半定量指标时,一种

简单的方法是比较患病人群和未患病人群检测结果的差异,如下图 6-2-1 中左图所示,如果两个分布相差较大(分布重叠面积越小),可以认为该检测指标的诊断价值较高。但是该方法无法明确告知该诊断方法具体能达到怎样的诊断效果。为了更好地用于诊断,一般希望将该定量的诊断结果转换为阳性和阴性,为此就需要找一个界值,其具体诊断效果可以用灵敏度(图中界值右侧阴影部分面积)和特异度(图中界值左侧阴影部分面积)来反映。在寻找最佳界值时,通常需要计算出不同界值下对应的灵敏度和特异度,然后结合应用需求,选择一个表现最佳的界值。

基于图 6-2-1 左侧图,改变界值可得到不同的灵敏度和特异度。以所有可能界值下对应的假阳性率(1-特异度)为横轴、灵敏度为纵轴,绘制的曲线称为 ROC,如图 6-2-1 右侧图所示。左图中两个分布相差越大,右图的 ROC 就会越贴近左上角,其曲线下面积 AUC 就越大,因此应用中也以 AUC 的大小来反映诊断方法的整体诊断价值。

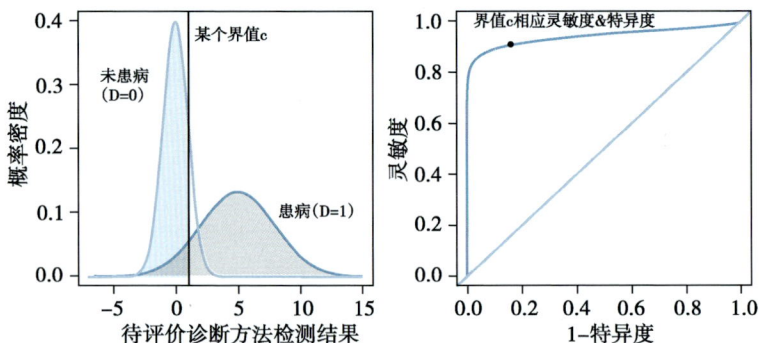

图 6-2-1 ROC 示意

AUC 是反映诊断价值的汇总指标,值越大诊断价值越高。当患病人群和未患病人群的分布重合时,无论选择哪个界值,其对应的 1-特异度均等于灵敏度,此时 ROC 为一条直线,对应右图中斜对角的直线,该种情况下 AUC 等于 0.5,认为该指标没有诊断价值。当诊断方法具有诊断价值时,ROC 应该位于对角斜线的左上侧,AUC 应大于 0.5。

应用中需合理使用 AUC 指标,因为有时可能 AUC 不高,但 ROC 曲线上某些界值下灵敏度或特异度较高,此时诊断方法依然存在一定诊断价值,如下图 6-2-2 左图所示,该图中 ROC 曲线的 AUC 为 0.5,为无效 ROC。此外,当对两种诊断方法的 ROC 进行比较时,相同的 AUC 可能对应不同的 ROC,此时两个方法的诊断价值并不一定完全相同,如下图 6-2-2 右图所示。

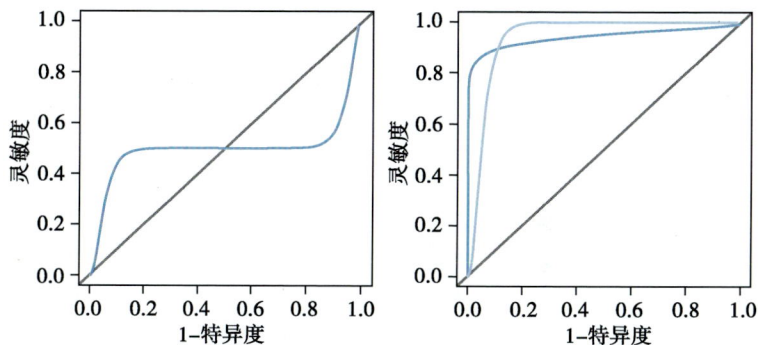

图 6-2-2 AUC 不能完全反映诊断价值

应用中,通常将数据中观测到的检测结果依次作为诊断界值,分别计算相应的灵敏度和特异度,并绘制经验 ROC,该曲线通常不光滑。以下表 6-2-4 数据为例,绘制 ROC 如图 6-2-3 所示。

(2) ROC 上某个点或区域对应的灵敏度和特异度:由于 AUC 同时考虑各种诊断界值下的情形,而实际中只会用到一个具体的诊断界值。因此有学者认为,应该选择更直接的评价方法,即:①用最佳诊断界值

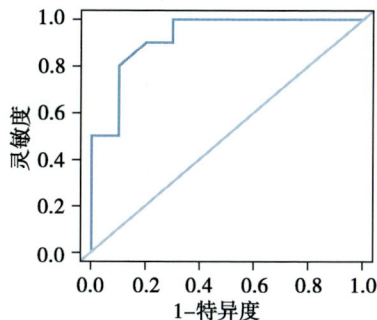

图 6-2-3 ROC

对应的灵敏度和特异度来反映指标的诊断价值;②基于临床需求,通过限定一个灵敏度然后去评价或比较特异度,或限定一个特异度去评价或比较灵敏度,例如图 6-2-2 右图,如限定特异度为 80% 后比较灵敏度,则浅色线对应的灵敏度高于深色线。

表 6-2-4　ROC 绘制示例数据

数据			ROC 绘制		
样本 ID	待评价诊断方法 检测结果	"金标准" 诊断结果	界值	灵敏度	1−特异度
1	−1.36	未患病	无穷大	0.0	0.0
2	−2.11	未患病	10.84	0.1	0.0
3	−0.40	未患病	6.06	0.2	0.0
4	−0.42	未患病	5.70	0.3	0.0
5	−0.81	未患病	4.64	0.4	0.0
6	0.00	未患病	4.25	0.5	0.0
7	−1.16	未患病	2.26	0.5	0.1
8	1.18	未患病	2.24	0.6	0.1
9	2.26	未患病	2.06	0.7	0.1
10	0.63	未患病	1.42	0.8	0.1
11	2.24	患病	1.18	0.9	0.2
12	1.18	患病	0.63	0.9	0.3
13	10.84	患病	0.48	1.0	0.3
14	1.42	患病	0.00	1.0	0.4
15	5.70	患病	−0.40	1.0	0.5
16	4.64	患病	−0.42	1.0	0.6
17	6.06	患病	−0.81	1.0	0.7
18	4.25	患病	−1.16	1.0	0.8
19	0.48	患病	−1.36	1.0	0.9
20	2.06	患病	−2.11	1.0	1.0

　　对于第 1 种方法,应用中寻找最佳诊断界值的常见方法有:使得约登指数达到最大的诊断界值;寻找 ROC 上距离(0,1)(即灵敏度和特异度均为100%)最近的一点所对应的诊断界值;使得诊断正确率达到最大的诊断界值;使得灵敏度和特异度的差值达到最小的诊断界值。最佳诊断界值应结合其定义最佳的标准来解读,但不论是基于何种方法寻找的界值,只要能满

足应用需求即可。

对于第 2 种方法,有时很难限定唯一的一个灵敏度或特异度,更多的是限定一个区间,比如灵敏度大于某个值或特异度大于某个值,此时就有了第 3 种评价方法,即限定一个灵敏度的区域评价平均特异度,或限定一个特异度的区域评价平均灵敏度,该方法相当于考察 ROC 中限定灵敏度或特异度在某个范围内时对应的部分 ROC 下面积(partial AUC),如图 6-2-2 右图,如限定特异度 ≥80% 后比较平均灵敏度,则浅色 ROC 在特异度 80%~100% 区域内的曲线下面积会小于深色 ROC,即深色 ROC 组对应的平均灵敏度会更高。应用中基于不同方法可能会得出不同结论,因此需结合具体目标和应用需求合理选择方法,当采用不同方法会出现不同结论时,可以考虑分情况讨论。

2. 各指标的统计推断

(1)单个诊断方法的评价:当试验中只有一个待评价的诊断方法时,统计分析一般给出 ROC、AUC 及其 95% 的置信区间。AUC 置信区间估计多采用 DeLong 等人提出的方法或 Bootstrap 方法(可采用 R 语言 pROC 软件包中 ci.auc 函数)。以 AUC 为主要指标的确证性研究,需提前设置 AUC 的目标值,当试验结果 AUC 显著高于目标值或 AUC 的置信区间下限大于目标值时,可以认为诊断方法满足预设的应用目的。

当研究目的中包含最佳诊断界值的确定时,根据设定的最佳诊断界值寻找标准确定最佳界值,并报告界值及其相应的灵敏度和特异度指标。

(2)多个诊断方法的比较:当有多个待评价诊断方法进行比较时,统计分析首先会分别给出各诊断方法的 ROC、AUC 及其 95% 置信区间。对于 AUC 指标不同诊断方法间的比较,多采用 DeLong 等人提出的方法或 Bootstrap 方法(可采用 R 语言 pROC 软件包中 roc.test 函数)。

三、待评价诊断方法和"金标准"均为定量指标

临床诊断时"金标准"为定量指标的情形较为少见,但是在开发用于诊断的检测指标(如生物标志物)时则较为多见,此时"金标准"通常对应某个指标的现有标准检测方法,试验希望新提出的检测方法能与"金标准"检测结果尽可能接近。此时常见的评价指标有绝对偏差或相对偏差等指标。用 R 表示"金标准"检测结果,用 T 表示待评价检测方法检测结果,绝对偏差定义为 $T-R$,相对偏差定义为 $(T-R)/R$。进行准确性评价时,需评价绝对偏

差或相对偏差的分布,而不能只关注二者的均数,一般要求其分布的绝大部分区域要落在临床可接受的范围之内。借鉴一致性评价的方法,可以利用如下两种方法进行评价。

1. 根据具体应用背景提前设定可接受的临床范围,计算绝对偏差或相对偏差的 95% 波动范围(均数 ± 1.96 × 标准差),并要求该范围落在临床可接受范围之内。以图 6-2-4 中示例数据为例,该图中横坐标为"金标准"检测结果,A 图纵坐标为绝对偏差,B 图纵坐标为相对偏差,上下两条深色线对应临床可接受范围,两条浅色线中间的范围对应数据 95% 波动范围。当95% 波动范围落在临床可接受范围内时,可认为检测准确性满足临床应用

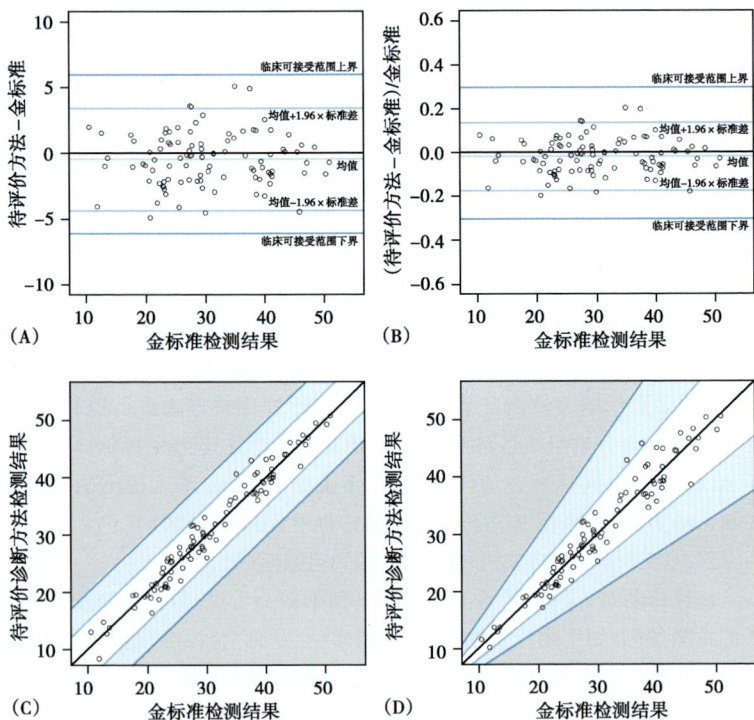

图 6-2-4　偏差评价示例

A~D:以不同的评价指标评价诊断标准与"金标准"的偏差。

需求。需要指出的是,采用该方法要求绝对偏差或相对偏差应近似满足正态分布,否则基于均数 ± 1.96 × 标准差估计的 95% 波动范围不准确。

2. 如图 6-2-4 中 C 图和 D 图所示,可以绘制以"金标准"检测结果为横轴,以待评价检测方法检测结果为纵轴的散点图,然后在图中根据临床应用背景提前设定三个区域:一个区域对应绝对不允许落入的区域,该区域表示待评价检测方法相比"金标准"差异较大,会带来损害,对应图中灰色区域;另外一个区域对应准确性比较好的区域,即图中白色区域,一般认为(1−α)%(此处 α 多选择 0.05)的点落在该区域时准确性较高;还有一个区域为模糊区域,表示落入该区域时是否影响临床应用不是很明确,评价中允许有少量点落入该区域,即图中浅色区域。上述灰色区域称为 LER 区域(the zones of limits for erroneous results),白色区域称为 ATE 区域(the allowable total error zones),该方法也称为 ATE/LER 区域法。需要指出的是 ATE 和 LER 区域均可以是不规则的区域,只要满足临床需求即可。

四、其他情况下的准确性评价

当"金标准"诊断结果有多个类别时,如用于多种疾病的鉴别诊断、同一种疾病的不同亚型(多分类数据)或同一种疾病的不同严重程度的判断(等级数据)等,诊断准确性的评价最简单的操作方式是将类别进行合并转换为二分类,然后利用本节中已给出的适用于"金标准"为二分类情形的方法进行分析。对于等级资料,选择一个界值将其分成两类较为容易,但是对于分类数据,则并不方便,如下介绍用于多个类别的诊断准确性评价方法。

1. 待评价诊断方法同为多分类变量　当待评价诊断方法和"金标准"诊断结果均为 k 个类别时,结果可表示为如下表 6-2-5,此时可以用各个类别的正确率反映诊断准确性,如表 6-2-5 中第 i 个类别的正确率可以表示为 $Prob(T=i|D=i),i=1,\cdots\cdots,k$,可以用 $n_{ii}/n_{i.}$ 进行估计。此外还可以计算整体的正确率[$Prob(T=D)$],类似"金标准"为二分类时定义的诊断正确率,此时该正确率的估计也会受到各个类别比例的影响。当纳入人群是目标人群一个有代表性的样本时,即样本中各类别比例能够用于估计人群中各类别比例时,也可以计算预测指标,即当待评价诊断方法诊断为第 i 类时,"金标准"诊断结果也为第 i 类的概率,可以用 $Prob(D=i|T=i),i=1,\cdots\cdots,k$ 表示,用 $n_{ii}/n_{.i}$ 进行估计。

表 6-2-5　多分类数据

某待评价诊断方法诊断结果	"金标准"				合计
	类别 1 ($D=1$)	类别 2 ($D=2$)	……	类别 k ($D=k$)	
类别 1 ($T=1$)	n_{11}	n_{21}	……	n_{k1}	$n_{\cdot 1}$
类别 2 ($T=2$)	n_{12}	n_{22}	……	n_{k2}	$n_{\cdot 2}$
……	……	……	……	……	
类别 k ($T=k$)	n_{1k}	n_{2k}	……	n_{kk}	$n_{\cdot k}$
合计	$n_{1\cdot}$	$n_{2\cdot}$		$n_{k\cdot}$	N

注：n_{ij} 表示"金标准"诊断为第 i 类，待评价诊断方法诊断为第 j 类的个数，当 $i=j$ 时，判断为诊断正确。

2. 待评价诊断方法为定量指标　当待评价诊断方法为定量指标而"金标准"为多分类指标时，诊断价值分析可采用适用于多分类结局的 ROC。多分类结局的 ROC 主要有两种绘制思路：依次将其中一个类别定义为"患病"，其他类别合并定义为"未患病"，然后绘制传统二分类状态的 ROC；或在各类别中选出两个类别绘制传统二分类状态的 ROC，并给出所有两两组合下的 ROC。上述两种方法可利用 R 语言 multiROC 软件包实现。

当诊断方法可以给出诊断为各个类别的概率时（可以利用模型进行估计，如多分类或等级 Logistic 回归或机器学习模型等），可以定义高维 ROC 流形（manifold），并用流形下的超体积（hypervolume under the manifold，HUM）来反映整体诊断价值（对应 AUC），其中当结局类别为三分类时该流形对应三维 ROC 曲面，HUM 对应曲面下体积（volume under the ROC surface，VUS）。具体方法可参考 Li 等人的研究，数据分析可利用 R 语言 Biocomb 软件包实现。

第三节　联合诊断方法

当单个诊断方法诊断效果不理想时，可以考虑将多个诊断方法进行联合，以提高诊断准确性。本章导读案例三中即可考虑如下联合方法以提高灵敏度或特异度。

一、基于平行或系列方式联合

如果希望提高诊断方法的灵敏度,可以将多个诊断方法按照平行诊断的方式进行联合,即多个诊断方法中若有一个诊断方法诊断为阳性则判定为阳性,所有方法均判断为阴性时才认为是阴性,通过该方式提高灵敏度的同时会提高阴性预测值,但会降低特异度和阳性预测值。

如果希望提高诊断方法的特异度,可以将多个诊断方法按照系列诊断的方式进行联合,即多个诊断方法均诊断为阳性时才判定为阳性,有一个诊断为阴性即认为是阴性,通过该方式提高特异度的同时会提高阳性预测值,但会降低灵敏度和阴性预测值。

除上述两种方式以外,研究者也可以基于合理的规则进行联合,例如可以定义A方法阳性并且B或C或D方法中有一个阳性则为阳性,否则为阴性。

二、基于模型的联合

除上述方法外,也可以基于统计模型构建联合诊断方法,将单个诊断方法的诊断结果作为自变量,以"金标准"诊断结果作为因变量,构建诊断模型(或用于诊断的预测模型),模型中也可添加其他协变量。例如基于Logistic模型或机器学习模型等,基于该方法构建的联合诊断方法,需利用独立数据集进行验证,避免模型出现过拟合。

第四节　样本量估算

一、基于检验效能

确证性研究多基于统计检验效能确定样本量,通常要求整体一类错误控制在0.05,检验效能在80%及以上。当试验中只有一个待评价诊断方法时,主要分析一般是将主要评价指标与目标值进行比较,当试验有多个待评价诊断方法进行比较时,则主要是将两两间进行比较。具体估算公式和方法请参阅本书第十六章相关内容。本节主要介绍常见的样本量估算策略。

1. 主要评价指标为灵敏度和特异度

(1)若只有一个待评价的诊断方法,则统计分析会将灵敏度和特异度分别与目标值进行比较,统计推断采用单样本率的假设检验,因此样本量估计一般基于单样本率检验方法进行估计。根据灵敏度指标估计需要纳入的患病人数 n,根据特异度指标估计需要纳入的未患病人数 m,之后基于纳入人

群的患病率 π，估计所需最小样本量 $N=max[\,n/\pi,m/(1-\pi)\,]$。需要注意的是由于是对灵敏度和特异度同时进行假设检验，且要求灵敏度和特异度要同时大于目标值，因此会引起多重性问题（多重检验），导致二类错误膨胀，为了控制二类错误可将灵敏度和特异度样本量估计的检验效能上调，一般设置在 90% 时可以使整体的检验效能高于 80%（90% × 90% = 81%）。操作可借助 PASS 软件"Tests for One-Sample Sensitivity and Specificity"。

（2）若有多个待评价的诊断方法，则统计分析主要是将各检验方法的灵敏度和特异度进行两两比较。配对设计下基于配对设计四格表资料 McNemar 检验的样本量进行估计，非配对设计则基于独立四格表资料的卡方检验或 Fisher 确切概率法进行样本量估计，可借助软件（如 PASS 软件"Tests for Paired Sensitivities"和"Tests for Two Independent Sensitivities"）进行操作。若有多于两个待评价的诊断方法时，两两比较会涉及多重性问题，此时需注意对检验水准进行调整。例如若有三个方法进行两两比较，共需要比较三次，则可以将显著性水准设置为 0.05/3 = 0.016 7。

2. 主要评价指标为 AUC

（1）若只有一个待评价的诊断方法，则统计分析将 AUC 与目标值比较进行统计推断，样本量估计可借助软件（如 PASS 软件"Test for One ROC Curves"）进行估计。

（2）若有多个待评价的诊断方法，则统计分析主要是将各检验方法 AUC 进行两两比较，样本量估计可以借助软件（如 PASS 软件"Test for Two ROC Curve"）进行估计。若有多于两个待评价的诊断方法时，两两比较会涉及多重性问题，此时需注意对检验水准进行调整。

二、基于置信区间宽度

对于探索性研究除可以用上述基于效能的样本量估计方法以外，也可以基于试验要达到的精度进行样本量估计，即基于主要指标置信区间的宽度（置信区间上限 – 下限）来进行估计。例如可以要求灵敏度和特异度的 95% 置信区间宽度不高于 10% 或 5%。具体样本量估计可借助软件（如 PASS 软件"Confidence Intervals for One-Sample Sensitivity and Specificity""Confidence Intervals for the Area Under an ROC Curve"或"Confidence Intervals for the Bland-Altman Range of Agreement using Expected Half-Width"）进行操作。

第五节 其他相关问题

一、诊断试验评价常见偏倚

诊断试验评价中常见的偏倚包括选择偏倚、谱系偏倚、验证偏倚、不完美金标准偏倚、合并偏倚、疾病进展偏倚、治疗悖论偏倚、检验复核偏倚等，详细介绍参见本书第十三章相关内容。

二、注意事项

在开展研究评价诊断试验的过程中须注意以下问题：

1. 诊断准确性评价应以"金标准"作为评价基础，没有"金标准"通常是缺乏科学性的。

2. 诊断试验应确定合理的纳入标准和排除标准，并明确入选人群的来源。

3. 诊断试验应贯彻盲法，避免偏倚。

4. 诊断试验应采取必要的数据质控，以确保获得高质量数据。

5. 诊断试验分析过程中不得随意剔除样本，避免偏倚。

6. 诊断试验评价时，应考虑诊断方法在临床上的可操作性，如是否方便，是否有副作用和危害，此外也需考虑漏诊或误诊带来的损失。

7. 统计分析方法和大样本不能弥补有缺陷的研究设计。

三、诊断试验结果的报告

诊断试验的报告应遵守诊断准确性报告标准（Standards for Reporting of Diagnostic Accuracy，STARD）2015 清单（附录 4），对于联合诊断模型的构建应遵守个体预后或诊断的多变量预测模型透明报告（Transparent Reporting of a Multivariable Prediction Model for Individual Prognosis or Diagnosis，TRIPOD）+ 人工智能（artificial intelligence，AI）声明（附录 5）。

（欧春泉　段重阳）

练习题

1. 某研究拟评价 CT 用于肺癌诊断的准确性，用病理诊断作为"金标准"，若试验设计选择与病例组同期来医院进行健康体检的人群作为对照组，则如下表述错误的是？

A. 可用于初步探索诊断价值

B. 会高估诊断准确性

C. 会高估特异度

D. 会低估诊断准确性

2. 通过盲法可以避免的偏倚为？

　　A. 谱系偏倚

　　B. 选择偏倚

　　C. 待评价诊断方法的评估偏倚

　　D. 诊断顺序偏倚

3. 如下会受到目标人群患病率影响的指标有？

　　A. 灵敏度和特异度

　　B. 阳性预测值和阴性预测值

　　C. 阳性似然比和阴性似然比

　　D. Youden 指数

4. 如下关于 ROC 描述错误的是？

　　A. ROC 下面积越大诊断价值越高

　　B. ROC 应位于对角线的左上侧，当 ROC 低于对角线时为无效 ROC 曲线

　　C. ROC 是一条单调曲线，即随着特异度的降低灵敏度会增加

　　D. 基于 ROC 确定的最佳诊断界值是唯一的

5. 如下关于联合诊断表述正确的是？

　　A. 基于平行诊断策略可提高灵敏度和阴性预测值

　　B. 基于系列诊断策略可提高特异度和阴性预测值

　　C. 联合诊断只有平行诊断或系列诊断两种策略

　　D. 诊断模型构建可以不经过模型验证

参考文献

1. ARKIN C F, WACHTEL M S. How many patients are necessary to assess test performance? [J]. Journal of the American Medical Association, 1990, 263 (2): 275-

278.

2. BACHMANN L M, PUHAN M A, TER RIET G, et al. Sample sizes of studies on diagnostic accuracy: literature survey[J]. British Medical Journal, 2006, 332 (7550): 1127-1129.

3. BEGG C B. Biases in the assessment of diagnostic tests[J]. Statistics in Medicine, 1987, 6 (4): 411-423.

4. CAMPBELL G. Advances in statistical methodology for the evaluation of diagnostic and laboratory tests[J]. Statistics in Medicine, 1994, 13 (5-7): 499-508.

5. DELONG E R, DELONG D M, CLARKE-PEARSON D L. Comparing the areas under two or more correlated receiver operating characteristic curves: a nonparametric approach[J]. Biometrics, 1988, 44 (3): 837-845.

6. FARAGGI D, REISER B. Estimation of the area under the ROC curve[J]. Statistics in Medicine, 2002, 21 (20): 3093-3106.

7. FLUSS R, FARAGGI D, REISSER B. Estimation of the Youden index and its associated cutoff point[J]. Biometrical Journal, 2005, 47 (4): 458-472.

8. JIANG Y, METZ C E, NISHIKAWA R M. A receiver operating characteristic partial area index for highly sensitive diagnostic tests[J]. Radiology, 1996, 201 (3): 745-750.

9. LEISENRING W, ALONZO T, PEPE M S. Comparisons of predictive values of binary medical diagnostic tests for paired designs[J]. Biometrics, 2000, 56 (2): 341-351.

10. PEPE M S, THOMPSON M L. Combining diagnostic test results to increase accuracy [J]. Biostatistics, 2000, 1 (2): 123-140.

11. PERKINS N J, SCHISTERMAN E F. The inconsistency of "optimal" cutpoints obtained using two criteria based on the receiver operating characteristic curve[J]. American Journal of Epidemiology, 2006, 163 (7): 670-675.

12. RANSOHOFF D J, FEINSTEIN A R. Problems of spectrum and bias in evaluating the efficacy of diagnostic tests[J]. New England Journal of Medicine, 1978, 299 (17): 926-930.

13. LI J, FINE J P. ROC analysis with multiple classes and multiple tests: methodology and its application in microarray studies[J]. Biostatistics, 2008, 9 (3): 566-576.

14. ZHOU X H, OBUCHOWSKI N A, MCCLISH D K. Statistical methods in diagnostic medicine[M]. 2nd ed. New York: John Wiley & Sons, 2011: 13-101.

15. 颜艳, 王彤, 刘洪波, 等. 医学统计学[M]. 5版. 北京: 人民卫生出版社, 2020: 569-576.

第七章

临床预测模型研究

● 导读 ●

　　案例一：某课题组以糖尿病患者的年龄、性别、糖化血红蛋白(HbA1c)、病程、血压水平、血脂水平、眼底检查与影像学数据、最佳矫正视力、视野等变量作为候选预测变量，构建了一个糖尿病视网膜病变(DR)进展的临床预测模型。在数据分析过程中，研究人员删除了 HbA1c 中存在缺失值的样本(约占总样本数的 15%)，使用单因素分析筛选变量，仅保留 P<0.05 的变量。请思考：研究人员对于缺失值的处理是否存在问题？单因素分析法筛选变量是否是最佳选择？

　　案例二：研究人员构建了一个预测肺癌患者术后 5 年复发风险的模型。该模型在训练数据集上的受试者工作特征曲线下面积(AUC)为 0.88，校准曲线接近理想线。请思考：在临床实践中，如何使用该预测模型以帮助医生进行临床决策？

　　案例三：研究人员欲开发一个预测乳腺癌患者术后复发风险的模型，基于训练数据集利用逐步回归筛选出 4 个预测变量：X1、X2、X3、X4，构建了一个多因素逻辑回归模型 M1：$Logit(P) = 0.62 + 1.38X1 + 3.21X2 + 5.16X3 + 7.49X4$，并进行模型评价。然后，研究者基于相同的研究变量 X1、X2、X3、X4 在外部验证数据集中建立新的 logistic 回归模型 M2，将新模型 M2 的模型评价作为模型 M1 的外部验证的结果。请思考：针对模型 M1 的外部验证方法是否正确？若不正确，该如何改进？

　　近年来，临床预测模型(clinical prediction model)在医学研究与实践中得到了广泛关注与应用。借助临床预测模型，临床医生和病人可以更好地做出决策,相关部门可以更合理地配置医疗资源。为更加精准地实现疾病三级预防提供参考。所谓三级预防分别是:一级预防,运用临床预测模型有助于早期识别目标群体中的高危个体(未来发病风险高的个体),为精准预防提供指导;二级预防,采用临床预测模型有助于实现"早发现、早诊断、早治疗",简便、易行的预测模型用于疾病早期诊断具有重要的卫生经济学意义;三级预防,使用临床预测模型可以获得个体患者不良预后结局信息,用于指导制订个性化的疾病治疗与康复方案,促进患者康复并减少并发症发生。本章主要介绍临床预测模型研究的基本概念和研究思路,以及多因素预测模型的构建、评价、验证和报告,并以 R 语言内置数据集为例介绍如何通过 R 语言实现模型构建、评价和验证。所有分析仅用于方法介绍,无实际临床参考意义。

第一节　概述

临床预测模型是指利用多因素模型预测个体罹患某病的概率或者未来发生某种研究结局的概率,主要包括诊断模型和预后模型。

一、诊断模型和预后模型

如表 7-1-1 所示,临床预测模型主要可以分为诊断模型(diagnostic model)和预后模型(prognostic model)。诊断模型基于研究参与者的临床症

表 7-1-1　临床预测模型类型

临床预测模型类型	适用对象	预测因素	预测结局
诊断模型	疑似病例	研究参与者的人口学特征及病史等 临床症状和体征 影像检查 实验室检查	罹患疾病
预后模型	已患病的患者	研究参与者的人口学特征及病史等 临床症状和体征 疾病特征 影像检查 实验室检查	复发、并发症、死亡等

状、体征、实验室检查及其他资料,评估研究参与者当前罹患某病的概率,数据一般来自横断面研究。预后模型基于患者当下的疾病状态,估计疾病的转归,如复发、并发症和死亡等事件发生的风险,数据一般来自队列研究。临床预测模型的终点结局多为二分类,如是否患有肺癌、是否复发等;少数情况下采用连续指标,如术后视力、肾小球滤过率(eGFR)等。诊断模型和预后模型的研究思路和研究方法类似,均旨在预测个体研究结局出现的绝对风险,即研究结局存在或发生的概率。

二、临床预测模型研究的思路

临床预测模型研究有一套完整的流程,如图 7-1-1 所示。

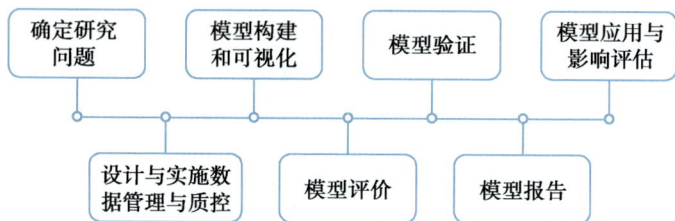

图 7-1-1　临床预测模型的研究思路

1. 确定研究问题　明确研究回答的是疾病诊断还是预后问题,随之选择合适的研究设计类型。诊断模型研究通常需横断面研究数据,预后模型研究通常需队列研究数据。

2. 设计与实施　若为前瞻性研究,需从撰写研究方案、研究者操作手册、病例报告表,获得伦理批件、国家医学研究登记备案信息系统登记、临床研究注册等准备工作开始,然后采集数据,并对数据进行质控和管理。若基于既往数据开展回顾性研究,同样需要撰写研究方案并申请伦理或伦理豁免批件,同时对数据质量进行评估。如果需要,还要组织专家对数据进行标注,也就是确定结局的“金标准”。

3. 模型构建和可视化　基于已经发表的研究相关文献和临床经验确定候选预测变量,并确定筛选变量的原则和方法。经过数据预处理后,通常把数据集拆分为开发集和测试集,其中开发集根据需要分为训练集和验证集。训练集用于训练模型;验证集用于调整超参数、选择模型等;测试集用于模型的内部验证。如有来自其他中心的数据,可作为外部验证集。根据研究目的和结局指标类型选择合适的临床预测模型的类型,进行变量筛选及构建多因素预测模型。医学领域最常用的临床预测模型包括传统的适用于二分类结局的逻辑回归(Logistic regression)和适用于生存数据的 Cox 比例风险模型(Cox proportional hazards model),以及基于机器学习算法(如 random forest,XGBoost 等)和深度学习算法(如 ResNet,Inception 等)的人工智能预测模型。最后对最终模型进行可视化展示或者解释,如绘制列线图(nomogram)、变量重要性图或热图等。

4. **模型评价** 构建临床预测模型之后,需要从区分度、校准度和临床效益三个方面来评估模型的预测性能。

5. **模型验证** 临床预测模型需经过内部验证测试可重复性,以及外部验证测试普适性。验证方法就是基于验证数据集对预测模型进行评价。

6. **模型报告** 个体预后或诊断临床预测模型的报告可参考 2024 年发表于 *BMJ* 的个体预后或诊断的多变量预测模型透明报告(Transparent Reporting of a Multivariable Prediction Model for Individual Prognosis or Diagnosis,TRIPOD)+人工智能(Artificial Intelligence,AI)声明(附录 5),以及 2024 年发表于 *BMJ* 的临床预测模型的展示指南(*Guide to Presenting Clinical Prediction Models for Use in Clinical Settings*)。文章 *AI Reporting Guidelines: How to Select the Best One for Your Research* 对各人工智能版本规范的结构和内容做了归纳和比较,为 AI 预测模型研究的报告提供参考。

7. **模型应用与影响评估** 通过开展随机对照试验评估模型是否提升了医生的决策准确率、改善了患者的临床结局或成本效益。由于疾病的危险因素、诊疗技术等随时间可能发生变化,模型性能可能会下降,因此,需要监测临床预测模型的性能并不断优化和动态更新。

本章第二至五节将以预后模型为例分别介绍适用于二分类结局的逻辑回归和随机森林模型,以及适用于生存数据的 Cox 比例风险模型的构建、评价、验证,图 7-1-1 研究流程中第 1、2、6、7 步在本章不做展开讨论。

第二节 构建预测模型及 R 语言实现

本节将结合案例介绍如何构建预测模型。案例数据为 R 语言 Survival

包中的 colon 数据集。所有分析仅用于方法介绍,无实际临床参考意义。

一、筛选变量的常用方法

筛选变量的方法有很多,可优先考虑采用逐步回归或 LASSO 等变量筛选方法。

1. 逐步回归   包括向前选择(forward stepwise)、向后选择(backward stepwise)和双向选择(both-direction stepwise)。向前逐步回归是每次添加一个变量到模型中,直到满足预先设定的条件,添加变量不会使模型有所改进为止;向后逐步回归是从包含所有预测变量的模型开始,一次删除一个变量直到满足预先设定的条件为止;双向逐步回归:综合向前向后,即一边纳入,一边剔除。逐步回归法降低了模型中存在严重共线性的可能性,但有可能出现具有临床意义或者研究关注的变量经过筛选后未被纳入最终模型的情况。

2. LASSO 回归   LASSO 通过在模型估计中添加回归系数绝对值之和(L1 范数)惩罚项,能将一些不必要变量的回归系数压缩为零进而从模型中剔除,达到变量筛选的目的,保证模型的集约性及稳定性。LASSO 回归可以基于较小样本量高效筛选较多变量,如在基因组学、影像组学等分析中都可以应用。

除了上述两种方法,随机森林等机器学习算法亦可用于变量选择,且表现良好,缺点是不能排除多重共线性问题。此外,在筛选变量时要注意避免仅依赖 P 值进行变量筛选。如本章导读案例一只将单因素分析中 $P<0.05$ 的变量用于构建多因素预测模型。单因素分析可能会遗漏具有很强预测能力的变量,或纳入冗余的变量。变量筛选没有最好的方法,选择适合研究的方法即可。

二、开发预测模型及绘制列线图(Nomogram)

案例:R 软件内置的结肠癌(colon)数据集。该数据集收集了 1 858 例 B/C 期结肠癌患者辅助化疗的治疗数据,变量如表 7-2-1 所示,结局变量为二分类变量 status(1 = 发生事件,0 = 未发生事件/删失)。

1. 数据预处理

(1)结局指标:如原始值为 1 和 2,需将其重新编码为 0 和 1,结局事件赋值为 1。

(2)分类变量:如为数值型或字符型,需用"factor()"函数将其转为因子

表 7-2-1　变量定义、赋值及说明

变量名称	变量解释	变量赋值及说明
id	患者编号	
rx	治疗方式	1＝Obs，2＝Lev，3＝Lev＋5FU
sex	性别	0＝女性，1＝男性
age	年龄	连续性变量
obstruct	肿瘤是否阻塞结肠	0＝无，1＝有
perfor	结肠是否穿孔	0＝无，1＝有
adhere	肿瘤是否黏附附近器官	0＝无，1＝有
nodes	检出淋巴结的数目	连续性变量
time	生存时间	
status	生存状态	0＝未发生终点事件/删失，1＝发生终点事件
differ	肿瘤分化程度	1＝好，2＝中等，3＝差
extent	局部转移程度	1＝黏膜下层，2＝肌肉，3＝浆膜，4＝相邻结构
surg	从手术到登记的时间	0＝短，1＝长
node4	超过 4 个阳性淋巴结	0＝无，1＝有
etype	事件类型	1＝复发，2＝死亡

变量，并为每个分类添加标签。R 语言会自动把 n 个分类的因子变量转换为 $n-1$ 个取值为 0 和 1 的哑变量，默认第一个类别为参照组(ref)。在本例中，分别重置 rx＝3，differ＝3，extent＝4 为参照组。

（3）缺失数据：需综合考虑缺失比例、缺失原因、缺失机制、变量类型和分布特点等因素，与统计师讨论删除或填补缺失数据。本章导读案例一中，研究者直接删除了 HbA1c 存在缺失值的样本(约占总样本的 15%)，若缺失数据为非随机缺失，直接删除含缺失值的样本可能会降低样本代表性，可能会引入偏倚，影响模型对某些亚群的预测能力。此外，因部分数据缺失而直接删除样本，减少了样本量，在数据有限的情况下浪费了其他变量包含的有用信息。更适合的处理方法包括多重插补法、敏感性分析法等。本例中，共 82(4.40%)条有缺失数据的记录，因缺失比例较低，做删除处理，余下 1 776

条有完整数据的记录纳入分析。

```
library(survival)
data(colon)#加载数据集
str(colon)#查看数据集
colon <- na.omit(colon)#去掉包含缺失值的数据
#分类变量因子化，并赋予标签
colon$sex <- factor(colon$sex, levels = c("0", "1"),
                    labels = c("Female", "Male"))
colon$differ = factor(colon$differ, levels = c("1", "2", "3"),
                    labels = c("Well", "Moderate", "Poor"))
colon$differ = relevel(colon$differ, ref = "Poor")#重设参照组 ref
#参考上一行代码，重置 rx，extent 的参照组，代码略。
colon$status <- factor(colon$status, levels = c("0", "1"),
                    labels = c("Censored", "Event"))
colon$status_int <- ifelse(colon$status == "Event", 1, 0)#用于
Cox 回归、绘制校准曲线等
str(colon)#再次查看数据集，确认变量类型和编码
```

（4）其他数据预处理方法，如中心化和标准化等这里不作讨论。

（5）拆分数据集：根据样本量、建模和验证方法决定是否需要对数据进行拆分。本例中，对数据进行拆分，以便介绍模型开发和内部验证的常用方法。

```
#将数据集 colon 拆分为用于模型开发的训练集 dev（1 421 条记录）和用于内
部验证的测试集 test（355 条记录）。
library(caret)#用于数据拆分、训练模型，调节超参数和模型评价
set.seed(12345)#设置随机种子数
index1 <- createDataPartition(colon$status,
                    p = 0.8,#按 8∶2 对原数据集进行拆分
                    list = FALSE)
dev <- colon[index1,]#训练集
test <- colon[-index1,]#测试集
#检查两个数据集终点事件的分布是否相近
prop.table(table(dev$status))
#Censored     Event
#0.5066854 0.4933146
prop.table(table(test$status))
#Censored     Event
#0.5070423 0.4929577
```

2. 基于 Logistic 回归构建预测模型及绘制列线图

（1）采用双向逐步回归的方法筛选变量，构建多因素 Logistic 回归模型。以变量 status 为结局指标，以变量 age、sex、rx、obstruct、perfor、adhere、nodes、differ、extent、surg、node4 作为候选预测因素进行逐步回归分析。

```
#基于训练集 dev 建模
library(rms)#用于逻辑回归，Cox 回归及列线图
library(StepReg)#用于逐步回归筛选变量
#用于开发模型的潜在变量和结局变量
cols = c("sex", "age", "obstruct", "adhere", "nodes", "surg", "rx",
        "differ", "extent", "perfor", "node4", "status")
#逐步回归筛选变量
stepwiseLogit(status ~ .,
              data = dev[, cols],
              selection = "bidirection",
              select = "AIC",
              sigMethod = "LRT")
#逐步回归分析选择了 6 个预测变量（nodes、extent、adhere、rx、surg、node4）
进入多因素回归模型。最终的多因素 Logistic 回归模型为：
fit_final <- lrm(status~nodes + extent + rx + adhere + surg +
                node4, data = dev, x = T, y = T)
fit_final#查看最终模型结果
```

回归模型的结果如表 7-2-2。

表 7-2-2　回归模型结果

	Coef	S.E.	Wald Z	Pr($>$|Z|)
Intercept	−0.539 4	0.321 2	−1.68	0.093 1
nodes	0.121 0	0.032 3	3.75	0.000 2
extent = Submucosa	−1.400 6	0.548 8	−2.55	0.010 7
extent = Muscle	−1.177 7	0.343 8	−3.43	0.000 6
extent = Serosa	−0.458 0	0.301 0	−1.52	0.128 1
rx = Obs	0.466 5	0.139 0	3.36	0.000 8
rx = Lev	0.402 0	0.140 2	2.87	0.004 1
adhere = Yes	0.540 4	0.164 2	3.29	0.001 0
surg = Long	0.379 6	0.126 4	3.00	0.002 7
node4 = Yes	0.607 3	0.218 7	2.78	0.005 5

(2) 绘制列线图:如图 7-2-1 所示,列线图是预测模型的可视化展示,请注意列线图本身不是模型。

```
#绘制列线图之前,需要使用 datadist()函数"打包"数据,这是绘制列线图的关键
步骤,然后用 options()函数设置数据分布
dd = datadist(dev)
options(datadist = "dd")
nom <- nomogram(fit_final, fun = plogis, lp = F,
                fun.at = seq(0, 1, by = 0.1),
                funlabel = "Mortality risk")#基于多因素回归模型绘制
                列线图
plot(nom, xfrac = 0.15)#展示列线图
```

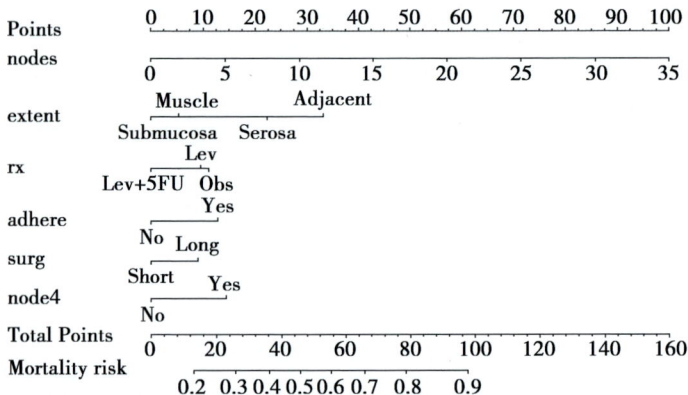

图 7-2-1 基于 Logistic 回归预测死亡风险概率的列线图

列线图解读:图 7-2-1 中的 points 就是一个选定的评分尺度,每个预测变量的取值点垂直对应评分尺度上的评分即为该预测变量的评分,如 15 个淋巴结对应的评分约为 43 分。所有预测变量对应的评分相加得到总分(total points),总分对应概率轴上(mortality risk)的点即为结局事件发生的风险概率。例如,总分为 60 分时,结局事件发生的概率约为 0.65。

3. 基于随机森林构建预测模型及绘制变量重要性图

(1) 采用随机森林模型选择变量,5 折交叉验证调参(交叉验证应用相对广泛,这里特做演示),然后构建随机森林模型。

```
library(randomForest)#用于随机森林建模
#把所有可能的预测因素纳入分析
 #status 为终点事件
set.seed(12345)#设置随机种子数
m_rf1 = randomForest(status ~ .,
                     data = dev[, cols],
                     ntree = 100,#决策树的数量
                     mtry = 5,#每个分叉时考虑的变量个数
                     importance = TRUE)
varImpPlot(m_rf, main = "")
```

　　变量重要性图 7-2-2 中使用了两个指标分别评价变量的重要性,一个是图 7-2-2 中的 MeanDecreaseAccuracy,反映随机森林预测准确性降低的程度。MeanDecreaseAccuracy 越大,说明该变量越重要。另一个是图 7-2-2 中的 MeanDecreaseGini,反映每个变量对每个节点上异质性的影响。MeanDecreaseGini 越大,说明该变量越重要。

　　我们可以发现,两种方法的变量重要性排序不完全相同。排除重要性均较低的两个变量:perfor 和 node4(纳入后最终随机森林模型的变量重要性为 0)。

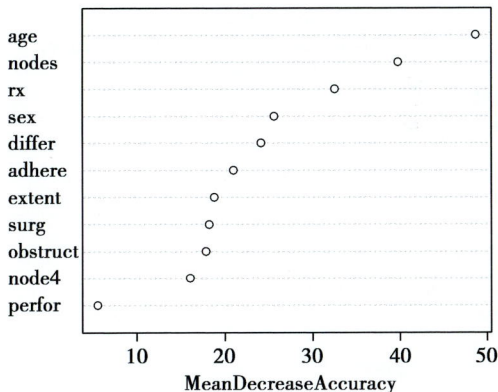

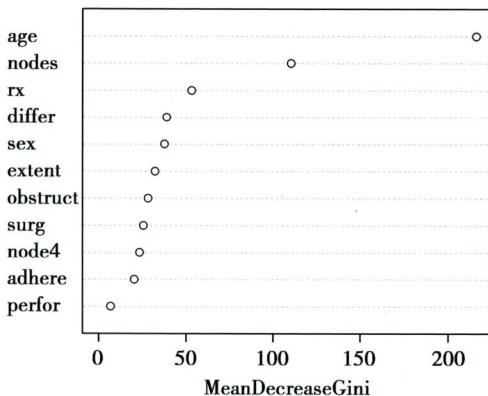

图 7-2-2　基于随机森林模型的变量重要性图（筛选变量）

```
#用于开发模型的变量
cols_rf = c("sex", "age", "obstruct", "adhere", "nodes",
            "surg", "rx", "differ", "extent", "status")
#使用 Grid search 方法和 5 折交叉验证来调超参数
grid_rf1 <- expand.grid(mtry = c(3, 4, 5, 6, 7, 8))
ctrl1 <- trainControl(method = "cv", number = 5,
                      classProbs = TRUE,
                      summaryFunction = twoClassSummary,
                      verboseIter = FALSE)
set.seed(12345)
m_rf1 <- train(status ~ .,
               data = dev[, cols_rf],
               method = "rf",
               ntree = 100,
               metric = "ROC",
               trControl = ctrl1,
               tuneGrid = grid_rf1)
m_rf1$bestTune
mtry
6#mtry 等于 6 时模型的 AUC 最高
Round(m_rf1$results, 4)
```

不同超参数（mtry）对应的 5 折交叉验证的模型表现，见表 7-2-3。

表 7-2-3 不同超参数对应的 5 折交叉验证的模型表现

	mtry	ROC	Sens	Spec	ROCSD	SensSD	SpecSD
1	3	0.834 4	0.812 5	0.740 4	0.020 2	0.0399	0.068 8
2	4	0.844 1	0.787 5	0.761 8	0.016 0	0.0519	0.047 0
3	5	0.847 1	0.781 9	0.778 9	0.021 4	0.0507	0.054 6
4	6	0.849 6	0.776 4	0.793 2	0.021 5	0.0429	0.046 5
5	7	0.848 5	0.780 6	0.794 6	0.021 9	0.0514	0.034 2
6	8	0.847 8	0.768 1	0.790 3	0.018 4	0.0507	0.039 9

训练最终模型：使用选择的 9 个变量和最优超参数 mtry＝6

```
grid_rf <- expand.grid(mtry = 6)
ctrl <- trainControl(method = "none", classProbs = TRUE,
                    summaryFunction = twoClassSummary,
                    verboseIter = TRUE)
set.seed(3456)
m_rf <- train(status ~ .,
            data = dev[, cols_rf],
            method = "rf",
            ntree = 100,
            metric = "ROC",
            trControl = ctrl,
            tuneGrid = grid_rf,
            importance = TRUE)
```

（2）生成最终模型的变量重要性图

```
imp.rf <- varImp(m_rf, scale = T)
plot(imp.rf)
```

如图 7-2-3 所示，最终模型的最重要的前三个变量分别是：nodes、age、sex。

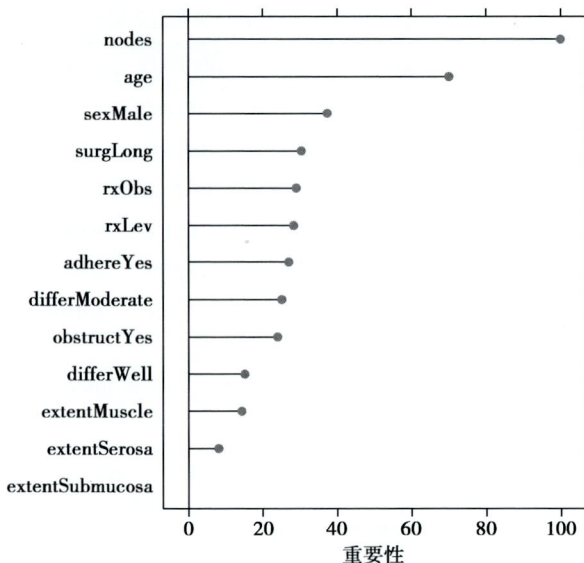

图 7-2-3   最终模型的变量重要性图

4. 基于 Cox 回归构建预测模型及绘制列线图

（1）采用双向逐步回归方法筛选变量，构建 Cox 比例风险回归模型。仍以 colon 数据集为例，变量 status_int 作为结局事件，time 为生存时间，变量 age、sex、rx、obstruct、perfor、adhere、nodes、differ、extent、surg、node4 作为候选预测变量纳入逐步回归分析，选择的变量纳入多因素回归模型。

```
#基于训练集 dev 建模
#注意，Cox 回归要求 status 取值为整数 0、1
#用于开发模型的候选预测变量和结局变量
cols = c("sex", "age", "obstruct", "adhere", "perfor", "nodes",
         "surg", "rx", "node4", "differ", "extent", "time",
         "status_int")
#逐步回归筛选变量
library(StepReg)
stepwiseCox(Surv(time, status_int) ~ .,
            data = dev[, cols],
            selection = "bidirection",
            select = "AIC")
```

逐步回归分析选择了 8 个预测变量:node4、extent、rx、differ、nodes、surg、adhere、obstruct,纳入多因素回归模型。

```
#最终的多因素 Cox 比例风险回归模型为:
f_cph <- cph(Surv(time, status_int) ~ node4 + extent + rx + differ
            + nodes + surg + adhere + obstruct, x = T, y = T,
            surv = T, time.inc = 365, units = "Day", data = dev)
f_cph
```

回归模型的结果如表 7-2-4。

表 7-2-4 回归模型结果

	Coef	S.E.	Wald Z	$Pr(>|Z|)$
node4 = Yes	0.640 7	0.113 0	5.67	< 0.000 1
extent = Submucosa	−1.186 0	0.444 3	−2.67	0.007 6
extent = Muscle	−0.933 8	0.214 9	−4.35	< 0.000 1
extent = Serosa	−0.405 7	0.171 0	−2.37	0.017 7
rx = Obs	0.351 2	0.094 9	3.70	0.000 2
rx = Lev	0.311 7	0.096 9	3.22	0.001 3
differ = Well	−0.180 7	0.152 5	−1.19	0.235 9
differ = Moderate	−0.319 0	0.099 0	−3.22	0.001 3
nodes	0.043 2	0.012 3	3.51	0.000 4
surg = Long	0.239 8	0.082 9	2.89	0.003 8
adhere = Yes	0.283 6	0.099 5	2.85	0.004 4
obstruct = Yes	0.228 5	0.094 8	2.41	0.016 0

(2) 绘制列线图

```
#建立生存概率函数对象 surv 并定义生存时间 surv1, surv2。
Surv <- Survival(f_cph)
surv1 <- function(x)surv(365*3, lp = x)
surv2 <- function(x)surv(365*5, lp = x)
#基于多因素 Cox 模型绘制列线图
dd = datadist(dev)
```

```
options(datadist = "dd")
nom <- nomogram(f_cph, fun = list(surv1, surv2),
                funlabel = c("3-year Survival Probability",
                             "5-year Survival Probability"),
                lp = F)
plot(nom, xfrac = 0.3)
```

列线图如图 7-2-4，解读同基于 Logistic 回归的列线图。例如，总分（total points）为 80 分时，其对应的 3 年生存概率约为 0.70，5 年生存概率约为 0.62。

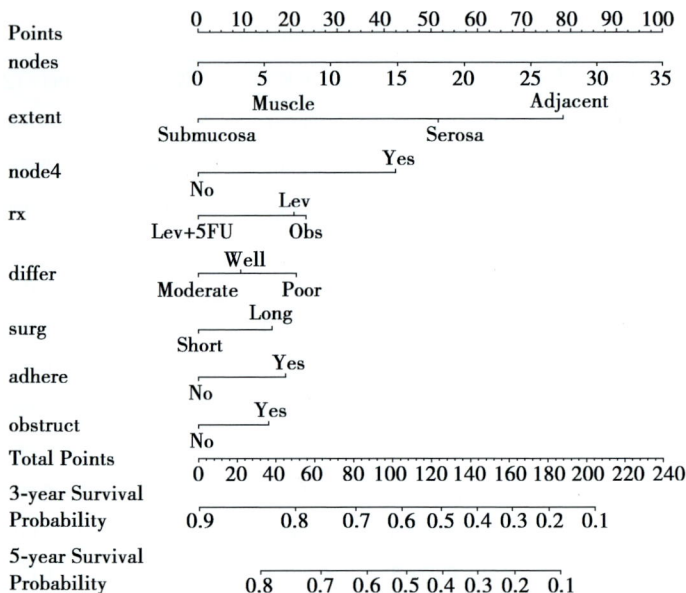

图 7-2-4　基于 Cox 回归预测生存概率的列线图

第三节　模型评价及 R 语言实现

预测模型建立好之后，如何评价模型的性能呢？如果构建了多个模型，如何评价不同模型之间的优劣呢？本节将从区分度、校准度和临床效益三个方面,结合第二节实例和构建的模型介绍模型评价及其 R 语言实现。所有分析仅用于方法介绍,无实际临床参考意义。

一、模型区分度

区分度(discrimination)是指模型区分发生终点事件的个体与未发生终点事件的个体的能力。区分度是保证模型表现的基础,当区分度差时,就没有必要进一步评价其他模型特征。最常用的衡量区分度的指标是一致性统计量(concordance statistics),也被称为 C 统计量,其取值范围为 0~1,C 统计量越接近于 1 表示模型区分度越好,C 统计量等于 0.5 时表示模型没有预测能力,C 统计量小于 0.5 时,表示模型预测与实际结果相反。如果终点事件是二分类变量,C 统计量与 ROC 曲线下面积(AUC)相同,因而 C 统计量的判断标准同 AUC。

1. 计算 Logistic 回归和随机森林模型的 AUC/C-Index,并绘制 ROC 曲线。

```
library(pROC)#用于绘制 roc 曲线和计算 AUC

#Logistic regression（LR）
dev_pred <- predict(fit_final, newdata = dev,
                    type = "fitted")
dev_roc <- roc(dev$status, dev_pred)
auc(dev_roc)#计算 AUC
#Area under the curve: 0.7018
```

AUC 为 0.702,表示 Logistic 模型的区分度一般,可以考虑加入变量的转换,交互效应等来重建模型,提升模型区分度。

```
#Random Forest（RF）
dev_prob_rf = predict(m_rf, newdata = dev,
                      type = "prob")
dev_roc_rf = roc(dev$status, dev_prob_rf[, 2])
dev_roc_rf$auc
#Area under the curve: 0.992
```

AUC 为 0.992,表示随机森林模型的区分度优秀。但是,模型构建时,最优超参数 mtry＝6 时,5 折交叉验证的 AUC 仅为 0.850,远小于 0.992,说明出现了过拟合。可以考虑采用更少的树 ntree,或者更多的训练数据,如

10 折交叉验证等重建模型。

```
#绘制 ROC 曲线
plot(1-dev_roc$specificities, dev_roc$sensitivities,
     col = "blue", type = "l", lwd = 2,
     xlab = "1-Specificity",
     ylab = "Sensitivities")
lines(1-dev_roc_rf$specificities, dev_roc_rf$sensitivities,
      col = "orange", lwd =2)
abline(0, 1, col = "lightgray")#设置 45°参考线
legend(0.45, 0.2,
       col = c("blue", "orange"),
       legend = c("LR.AUC = 0.702", "RF.AUC = 0.992"),
       lwd=2, box.col = "white")
```

ROC 曲线如图 7-3-1 显示，随机森林模型（RF）比 Logistic 回归模型（LR）的区分度好。

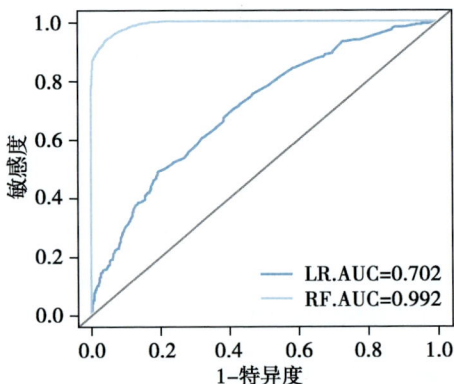

图 7-3-1　基于 Logistic 回归和随机森林模型的 ROC 曲线

2. 计算 Cox 回归模型的 C 统计量

```
concordance(f_cph, newdata = dev)$concordance
#[1] 0.6703647
```

C 统计量为 0.670，表示模型的区分度一般。

二、模型校准度

校准度(calibration)反映模型正确估计绝对风险的程度,即模型的风险预测值与观测值是否一致。校准曲线(calibration curve)是预测值和观测值之间关系的可视化展示。预测和实际概率的散点图越接近对角线(理想线),说明模型校准度越好。

1. 基于 Logistic 回归和随机森林模型的校准曲线

```
Library(PredictABEL)#用于 calibrate curves
dev$prob_rf = dev_prob_rf
dev$prob_lr = dev_pred
#Random Forest
clb1 = plotCalibration(data = dev[c("status_int", "prob_rf")],
                       cOutcome = 1,
                       predRisk = dev$prob_rf,
                       groups = 10,
                       rangeaxis = c(0, 1))
clb1 = data.frame(clb1$Table_HLtest)
#Logistic Rregression
clb2 = plotCalibration(data = dev[c("status_int", "prob_lr")],
                       cOutcome = 1,
                       predRisk = dev$prob_lr,
                       groups = 10,
                       rangeaxis = c(0, 1))
clb2 = data.frame(clb2$Table_HLtest)
clb = cbind(clb1, clb2)
names(clb) = c("total1", "meanpred1", "meanobs1", "predicted1",
               "observed1", "total2", "meanpred2", "meanobs2",
               "predicted2", "observed2")
plot(clb$meanpred1, clb$meanobs1,
     type = "b", col = "orange",
     ylim = c(0, 1), xlim = c(0, 1),
     xlab = "Predicted Probability",
     ylab = "Observed Probability")
points(clb$meanpred2, clb$meanobs2, col = "blue", type = "b")
abline(a = 0, b = 1, lty = 2)
legend(0.8, 0.2, legend = c("LR", "RF"),
       col = c("blue", "orange"),
       pch = c(1, 1),
       box.col = "white")
```

从图 7-3-2 校准曲线看,Logistic 回归模型的校准度比随机森林模型好,

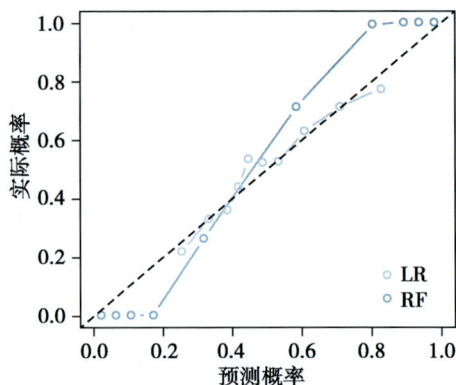

图 7-3-2　基于 Logistic 回归和随机森林模型的校准曲线

预测概率和实际概率一致性更好。但是,Logistic 回归模型的预测概率主要在 0.4~0.6 之间,很难把结局区分开,这点和它的区分度一般一致。随机森林模型的预测概率主要在两端,很好地区分了结局,但是预测概率比实际概率在低风险时偏高,在高风险时偏低。

除了校准曲线,Hosmer-Lemeshow(H-L)检验也可以评估预测值和观察值之间的差异,$P>0.05$ 被认为模型的校准度较好。在实际应用中,H-L 检验需结合校准图来判断模型的校准度。在本例当中,基于逻辑回归的 H-L 检验结果显示 $P=0.329$,说明模型的校准度较好,与校准图的判断一致。

```
library(ResourceSelection)#Hosmer-Lemeshow 检验
#Logistic 回归模型
hoslem.test(dev$status_int, dev_pred, g = 10)
```

基于 Logistic 回归模型的检验结果:

```
        Hosmer and Lemeshow goodness of fit (GOF) test
            data:  dev$status, dev_pred
        X-squared = 9.1573, df = 8, p-value = 0.3292
```

```
#随机森林模型
hoslem.test(dev$status_int, dev_prob_rf, g = 10)
```

基于随机森林模型的检验结果:

```
Hosmer and Lemeshow goodness of fit (GOF) test
        data: dev$status_int, dev_prob_rf
X-squared = 131.52, df = 8, p-value < 2.2e-16
```

Hosmer-Lemeshow 检验的结果和校准曲线一致。

2. 基于 Cox 回归模型的校准曲线

```
#5 年校准曲线
plot(x = c(0, 1), type = "n",
     xlab = '5-year Predicted Survival Probability',
     ylab = '5-year Observed Survival Probability',
     xlim = c(0, 1), ylim = c(0, 1))
#预测生存概率
sp1 = survest(f_cph, newdata = dev, times = 365*5)
#观察生存概率
gkm1 = groupkm(x = sp1$surv, Srv = Surv(dev$time, dev$status_int),
               g = 10, u = 365*5,
               xlab = FALSE, ylab =FALSE,
               pl = TRUE,
               add = TRUE,
               col = "blue", errbar.col = "blue")
lines(gkm1[, 1], gkm1[, 4], type = "o", lwd = 2, col = "blue")
abline(a = 0, b = 1, lty = 2)#参考线
```

在图 7-3-3 中，横坐标为预测的生存概率，纵坐标为实际的生存概率。图 7-3-3 的解读与基于 Logistic 回归模型的校准曲线的解读一致。

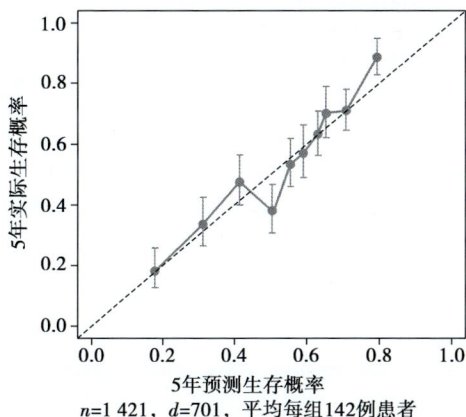

n=1 421，d=701，平均每组142例患者

图 7-3-3 基于 Cox 回归模型的校准曲线

三、临床效益：决策曲线

临床中当患者有症状但尚不能诊断为某种疾病时，临床医生必须决定是经验性治疗、不治疗或进一步检查决定是否治疗，怎样才能使患者获益更大？决策曲线分析（decision curve analysis，DCA）是一种通过考虑患者风险和获益的可能范围来评估临床决策是否可行的方法。DCA图的横坐标是概率阈值，当预测概率超过概率阈值，采取治疗措施，此时对于病人来说，治疗有可能会利大于弊，也有可能会弊大于利，纵坐标就是利减去弊之后的净获益。概率阈值取值范围在 0~1 之间，对于每一个选择的概率阈值，计算出基于预测模型进行决策的净获益，然后将不同概率阈值下的净获益绘制成曲线，就是决策曲线。在特定的风险阈值范围内，预测模型的决策曲线位于参考线之上（如图 7-3-4 中的 Treat all 和 Treat none），说明该预测模型在一定概率范围内的临床实用性较优。如果比较两个模型的决策曲线，需综合考虑模型在不同决策情境下的净获益。本章导读案例二中，在预测模型区分度和校准度均表现良好的情况下，可进一步通过 DCA 评估模型的临床实用性。

1. 基于 Logistic 回归和随机森林模型的决策曲线

```
library(dcurves)
dc = dca(status_int ~ prob_rf + prob_lr,
         data = dev[c("status_int", "prob_rf", "prob_lr")],
         label = list(prob_rf = "RF Model",
                      prob_lr = "LR Model"))
plot(dc, smooth = TRUE) +
scale_color_manual(values = c("gray", "black", "orange", "blue"))+
theme(legend.position = c(0.15, 0.35))
```

从图 7-3-4 上看，在比较大的概率阈值范围 0.30~0.75 内，两个模型的净获益都比全部治疗和都不治疗两种常用策略高，说明都有临床使用价值。其中，随机森林模型的净获益比 Logistic 回归模型高。

2. 基于 Cox 回归模型的决策曲线

```
library(dcurves)
sp5 = survest(f_cph, newdata = dev, times = 365*5)#预测 5 年生存概率
dev$chp5 = 1 - sp5$surv#事件发生的概率
dc = dca(Surv(time, status_int)~ chp5,
```

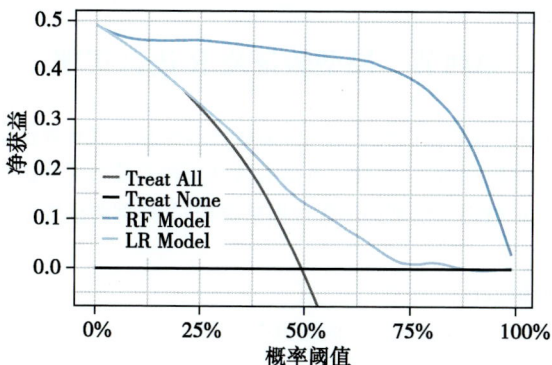

图 7-3-4　基于 Logistic 回归和随机森林模型的决策曲线

```
        data = dev, time = 365*5,
        label = list(chp5 = "Cox Model"))
plot(dc, smooth = TRUE) +
scale_color_manual(values = c("gray", "black", "blue")) +
theme(legend.position = c(0.9, 0.84))
```

图 7-3-5 的解读与图 7-3-4 基于 Logistic 回归模型的决策曲线类似:大约在阈值概率范围 25%~75% 内,多因素 Cox 回归模型的净获益比常用策略略高,说明模型有临床应用价值。

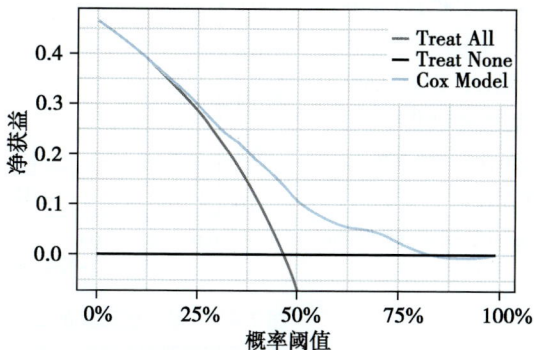

图 7-3-5　基于 Cox 回归模型的决策曲线

第四节　模型验证及 R 语言实现

预测模型的验证包括模型的内部有效性验证和外部有效性验证。内部有效性反映了模型的可重复性。外部有效性反映了模型的普适性。一般情况下,内部验证数据与模型训练集数据来源相同,外部验证数据与模型训练集数据来源不同。

一、内部验证

内部验证的实施通常需要借助数据分割或重抽样方法来实现,常用的方法如下。

1. 随机拆分验证　将数据随机地分为独立的训练集和测试集。这种方法易于实践,多用于大样本数据。但是,对样本的利用效率比较低,参与模型验证的数据集只有一个,尤其在样本数据量较小的情况下,不建议选择随机拆分验证。

第二节提到将 colon 数据集拆分为用于建模的训练集 dev 和用于内部验证的测试集 test。这里基于测试集对 Logistic 模型和随机森林模型以及 Cox 回归模型进行评价。R 代码及结果解释请参考第三节,需将 R 代码中训练数据集 dev 替换为测试数据集 test。

（1）区分度评价

如图 7-4-1 所示,随机森林模型在测试集上的区分度良好,AUC 为 0.873。Logistic 回归模型区分度一般,AUC 为 0.695。Cox 回归模型在测试集上的 C 统计量为 0.656,区分度一般。

（2）校准度评价

基于 Logistic 回归模型的检验结果:

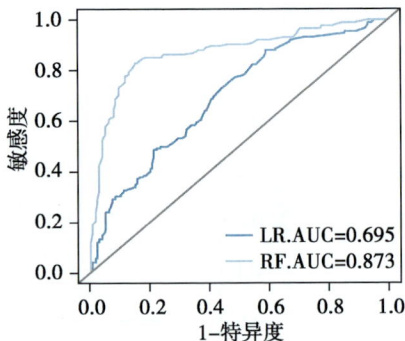

图 7-4-1　基于测试集的 Logistic 回归和随机森林模型的 ROC 曲线

```
Hosmer and Lemeshow goodness of fit (GOF) test
        data:  test$status_int, test_pred
X-squared = 12.764, df = 8, p-value = 0.1202
```

基于随机森林模型的检验结果：

```
Hosmer and Lemeshow goodness of fit (GOF) test
        data:  test$status_int, test_prob_rf
X-squared = 16.702, df = 8, p-value = 0.03337
```

校准图 7-4-2 和 H-L 检验结果均显示 Logistic 回归模型在测试集上的校准度较好，随机森林模型的校准度较差。但是，Logistic 回归模型的预测概率主要在 0.4~0.6 之间，很难把结局区分开。

图 7-4-3 显示基于测试集的 Cox 回归模型的校准度依旧比较好，模型表现在训练集和测试集一致。

（3）DCA 曲线：图 7-4-4 说明 Logistic 回归模型和随机森林模型都有临床实用价值。另外，模型在 dev 和 test 集上的 DCA 曲线相似，说明模型在测试集表现稳健。

DCA 图 7-4-5 表明 Cox 模型有临床实用价值。另外，模型在 dev 和 test 集上的 DCA 曲线很相似，说明模型在测试集表现稳健。

2. K 折交叉验证　无需对原 colon 数据集做预处理随机

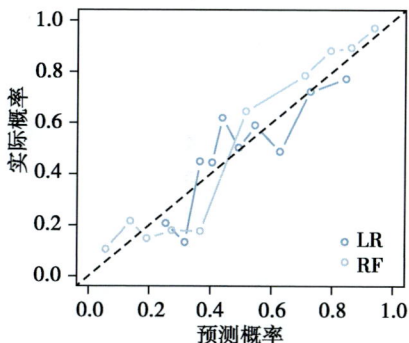

图 7-4-2　基于测试集的 Logistic 回归和随机森林模型的校准曲线

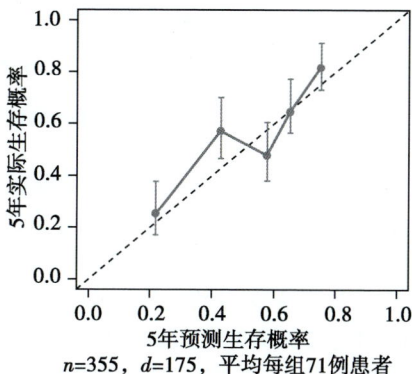

$n=355$，$d=175$，平均每组71例患者

图 7-4-3　基于测试集的 Cox 回归模型的校准曲线

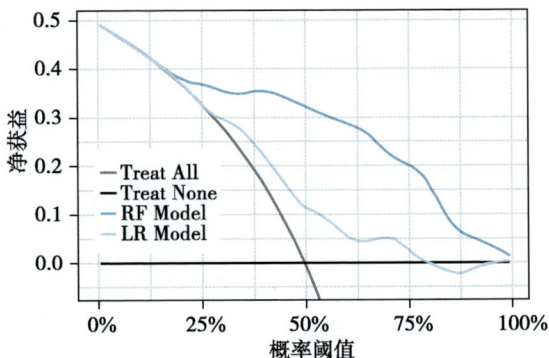

图 7-4-4　基于测试集的 DCA 曲线

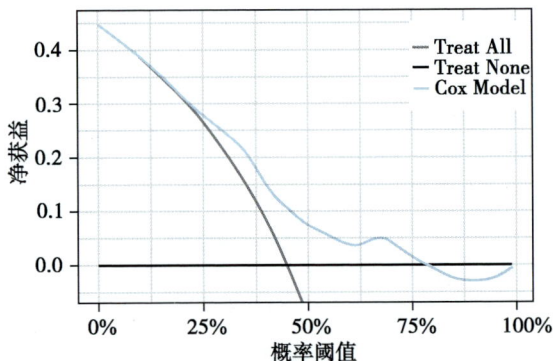

图 7-4-5　基于测试集的 DCA 曲线

拆分,具体操作:①基于原 colon 数据集选择变量;②将原 colon 数据集平均分成 K 个子集,一般 K 取 3~10,每次选择其中 1 个作为测试集,其余 $K-1$ 个数据集合并作为训练集,并将上述第 1 步中选择的变量,应用算法于训练集,得到模型;③将前一步所得模型,应用于测试集,得到测试集的预测值;④基于测试集的预测值和实际观察值计算模型性能评价指标,如 AUC;⑤重复上述 4 步 K 次,最终得到性能评价指标的 K 个估计值,取平均值作为评估结果。交叉验证的 R 实现可以参照第二节的交叉验证,也可以自行编写代码如下。

```
library(caret)#交叉验证
library(pROC)#ROC 曲线
set.seed(12345)#设置随机种子，使数据分割和结果可重复
folds <- createMultiFolds(y = colon$status, k = 5)#K=5 折交叉验证
auc_value <- as.numeric()#建一个放 AUC 值的空向量
#上述步骤重复 5 次
for(i in 1:5){
    test_cv <- colon[folds[[i]],] #folds[[i]]作为验证集
    train_cv <- colon[-folds[[i]],] #剩下的数据作为训练集
    model <- glm(status~nodes + extent + rx + adhere + surg  + node4,
              data=train_cv, family = binomial)#基于训练集的模型
    prob <- predict(model, newdata = test_cv, type = 'response') #
调用基于训练集的模型，应用在测试集，并计算测试集的预测值
    auc_value <- append(auc_value, auc(test_cv$status_int, prob))
    }
auc_value#查看 AUC 值
#[1] 0.6901738 0.6861953 0.6941859 0.6774538 0.6721528
mean(auc_value)#查看平均 AUC
#[1] 0.6840323#略低于模型基于训练集的 AUC（0.702）

sd(auc_value)#查看 AUC 的标准差
#[1] 0.009081447
```

3. bootstrap 法　对样本进行重抽样，从而估计总体特征。因为 bootstrap 法充分利用了已知的样本信息，不需要其他假设或增加新样本，具有一定的稳健性。bootstrap 法可以避免交叉验证造成的样本减少问题，所以对于小样本数据，bootstrap 法是比较适合的选择。

采用 bootstrap 法进行内部验证，无需对原 colon 数据集做预处理随机拆分，基于原 colon 数据集进行模型开发和 bootstrap 内部验证。

二、外部验证

通常对建好的模型应用在外部验证数据集进行外部验证。本章导读案例二中模型仅在训练集上表现良好（AUC＝0.88，校准曲线理想），但未在独立外部数据集中验证，导致实际应用未达到预期效果。外部验证的操作有以下两点需要特别注意。

1. 外部验证数据集具有独立性和可比性　外部验证集与训练集无重叠（患者、机构、时间段均独立）；外部验证数据中参与者的纳入和排除、预测变量和结局的定义和测量方法，以及对数据的预处理方法均与训练集一致；外部验证集与训练集在人口学基本特征和关键临床特征的分布上相近。

2. **直接应用训练集模型** 使用训练集上拟合的模型对外部验证集进行预测,切勿基于外部验证集重新拟合新的模型。因此,本章导读案例三中研究者的外部验证操作是不正确的。正确的做法是调用训练集模型 M1 对外部验证集进行预测,然后评估训练集模型在外部验证集的表现。

外部验证方法及 R 代码可参考第三节,需将 R 代码中训练数据集 dev 替换为外部验证数据集。

(林浩添 金玲 赵兰琴)

练习题

1. 某研究者基于回顾性队列开展乳腺癌术后 5 年复发的临床预测研究。研究者收集了患者的人口学特征、临床病理特征、复发时间等数据。下列关于该研究的预测类型和回归模型的判断和选择正确的是?

A. 诊断预测,逻辑回归

B. 诊断预测,Cox 比例风险回归

C. 预后预测,逻辑回归

D. 预后预测,Cox 比例风险回归

2. 以本章图 7-2-4 为例,如果某患者的情况(模拟病例,无实际临床意义):nodes＝7,extent＝Serosa,node4＝Yes,rx＝Lev,obstruct＝Yes,adhere＝Yes,differ＝well,surg＝short,那么这位患者 5 年的生存概率约为多少?

A. 0.35   B. 0.13   C. 0.45   D. 0.60

3. 某研究者在其所在医院收集了 100 例样本用于预测模型分析,请问下列哪种内部验证方法最适合这个研究?

A. 随机拆分法

B. K 折交叉验证

C. bootstrap

D. 再收集 20 例患者作为内部验证集

4. 下列四位研究者的临床预测模型验证的做法正确的是?

研究者甲从训练集得到一个诊断阈值 x_1,也从测试集得到一个诊断阈值 x_2

研究者乙从训练集得到一个诊断阈值 x_1，然后应用 x_1 在测试集并进行评价

研究者丙从训练集得到一个最佳模型 M_1，也从测试集得到一个最佳模型 M_2

研究者丁从训练集得到一个最佳模型 M_1，然后应用 M_1 在测试集并进行评价

A. 甲、丙　　　B. 乙、丙　　　C. 甲、丁　　　D. 乙、丁

5. 有三位研究者在报告预测模型研究的研究参与者特征时，出现了三个不同的意见，哪位研究者的选择最合理？

研究者甲认为应该按结局分组描述和比较研究参与者的基线特征

研究者乙认为应该分建模数据集和测试集描述和比较研究参与者的基线特征

研究者丙认为应该分别对建模数据集和测试集按结局分组描述和比较

A. 甲　　　　B. 乙　　　　C. 丙　　　　　D. 都可以

参考文献

1. STEVERBERG E W. Clinical prediction models：a practical approach to development，validation，and updating［M］. 2nd ed. Switzerland：Springer Nature Switzerland AG，2019：127-362.

2. 周支瑞，李博，张天嵩. 临床预测模型构建方法学［M］. 长沙：中南大学出版社，2021：2-135.

3. LIN H，LONG E，DING X，et al. Prediction of myopia development among Chinese school-aged children using refraction data from electronic medical records：a retrospective，multicentre machine learning study［J］. PLoS Med，2018，15（11）：e1002674.

4. ALBA A C，AGORITSAS T，WALSH M，et al. Discrimination and calibration of clinical prediction models：users' guides to the medical literature［J］. JAMA，2017，318（14）：1377-1384.

5. BONNETT L J，SNELL K I E，COLLINS G S，et al. Guide to presenting clinical prediction models for use in clinical settings［J］. BMJ，2019，365：l737.

6. KLONTZAS M E，GATTI A A，TEJANI A S，et al. AI reporting guidelines：how to select the best one for your research［J］. Radiol Artif Intell，2023，5（3）：e230055.

第八章

真实世界临床研究

● 导读 ●

案例一：某三甲医院的一名临床医生拟评估晚期肺腺癌患者接受一线免疫治疗的安全性，遂在电子病历系统中检索近1年内接受临床常规免疫治疗的100例患者信息，根据病史记录进行回顾性的数据整理和分析，并将该研究称为真实世界研究。真实世界研究强调的是真实临床环境下的研究，单纯回顾性分析电子病历数据，能真实反映一线免疫治疗的临床环境吗？

案例二：某临床肿瘤学专业硕士研究生拟采用双向性队列研究方法开展一项真实世界研究，旨在探讨维迪西妥单抗对比特瑞普利单抗在二线治疗晚期尿路上皮癌患者中的疗效与安全性，以患者的无进展生存期为主要疗效评价指标，回顾性入组的患者将通过电子病历系统采集数据，如无既往返院随访评估的数据则作为缺失数据，前瞻性入组的患者将按照研究计划返院进行疗效与安全性数据采集。双向性队列研究综合使用回顾性与前瞻性数据，如何确保这两类数据中研究终点的评估具有一致性和可比性？

案例三：某三甲医院的一名儿科临床医生拟开展一项真实世界研究评估过敏性哮喘患儿使用奥马珠单抗的有效性，计划将未来1年内在该院儿科住院并首次接受奥马珠单抗的患儿均纳入研究，通过采集患儿的人口学特征、临床病史特征、临床检验及检查结果、奥马珠单抗的用药记录及定期复查的诊疗记录来开展研究。研究者认为患儿接受奥马珠单抗治疗是由医生和患者及监护人共同决定的临床常规诊疗方案，没有采用额外的干预措施，该研究属于观察性的真实世界研究，故无需进行伦理审查及获取患儿和其监护人的知情同意。研究者在临床实践场景中收集多维度的诊疗数据，如何保证数据的准确性和隐私安全性？这是否符合伦理规范？

真实世界研究（real world study/research，RWS/RWR）是指针对既定研究目标，在日常临床实践中收集与研究参与者健康状况、疾病预防、诊断、治疗、预后和生物学特征相关的数据（即现实世界数据），或基于这些数据所衍生的汇总数据，通过严谨的分析，获取临床实践中的经验、医疗产品使用情况及其潜在的获益与风险等相关临床证据（即真实世界证据）的过程。

RWS 可根据是否有人为干预措施分为观察性研究和干预性研究；根据研究起始时间与数据获取时间的先后关系，可分为前瞻性研究、回顾性研究和兼具两者特点的双向性研究。RWS 有助于在现实临床场景中全面评估药物的疗效、安全性以及药物经济学效益，同时也适用于探索新的诊疗手段、治疗方案以及预后研究等领域。然而，真实世界数据来源广泛，数据质量参差不齐，且可能存在较大的偏倚和混杂因素影响，导致研究结论可能引发争议。因此，并非所有的真实世界数据都能转化为有价值真实世界证据。在本章中，我们将集中介绍 RWS 的应用、思路与流程、设计类型和常见问题。

第一节　概述

一、基本概念

1. **真实世界数据（real world data，RWD）**　真实世界数据是在真实医疗环境中产生的数据，数据产生的前提不是基于研究目的，而是基于医疗目的。如临床电子病历系统、医保数据、公共健康监测数据等。该定义强调了数据来源于现实的医疗场景，而且数据的产生是多渠道、形式是多元化的，但数据本身并不一定是真实、准确和完整的。

2. **真实世界证据（real world evidence，RWE）**　真实世界证据是指通过对适用的真实世界数据进行恰当和充分的分析所获得的关于临床资源、医疗产品的使用情况和潜在获益-风险的临床证据，包括通过开展回顾性或前瞻性观察性研究或者实用临床试验等干预性研究获得的证据。并不是所有的真实世界数据经分析后都能成为真实世界证据,只有满足适用性的真实世界数据才有可能产生真实世界证据。

3. 观察性与干预性真实世界研究　　观察性和干预性真实世界研究是两种不同的研究类型,它们在研究目的、研究设计以及实施方式等方面存在显著差异。观察性研究是一种不涉及对研究参与者进行任何形式人为干预或操作的研究,研究人员仅观察和记录自然状态下发生的现象,而不主动改变或介入。干预性研究则涉及对研究参与者进行某种形式的人为干预或操作。在这种研究中,研究人员会主动改变某些因素或条件,以观察这些改变对研究参与者的影响,目的是探究因果关系或评估某种干预措施的效果。

二、应用方向

RWS 在医学领域的应用广泛且多样。它可用于评估药物的有效性和安全性,帮助医护人员更好地了解药物在临床实践中的效果和安全性;还可以用于分析疾病的流行病学特征和自然史,探索与临床结局相关的风险因素。此外,RWS 还可以为医疗政策的制定和医疗资源的优化分配提供参考证据,帮助决策者评估医疗服务的必要性和优化医疗资源的配置。

第二节　　如何开展真实世界临床研究

开展 RWS 需从明确研究问题入手,评估现有数据资源的适用性。若现有数据无法满足研究要求,可考虑通过前瞻性研究来收集所需数据;若部分数据不完全符合要求,可通过补充完善使其满足研究需求。而对于完全符合研究要求的数据,则需进一步规划研究设计、数据管理与统计分析、结果解读与评价,并视需求而判断是否进行事后分析(post-hoc analysis),相关思路与流程见图 8-2-1。

鉴于 RWS 设计与实施的各个阶段中可能发生偏倚,导致研究的真实性和可信度下降,从而限制其在因果关系推断和解读方面的应用。为了减少潜在偏倚,研究设计必须严谨周密,并在确定研究问题后尽早制订研究方案和统计分析计划。

一、临床研究问题的确定

确定合理可行的临床研究问题,是高质量临床研究的起点,也是最为关

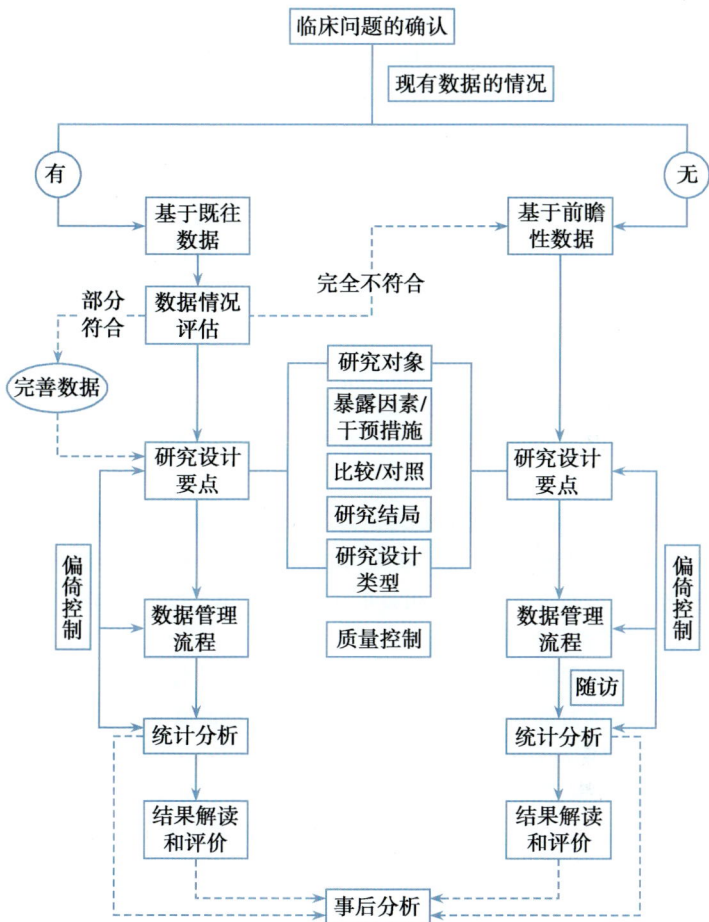

图 8-2-1　真实世界研究的思路与流程

键的一环。在研究初始阶段，研究者经常会思考如何产生临床研究的构想以及如何将这些构想转化为合理且可行的临床研究问题和研究假说。对于一些符合预期的规律性现象或临床问题，人们偏向于接受既往的知识和经验总结，而那些呈现出反常或特殊性的问题往往更值得关注，因为它违背了人们预期的认知，能够激发人们产生新的思考和寻求新的解释。

例如,ADJUVANT 临床研究结果显示 EGFR-TKI 靶向治疗使具有 *EGFR* 敏感突变的非小细胞肺癌(non-small cell lung cancer,NSCLC)患者在术后辅助治疗中获得无病生存期(disease-free survival,DFS)的显著延长,但是 DFS 获益却未能转化为延长总生存期(overall survival,OS)的获益。然而,临床实践发现并非所有 *EGFR* 敏感突变型患者在接受辅助靶向治疗后都有显著的临床获益。这一现象引起研究者的思考:"为什么有部分患者未能从辅助靶向治疗中获益?"并提出研究假说:"是否存在一些 *EGFR* 敏感突变以外的伴随突变影响了辅助靶向治疗的疗效?"因此,研究者将研究入组的患者的组织切片进行基因组学研究,结果发现了可预测 EGFR-TKI 疗效的 5 个关键基因(*RB1*、*NKX2-1*、*CDK4/MYC* 扩增及 *TP53* 第 4、5 外显子错义突变),并通过机器学习构建了多基因 MINERVA 评分模型,有效地区分辅助靶向治疗的获益人群,为临床患者选择术后个性化辅助用药方案提供了参考依据。

当确定了研究构想后,将其转化为具体的临床研究问题成为另一个需要解决的重要问题。研究者可以从 PICOS 结构化要素或框架的角度来清晰、规范地表达临床研究问题,相关介绍参见本书第二章有关内容。

二、真实世界数据的来源

1. 真实世界数据的主要来源　　根据国家药品监督管理局药品审评中心于 2021 年 4 月颁布的《用于产生真实世界证据的真实世界数据指导原则(试行)》,真实世界数据的主要来源包括但不限于:①医院信息系统数据;②医保支付数据;③登记研究数据;④药品安全性主动监测数据;⑤自然人群队列数据;⑥组学数据;⑦死亡登记数据;⑧患者报告结局数据;⑨来自移动设备的个体健康监测数据;⑩其他特定功能数据:公共卫生监测数据、患者随访数据、患者用药数据。

2. 真实世界数据的获取方式　　前瞻性收集的数据主要来源于前瞻性研究,根据研究方案建立数据库并前瞻性采集数据,是有计划的、结构化和标准化的数据类型。回顾性收集的数据主要来源于研究开始前现存的历史数据,此类数据可能缺乏规范的记录、采集、存储等流程,数据来源相对孤立和封闭、数据存储分散且数据标准不一致,导致数据的横向整合和交换存在困难。不同来源的数据集在数据质量和研究应用上各有优劣(表 8-2-1)。

表 8-2-1 不同来源数据的数据质量和研究应用的评价

数据来源	数据质量		研究应用	
	优势	局限	优势	局限
医保理赔数据	涵盖范围广，包括所有医生的收治患者信息和处方药物信息	无个人史、既往史及症状、体征信息，诊断准确性、完整性受限	用于探索用药安全性和了解疾病经济负担，分析医疗费用的影响因素及进行卫生经济学评价，为医保相关政策制定提供证据支持	因缺乏医学检验的信息，基于医保数据库的回顾性研究仅适用于结局指标为疾病诊断的药品安全性问题
单一机构电子病历数据	涵盖患者在该医疗机构的诊疗信息，包含个人史、既往史及症状、体征、治疗、预后等信息	仅涵盖一家医疗机构患者就诊信息，随访时间短	可评估疾病发生转归及诊疗全过程；反映干预措施在真实诊疗环境中的实际疗效与安全性，并可比较不同干预措施的治疗效果及在不同人群中的疗效差异；更容易监测罕见不良反应；可评估患者的预后，分析与预后相关的影响因素和建立风险预测模型	通常随访时间较短，无法评价慢性疾病的长期用药的安全性及预后，故仅能探索药品的短期不良反应以及急性、重症疾病发作就诊期间的转归问题
区域化医疗数据	涵盖多家医疗机构患者的诊疗信息，包含个人史、	不同医疗机构的诊疗水平、数据质量存在差异；可	可追踪患者长期的疾病进程及转归结果，适用于慢性病管	缺失数据比较多，影响研究结果的代表性和准确性

续表

| 数据来源 | 数据质量 | | 研究应用 | |
	优势	局限	优势	局限
区域化医疗数据	既往史及症状、体征、治疗、预后等信息，随访时间长	能存在相互不一致或矛盾数据；部分信息半结构化、非结构化储存	理，评估患者长期预后以及探索需接受长期治疗的患者结局等问题	

三、真实世界数据的适用性评估

数据适用性是指数据满足其使用者需求的质量评价程度，即从数据使用者角度出发进行数据的质量评价。

我国《真实世界证据支持药物研发与审评的指导原则(试行)》指出适用性评价主要通过数据相关性和可靠性进行评估；《用于产生真实世界证据的真实世界数据指导原则(试行)》指出适应性评价可以从两个阶段考量：第一阶段是从数据可及性、伦理学、合理合规性、代表性、关键数据的完整性、抽取样本量及源数据活动状态等多角度进行评价。第二阶段是对影响 RWD 的关键因素进行相关性和可靠性评价，以及对采用的数据治理机制进行分析、评价，进而判断获取的数据是否适合作为证据进行应用。基于上述适用性维度，笔者总结了相关维度的评估条目，以便研究人员实现具体的数据适用性评估(表 8-2-2)。

表 8-2-2　真实世界数据的适用性维度和评估条目

适用性维度	解释	评估条目
可及性	在研究期限内数据库应是连续处于活动状态的，所记录的数据均是可及的，即具有数据的使用权限，并且可被第三方特别是监管机构评估	• 是否具有数据公开发布及可使用权限的说明？ • 是否具有数据活动期限的说明？ • 是否具有数据的可获取方式、渠道的说明？
符合伦理和安全性	源数据的使用应符合伦理审查法规要求、符合相关的数据安全与隐私保护要求	• 数据源是否符合伦理审查？ • 数据是否符合安全及隐私保护的保密要求？

续表

适用性维度	解释	评估条目
相关性	真实世界数据与所关注临床问题的密切相关程度	• 不同来源的源数据能否链接和整合？ • 研究人群是否在目标人群中具有代表性？ • 样本量是否足够？研究的检验效能是否足够？ • 暴露/干预和结局变量的定义是否准确、统一？ • 对暴露/干预和结局变量的追踪时间是否足够？ • 是否覆盖与研究终点相关的变量信息？
完整性	数据信息的缺失程度，包括变量的缺失和变量值的缺失	• 是否存在数据信息的缺失？ • 是否阐明数据缺失的数量、比例、分布、原因和机制？ • 是否阐明缺失数据的处理方法及依据？
准确性	数据与其描述的客观特征是否一致	• 源数据是否准确？ • 数据值域是否在合理范围？ • 结局变量随时间变化趋势是否合理？ • 编码映射关系是否对应且唯一？
透明性	数据的治理方案和治理过程清晰透明	• 分析数据中的关键暴露/干预变量、协变量和结局变量能否追溯到源数据？ • 数据的提取、清洗、转换和标准化过程的操作程序和验证确认文件是否记录清晰和存档？ • 是否阐明衍生变量的计算方法和映射关系？
质量控制	数据治理的各个环节符合质量要求	• 数据提取、安全处理、清洗、结构化，以及后续的存储、传输、分析和递交等环节是否均有质量控制？ • 是否遵循完整、规范、可靠的数据治理方案和计划？

适用性维度	解释	评估条目
质量保证	预防、探测和纠正研究过程中出现的数据错误或问题的系统性措施	• 是否建立与 RWD 有关的研究计划、方案和统计分析计划？ • 是否有相应的标准操作规程？ • 数据收集是否有明确流程和合格人员的参与？ • 是否使用了共同的定义框架（数据字典）？ • 是否遵守收集关键数据变量的共同时间框架？ • 用于数据元素捕获的技术方法是否符合事先指定的技术规范与操作程序？包括各种来源数据的集成、药物使用和实验室检查数据的记录、随访记录、与其他数据库的链接？ • 数据输入是否及时、传输是否安全？ • 是否满足监管机构开展现场核查调阅源数据、源文件等相关要求？

　　一项来自加拿大的关于儿童髓母细胞瘤幸存者的疾病负担的 RWS，采用了回顾性匹配队列研究设计，利用加拿大安大略省的癌症登记和卫生服务数据库，筛选并采集了 230 例至少存活 5 年的幸存髓母细胞瘤患儿与 1 150 例无癌病史的匹配人群（出生年月、性别和居住地）的临床诊疗、生存预后、家庭护理服务和残疾福利信息，研究了多个变量与结局变量（全因死亡率）的潜在关联。该研究对回顾性数据的提取、安全处理、结构化处理和质量控制等方面进行严谨的设计和清晰说明，详见表 8-2-3。

表 8-2-3　真实世界数据适用性评估的案例分析

评估条目	研究设计要点
数据来源的权威性和规范性	• 安大略省网络信息系统儿科肿瘤组（POGONIS，儿童癌症登记数据库） • 死亡登记的公共数据库（ORGD） • 注册人员数据库（RPDB） • 辅助器械计划（ADP） • 加拿大健康信息研究所出院摘要数据库（CIHIDAD） • 加拿大健康信息研究所当日手术数据库（CIHI-Same Day Surgery） • 家庭护理数据库（HCD） • 国家门诊护理报告系统（NACRS） • 安大略省药物福利索赔系统（ODB） • 安大略省健康保险计划索赔数据库（OHIP） • 安大略省心理健康报告系统（OMHRS） • 充血性心力衰竭数据库（CHF） • 母亲和新生儿的住院记录（MOMBABY） • 安大略省糖尿病数据库（ODD） • 安大略省高血压数据集（HYPER） • 癌症患者活动水平报告（ALR） • 安大略省癌症登记处（OCR）
不同源数据链接	• 使用唯一编码标识符进行链接
研究人群的代表性	• 选择加拿大人口最多的省份的安大略省，选择的数据库是以人口为基础的记录医疗保健的卫生行政数据库
样本量	• 1987—2015 年，所有在 18 岁之前被诊断出患有髓母细胞瘤并在安大略省五家儿科三级医疗机构之一接受治疗的儿童。根据出生年份和月份、性别和居住地理区域，将幸存者与安大略省的无癌症一般人口进行了匹配，使用登记人员数据库为每位幸存者确定了所有可能的匹配对照，每个幸存者随机选择了 5 个对照

续表

评估条目	研究设计要点
暴露/干预和结局变量的定义	• 主要结局是全因死亡率,使用经过验证的算法确定次要结局包括非产科住院、活产分娩、卒中、心血管疾病、继发性恶性肿瘤、需要扩音设备的严重听力损失、门诊心理健康就诊、严重精神病发作、家庭护理服务使用和残疾支持 • 暴露因素是根据辐射记录分层定义的。颅脊髓照射(CSI)剂量 ≤ 2 900cGy 被归类为 CSI 低剂量,而剂量 > 2 900cGy 被归类为 CSI 高剂量
对暴露/干预和结局变量的追踪时间	• 诊断时限为 1987—2015 年。数据截止日期为 2020 年 12 月 31 日
覆盖与研究终点相关的变量信息	• 人口统计信息 • 临床诊断 • 癌症治疗 • 死亡日期和原因 • 医疗器械索赔信息 • 与住院相关的诊断代码 • 接受家庭护理的临床信息 • 急诊室相关的诊断代码 • 处方药索赔程序信息 • 诊断代码和费用代码 • 与住院患者心理健康住院相关的诊断代码 • 诊断为充血性心力衰竭的患者信息 • 母亲和新生儿的住院信息 • 糖尿病信息 • 高血压信息 • 癌症系统内的患者层面活动(重点是放射和系统治疗服务以及在肿瘤门诊就诊) • 成人癌症的新发病率
完整性	• 无数据信息的缺失记录
准确性、透明性	• 补充材料中详细记录每个数据库的变量提取、转换、编码、算法和衍生变量的计算方法

四、真实世界临床研究的设计类型

与真实世界数据多样性相对应，RWS 所涵盖的设计类型也具有多样性。根据是否人为给予干预措施，可以分为干预性与观察性研究；干预性研究根据是否采用随机化分组，可以分为随机或非随机干预研究；根据数据采集时间与研究启动时间的时限关系，可以分为前瞻性、回顾性或双向（前瞻回顾性）队列研究；根据研究是否存在对照组又可以分为单臂研究、双臂研究和多臂研究。

1. **横断面研究**　横断面研究的主要特点是在一段特定的时段收集数据，然后通过分析和描述这些数据来评估研究参与者的特征、习惯、行为、现象或倾向。重复横断面研究是横断面研究的一种特殊类型，是指研究人员在不同时间点上从同一目标人群中抽取不同的研究参与者进行动态数据的收集，用于分析人口随时间的总体变化，但不能用于观察个体变化（如队列研究）。

例如，一项重复横断面研究于 2010 年和 2019 年分别开展了全国六大典型城市之间的建筑围护结构潮湿情况调查，对比了前后十年间围护结构的潮湿暴露对儿童呼吸道的健康效应。

2. **病例对照研究**　病例对照研究是根据研究参与者自身是否出现研究人员关心的结局事件进行分组，然后回顾性采集两组研究参与者的既往暴露信息，进而探讨暴露和结局之间关联。在病例对照研究中，匹配和非匹配是指选择对照组时采取的两种不同策略。在匹配的病例对照研究中，每个病例根据一个或多个特征（如年龄、性别、社会经济状况等）被配备一个或多个对照。

由于病例对照研究设计采用回顾性方法收集数据，因此在设计和实施过程中可能存在研究参与者的选择偏倚、暴露信息的回忆偏倚和观察者偏倚、影响结果解释的混杂偏倚等。研究者在设计研究时注意评估并尽量控制这些偏倚，同时在解释结果时需谨慎考虑这些潜在偏倚对研究结论的影响。

同时，随着临床研究的广泛开展以及统计学、分子生物学等其他相关学科的发展，学者针对传统病例对照研究的局限性进行改进，衍生出一系列新的研究设计类型，包括巢式病例对照研究（nested case-control study）、病例队列研究（case-cohort study）等（表 8-2-4）。

3. **队列研究**　队列研究是通过追踪一个特定的人群（队列）并观察他们的暴露和结局的发生情况来收集数据。根据数据收集时间与研究启动时

表 8-2-4　病例对照研究的衍生设计类型

衍生设计类型	定义及设计	优势	局限性	适用性
巢式病例对照研究	• 根据队列确定的时间, 巢式病例对照研究可分为前瞻性和回顾性巢式病例对照研究 • 前瞻性巢式病例对照研究是事先选择一个队列开展研究, 队列人群的暴露因素是已知的, 通过随访观察后将新发生了结局事件 (如确诊疾病, 死亡等) 的病例作为病例组, 按照一定的比例和条件选择队列中未发生结局事件的人群作为对照组, 通过比较两组的暴露情况来评估暴露因素与疾病之间的关联性 • 回顾性巢式病例对照研究是指研究队列在研究开始前的某个时点确定了, 在研究开始时队列中已经发生了结局事件并据此分为病例组和对	• 结合了前瞻性队列研究的优势和病例对照研究的灵活性 • 对照组是从同一个队列中筛选出来的, 可以保证对照组与病例组在其他相关因素上更具有可比性, 减少混杂因素的影响 • 与传统病例对照相比, 前瞻性巢式病例对照研究能计算疾病频率 (如发病率) 等指标, 因果推断的准确性更高	• 回顾性巢式病例对照研究需要根据研究参与者的记忆或记录采集数据, 可能会存在信息偏倚	• 适用于探究疾病发生与特定暴露因素之间的关系

续表

衍生设计类型	定义及设计	优势	局限性	适用性
巢式病例对照研究	照组,回顾性收集病例组和对照组的暴露情况的历史数据,通过比较两组的暴露情况来评估暴露因素与疾病之间的关联性			
病例队列研究	研究者从同一队列中按照一定比例随机抽取一个子集作为对照组,然后通过前瞻性随访追踪后将对照组之外所有发生了某种结局事件的个体纳入病例组,通过对两组资料的统计学比较以探索与疾病发生、预后等结局相关的影响因素	• 在同一队列人群中,同一组对照人群可以重复作为不同病种的病例组的对照组,节省了样本量和研究成本 • 通过病例组和对照组的比较能直接估计风险的比值比(risk ratio, *RR*)	由于对照组也可能会包括一些发生了某种结局事件的病例而影响统计学检验的效能,故对照组需要根据发生的比例而增加人数,以满足病例组的非病例人数与对照组的病例符合一定的比例	适用于探索暴露因素与慢性疾病或发病率相对低(如癌症)的疾病之间关联性的研究
单纯病例研究	以某一患病人群作为研究参与者,追溯每个研究参与者的环境暴露资料,并收集其他的基线资料、环境暴露信息和生物标本,根据基因型的有无划分为类病例组和类对照组,分析基因型与环境暴露情况在疾病发生中的作用	• 避免了选择外部对照组而导致的选择偏倚 • 针对同一人群开展研究,估算亚组或亚型交互作用时精确度更高,需要样本量比病例对照研究要少	不能分析遗传、环境因素的主效应或单独效应	适用于罕见疾病的病因学研究,包括同一疾病中不同亚型表型与环境暴露因素之间的研究

续表

衍生设计类型	定义及设计	优势	局限性	适用性
病例交叉研究	以选择发生某种急性结局事件（如心脑血管疾病、药物不良反应、伤害等）的病例为研究参与者，分别调查结局事件发生时及发生前的暴露情况及程度，以判断暴露危险因素与结局事件有无关联及关联程度	采用自身对照的设计，与传统的病例对照研究相比，避免了外部对照的选择偏倚及节省样本量	需要收集结局事件发生前的暴露信息，可能会出现回忆偏倚。如暴露因素随时间发生动态变化则可能导致信息偏倚	适用于对急性结局事件的病因学研究
病例-时间-对照研究	选择一组已经患病的个体作为病例组，对于每个病例在其患病之前的时间段内，选择一个或多个可比较的时间点作为对照，对照时间点可以是同一个体在不同时间点的暴露状态，也可以是不同时间的但类似病例在相同时间点的暴露状态，研究者通过比较病例组和对照点的暴露历史数据的差异，以评估暴露因素与疾病之间的关联性	除了评估暴露因素与疾病之间的关联，该设计还考虑了时间的因素，从而更好地控制时间相关的混杂因素（如季节性变化、趋势性变化等）和呈现暴露与疾病之间的时间序列关系，提供更准确的因果推断结果	与传统的病例对照研究相比，该研究设计对时间要点和数据收集的要求更高，如需要确定一个或多个适当的对照点和控制与时间相关的混杂因素，以获取到历史暴露数据 由于该设计基于特定病例的自身暴露状态进行比较，因此结论的外推性比较差	适用于短期暴露和急性疾病的关联研究，如传染病、急性中毒、心脑血管事件等

间的时限关系,队列研究可分为前瞻性队列研究、回顾性队列研究和双向性
(前瞻回顾性)队列研究类型。

前瞻性队列研究与回顾性队列研究的主要区别在于数据收集的时间顺
序。前者是在研究开始之后收集数据,通过前瞻性随访观察研究参与者的
暴露和结局事件的发生情况;后者是在研究开始之前已经发生了暴露和结
局事件,回顾性进行数据收集。而双向性队列研究是一种特殊类型的队列
研究设计,它结合前瞻性和回顾性研究的优势,既可以前瞻性观察和记录暴
露和结局事件的变化,也能回顾性地获取过去的暴露和结局信息,但是也可
能存在研究参与者的回忆偏倚,以及数据收集延迟等问题。

北京大学人民医院胸外科于 2020 年开展了一项单中心双向队列研究。
其中,回顾性队列纳入了 2017 年 1 月—2019 年 12 月 387 例接受肺叶切除
术的患者,前瞻性队列纳入了 2020 年 8 月—2021 年 7 月 439 例接受肺叶
切除术的患者,通过收集两个队列的临床基线资料及围手术期临床资料,探
讨肺叶切除术后新发房颤(POAF)的发病情况及与之相关的危险因素。

4. 实用性临床试验 也称实效性临床试验(pragmatic clinical trial,
PCT),是一种评估医疗干预措施在真实世界中的效果、安全性和可行性的
研究方法。它旨在填补传统随机对照试验和实际临床实践之间的差距,关
注在日常临床实践下评估治疗策略的效果。

实用性随机对照试验(pragmatic randomized controlled trial,PRCT)是
最常见的 PCT 类型,与传统随机对照试验相比,它具有以下明显特征:①研
究场景贴近真实医疗环境,将研究过程中其他非控制变量也纳入到研究观
察;②研究参与者的纳入标准较宽泛、排除标准较少,允许不同研究参与者
之间存在临床异质性;③干预措施更加接近临床实践,以反映常规治疗条
件;④倾向于测量对患者和决策者更有意义的结果,如整体健康状况、生活
质量和资源利用情况;⑤采用更为灵活且低成本的随访策略,减少受试者
的负担,例如应用电话、电子记录或实际观察等多种方式相结合来收集随访
信息。

基于注册登记的随机对照试验(registry-based randomized controlled
trials,RRCT)是利用特殊的数据库平台来记录和跟踪具有特定条件的患者
群体,以收集安全性、效果和治疗模式的长期数据。其本质是以登记注册研
究为基础的 PRCT,因此在具体实施前应重视所依托的登记注册平台的质

量。例如，一项关于高蛋白质剂量对高营养风险危重患者影响的国际、多中心、实用性、基于注册的随机试验所开发的高质量登记注册平台。该研究遵照前瞻性随机对照试验的设计流程，在 16 个国家的 85 个重症监护病房（ICU）招募了 1 329 例接受机械通气的高营养风险的患者，研究团队开发了一套基于网络的随机化和研究电子数据采集系统（REDCap）平台，该平台可以协助各研究中心在线完成患者入排标准的确认、随机分组、验证数据、跟踪数据的审核、操纵和导出程序，集成与外部来源的数据等操作。

整群随机试验（cluster randomised trials，CRT）以具有某些共同特征的个体构成的群（如家庭、社区等）为研究参与者，采用随机分组的方法将整个群分配到不同干预组，通过比较不同群组的效果差异，评估特定干预措施的效果。

平行整群随机试验（parallel group cluster randomised controlled trial）是指对群组进行随机分组后，不同的群组在同一时间内分别接受不同的干预措施直至研究结束的设计类型。这种设计易于组织实施，但是抽样误差较大，群组间的可比性较差，适用于针对整体人群的干预措施，如公共卫生政策、社会管理模式等研究。

阶梯整群随机试验（stepped wedge cluster randomized trials）是一种类似"交叉设计"的 CRT。该设计包括一个初始阶段，在此阶段没有任何群组接受干预。随后，在固定的时间间隔或步骤内，一个群组（或一组群组）被随机分配从对照组交叉到评估中的干预组。该交叉过程一直持续进行，直至研究结束时，将在某一段时间内所有群组都接受了干预措施。阶梯整群随机试验与平行整群随机试验的主要区别为每个群组都会依次接受干预，即每个群组都从对照组逐渐交叉到干预组。因此，这种设计不仅可以评估干预效果，还可以评估干预时间对干预效果的影响，但是它涉及不同群组在不同时间点的随机抽取以及干预措施的交叉处理，研究设计比传统的随机试验更为复杂，研究者需要全面考虑与干预措施、干预时间相关的潜在混杂因素的控制。它适用于公共卫生、卫生经济学、教育等研究。

实用性临床试验提高了招募研究参与者的效率，增加了试验结果的外推性，采用随机分配的方法降低了可能存在的混杂因素的影响。同时，由于研究参与者广泛、干预治疗受限制少和操作规程未能做到标准化，很难控制混杂偏倚，因此产生无效结果的可能性也有所增加。

5. **单臂研究**　单臂研究只设立研究组，不设立平行对照组，但不是没有对照,一般采用外部对照,如基于疾病自然史队列数据或其他外部数据的历史对照或平行对照,或者目标值对照。相比于随机对照试验,单臂研究的设计更简单和灵活,可用于:①研究具有特殊性的疾病或患者,如罕见疾病、难治性疾病或新发疾病;②尚无有效的治疗方法或指南/共识中无"金标准";③全新的治疗方法,如靶向治疗、基因治疗等;④难以招募患者、时间或费用成本较高的研究;⑤早期探索性试验,如新上市的药物;⑥某些药物上市后的研究,如新的适应证研究等。

根据是否施加干预措施,可分为单臂试验和单臂观察性研究。由于只能与外部数据进行比较,如果采用外部的历史数据进行比较是很难区分不同期的研究数据间的混杂影响,对研究结果不易作出评价。在以患者为中心的临床研究设计中,采用同期的 RWS 队列作为平行对照,可以提高对照组的代表性和外部有效性。例如,2023 年 7 月,广东省人民医院、广东省肺癌研究所在 *Nature Medicine* 发表一项"吡咯替尼治疗晚期一线 *HER2* 突变阳性非小细胞肺癌:以患者为中心的II期临床试验",该研究创新性提出了一种针对罕见基因变异受试者的全新临床试验模式:在 3 个不同的队列人群中同期观察了研究治疗或常规治疗的效果和安全性,其中 28 例符合临床试验的严格入组标准的患者进入"严格入排队列"接受研究治疗;12 例携带罕见靶点但不符合入组标准(乙肝抗原阳性、某些实验室检查轻度异常、身体状况较差、基因检测结果超时等)的患者进入"同情用药队列"接受研究治疗;8 例携带罕见靶点但由于各种原因不愿意接受研究治疗的患者进入"真实世界队列",接受临床常规治疗。该研究设计接近临床实践的真实场景,最大程度上涵盖罕见基因变异受试者,全面地评估研究药物在同一个靶点上的效果。

第三节　真实世界临床研究中常见问题

一、RWS 是否需要进行伦理审查

虽然 RWS 强调的是在真实医疗场景中开展科学研究,但是研究过程中涉及研究参与者的人口学数据、临床诊疗信息、干预措施的实施或生物样本数据的采集。因此,为了保护研究参与者的权益和确保研究人员遵守伦理原则和临床研究的操作规范,RWS 也需接受伦理审查,通常包括:①知情同意;②隐私保护;③风险评估和管理;④数据的使用与共享、保密性和安全性

的评估；⑤研究结果的报告与发布。

对于前瞻性设计的 RWS，可以考虑采用如下方式获取知情同意：传统的书面知情同意、口头知情同意（如研究参与者为文盲或盲人，但需要保留对该过程进行记录和第三方证明的材料）、电话或电子知情同意（如在疫苗接种、临床病案系统等领域）、针对特殊人群的简化知情同意（如对儿童采用语言和图形的知情同意并获取监护人员同意）等。对于基于数据分析的回顾性设计的 RWS，可以申请豁免知情同意。根据《信息安全技术　健康医疗数据安全指南》(GB/T 39725—2020)的有关规定：当生物样本使用符合特定条件时，如之前已经签署了泛知情同意、研究不超出泛知情同意范围，或使用已经去标识化或匿名化的医疗大数据和/或生物样本进行公益性研究，可以豁免知情同意。然而，若回顾性研究需要进行随访或能接触到研究参与者，或对已去标识化的个人健康数据和生物材料进行超出原有处理目的的回顾性研究时，应重新征得研究参与者的特定研究知情同意，可采用电话或口头等方式，并做好相应记录。因此，导读案例三中所开展的前瞻性真实世界研究也需接受伦理审查和获取患儿及其监护人的知情同意。

二、RWS 是否需要进行样本量的估算

对于前瞻性队列研究或实用性临床试验，样本量的估算方法及参数的估计值设置与传统随机对照试验是类似的。对于确证性研究，需要根据研究设计类型（差异性、优效性、非劣效性设计等）、效应值、检验效能、其他相关研究参数（如匹配的比例、涉及生存时间终点的入组和随访时间等）来估算样本量，而对于预探索性临床研究，可以基于研究可行性或其他原因说明样本量确定的依据，而不进行样本量的统计学估算。

对于利用现有医疗记录或数据库开展的回顾性研究，也可以不进行样本量的统计学估算，但建议根据给定统计学检验水准（如 $P=0.05$）和既定的样本量(N)、研究可能产生的几组效应值来计算该数据所能提供的检验效能(power)。一般认为检验效能达到 80% 时可以说明既定样本量是合理的。

三、单纯的回顾性数据分析属于 RWS 吗

临床医生在常规临床实践工作中记录、积累了大量的诊疗数据。若不是基于预设的研究问题或研究目标，只是单纯将这些数据进行回顾性收集和分析并不能被视为 RWS。因为缺乏了对研究问题的确定，无法对研究参与者的代表性、研究流程的严谨性、研究数据的质量、混杂因素与研究因素

的评估等方面进行系统的考量和解释,也难以保证研究结论的可靠性和外推性。这些回顾性数据分析可以为 RWS 提供重要的支撑和初步证据,但它并不等同于 RWS。因此,本文开篇提及的案例一所开展的回顾性数据分析并不能称为 RWS。

四、RWS 中如何处理缺失数据的问题

数据缺失涉及多种原因,如患者未按时完成常规访视、标本储存仪器故障导致无法检测样本信息、患者失访等。《真实世界研究指南(2018 版)》指出:基于现有数据的缺失值,在能够溯源的情况下,则尽可能补全相应缺失数据;对于无法溯源的情况,则展开探索性分析,明确缺失值在各个研究因素中的分布情况,判断其分布是否随机,如有偏倚,则需考虑后期分层分析。而基于前瞻性数据的缺失值,研究者需要在研究开始时针对缺失数据制定计划,尽可能防止数据缺失,同时为处理重要变量的缺失数据制定计划。美国食品药品监督管理局(Food and Drug Administration,FDA)于 2021 年 5 月颁布的《临床试验中的估计目标与敏感性分析(ICH E9 指导原则增补文件)》提出的估计目标框架下,对于缺失数据的处理应基于临床上的合理假设,并在可能的情况下以估计目标描述中采用的策略为指导。采取的方法可能基于个体受试者和与其相似受试者所观测到的协变量和基线后采集的数据。识别相似受试者的标准可能包括是否发生伴发事件(治疗开始后发生的事件,可影响与临床问题相关的观测结果的解释或存在)。例如,对于终止治疗但未收集更多数据的受试者,可使用终止治疗但继续收集数据的其他受试者的数据来建模。

五、如何识别和控制 RWS 的偏倚

RWS 中常见的偏倚类型包括选择偏倚、信息偏倚和混杂偏倚。在研究设计和实施中,需要识别和判断可能存在的混杂因素与偏倚类型,综合运用一些控制方法以提高研究结果的有效性和可靠性,如随机化、匹配、分层分析、工具变量法等。具体介绍请参见第十三章。

导读案例二采用双向性设计,研究参与者包括回顾性和前瞻性入组人群,采用无疾病进展生存期(PFS)作为疗效指标,而该指标根据患者定期返院复查时间及结果进行判定,回顾性入组患者因各自随访间隔时间不同会直接导致估算 PFS 的时间长度不同,出现生存随访时间偏倚。因此,需要选择更具有客观性指标(如总生存期,OS)或者选择前瞻性设计来控制偏倚、

保证数据准确性和可靠性。

在过去几十年里,RWS 得到了广泛的发展和应用。得益于技术进步和数据可获得性的提升,RWS 成为在临床真实场景中评估干预措施、药物疗效和社会政策的重要方法之一。展望未来,随着大数据和人工智能技术的飞速发展,研究者将有能力更高效地整合各类数据(如电子健康记录、社交媒体数据等)以开展 RWS。然而,如何有效治理和管理 RWS 的数据质量,以及如何更好地处理数据的适用性问题,仍是当前亟待深入研究和完善的领域。通过解决这些问题,有望进一步提高 RWS 研究结果的真实性和可靠性。

(严红虹　吴一龙)

练习题

某课题组计划开展一项针对晚期非小细胞肺癌(non-small cell lung cancer,NSCLC)患者的生物标志物检测、治疗现状的真实世界研究,旨在调查晚期 NSCLC 在一线治疗前进行生物标志物检测以及接受抗肿瘤治疗的实际情况。该课题组回顾性采集 2018—2023 年在全国 20 家医院就诊的 3 000 例患者的诊疗信息。结局指标为一线治疗前接受生物标志物检测的比例。

1. 本研究可以采用的设计类型是?
   A. 前瞻性队列研究　　　　B. 横断面研究
   C. 病例对照研究　　　　　D. 随机对照试验
2. 本研究的数据来源不包括?
   A. 医院病历系统　　　　　B. 医保支付系统
   C. 病理信息系统　　　　　D. 医学检验系统
3. 本研究不涉及的研究步骤是?
   A. 研究方案的设计及确定
   B. 伦理学审查
   C. 随机分组方法及操作实现
   D. 调查问卷的数据登记

4. 研究者计划开展生物标志物检测及相关治疗的生存获益分析,如根据生物标志物检测结果分为驱动基因阳性和阴性组,比较两组的长期生存情况。可以考虑选择的次要终点指标是?

    A. 分别接受了一线、二线、三线抗肿瘤治疗的比例

    B. 客观缓解率 ORR(根据患者定期的影像学检查结果判定)

    C. 无进展生存期 PFS(根据患者定期的影像学检查结果及随访判定)

    D. 总生存期 OS(根据患者生存随访判定)

5. 研究者在采集 2018—2023 年间患者的基因检测、治疗和生存情况的数据过程中需要识别的偏倚不包括?

    A. 入院率偏倚   B. 信息偏倚

    C. 错分偏倚   D. 调查者偏倚

参考文献

1. ZHONG W Z, WANG Q, MAO W M, et al. Gefitinib versus vinorelbine plus cisplatin as adjuvant treatment for stage II~IIIA(N$_1$-N$_2$) EGFR-mutant NSCLC: final overall survival analysis of CTONG1104 phase III Trial[J]. J Clin Oncol, 2021, 39(7): 713-722.

2. LIU S Y, BAO H, WANG Q, et al. Genomic signatures define three subtypes of EGFR-mutant stage II~III non-small-cell lung cancer with distinct adjuvant therapy outcomes[J]. Nat Commun, 2021, 12(1): 6450.

3. COLTIN H, PEQUENO P, LIU N, et al. The burden of surviving childhood medulloblastoma: a population-based, matched cohort study in Ontario, Canada[J]. J Clin Oncol, 2023, 41(13): 2372-2381.

4. YU W, ZHANG Y, LI B, et al. Increased risk of respiratory and allergic diseases in preschoolers from building envelope dampness exposure: repeated cross-sectional surveys in multicity China[J]. Building and Environment, 2023, 241: 110433.

5. 龚达, 李晓, 王少东, 等. 解剖性肺段切除术后心房颤动相关危险因素分析: 单中心双向队列研究[J]. 心肺血管病杂志, 2022, 41(8): 903-908.

6. HEYLAND D K, PATEL J, COMPHER C, et al. The effect of higher protein dosing in critically ill patients with high nutritional risk(EFFORT Protein): an international, multicentre, pragmatic, registry-based randomised trial[J]. Lancet, 2023, 401(10376): 568-576.

7. LIU S M, TU H Y, WEI X W, et al. First-line pyrotinib in advanced HER2-mutant non-small-cell lung cancer: a patient-centric phase 2 trial[J]. Nat Med, 2023, 29(8): 2079-2086.

第九章

精准临床研究

● 导读 ●

案例一：在心脑血管疾病中，血小板活化参与了疾病的整个过程。虽然已有研究发现在卒中发病早期给予患者抗血小板治疗，能够减少患者复发率和死亡率，但仍然没有降至理想水平。某研究团队证实了阿司匹林叠加氯吡格雷的短程双通道双效应联合治疗方案，可以降低患者3个月的复发率，同时不增加患者出血风险。此后，团队通过进一步研究发现，在氯吡格雷代谢基因（*CYP2C19*）基因型正常的人群，应用联合抗血小板治疗可使复发风险降至6.7%（相对降低49%），而该基因型变异的人群则不获益（变异人群比例高达58.8%）；随后，团队针对携带氯吡格雷代谢基因（*CYP2C19*）功能缺失患者，研发"绕行"基因的替格瑞洛替代治疗方案，开展临床试验。结果提示该方案可使血小板功能抑制程度显著增加60%，预防复发更有优势。

案例二：NCI-MATCH（Molecular Analysis for Therapy Choice）Trial 是一项由美国国家癌症研究所（NCI）发起的大型临床试验，目的是为不同类型癌症的患者提供基于其肿瘤分子特征的个性化治疗。与传统的治疗模式不同，该试验不再以肿瘤的原发部位为主要分类依据，而是聚焦于肿瘤的特定基因突变或分子异常。NCI-MATCH 通过高通量基因测序技术，筛查了超过100种基因突变，并根据检测结果将患者分配到相应的治疗亚组，每个亚组对应一种或几种靶向药物。无论患者的肿瘤来源于何处，只要其肿瘤具备特定的分子特征，就可以参与相应的治疗。

案例三：Lung-MAP（Lung Master Protocol）Trial 是一项针对非小细胞肺癌（NSCLC）患者的临床试验，旨在通过基因组分析为晚期或转移性NSCLC 患者开发个性化治疗方案。该试验采用高通量基因测序技术，利用患者肿瘤的特定基因突变或生物标志物,比如 *PIK3CA* 突变、*EGFR* 突变、*MET* 扩增等,将患者进行分类,并分配到对应的治疗方案中,评估多种靶向治疗和免疫治疗方案的效果。

请读者思考上述案例中各采取了什么试验设计?

精准临床研究(precision clinical research)正逐步改变我们对于疾病治疗和预防的理解,它依赖于深入的个体健康数据分析,从而提供个性化的医疗解决方案。这种研究不仅针对已经出现的疾病,还着眼于疾病的预防和早期干预。

第一节　精准医学与精准临床研究概述

一、精准医学

21 世纪初,随着生物技术的进步,包括高通量测序技术在内的新工具使得大规模基因组分析成为可能。这一时期,精准医学作为一个概念开始形成,强调根据个体的遗传信息定制医疗方案。2000 年,人类基因组计划(Human Genome Project)宣布初步完成了人类基因组的草图,成为精准医学发展的一个里程碑,为揭示疾病的遗传基础提供了宝贵的信息。2011年,美国国立卫生研究院(NIH)启动了百万退伍军人计划(Million Veteran Program),旨在通过收集大量的遗传信息,研究如何将这些信息应用于改善健康和治疗疾病。2015 年,美国时任总统奥巴马在国情咨文中提出了精准医学计划(Precision Medicine Initiative),计划投资 2 亿美元推动精准医学的研究和应用。随后,全球范围内多个国家和地区也开始推动精准医学的发展,包括建立生物样本库、发展生物信息学工具,以及在临床实践中应用遗传信息来指导治疗。

精准医学(precision medicine)是一种以个体差异为基础的医疗模式,旨在根据个人的遗传信息、环境因素和生活方式等特点,定制化地预防、诊断和治疗疾病。与传统的"一刀切"医疗模式不同,精准医学希望更精确地理解健康和疾病的机制,以及不同治疗手段对不同个体的具体影响,从而提供更为个性化的医疗解决方案。精准医疗的概念核心在于:①个性化治疗:根据个体的遗传资料和其他相关信息,为每位患者量身定做治疗方案,以期达到最佳治疗效果和最小副作用;②预防为主:通过分析遗传信息和生活习惯,识别个体对某些疾病的易感性,从而提前采取预防措施,降低疾病发生的风险;③早期诊断:利用高通量测序技术等手段,对遗传信息进行分析,实现疾病的早期诊断,提高治疗的有效性。

精准医学涉及多种技术和学科,包括基因组学、蛋白质组学、代谢组学、生物信息学等,通过这些技术收集和分析个体健康数据,为每个人提供最适合的医疗方案。这种方法不仅能提高治疗效率,还有助于控制医疗成本,为医疗系统的可持续发展提供支持。近年来,精准医学在肿瘤学领域取得了显著进展,包括合理药物设计、研究设计创新及新生物标志物的应用。比如,*KRASG12C* 突变在非小细胞肺癌(NSCLC)中的靶向治疗获得美国 FDA 加速批准,展示了精准医学在识别和靶向特定癌症分子机制方面的巨大潜力。此外,基于 OncoKB 数据库,2022 年有多项基于特定生物标志物选择的治疗获得美国 FDA 批准或指南推荐,进一步推动了精准医学在肿瘤治疗中的应用。

二、精准临床研究

精准临床研究是一种医学研究方法,旨在根据精准医学原则,基于个体的遗传、生物学、影像、环境和生活方式等多方面因素,更准确地确定疾病的病因、诊断、治疗和预后,提供定制的方案设计,开展临床试验。

1. 个体化研究设计   精准临床研究将个体患者的特征纳入试验设计和执行中,以确保每个研究参与者的特定情况得到充分考虑。

2. 遗传、分子和影像学分析   在观察性研究中对研究参与者进行基因组学、分子生物学或影像学技术等检测,以识别与疾病相关的遗传变异或生物标志物。

3. 生物信息学和大数据   可利用大规模的生物医学数据、数据分析和数据挖掘技术,识别与疾病相关的特征。

4. 精准临床试验   根据研究参与者的遗传、代谢、其他生物学特征或大数据分析获得的特征,研究者选择相同或不同特征的患者,制订定制的治疗方案,包括药物选择、剂量或治疗时机等,开展临床试验。

5. 精准预防医学(precision preventive medicine)   旨在通过对个体的遗传信息、生物标志物、生理数据、环境暴露和生活方式等因素的详细分析,来预防疾病的发生和发展,以帮助医疗决策和临床实践。

　　精准临床研究的发展离不开各项科学技术的进步。多组学分析让我们能够全面理解疾病的生物学基础；单细胞测序技术揭示了疾病中的细胞异质性，为发现新的治疗靶点提供了可能；影像组学通过高级影像分析技术，结合临床影像和基因信息，进一步优化了疾病的诊断和治疗策略；而电子健康记录（EHR）的利用则为研究提供了丰富的真实世界数据，加速了临床研究的进程。这些技术的结合和发展，极大推动了定制的治疗方案的生成，使精准医学研究更加高效和精确。

　　美国精准医学倡议（Precision Medicine Initiative，PMI）由美国国立卫生研究院（NIH）和多家研究中心共同参与，旨在了解个人的遗传、环境和生活方式如何帮助确定预防或治疗疾病的最佳方法。PMI 的长期目标是将精准医学带入所有健康和医疗保健领域。为此，NIH 启动了一个研究项目，称为"All of Us Research Program（我们所有人研究计划）"，涉及至少 100 万名来自美国各地的志愿者。研究参与者提供遗传数据、生物样本和其他健康信息，研究人员可以使用这些数据研究大范围的疾病，目标是更好地预测疾病风险，理解疾病如何发生，并找到改进的诊断和治疗策略。

三、精准临床研究的特点

　　1. **目标人群精准化**　精准临床研究要求目标人群精准化，比如能够识别具有特定分子标志物（molecular signatures）的患者群体。这种方法的设计前提是通过大规模的纵向队列研究，深入细致地分析，如基因组学、表型学和环境数据的整合，实现对疾病的精确预防、诊断和治疗。从分子标志物的角度看，精准临床研究强调利用目标人群的组学信息来引导治疗和干预策略。通过解构疾病的分子机制，精准临床研究旨在重新构建疾病分类，超越传统基于症状和体征的分类方法。这种方法促进了对疾病的更深入理解，从而开发更有效的治疗方法和预防措施。

　　2. **干预措施定制化**　精准临床研究的核心在于根据不同群体的遗传背景、生理和病理状况来设计干预措施，更注重于患者的个体差异，而不是传统的"一刀切"方法。精细化干预措施依赖于大数据分析，包括遗传数据、生物标志物、电子健康记录和实时监测数据，有助于提供定制化的治疗方案。这种研究方法需要生物信息学、医学、统计学、计算机科学等多个学科的紧密协作，以便于从不同角度理解和解决问题。精细化干预措施高度依赖于先进的技术，如下一代测序技术、大数据分析技术等，这些技术使得精准医疗变得可能。

在试验设计之初,需要准确定义研究的目标人群,这包括患者的遗传背景、疾病阶段、以往治疗反应等信息。基于目标人群的特征,设计定制化的治疗方案。这可能包括药物治疗、生活方式的调整、心理支持等多方面的干预。研究设计应允许根据中间结果对干预措施进行调整,以适应个体反应的差异性。在干预措施中使用生物标志物来监测治疗效果和调整治疗方案,以确保治疗的个性化和精细化。

3. **研究终点精细化**　精准临床研究旨在通过深入理解目标疾病的生物学基础和利用先进的生物标志物、成像技术以及分子和细胞层面的结果测量,来实现对治疗效果的精细化评估。这种方法不仅提高了临床试验的效率和效果,而且有助于为患者提供更个性化的治疗方案。第一,精准临床试验依赖于对目标疾病生物学的深入理解,包括疾病的遗传背景、病理过程,以及疾病进展的生物标志物,这种深入理解有助于识别新的干预目标和治疗策略。第二,通过采用高精度的成像技术和临床评估方法,精准临床试验可以更准确地监测疾病进展和治疗效果,这包括使用先进的 MRI 技术、PET 扫描以及数字化临床评估工具。第三,精准临床试验还涉及在分子和细胞层面上对治疗效果的评估,这可能包括测量蛋白质活性的变化以及其他分子标志物的变化。

第二节　精准临床试验设计

一、精准临床试验类型

精准临床试验与传统临床试验(RCT)的设计相似,只是前者选择具有某种特征(如特定基因)的患者人群开展单臂试验或 RCT;后者对未进行特征选择的人群开展试验,是一种试错(trial and error)研究,成本-效益比较低。传统 RCT(图 9-2-1)仍是药物开发的"金标准",但是其缺点是假设目标人群是同质的,未能考虑疾病的异质性和治疗失败的机制。此外,严格的纳入标准导

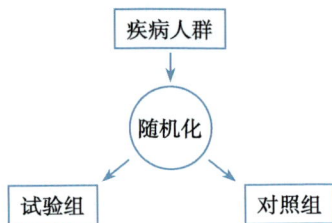

图 9-2-1　传统临床试验设计

致研究人群与现实生活中的患者不一致，影响结果的普适性。传统 RCT 还需要大量患者，成本高且失败风险大。

近年来，随着精准医学的不断发展，越来越多的创新药物研发开始针对疾病的分子作用和特定靶点，以生物标志物为导向的 RCT，即探究与药物疗效或安全性相关的生物标志物，生物标志物探索 RCT、生物标志物策略 RCT、生物标志物分层 RCT 和生物标志物富集 RCT 代表了向精准医学过渡的重要步骤，通过更好地识别和分层患者，提高了治疗效果和临床试验的效率（图 9-2-2）。①生物标志物探索（biomarker-discovery）RCT：通常基于已有的 RCT 研究，进行新的生物标志物测试，通过比较各治疗组内生物标志物阳性与阴性间的疗效，探索该生物标志物的价值。受试者招募和治疗分组不受生物标志物测试结果影响。②生物标志物策略（biomarker-strategy）RCT：这种试验设计首先将研究参与者随机分配到接受生物标志物测试或常规测试的组，评估相于常规测试，接受生物标志物测试是否有更好的治疗效果。所有接受常规测试者随机分为试验组和对照组，生物标志物测试阳性者接受试验治疗，阴性者接受对照治疗，评估各组之间的反应率。③生物标志物分层（biomarker-stratification）RCT：旨在确定试验性治疗在生物标志物阳性亚组是否更有效，且在生物标志物阴性个体中是否无效。个体按生物标志物阳性和阴性分层，然后随机分配到试验组或对照组；这种分层确保治疗组中生物标志物阳性和阴性个体的平衡。案例一中针对氯吡格雷代谢基因（*CYP2C19*）基因型正常和异常人群，分别开展的联合抗血小板治疗研究即为生物标志物分层试验设计。④生物标志物富集（biomarker-enrichment）RCT：目的是比较特定生物标志物定义的亚组中试验性治疗与标准治疗的效果，仅随机分配生物标志物阳性个体，生物标志物阴性个体接受标准治疗，并提供对照数据。案例一中后续"绕行"基因的替格瑞洛替代治疗研究即为生物标志物富集试验设计。

在肿瘤领域，研究者可以依据肿瘤的基因突变特征，选择针对特定生物标志物的治疗方案。然而，传统的试验设计无法充分应对遗传变异的多样性，因此出现了主方案设计（master protocol）这一新型试验方法。在这一框架下，可以联合评估多种试验药物或疗法对多种肿瘤或疾病的效果，从而形成一个整体性的试验方案，避免了每次试验都需要重新制定方案的困扰。通过制定统一的程序标准化，包括实验室、患者招募与筛选、数据收集、

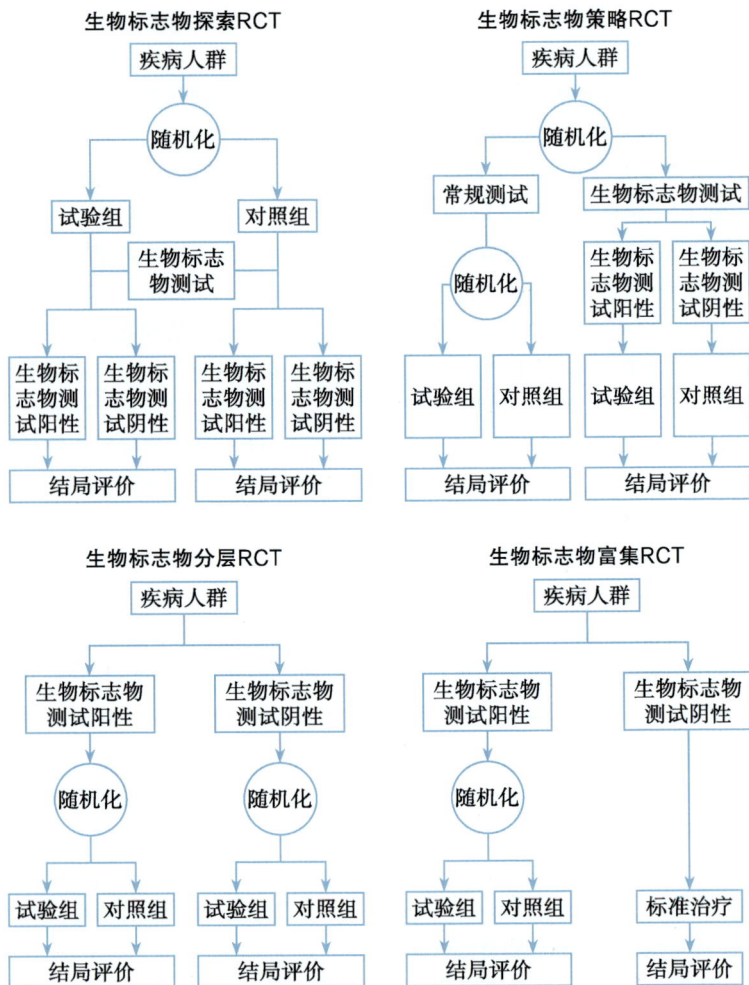

图 9-2-2　以生物标志物为导向的临床试验设计

分析和管理的标准化,主方案设计能够提高临床试验的效率,并建立临床试验的标准。在这一框架下,根据具体试验目标的不同,又可细分为篮式试验(basket trial)、伞式试验(umbrella trial)和平台试验(platform trial)(表 9-2-1)。

表 9-2-1　精准临床研究设计类型

设计类型	描述
篮式试验 （basket trial）	不同疾病具有共同的特征、靶点或生物标志物；针对这种特定特征、靶点或生物标志物使用单一的治疗方案，选择多种疾病开展临床试验
伞式试验 （umbrella trial）	同一疾病具有不同的特征、靶点或生物标志物；针对患者的特定特征、靶点或生物标志物对患者进行分型，在不同亚型中使用不同靶向干预措施开展临床试验
平台试验 （platform trial）	在单一疾病但具有不同靶点背景下以连续和动态的方式研究多种靶向治疗方案，通过动态评估，调整药物何时进入或退出试验平台

"主方案"：可涉及对多种疾病或单一疾病的一种或多种干预，每种干预针对特定的生物标志物定义的人群或疾病亚型。包括以下三种类型。

1. 篮式试验　针对多种疾病但有同一生物标志物的患者，研究单一的治疗方案；在篮式试验中，靶点明确的干预措施（如药物）是一个"篮子"，将带有相同靶点（如基因突变）的不同疾病放进一个篮子进行研究。通过筛选带有同一靶点的不同疾病，使用一种特定靶向药物对靶点阳性的参与者进行试验，从而验证某一个特定的靶向药物是否对带有特定靶点的不同疾病患者有效（图 9-2-3）。

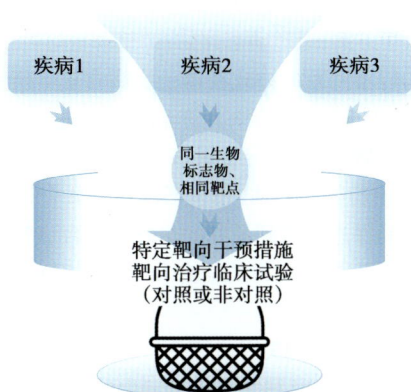

图 9-2-3　篮式试验设计

2. 伞式试验   作为对篮式试验的补充,伞式试验针对单一疾病但分子变化不同的患者,研究多种治疗方案的效果;在伞式试验中,不同靶点(或生物标志物)改变而致的同一疾病如同撑起一把大伞,把具有不同靶点的某一种疾病拢聚在同一把雨伞之下,将不同的靶点检测在同一时间里完成,然后根据不同的靶点分配不同的精准靶向药物,又称"分子分配研究(molecular allocation studies)"(图 9-2-4)。

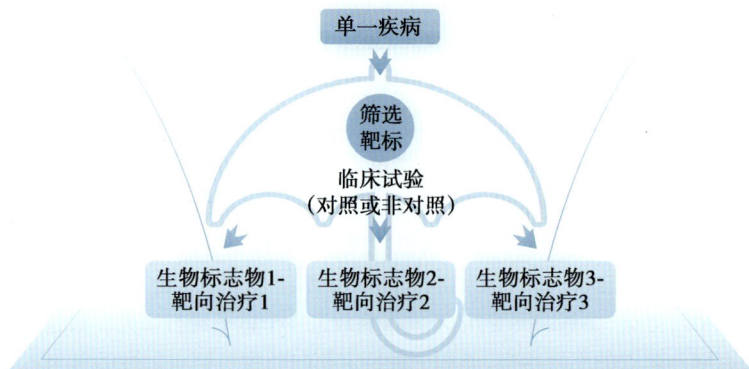

图 9-2-4   伞式试验设计

3. 平台试验   在单一疾病但具有不同靶点背景下以连续和动态的方式研究多种靶向治疗方案,通过动态评估,调整药物何时进入或退出试验平台;在平台试验中,以不间断的方式在单一疾病背景下研究多种靶向治疗,根据决策算法(通常为贝叶斯决策),允许治疗药物进入或离开平台,通过对多种治疗措施的比较研究,旨在寻找对该类疾病最好的治疗策略。在研究过程中不仅是对初始药物的评估,还包括药物的联合应用,量化不同亚组间的疗效差异以及确保患者得到最好的治疗。平台试验历时较长,并允许在试验过程中根据前期试验获得的信息和累计数据对关键因素进行修改(图 9-2-5)。

二、开展精准临床研究的关键步骤

案例二中的 NCI-MATCH 研究和案例三中的 Lung-MAP 研究是两项重要的精准临床试验,它们分别采用篮式试验和伞式试验设计,为个性化治疗

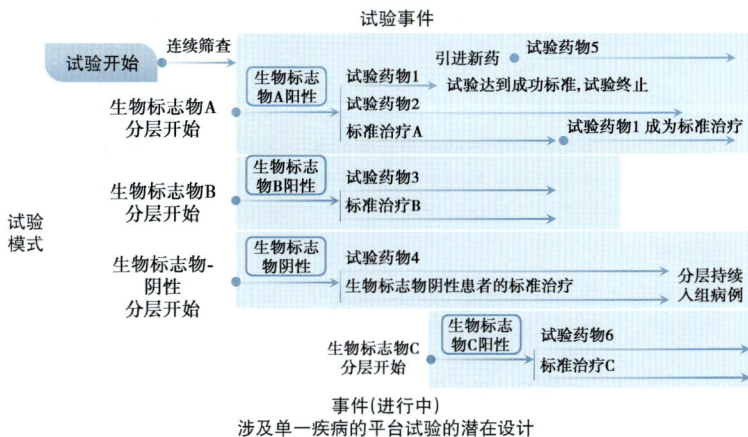

图 9-2-5 平台试验设计

探索提供了丰富的经验(表 9-2-2)。通过这两项试验,我们可以总结一下开展精准临床研究的一些关键步骤。

1. 患者筛选和生物标志物分析 精准临床研究的第一步是患者的筛选和生物标志物分析。这包括收集患者的生物样本,并利用高通量测序技术对样本进行详细的基因分析,寻找合适的生物标志物。NCI-MATCH 通过筛查患者的肿瘤样本以检测特定的基因突变或分子特征,而 Lung-MAP 则根据患者肺癌中的基因突变或生物标志物将患者分为不同的亚组。通过识别与特定癌症相关的分子特征,确定可能受益于特定治疗的患者。

2. 亚组分类和治疗分配 基于生物标志物分析的结果,将患者分配到合适的治疗亚组是精准临床研究的核心。NCI-MATCH 根据特定的基因突变将不同肿瘤患者分配到同一靶向治疗组,而 Lung-MAP 则根据不同生物标志物将肺癌患者分为多个亚组。通过这种方式,试验能够针对特定的分子特征进行个性化治疗,从而提高治疗的有效性。

3. 多重治疗方案的测试 伞式试验和平台试验通常会在同一试验框架下测试多种治疗方案。如 Lung-MAP 在统一的伞式设计下评估不同疗法对肺癌不同亚型的疗效。这个步骤不仅加快了临床试验的进展,还允许对多种治疗方案进行并行评估,通过确定不同分子特征与治疗反应之间的关联,为未来的治疗决策提供依据。

表 9-2-2 NCI-MATCH 研究和 Lung-MAP 研究的关键步骤

项目	NCI-MATCH 研究	Lung-MAP 研究
设计类型	篮式设计	伞式设计
主要目标	为不同肿瘤类型的患者根据其肿瘤的特定基因突变或分子特征提供个性化治疗	利用基因组信息来指导治疗决策,以提高晚期非小细胞肺癌患者的治疗效果
关键步骤		
生物标志物导向	使用高通量测序技术,检测可能驱动癌症发展的基因突变或其他分子异常。筛查了超过100 种基因突变和分子特征	通过使用高通量基因测序技术,识别患者肿瘤中的关键基因突变或生物标志物,从而指导最合适的治疗方案
多种亚组	选择具有同一基因突变或分子突变的患者开展一个篮式试验;按分子特征的不同开展了多个篮式试验,评估特定靶向药物对特定分子特征肿瘤的效果。患者可以在任何一个阶段进入试验,只要符合特定的肿瘤基因特征	试验包含多个亚组,每个亚组根据特定的基因突变或生物标志物进行分类,如 *PIK3CA* 突变、*EGFR* 突变、*MET* 扩增或其他罕见的基因变异
多种治疗方案	根据检测结果,患者被分配到不同篮式试验中,每个试验对应一种特定的靶向治疗药物。例如,携带 *BRAF* V600E 突变的患者,无论肿瘤原发于黑色素瘤、结直肠癌还是其他部位,都可以纳入同一试验,接受 BRAF 抑制剂治疗	每个亚组内可能同时评估多种药物或疗法,包括靶向治疗、免疫治疗等。试验的设计允许在一个试验框架下同时测试多种治疗方案,显著加快了临床试验的进展

4. **适应性设计和灵活调整** 精准临床研究往往采用适应性设计,允许在试验进行过程中根据数据的累积结果进行调整。例如,平台试验允许在中期分析后加入新的治疗亚组或移除无效的治疗方案。因此,确保试验设计能够动态适应新的科学发现和治疗方法,才能最大化研究的临床价值。

5. **数据收集与分析** 精准医学研究依赖于高质量的数据收集和分析。NCI-MATCH 和 Lung-MAP 都依赖于标准化的数据收集流程,包括患者信息、治疗反应和生物标志物的变化。通过严格的数据管理和分析,确保研究结果的准确性和可重复性。这些数据不仅用于当前的试验分析,还为未来的研究提供了宝贵的资源。

6. 结果的临床转化与推广　　最终,精准临床研究的目标是将研究结果转化为实际的临床应用。NCI-MATCH 和 Lung-MAP 的结果为靶向治疗提供了实证依据,并推动了个性化治疗的普及。因此,精准临床研究的成功,可以推动新的治疗方案进入常规临床实践,造福更多患者。

这些关键步骤展示了精准临床研究的复杂性和多样性,同时也强调了科学设计、灵活性和数据管理在推动个性化治疗中的重要性。

第三节　精准临床研究存在的问题和对策

一、存在的问题

尽管精准临床研究的发展前景广阔,但在实际操作过程中,确实面临着一系列挑战。

1. 研究人群较小　　精准临床研究的核心目标是为患者提供个性化的治疗方案,通常涉及基于患者的遗传信息、生活方式和环境因素的详细分析。然而,这种研究方法面临的主要挑战之一,就是所研究的人群规模相对较小。当要开展的精准临床研究旨在针对疾病的某种特定亚型或基因突变进行时,这意味着每一个亚组的患者数量自然较少。同样,很多遗传变异在总体人群中的频率过低,导致只有少数患者携带特定的遗传标记。此外,有时为了确保研究的精确性,精准临床研究往往设定严格的入选标准,进一步限制了潜在的研究参与者数量。从统计学角度来看,小样本量的情况可能导致研究的检验效能不足,难以得出统计学意义的结论。而且,由于研究参与者的特异性,研究结果可能难以推广到更广泛的人群中。

2. 研究费用较高　　精准临床研究的费用往往非常高昂,主要因为其涉及先进的技术、复杂的设备以及大量的数据分析。首先,基因测序和其他多组学技术的成本仍然较高,尽管这些技术的费用在过去几年有所下降,但对于大规模的研究来说,仍然是一个巨大的经济负担。其次,个性化治疗方案的开发和实施需要耗费大量资源,这包括个性化药物的研发、生产以及患者的长期跟踪和护理。此外,高度专业化的人员和复杂的数据管理系统也是研究费用的重要组成部分。面对高昂的研究成本,许多机构和研究人员可能难以获得足够的资金支持,这在一定程度上限制了精准临床研究的规模和范围。

3. **研究结果复杂度大**　精准临床研究的结果通常涉及复杂的数据和多变量的分析。由于研究依赖于大量的遗传、环境和生活方式数据,结果的解读需要多学科的知识和技术支持。复杂的数据处理和分析不仅需要先进的算法和计算工具,还需要专业人员的深度参与。除此之外,不同患者之间的个体差异也使得结果的解读更加复杂,研究结果可能在不同个体间表现出显著的异质性,这使得结论的普适性和应用性受到挑战。面对复杂的结果,研究人员不仅需要具备高超的数据分析能力,还需要与临床医生紧密合作,以确保研究结果能够有效地转化为临床应用。

4. **监管体系不完善**　精准临床研究的快速发展对现有的监管体系提出了新的挑战。一方面,由于涉及大量的个人敏感信息,如何保障患者隐私和数据安全成为监管的重要内容。精准临床研究的跨学科和跨国界特点也对监管提出了更高的要求,现有的法规和监管机制往往难以全面覆盖这些新的研究范畴。另一方面,个性化治疗方案的复杂性和多样性增加了监管的难度,传统的审批和评估标准可能不再适用,需要新的监管框架和评估标准来适应精准临床研究的发展。为了促进这一领域的健康发展,必须不断完善和更新监管体系,确保研究的合法合规,并保障患者的安全和权益。

二、应对策略

针对精准临床研究面临的诸多问题,可以采取一系列有效的应对策略。首先,通过多中心合作和建立患者登记系统来扩大研究人群规模,提高研究的检验效能。其次,为了应对高昂的研究费用,可以积极寻求政府、企业和慈善机构的资助,并通过合作共享资源和数据,降低研究成本。此外,加强数据管理和分析能力,提升结果的解读和应用水平,也是关键策略之一。为了应对监管体系的不完善,需要建立和完善相关的法规和标准,促进跨学科和跨国界的合作,确保研究的合规性和患者的安全。综合运用这些策略,将有助于推动精准临床研究的健康发展。

第四节　精准临床研究的未来展望

一、多组学技术进一步发展

多组学技术(如基因组学、转录组学、蛋白质组学、代谢组学和影像组学等)的进一步发展,将为精准临床研究提供更为全面和深入的数据支持。这些技术的进步将使得我们能够更精准地解析疾病的发病机制,发现新的生物标志物,并开发更为有效的个性化治疗方案。未来,多组学技术的应用将不仅限于疾病诊断和治疗,还将拓展到健康监测和疾病预防领域。随着技术的不断成熟和成本的降低,多组学技术将会更加广泛地应用于临床研究和实践中,推动精准医疗的发展和普及。

二、大数据应用日益广泛

随着信息技术的发展,大数据在精准临床研究中的应用将日益广泛。通过整合和分析来自不同来源的大规模数据,如电子健康记录、基因组数据、环境和生活方式数据等,我们可以获得更加全面和深入的见解,支持个性化的疾病诊断和治疗。此外,大数据的应用还可以帮助我们识别疾病的早期预警信号,进行风险评估,并制订个性化的预防策略。未来,大数据与人工智能技术的结合,将进一步提升数据分析的效率和准确性,为精准临床研究带来更多的创新和突破。

三、跨学科合作模式完善

精准临床研究的复杂性和多样性决定了其需要跨学科的合作。未来,跨学科合作模式将更加完善,生物学、医学、信息学、统计学等多个领域的专家将紧密合作,共同应对研究中的挑战。通过跨学科的协作,可以更好地整合不同学科的知识和技术,提升研究的创新性和应用性。此外,跨学科合作还将促进科研与临床的紧密结合,加速研究成果的转化和应用,为患者提供更加精准和有效的治疗方案。

四、监管环境逐步改善

随着精准临床研究的快速发展,监管环境也将逐步改善。各国政府和相关机构将不断完善法规和政策,确保研究的合规性和患者的安全。同时,国际的合作和协调将进一步加强,共同制定和推广国际标准和指南,促进全球范围内的精准临床研究。未来,监管机构将更加注重患者隐私保护和数据安全,加强对新技术和新方法的评估和监控,确保精准临床研究在合法合规的框架内健康发展。

精准临床研究作为医学领域的重要创新方向,尽管面临诸多挑战,但其发展前景广阔。通过不断完善研究方法、加强跨学科合作、提升数据管理能力和优化监管体系,我们可以更好地应对当前的问题,并推动精准临床研究的进一步发展。未来,随着多组学技术和大数据应用的深入,精准医疗将为患者提供更为个性化和有效的诊疗方案,推动医学科学的进步和人类健康的改善。

(曹佩华　王志强　丁长海)

练习题

1. 精准临床研究的主要目的是什么?

   A. 为所有患者提供相同的治疗方案

   B. 增加治疗过程的复杂性

   C. 根据个体的遗传信息、环境和生活方式差异来定制治疗方案

   D. 降低医疗研究的成本

2. 哪项技术在精准医疗中不是常用的?

   A. 基因组测序　　　　　B. 生物标志物测试

   C. 群体筛选　　　　　　D. 个体化药物治疗

3. 下列哪项不是精准临床研究的潜在优势?

   A. 提高治疗的个体化

   B. 降低治疗的副作用

   C. 使所有疾病治疗方式完全相同

   D. 提高治疗效果的预测性

4. 伞式试验设计在临床研究中通常用于什么?

   A. 对不同类型的疾病使用同一种药物进行测试

   B. 在单一疾病类型中针对具有不同的生物标志物的患者测试不同药物的疗效

   C. 对多种疾病使用同一种治疗方法

D. 在所有患者中随机使用多种药物

5. 在篮式试验设计中,成功的关键因素是?

A. 严格的患者筛选标准

B. 选择通用的治疗方案适用于所有患者

C. 对所有类型的疾病使用相同的测试方法

D. 精确的生物标志物识别不同疾病患者

参考文献

1. ROSEN E,DRILON A,CHAKRAVARTY D. Precision oncology:2022 in review[J]. Cancer Discov,2022,12(12):2747-2753.

2. GREENLAND P,HASSAN S. Precision preventive medicine:ready for prime time? [J]. JAMA Intern Med,2019,179(5):605-606.

3. JAMESON J L,LONGO D L. Precision medicine:personalized,problematic,and promising[J]. N Engl J Med,2015,372(23):2229-2234.

4. O'DWYER P J,GRAY R J,FLAHERTY K T,et al. The NCI-MATCH trial:lessons for precision oncology[J]. Nat Med,2023,29(6):1349-1357.

5. RECKAMP K L,REDMAN M W,DRAGNEW K H,et al. Phase Ⅱ randomized study of ramucirumab and pembrolizumab versus standard of care in advanced non-small-cell lung cancer previously treated with immunotherapy-Lung-MAP S1800A[J]. J Clin Oncol,2022,40(21):2295-2306.

6. PITZALIS C,CHOY E H,BUCH M H. Transforming clinical trials in rheumatology: towards patient-centric precision medicine[J]. Nat Rev Rheumatol,2020,16(10): 590-599.

7. BIANKIN A V,PIANTADOSI S,HOLLINGSWORTH S J. Patient-centric trials for therapeutic development in precision oncology[J]. Nature,2015,526(7573):361-370.

第十章

系统综述与 Meta 分析

● 导读 ●

　　案例一:斑秃是一种常见的慢性组织特异性自身免疫性疾病。已有多项病例报告、临床试验报告了 JAK 抑制剂治疗斑秃的结果,但结果并不一致。目前的证据并不能完全回答 JAK 抑制剂在治疗斑秃方面是否比安慰剂更好。为了弥补目前的知识空白,能否开展一项系统综述和 Meta 分析评估与安慰剂相比,JAK 抑制剂治疗斑秃的有效性? 针对这种成对干预措施的比较,该采用何种类型的 Meta 分析?

　　案例二:儿童高血压患病率的可靠估计是其有效预防和治疗的基础。目前已有较多的研究针对单个国家和地区的儿童高血压患病率进行了报告。然而,全球范围内儿童高血压的平均患病率尚不可知。能否进行一项系统综述来评估全球儿童高血压的患病率情况? 针对这样的单组率数据,该采用何种类型的 Meta 分析进行统计分析?

　　案例三:针对慢性腰痛存在多种有效的心理治疗措施。临床医生在面对如此多的心理措施,无法快速地作出决定。既往的原始研究以及传统 Meta 分析仅进行了成对比较。能否开展一项系统综述和 Meta 分析研究,将针对慢性腰痛的所有心理干预措施整合进行整体的有效性和安全性进行比较,并给出具体的排序? 该采用何种类型的 Meta 分析?

第一节 概述

一、系统综述

出于总结同类研究结果的需要,20 世纪后叶出现了系统综述(systematic review)。系统综述是一种基于证据的医学文献研究方法,旨在全面、系统地检索、筛选、评估和整合特定主题的所有相关研究,以得出客观、准确的结论。"系统"特指收集原始文献的全面性、操作方法的可靠性和统一性,可进一步利用 Meta 分析定量地整合结果。

为最大限度地降低系统综述研究过程中的偏倚,确保结果的真实性和可信度,制作系统综述时应遵循以下原则。

1. 明确研究问题和目的 在开始研究之前,必须明确界定研究问题和目的,并据此制定具体的研究入选条件。

2. 全面系统地检索文献 应采用全面、系统的文献检索,力求涵盖所有相关研究,以确保研究结果的完整性和代表性。

3. 严格筛选和评估文献 采取公认的、可靠的、可重复的操作方法筛选合格文献、判断合格性、评估方法学质量和采集数据。

4. 评估方法学质量并加权合并结果 对纳入研究的方法学质量进行评价和总结,使用加权平均的方法合并研究结果,以反映各研究的权重和贡献。

5. 确保一致性和处理异质性 在同一个 Meta 分析中,合并的研究应尽可能具备一致性。若存在异质性,应探索异质性来源,并进行合理的解释和处理,以避免对结果的误导。

遵循以上原则有助于提高系统综述的质量和可靠性,为医疗决策提供更有力的支持。

二、Meta 分析

Meta 分析(meta-analysis),也称作荟萃分析、元分析和整合分析,是一种用于定量地合并多个有关研究的结果,得到加权平均结果的统计学方法。由于每个研究的样本量不同,其结果距真实值的远近不同。在合并研究结果时,Meta 分析会给不同的研究以不同的权重,以反映它们对真实值估计的贡献大小,从而获得加权合并之后的结果。

　　Meta 分析是系统综述的一个重要部分,但不是必要的部分。假如确定研究题目后,进行了全面文献检索,但没有发现有关研究,或发现的研究数目很少,或研究结果较大异质性时,则可能无需进行 Meta 分析。

三、常见的 Meta 分析类型

　　1. **传统 Meta 分析**　传统 Meta 分析合并的是同一个研究中两组直接比较的结果,基于研究报告的集合数据或平均数据,进行加权获取平均值。例如导读案例一纳入了 5 个比较 JAK 抑制剂(如托法替尼、芦可替尼和巴瑞替尼)和安慰剂治疗斑秃疗效的随机对照试验,进行传统 Meta 分析,得到加权平均后的两药差异。与安慰剂相比,JAK 抑制剂与脱发严重程度评估工具评分降低相关[均数差(mean difference,MD):-34.52;95% 置信区间:-37.80~-31.24]。

　　2. **单组资料 Meta 分析**　单组资料 Meta 分析,是指针对无对照的单个组别数据进行 Meta 分析,获得一组人群的总人数和事件数,多基于横断面研究。这类 Meta 分析的结局指标多为发病率、患病率、感染率等,有时候也会出现结局指标为连续型变量的情况。对单组资料的 Meta 分析,难点在于对异质性的控制。

　　导读案例二,可以使用单组资料的 Meta 分析对儿童高血压的全球患病率进行合并分。针对儿童高血压患病率 Meta 分析结果,显示全球儿童高血压患病率为 4.00%(95% 置信区间:3.29%~4.78%)。

　　3. **剂量反应关系 Meta 分析**　相比标准的二分类资料及连续性资料的 Meta 分析,此类 Meta 分析可以同时处理两组及以上的组别的数据,用以评价某一暴露因素水平与结局风险是否存在剂量反应关系。剂量反应关系 Meta 分析的本质是回归分析。

　　目前常用限制性立方样条函数来拟合剂量反应关系。如果满足非线性回归,即可进行非线性剂量反应关系 Meta 分析。如果不满足非线性回归,即进行线性剂量反应关系 Meta 分析。

　　4. **诊断试验 Meta 分析**　诊断试验 Meta 分析是通过利用多个独立的相同指标的诊断性试验的汇总分析,探讨不同疾病分型患者的诊断效能的情况,提高诊断价值。

　　诊断试验 Meta 分析中,阈值效应是异质性的重要来源。阈值效应源于单个诊断试验中采用不同的诊断界值。通过计算灵敏度与特异度的

Spearman 相关系数评价阈值效应,若二者之间若存在负相关($P < 0.05$)则提示存在阈值效应。无阈值效应时,诊断试验 Meta 分析可以报告灵敏度和特异度;若存在阈值效应,则需报告集合受试者工作特征曲线(summary receiver operating characteristic curve,sROC)和 Q 指数。

5. 网状 Meta 分析　近些年来,预测模型成为研究热点,针对同一个研究结局都已发表了较多的预测模型。但缺乏各预测模型之间准确度的相互比较结果,难以确定针对此类结局的最佳预测模型,从而导致临床实践中的选择困难。出现大多数预测模型长期处于"多数被建立,少数被验证,极少被应用"的情况。为解决这一难题,Haile 等在 2017 年提出预测模型网状 Meta 分析。

目前一种疾病往往有多种有效治疗措施,因此临床实践中更常见的问题是选择哪个治疗更好。然而,在同一个研究里直接比较不同干预措施的随机对照试验较少。网状 Meta 分析(network meta-analysis)可以同时整合不同干预措施的直接和间接比较的数据,并可对多种干预措施进行排序,为临床选择最优的干预措施提供证据。

如案例三,可采用网状 Meta 分析针对慢性腰痛的所有心理干预措施的有效性和安全性进行比较,并给出具体的排序。网状 Meta 分析特有的网络证据图,每个节点(实心圆圈)代表一种干预措施。节点的大小与涉及特定治疗干预的研究对象的数量(即样本量)成正比。实线代表干预措施之间进行了直接比较,实线的粗细与合格的研究成正比。

预测模型网状 Meta 分析是在经典网状 Meta 分析基础上的扩展,但又有不同之处,主要表现在以下三个方面。首先,两者的效应指标不同,经典的效应指标多为比值比、风险比或均数差等,来表示不同干预措施之间的疗效差别;而预测模型网状 Meta 分析的效应指标一般为 ΔAUC,即表示不同预测模型之间准确度的差值。其次,经典网状 Meta 分析纳入的 RCT 中试验组和对照组的研究对象通常是完全独立的;而预测模型网状 Meta 分析纳入的原始研究则通常是基于同一个队列人群同时验证两个或多个预测模型,换言之,不同预测模型准确度的结果所基于的研究对象是完全重复的。最后,考虑到可行性、统计学把握度和样本量的问题,经典网状 Meta 分析纳入的 RCT 大多数为两臂研究,多臂研究较少;而预测模型网状 Meta 分析纳入的队列研究通常会基于该队列同时验证多个不同的预测模型,验证预测模型个数≥4 的队列研究很常见,即在预测模型网状 Meta 分析中"多臂研究"更为常见。

6. 系统综述的综述 系统综述的综述在英文里有很多叫法,如 overview of systematic reviews,summary of systematic reviews,umbrella reviews,synthesis of reviews,review of reviews 等。临床上,通常面对的是一个复杂的决策问题,而不是一个简单的研究问题,需要一个考虑了所有有关干预措施的证据。系统综述的综述正是为了解决这样的问题而提出的,纳入已有的系统综述,从中找寻合格的研究,再重新进行 Meta 分析。

7. 个体资料 Meta 分析 个体资料 Meta 分析(individual patient data meta-analysis,IPD),被称为系统综述的金标准。它不是利用已发表的研究结果进行 Meta 分析,而是通过与各个原始研究的作者建立联系和合作,收集各个研究的每个个体研究对象的原始资料,并在此基础上进行分析和整合。

第二节 系统综述

计划做系统综述时,选题的价值可通过以下两个方面来判断:①是否已有多篇研究目的相同的原始研究,且研究结果间存在争议;②是否此前没有相关 Meta 分析发表,或者已发表 Meta 历史久远,需要更新。需要注意的是,若近期已有针对同一研究问题的系统综述发表,则无需进行当前的系统综述了。

作为基于现有文献的二次研究,系统综述和其他流行病学研究一样,也需先确定研究问题和研究目的,再根据研究目的检索文献、筛选合格研究、收集数据、质量评价、数据分析和报告结果。系统综述的操作流程见图 10-2-1。

一、明确合格研究

首先需通过明确研究问题和纳入的研究设计类型,制定出原始研究的合格标准(eligibility criteria),为下一步检索文献、筛选文献提供依据。

研究问题一般通过 5 个基本要素来确定,以评估干预措施的效果为例,分别是研究参与者(P)、干预措施(I)、比较/对照(C)、研究结局(O)和研究设计(S),简称 PICOS。

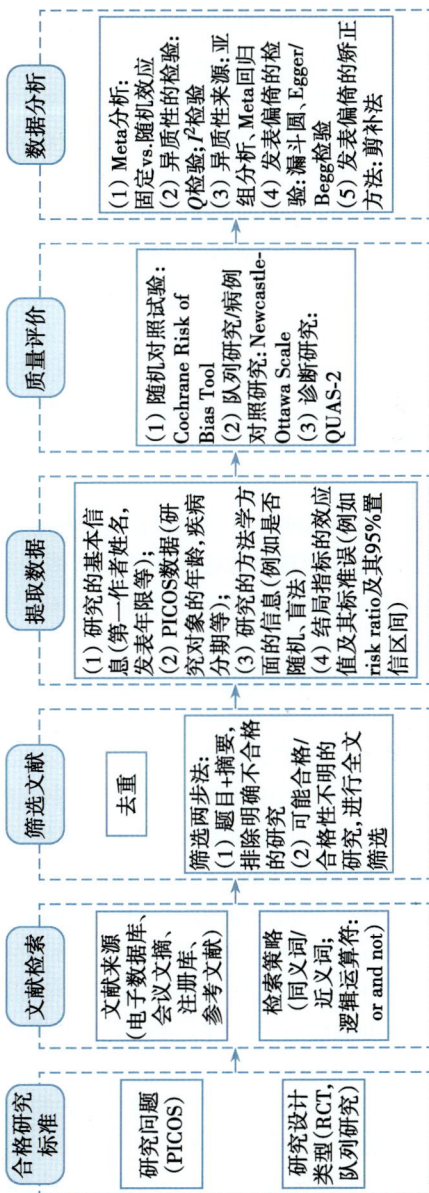

图 10-2-1 系统综述的操作流程

合格研究标准

研究问题 (PICOS)

研究设计类型 (RCT、队列研究)

文献检索

文献来源 (电子数据库、会议文摘、注册库、参考文献)

检索策略 (同义词、近义词; 逻辑运算符: or and not)

筛选文献

去重

筛选两步法:
(1) 题目+摘要, 排除明确不合格的研究
(2) 可能合格/合格性不明的研究, 进行全文筛选

提取数据

(1) 研究的基本信息 (第一作者姓名, 发表年限等);
(2) PICOS数据 (研究对象的年龄, 疾病分期等);
(3) 研究的方法学方面的信息 (例如是否随机, 盲法)
(4) 结局指标的效应值及其标准误 (例如 risk ratio 及其95%置信区间)

质量评价

(1) 随机对照试验: Cochrane Risk of Bias Tool
(2) 队列研究/病例对照研究: Newcastle-Ottawa Scale
(3) 诊断研究: QUAS-2

数据分析

(1) Meta分析: 固定 vs. 随机效应
(2) 异质性的检验: Q检验; I^2检验
(3) 异质性来源: 亚组分析、Meta回归
(4) 发表偏倚的检验: 漏斗图、Egger/Begg检验
(5) 发表偏倚的矫正方法: 剪补法

应确定纳入的原始研究的研究设计类型,例如随机对照试验、非随机对照试验、队列研究、病例对照研究还是横断面研究。当可纳入的最优研究设计类型的研究数量很少时,也可以考虑同时纳入次之的研究设计类型。比如,当随机对照试验很少时,可考虑同时纳入非随机分组的对照试验,或是队列研究。

根据上述 PICOS 要素制定纳入标准。排除标准是用来剔除已经符合纳入标准但因为一些原因需要排除的研究。例如,同一研究的多次报告,在此情况下应选择与系统综述的目的最贴合的一篇报告(随访时间最长的文献,或是报告主要研究结果的文献),剔除其他重复的报告。

值得注意的是,合格标准须预先制定,制定后需严格遵守。除非原始标准存在明显缺陷,否则一般情况下不得中途修改,中途修改势必会受某些研究结果的影响,从而引入选择偏倚。

二、检索文献

制定了原始研究的合格标准之后,就可以制定文献的检索策略,寻找可能合格的研究。系统综述文献检索的总体原则是,要多途径、多渠道、最大限度地收集所有发表和未发表的相关研究,要尽可能利用 PICOS 要素,对检索策略进行限制。

1. **文献来源** 一项好的系统综述应主要通过以下 4 种途径收集有关文献:

(1)电子文献库:主要有美国医学文献分析与检索系统(MEDLINE)、荷兰医学文摘(EMBASE)和考科蓝临床对照试验中心注册数据库(CENTRAL)。

(2)近期相关会议的文摘:很多重要疾病都有地区性、国家性和国际性的协会,协会举办的学术会议是很多重要文献来源。

(3)临床试验注册库:常用的注册网站有:①美国国立卫生研究院临床试验注册平台(clinicaltrials.gov);②世界卫生组织国际临床试验注册平台(WHO_ICTRP,www.who.int/ictrp);③美国国立癌症研究所临床试验信息网(http://www.cancer.gov/clinicaltrials);④中国临床试验注册中心(www.chictr.org)。

(4)相关临床指南、系统综述及合格的原始研究的参考文献:检查是否包括可能与目前系统综述有关的原始研究。

2. **检索策略制定** 检索策略的制定诀窍就在于对 PICOS 进行限制,

并通过逻辑运算符进行连接。一般来讲，P 和 I 是最基本的，必须进行限制。由于文献库对 C、O 和 S 的记录和索引往往不是必须和统一的，为了确保检索的灵敏度，往往无需对 C、O 和 S 进行限制。由于 PICOS 的每个要素都有很多同义词或不同的表达方式，所以在检索时必须同时包括同一概念的多种同义词或表达方式及其不同的缩写形式，并用"or"将所有的同义词和表达方式连接起来进行检索。一个好的检索策略须尽可能包括了所有有关的同义词、近义词、相关词，以及其他不同的表达方式。此外，需要注意的一点，因为所有临床试验都是在人群中进行的，因此应使用"人类研究"进一步对检索进行限制，排除那些无关的纯实验室研究和动物研究，从而减少一定的工作量。一般来讲无需对发表年限进行限制。但如果知道某干预措施明确地是在某年以后出现的，则可只检索此时间以后的文献。最后用"and"将上述检索的各方面的结果合并，得出最终的检索结果。

三、筛选文献

筛选文献就是在通过检索获得的文献中挑选出真正合格的研究。由于不同文献库重叠收录的文献很多，筛选文献的第一步是利用文献管理软件（如 EndNote），将 MEDLINE、EMBASE 和考科蓝图书馆等文献库检索到的文献进行合并，并通过文献管理软件的"查找重复"功能，剔除重复的文献，减少进一步手工筛选文献的工作量。例如图 10-2-2，剔除了 12 946 篇文献，减少了接近 25% 的文献。

手工筛选文献一般分为两步法。首先是浏览文献题目和摘要，把文献初步分为可能合格、明确不合格和合格性不明三类。对可能合格和合格性不明的两类研究，都应获取全文，最后根据全文再进行判断。

在手工筛选文献时，必须严格按照预先制定的入选和排除标准决定一个研究是否合格，并且实行双人平行独立筛选，当合格性判断不一致时，由双方讨论协商决定，协商失败时，由第三名研究者决定。

为了制作文章发表所需"文献筛选流程图"，研究者应尽可能详细地明确地记录和保存文献检索和筛选的过程，包括：①检索电子数据库和通过其他途径得的相关文献的数量；②剔除的重复文献的数量、经过初步筛选排除的文献的数量以及排除原因；③阅读过的全文的数量、被排除的全文的数量以及排除原因；④文献筛选的最终结果，纳入系统总数和 Meta 分析的文献数。

```
┌──────────────────┐  ┌──────────────────────┐
│ CENTRAL数据库:    │  │ MEDLINE和EMBASE数据库: │
│ 临床试验的系统综   │  │ 队列研究和临床试验文章数量 │
│ 述数量(n=819)     │  │     (n=51 758)        │
└──────────────────┘  └──────────────────────┘
                              │
                              │    ┌──────────────────┐
                              │───→│ 文献管理软件自动去  │
                              │    │ 除重复数量: 12 946 │
                              │    └──────────────────┘
           ┌──────────────────────────────┐
           │ 去除重复后，用于筛选的文章数量    │
           │        (n=39 631)            │
           └──────────────────────────────┘
                      │
                      │    ┌──────────────────────────────┐
                      │───→│ 去除的文章数量(n=39 271)        │
                      │    │ (1)重复: 5 984                 │
                      │    │ (2)研究对象不符合: 12 258       │
                      │    │ (3)没有充足的结局数据: 21 029    │
                      │    └──────────────────────────────┘
           ┌──────────────────────────────┐
           │ 用于查找全文评估的文章数量       │
           │     (队列研究=320;             │
           │   临床试验/系统综述=40)          │
           └──────────────────────────────┘
                      │
                      │    ┌──────────────────────────────┐
                      │───→│ 去除的文章数量(n=348)            │
                      │    │ (1)重复: 34                    │
                      │    │ (2)样本量小于1 000的队列研究: 216 │
                      │    │ (3)研究对象患有严重疾病: 31       │
                      │    │ (4)没有充足的结局数据: 67         │
                      │    └──────────────────────────────┘
           ┌──────────────────────────────┐
           │ 合格文章数量:                   │
           │ (队列研究=8; 临床试验=4)         │
           └──────────────────────────────┘
```

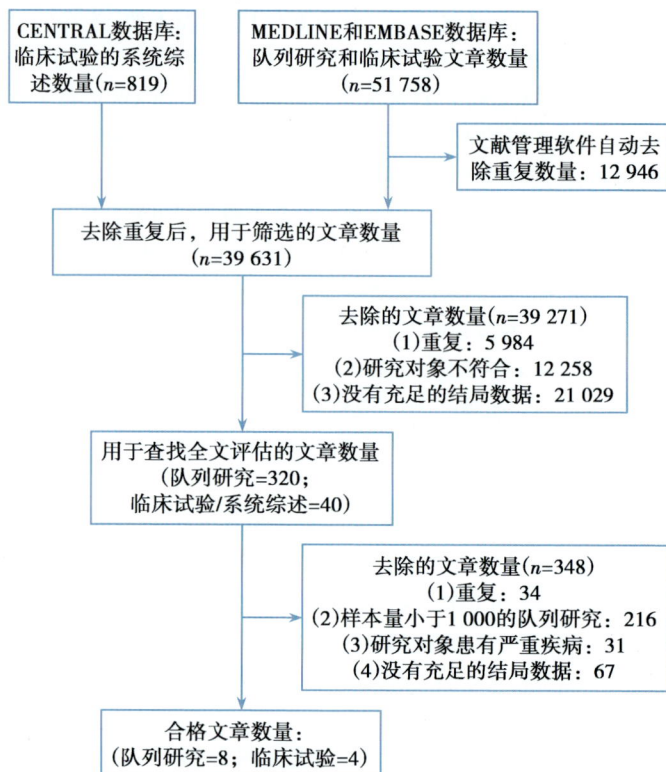

图 10-2-2　系统综述中筛选文献的流程和步骤

四、提取数据

在数据提取过程中，主要是通过研究者阅读研究报告，发现和记录有关信息。其准确性主要取决于原始研究报告的准确和清晰程度，以及研究者阅读文献的仔细程度。

数据提取应制作数据提取表，并提供必要的、详细的数据提取和表格填写说明。进行双人平行独立提取数据，提取的数据不一致时，由双方讨论协商解决，协商失败时可咨询第三名研究者并以其意见为准。

需要确定要提取的效应指标。根据结局指标的类型选择对应的效应指标。例如，针对生存指标(如 5 年总生存率)，可选择风险比、生存率比、生存时间差。针对分类指标(如卒中发生率),可选择比值比、率比、率差等。针对连续性指标(如血糖水平、血压水平),可先选择均数差、相关系数、回归系数。

数据提取的具体内容因研究目的的不同会有所不同,但一般包括:①研究的基本信息(第一作者姓名,发表年限等);②PICOS 数据(研究对象的年龄,疾病分期等);③研究的方法学方面的信息(例如是否随机、盲法);④结局指标的效应值及其标准误(例如 *RR* 及其 95% 置信区间)。有些研究未直接报告所需的效应值或其置信区间,应当尽可能地提取可用于计算或转换的数据,确保数据的完整性。

五、质量评价

作为二次研究,系统综述提供的证据质量首先取决于纳入的原始研究的质量。评价原始研究的质量,是系统综述不可缺少的部分。值得注意的是,针对不同结局指标进行 Meta 分析时,需针对不同的结局指标分别进行研究质量的评价。

针对不同的研究设计类型有不同的质量评价工具。针对随机对照试验公认的质量评估工具为"考科蓝偏倚风险评估工具"(Cochrane Risk of Bias Tool),如图 10-2-3 所示。该工具涵盖了随机对照试验中偏倚的 6 种类型:

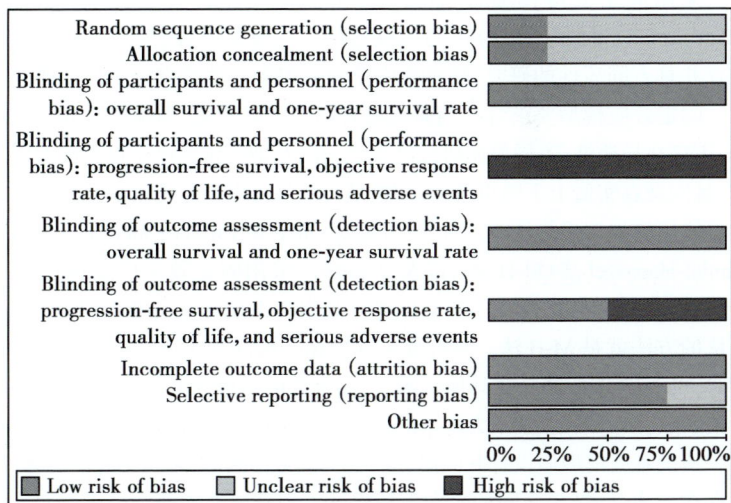

图 10-2-3 考科蓝组织建议的临床试验偏倚风险

选择偏倚(selection bias)、实施偏倚(performance bias)、检测偏倚(detection bias)、退出偏倚(attrition bias)、报告偏倚(reporting bias),以及其他偏倚(other bias)。每种类型的偏倚都有 1~2 个主要来源。

对于队列研究、病例对照研究和横断面研究这些常见的流行病学研究类型,目前还没有公认的质量评价标准,最常用的为纽卡斯尔-渥太华量表(Newcastle-ottawa Scale,NOS)。

对于诊断研究的质量,目前常用的工具是 QUADAS 修订版(Revised Tool for the Quality Assessment of Diagnostic Accuracy Studies,QUADAS-2)。它从病人的选择、待评价的试验、金标准以及评价的流程和时间安排四个方面对诊断研究的方法学质量进行评价。

第三节　Meta 分析

Meta 分析实际包含了总体效应估计、异质性检验及其来源的探索、发表偏倚的检验及其矫正方法。

一、总体效应分析

采用固定效应模型(fixed-effect model)和随机效应模型(random-effect model)进行 Meta 分析的加权估计。一般来讲,固定效应模型适用于合并具有同质性的研究,随机效应模型适用于合并具有异质性的研究。

固定效应模型要求合并的研究具有同一个真实值,即都来自同一个总体,不存在异质性,不同原始研究结果之间的差别仅仅是由于抽样误差引起的,且围绕真实值上下随机波动,加权平均结果可以很好地反映真实值。通常可使用的加权平均法有三种:倒方差法(inverse variance method,I-V 法)、Mantel-Haenszel 法(M-H 法),以及 Peto 法。采用固定效应模型进行 Meta 分析时,首先应考虑 M-H 法,世界考科蓝组织系统综述分析软件 RevMan 默认的方法就是 M-H 法。在合并生存数据的瞬时发生率比或事件数出现零时,可考虑 Peto 法。在其他情况下,如合并的指标为灵敏度、均数差、率、相关系数、回归系数、基于大样本的比值比等,可使用 I-V 法。

随机效应模型假设合并的研究的真实值是不同的,来自不同的总体,结果存在异质性,结果之间的差别由抽样误差和真实差别两个因素引起。在发现原始研究之间存在异质性时,应当采用随机效应模型进行 Meta 分析。

随机效应模型常用的权重计算方法为 DerSimonian and Laird 法（D-L 法），在赋予权重时既要考虑研究内变异，又要考虑研究间的变异，即以研究内方差与研究间方差之和的倒数作为权重。

Meta 分析的结果常用森林图（forest plot）展示。以 DPP-4 抑制剂疗对于二甲双胍治疗 2 型糖尿病的疗效比较的系统综述为例，说明森林图的结构、内容和相关数据的含义（图 10-3-1）。该森林图显示了采用随机效应模型合并了 5 项研究的 Meta 分析结果。

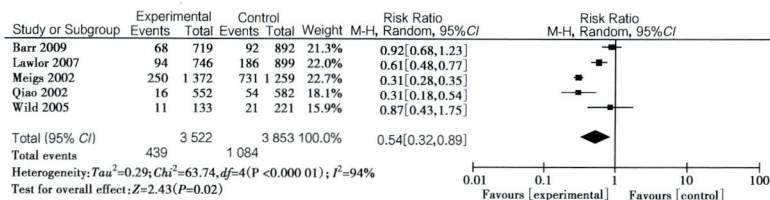

图 10-3-1 森林图示例

图最左侧一列是原始研究的标识（一般是第一作者姓氏和发表年份的组合），左侧第二列是干预组人数和总人数，第三列是对照组的人数和总人数，第五列为 Meta 分析中每个研究的相对权重，第六列是纳入每个研究的效应的点估计值及其 95% 置信区间，效应指标为风险比。试验组和对照组的总人数分别为 3 522 和 3 853，结局事件总数分别为 439 和 1 084，总权重为 100%。Meta 分析加权平均后的为 0.54，95% 置信区间为（0.32，0.89）。针对总体效应检验的 $Z = 2.43$，$P = 0.02$，显示两组差别有统计学意义。

森林图中间的图示部分是森林图的核心部分。每条线段代表其左侧对应的研究的风险比及其 95% 可信区间。线段中间的方块的中心代表风险比的点估计值，方块的大小代表一项研究相对权重的大小。中心上下贯穿整个图的纵轴代表的风险比为 1，表示两组结局事件的发生率完全没有区别。如果结果在中心轴的左侧，则表示试验组优于对照组；相反，则对照组优于试验组。如果一条线段完全在中心轴的一侧，则说明两组间的差异有统计学意义（$P < 0.05$）；相反，如果一条线穿过中心轴，则说明组间差异没有统计学意义（$P \geqslant 0.05$）。这里的 5 项研究的结果中有 2 项穿过中心的纵轴，说明这些研究的结果单独都没有统计学意义。

图形下方的菱形代表合并的结果,菱形的左右两端分别表示 95% 置信区间的下限和上限。合并的总体效应显示 DPP-4 抑制剂降低心脑血管风险的效果优于二甲双胍,差异有统计学意义($RR = 0.54$,95% CI: 0.32~0.89,$P = 0.002$)。

二、异质性检验及其来源

1. **异质性检验** 图 10-3-1 左下方的数据显示了异质性(heterogeneity)检验的结果。系统综述中用于测量一组研究结果异质性的大小并估计其完全源于偶然因素的可能性的显著性检验叫作异质性检验。异质性检验方法主要为 Q 检验和 I^2 统计检验。

为了提高检验效能,一般会将异质性 Q 检验的 I 类检验水准 α 设为0.10,而不是常用的 0.05。Q 检验的 $P \leqslant 0.10$,提示可能存在临床和/或方法学异质性;若 $P > 0.10$,提示可能不存在重要的临床和/或方法学异质性。

图 10-3-1 的结果显示 Q 检验 $P < 0.001$,提示可能存在重要的异质性。当 Meta 分析通常纳入的研究数目较小,这种情况下 Q 检验的检验效能较低,容易出现假阴性错误,不能排除真实异质性存在可能性。因此,对于 Q 检验 $P > 0.10$ 的结果解释时需谨慎。

异质性的大小还可以用 I^2 检验。I^2 是非随机因素引起的异质性占实际总变异的百分数。当 $I^2 = 0$ 时,说明观察到的总变异主要是由抽样误差引起的,可能不存在异质性;I^2 越大,表示存在临床和方法学异质性的可能性就越大。当 I^2 统计量大约为 25%、50% 或 75% 时,分别表示有低度、中度和高度异质性。I^2 统计量 $\leqslant 25\%$,说明存在较低的异质性。当 I^2 统计量在25%~50% 之间,说明存在中等异质性。当 $I^2 \geqslant 50\%$ 时,说明存在比较明显的异质性。I^2 的检验效能或灵敏度高于异质性 Q 检验。图 10-3-1 的结果显示 $I^2 = 94\%$,存在高度异质性。

2. **探索异质性来源** 异质性检验发现研究间存在显著异质性时,需探索异质性的来源。异质性的主要来源包括临床因素和方法学因素两个方面。分析异质性来源的方法主要包括亚组分析和 Meta 回归分析。

进行亚组分析时,用以分组的因素是关键。分组的因素主要包括临床和方法学因素。研究方法学因素包括研究设计类型(如随机对照试验还是队列研究)和偏倚控制措施(如临床试验结局测量方法、随机分组方法、盲法、随访率、意向性分析等)。临床因素主要是与 PICO 有关的因素,如病人的性别、年龄、病情轻重等，又如给药途径、剂量、总疗程等，又如结局指标的选择和治疗条件的好坏等。如表 10-3-1 显示了根据研究对象所在国家的经济水平，以及原始研究的质量进行了亚组分析，发现国家经济水平是一个重要的异质性来源，在发达国家开展的研究的心脑血管事件风险不同于在发展中国家开展的研究（$P < 0.001$）。

表 10-3-1　Meta 分析亚组分析示例

结局指标	研究对象所在国家的经济水平			原始研究的质量		
	发达国家	发展中国家	P 值	中等质量	高质量	P 值
研究数量	2	4		2	4	
心脑血管事件 OR（95% CI）	0.89 (0.43~1.86)	2.05 (1.30~3.23)	<0.001	1.77 (0.00~1 090.44)	1.51 (0.68~3.35)	0.78

系统综述里的回归分析叫作 Meta 回归，是基于集合数据的加权回归分析。Meta 回归模型一般会使用一般线性模型（general linear model），因变量是研究效应的点估计，如比值比的对数值；自变量是用来解释异质性的因素。如表 10-3-2，单因素 Meta 回归发现，年龄是可能的异质性来源。

表 10-3-2　单因素 Meta 回归分析示例

变量	合格的研究数	β（95% CI）	P 值
年龄	96	0.048（0.034~0.062）	<0.000 1
性别	86	−0.010（−0.084~−0.064）	0.785

当异质性存在且不能解释其来源时，可选择前述的随机效应模型进行 Meta 分析。但若是研究数目不大，且研究间异质性很大，如效应方向明显不一致，或可信区间互不重叠，且研究间在 PICOS 上存在重要差异，无法用亚组分析或回归分析解释异质性的原因。这时可以考虑放弃 Meta 分析。

三、敏感性分析

有时对结局指标的评判方法等存在两种（或多种）似乎同样合理的方法，研究者不能确定哪个更好。这时通过对定义、方法和/或程序做适当的改动，依据新的研究数目和数据重新进行 Meta 分析，并与原分析结果比较，评估原 Meta 分析的结果的稳定性和可靠性,这样的分析就叫作敏感性分析(sensitivity analysis)。

如果敏感性分析结果与原分析结果相比没有本质的区别,那么敏感性分析就会加强原分析结果的可信度。如果敏感性分析结果与原分析结果不同,则需谨慎解释原分析的结果。

可从以下方面考虑进行敏感性分析:①研究类型和研究质量,如排除仅有的观察性研究或低质量的研究;②研究对象、干预措施及结果的定义和测量,如排除使用不同剂量的研究;③纳入和排除标准,如排除少数肿瘤分期较早的研究;④数据提取方法和缺失数据的估计方法,如对一个数据的两种提取方法;⑤统计模型,如以随机效应模型的结果为主,但是固定效应模型作为敏感性分析结果。

重要的是,上述敏感性分析排除的只能是少数的研究,否则即说明原始研究定义方法和程序本身可能存在问题。

四、发表偏倚的检测和矫正

与其他流行病学研究一样,系统综述中的偏倚也分为选择偏倚、信息偏倚和混杂偏倚。选择偏倚是系统综述中最重要的偏倚形式,发表偏倚是系统综述特有的常见的选择偏倚,主要是由于小型阴性研究发表的机会小于大型或阳性研究。

目前普遍使用漏斗图来检测发表偏倚。以研究结果作为横坐标,以样本量作为纵坐标,将一项 Meta 分析里的研究绘成一个散点图。系统综述里把这类散点图叫作漏斗图。如果这些研究来自同一个总体,代表的是同一个真实值,这些研究结果的散点会形成一个对称的倒置漏斗形状的图形。当发表偏倚存在时,即部分或全部小型阴性研究没有发表,漏斗图底部显示治疗无效的一侧会变得稀疏或完全缺失,使整个图形失去对称性,不对称性越明显(图 10-3-2),发表偏倚的可能性就越大,Meta 分析高估真实结果的风险就会越大。

漏斗图是检测发表偏倚的重要工具,其不对称性提示发表偏倚可能存在。用肉眼观察判断漏斗图的对称与否是不可靠的,存在很大的主观性。通常采用 Begg 秩相关性检验和 Egger 回归分析定量检验漏斗图的对称性。$P < 0.05$,提示有发表偏倚的存在。Egger 法的敏感性高于 Begg 法。但是,当研究少于 20 个时,两者的敏感度均较低。此外,还有很多其他类似的方

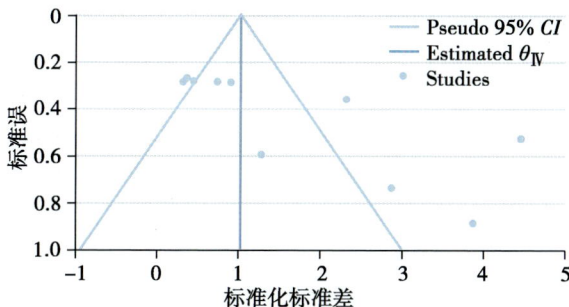

图 10-3-2　不对称的漏斗图

法,在哪一种更好的问题上,尚没有一致的意见。

如果认为发表偏倚可能存在,可借助剪补法(trim and filling method)对合并的结果进行调整,以分析发表偏倚对合并结果的影响。剪补法是先去除漏斗图不对称部分的小样本阳性研究,以得到对称的漏斗图,并计算合并的总体值,然后将去除的这些小型阳性研究以及相应"缺失"的阴性研究填入前次估计的总体值的两侧,重新计算效应值,如此反复,一直到漏斗图以总体值估计左右对称分布为止,最后估计的总体值就是矫正了发表偏倚的估计,如果矫正的效应值与未矫正的效应值相比,没有明显的差别,则说明发表偏倚不存在,或即使存在偏倚也很小。

五、常见分析软件介绍

可进行 Meta 分析的软件有很多,包括专业的 Meta 分析软件 Review Manager(Revman)和常规统计学软件(如 SAS、SPSS 和 Stata)。

Revman 可以进行传统的 Meta 分析、诊断试验的 Meta 分析,但是无法进行单组率的 Meta 分析、网状 Meta 分析以及剂量反应关系 Meta 分析。可以进行森林图和漏斗图的制作,但无法进行 Meta 回归、发表偏倚的检验以及填补。一般性统计软件,例如 Stata,可以进行上述系统综述涉及的所有统计分析。

六、结果报告规范

一篇好的研究报告,须满足读者对结果真实性、结果的大小和意义以及结果和结论外推性判断的需要,有时还需满足不同读者需要的特殊信息。为了保证这些基本信息的提供,以及研究报告的科学性、规范性和透明性,关于常见的流行病学研究类型,例如随机对照试验和观察性研究等,国际上制定并广泛采用了统一的报告撰写规范。系统综述也不例外。

最新的系统综述报告撰写规范是 PRISMA 2020 声明。PRISMA 的全称是 Preferred Reporting Items for Systematic Reviews and Meta-analyses。PRISMA 声明由一个报告条目清单和一个文献筛选流程图组成。PRISMA 2020 的清单包括 7 部分 27 条项目,7 部分依次是:Title(标题)、Abstract(摘要)、Introduction(背景)、Methods(方法)、Results(结果)、Discussion(讨论) 和 Other information(其他信息),具体条目参见附录 6,也可通过 PRISMA 官网进行下载。

(凌莉　朱影影)

练习题

近年来,对于钠-葡萄糖协同转运蛋白 2(SGLT-2)抑制剂和胰高血糖素样肽 1(GLP-1)受体激动剂对 2 型糖尿病的治疗效果备受关注。多项已发表的系统评价和 Meta 分析总结了 2 型糖尿病患者的降糖治疗。目前尚无 Meta 分析包括所有可用的针对 2 型糖尿病的降糖治疗、所有重要结果,以及对不同心血管和肾脏疾病风险患者的绝对益处和危害估计。此外,最近发表的几项大规模试验需要更新证据综合。

1. 可采用何种类型的 Meta 分析?
   A. 传统 Meta 分析　　　　　　B. 剂量反应关系 Meta 分析
   C. 网状 Meta 分析　　　　　　D. 诊断试验 Meta 分析
2. 如若纳入的研究间存在异质性,应当采用何种模型进行合并?
   A. 固定效应模型　　　　　　　B. 随机效应模型
   C. 两者均可　　　　　　　　　D. 放弃 Meta 分析
3. 下列哪些方法可以用来探索异质性来源?
   A. 亚组分析　　　　　　　　　B. 敏感性分析
   C. Meta 回归　　　　　　　　 D. A 和 C 均可
4. 针对随机对照试验的系统综述的质量评价,应当采用以下何种评价工具?

    A. 科蓝偏倚风险评估工具   B. 纽卡斯尔-渥太华量表

    C. QUADAS-2   D. 以上均可

5. 应当采用何种报告规范撰写此研究?

    A. 临床试验方案规范指南(Standard Protocol Items:Recommendations for Interventional Trials,SPIRIT)

    B. 系统综述和Meta分析优先报告条目(Preferred Reporting Items for Systematic Reviews and Meta-analyses,PRISMA)

    C. 随机对照试验报告规范(Consolidated Standards of Reporting Trials,CONSORT)

    D. 加强流行病学中观察性研究报告质量(Strengthening the Reporting of Observational Studies in Epidemiology,STROBE)

参考文献

1. LIU M,GAO Y,YUAN Y,et al. Janus kinase inhibitors for alopecia areata:a systematic review and meta-analysis[J]. JAMA Netw Open,2023,6(6):e2320351.

2. SONG P,ZHANG Y,YU J,et al. Global prevalence of hypertension in children:a systematic review and meta-analysis[J]. JAMA Pediatr,2019,173(12):1154-1163.

3. NAGHSHI S,SADEGHI O,WILLETT W C,et al. Dietary intake of total,animal,and plant proteins and risk of all cause,cardiovascular,and cancer mortality:systematic review and dose-response meta-analysis of prospective cohort studies[J]. BMJ,2020, 370:m2412.

4. CHEUNG H H T,JOYNT G M,LEE A. Diagnostic test accuracy of preoperative nutritional screening tools in adults for malnutrition:a systematic review and network meta-analysis[J]. Int J Surg,2024,110(2):1090-1098.

5. HO E K,CHEN L,SIMIC M,et al. Psychological interventions for chronic,non-specific low back pain:systematic review with network meta-analysis[J]. BMJ,2022, 376:e067718.

6. LANE M M,GAMAGE E,DU S,et al. Ultra-processed food exposure and adverse health outcomes:umbrella review of epidemiological meta-analyses[J]. BMJ,384: e077310.

7. YANG Z Y,LIU L,MAO C,et al. Chemotherapy with cetuximab versus chemotherapy

alone for chemotherapy-naive advanced non-small cell lung cancer[J]. Cochrane Database Syst Rev,2014(11):CD009948.

8. 罗美玲,谭红专,周权,等. 在 R 软件中实现单个率的 Meta 分析[J]. 循证医学, 2013,13(3):181-184+188.

9. 徐畅,张永刚,韩芳芳,等. 剂量-反应关系 Meta 分析的方法学简介[J]. 中国循证医学杂志,2015,15(10):1236-1239.

10. 周权,李卉,罗美玲,等. 剂量反应关系 Meta 分析在 R 软件中的实现[J]. 现代预防医学,2015,42(5):789-794.

11. 刘关键,吴泰相. 诊断性试验的 Meta 分析:SROC 曲线法介绍[J]. 中国循证医学杂志,2003,3(1):41-44.

12. 曾宪涛,李胜,雷晋,等. Review Manager 5 软件在诊断准确性试验的 Meta 分析中的应用[J]. 湖北医药学院学报,2013,32(1):6-16.

13. 曾宪涛,曹世义,孙凤,等. Meta 分析系列之六:间接比较及网状分析[J]. 中国循证心血管医学杂志,2012,4(5):399-402.

14. 易跃雄,张蔚,刘小嫒,等. 网状 Meta 分析图形结果解读[J]. 中国循证医学杂志, 2015,15(1):103-109.

15. 汪徐林,秦正积,陆益花,等. Stata 软件在网状 Meta 分析中的应用[J]. 现代预防医学,2016,43(19):3461-3464+3482.

16. DEBRAY T P,DAMEN J A,SNELL K I,et al. A guide to systematic review and Meta-analysis of prediction model performance[J]. BMJ,356:i6460.

17. 孙重阳,张浩然,刘晓玉,等. 伞形综述:选择与应用最佳综合证据的循证实践[J]. 中国循证医学杂志,2022,22(5):609-614.

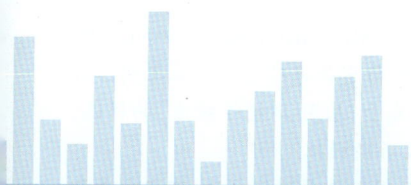

第三部分
IIT 方法

第十一章

孟德尔随机化

● 导读 ●

案例一：某研究尝试运用孟德尔随机化（Mendelian randomization，MR）方法探索通过家庭住址模拟的 PM2.5 指数与甲状腺功能减退症之间的因果关系。请结合第一节 MR 基本概念中关于"基因-环境等效性"的描述，思考"家庭住址"这类因素是否能被遗传变异所模拟？

案例二：MR 常作为 RCT 之外的额外因果关系验证方法，可在由于各种原因无法实施 RCT 时提供因果证据。一项双样本 MR 研究在探究血压与神经质的关系时，所选的血压全基因组关联研究（genome-wide association study，GWAS）控制了体质指数，而神经质相关数据则没有控制体质指数。请思考这类校正是否影响 MR 分析中的"随机化"设定？

案例三：某大型合作项目利用单样本、非线性 MR 发现，血液中 25-羟基维生素 D 水平 < 40nmol/L 时，随着维生素 D 水平升高，全因死亡风险降低，但当维生素 D 水平 ≥ 40nmol/L 时无此现象。这一发现备受争议，特别是在非线性 MR 的亚组分析中，25-羟基维生素 D 的工具变量是否满足 MR 的假设。请结合第三节 MR 的假设思考该结果对临床及公共卫生的负面影响？并思考面对 MR 新方法的不断问世，是否需要引入阴性对照来严格验证方法的可靠性？

第一节　孟德尔随机化的基本概念

孟德尔随机化（Mendelian randomization，MR）是利用遗传变异

（genetic variation）来探索暴露因素（例如体质指数、饮酒、血清 25-羟基维生素 D）与结局（如疾病风险）之间潜在因果关系的一种推断方法。MR 的发展历史可以追溯至 1986 年，Katan M B 首次提出采用控制载脂蛋白 E 合成的遗传学信息代替血浆胆固醇，用于评估胆固醇对癌症的因果效应。1991 年 Richard Gray 和 Keith Wheatley 首次提出了 MR 这一术语。随后，George Davey Smith 认识到它是一种应用遗传变异作为工具变量的分析方法，并大力倡导此方法直至今日。

基因-环境等效性是 MR 研究成立最核心、最基础的原则，其概念为假设基因型变化或环境变化对表型所产生的扰动，会对下游的结局事件产生相同的影响。例如，假设基因型变化导致的体重变化改变了心血管疾病发生风险，那么运动或饮食导致的体重变化会对心血管疾病的发生风险产生类似的影响。这一概念引申出一个重要的考量：尽管遗传变异可以模拟/替代许多暴露因素，但对于饮食习惯或环境污染等暴露，遗传变异几乎不可能完全模拟这些环境因素，除非存在较明确的生物学机制。因此，结合案例一，在开展 MR 研究之前，研究者必须认真思考所研究的暴露因素是否能被遗传变异所模拟，从而避免"家庭地址"受到遗传因素影响从而影响甲状腺功能这类不符合医学或生物学常识的研究出现。

从数据使用情况分类，MR 大体可分为单样本 MR（one-sample MR）和双样本 MR（two-sample MR）。单样本 MR 要求遗传信息、暴露和结局都在同一个样本中测量，且必须拥有所有参与者的个体层面数据。由于工具变量分析方法需要大样本以保证检验效能，此类研究适宜在大型生物样本库［如英国生物样本库（UK Biobank）］中开展。双样本 MR 要求暴露与结局数据应来自两个不同的样本群体，即遗传变异对暴露的效应来自一个样本群体，而遗传变异对结局的效应来自另一个样本群体。此方法仅需上述效应在人群层面的汇总数据，无需个体层面数据，但此类研究的双样本应来源于相同的种族。

如今的 MR 研究多依赖免费公开获取的全基因组关联研究（genome-wide association study，GWAS）所提供的遗传关联汇总数据。这是一种无假设的研究设计，通过对数百万个遗传变异进行系统性测试，以发现表型/疾病相关的基因单核苷酸多态性（single nucleotide polymorphism，SNP）位点。由于大多数 SNP 位点的效应比较微弱，因此需要使用大型生物样本库或利用 Meta 分析将数个小样本中的结果合并起来增加检验效能。为方便大家实践 MR，现列举常用的大型 GWAS 数据库，这些数据库包含了丰富的表型，并且可以免费下载使用。然而，研究者需要严格评估这些 GWAS 是否符合 MR 的假设前提（见本章第四节），例如表型的定义、研究参与者的筛选流程、是否控制了由人群结构引起的混杂、是否控制了其他协变量。

1. IEU Open GWAS database　包含超过四万个 GWAS 的人群汇总数据，并统一了数据格式，为大范围研究提供了基础。

2. GWAS Catalog　提供了部分 GWAS 的人群汇总数据，数据较新，需逐一下载。

3. PhenoScanner　同样提供了汇总数据。

4. FinnGen　由芬兰的多个大学和研究机构共同发起，收集了来自芬兰全国范围内数十万志愿者的基因型数据以及他们长达数十年的健康记录。每次更新样本量增大，故推荐使用最新版，目前已更新到 V12 版本。

5. Neale lab　包括了 UK Biobank 中绝大多数的表型，包含基于性别分层的汇总数据。

第二节　孟德尔随机化与其他流行病学研究设计类型的异同

尽管不同的研究设计类型均可为临床指南提供证据支持，但用以判定因果关系的证据等级是存在高低之分的。图 11-2-1 为证据等级金字塔，其中最可靠的是纳入多项随机对照试验（randomized controlled trial，RCT）的系统综述。其次是单项 RCT。MR 的证据等级介于 RCT 与观察性研究之间。这是因为相比于传统的观察性研究（如队列研究和病例对照研究），MR 不易受到混杂因素的影响。另外，MR 与 RCT 有诸多相似之处（图 11-2-2），尤其是两种方法均有随机化分组的步骤，因此 MR 也被称为自然界的 RCT。一项合理满足各项核心假设的高质量 MR 研究，通常可提供比传统观察性研究更为可靠的证据。总之，需要根据不同的科学问题，运用合适的研究设计类型（如队列研究、MR、RCT 等），共同为推进医学发展提供可靠的因果关系证据。

干预性研究：因果
推断的证据等级强

观察性研究：因果
推断的证据等级弱

- 多项随机对照试验的系统综述
- 某一项随机对照试验
- **孟德尔随机化研究**
- 队列研究
- 病例对照研究
- 生态学研究

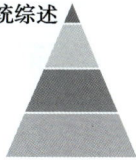

图 11-2-1 因果关系证据等级金字塔

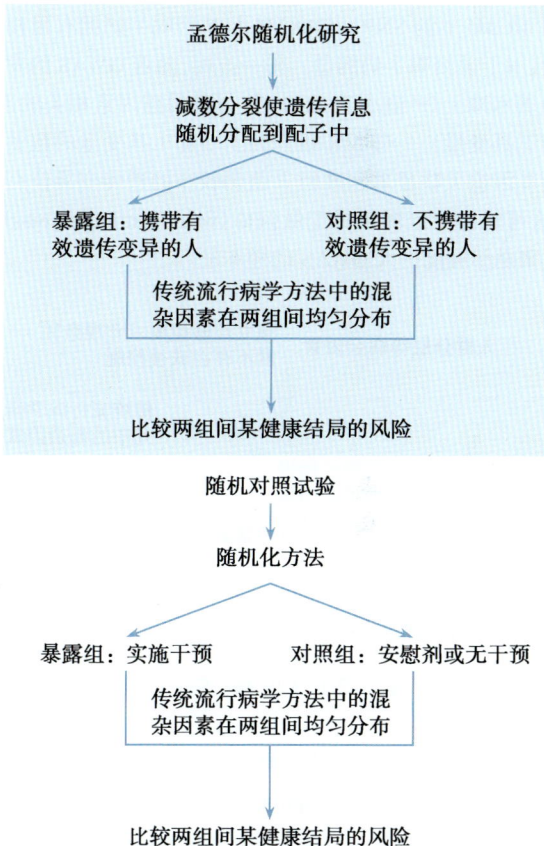

孟德尔随机化研究

减数分裂使遗传信息
随机分配到配子中

暴露组：携带有
效遗传变异的人

对照组：不携带有
效遗传变异的人

传统流行病学方法中的混
杂因素在两组间均匀分布

比较两组间某健康结局的风险

随机对照试验

随机化方法

暴露组：实施干预

对照组：安慰剂或无干预

传统流行病学方法中的混
杂因素在两组间均匀分布

比较两组间某健康结局的风险

图 11-2-2 MR 研究与随机对照试验的异同

第三节　孟德尔随机化的假设

MR 中遗传变异作为工具变量需要满足 4 个假设,其中前 3 个为核心假设(图 11-3-1),可用有向无环图(directed acyclic graph)表示。第一假设为工具变量必须与暴露因素强相关,亦称"关联性假设(relevance assumption)"。一方面,我们可以选择有生物学意义的工具变量。例如乳糖不耐受基因 *MCM6* 上的 SNP rs4988235 与是否喝牛奶拥有强相关性,可作为工具变量,用于预测喝牛奶的量。另一方面,随着 GWAS 的发展,在全基因组关联显著水准上(P 值小于 5×10^{-8})与某暴露因素相关的遗传变异位点常被用作工具变量。一些 MR 研究为了增加工具变量的数量,额外纳入了未达到全基因组关联显著水准但 P 值仍较小的遗传变异位点(例如小于 1×10^{-5})。这可能会导致弱工具变量偏倚(weak instrument bias)。因此,首选的解决方案是尽可能扩大 GWAS 的样本量。

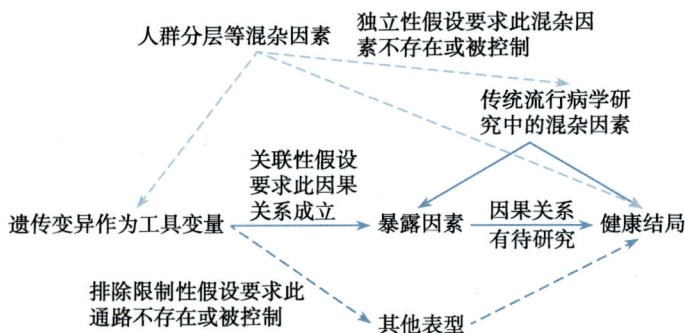

图 11-3-1　MR 核心假设

第二假设为工具变量与结局之间的关联不会被混杂因素影响,亦称"独立性假设(independence assumption)""可交换性假设(exchangeability assumption)"。这里的混杂因素,并非传统流行病学所指的混杂因素(例如年龄、性别、生活方式、社会经济状况、家族病史),因为它们不影响随机发生的细胞减数分裂过程。因此,这是 MR 相比于传统流行病学研究能提供更高等级因果关系的原因之一。案例二中，"随机化"被校正了体质指数的 GWAS 打破了，为 MR 结果引入体质指数-神经质之间的传统流行病学混杂因素，故应予避免。MR 需要考虑的混杂因素为人群分层（population stratification）、选型交配（assortative mating）、世袭效应（dynastic effect）等与遗传变异有关的因素。如果在某一样本中，不同种族、不同地区、亲属关系[将亲属包括在同一样本中，即隐性亲缘关系（cryptic relatedness）]导致工具变量与传统流行病学混杂因素的关系存在组间差异，则人群分层可能会造成暴露与结局之间关联的偏差。选型交配发生在人们基于特定特征（例如身高、受教育程度）选择他们的伴侣时，这种选择可以基于单一表型（即单特征有选择性交配）或几个不同的表型（即跨特征有选择性交配）。尽管与父母的基因型相关的后代遗传是随机的，但有选择性的交配会导致等位基因频率存在系统性差异，并在群体水平上可能引入基因型-表型关联中的混杂。世袭效应可在亲代基因型通过亲代表型影响子代表型时发生。如图 11-3-2 所示，在研究子代吸烟与子代呼吸系统疾病时，亲代 *CHRNA5* 基因一方面被子代继承了，另一方面通过亲代吸烟影响子代呼吸系统疾病，从而成为了子代吸烟与子代呼吸系统疾病间的混杂因素。

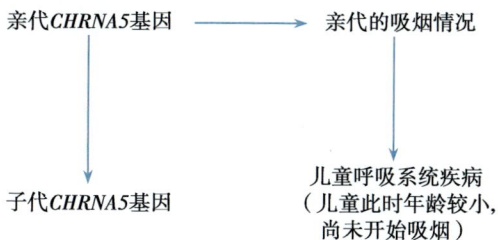

图 11-3-2 世袭效应

第三假设为工具变量仅通过影响暴露进而影响结局，无其他额外生物学途径，亦称"排除限制性假设"（exclusion restriction assumption）。随着 GWAS 的样本量不断增大、涉及的表型不断增加，越来越多的 SNP 位点被发现与不止一个表型有关，即 SNP 多效性。多效性可分为：①垂直多效性（vertical pleiotropy），工具变量完全通过暴露因素影响结局（图 11-3-3），这类多效性符合第三假设，因此对 MR 的结果不造成偏倚；②水平多效性

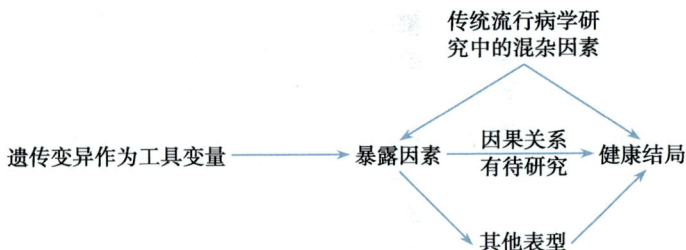

图 11-3-3　垂直多效性

(horizontal pleiotropy),工具变量对结局的影响仅部分通过暴露因素影响结局(图 11-3-4),这类多效性不符合第三假设,因此对 MR 的结果造成偏倚。一项 MR 研究是否符合第三假设,是 MR 研究最关键的不确定性因素,也是该领域方法学研究亟须突破的瓶颈。

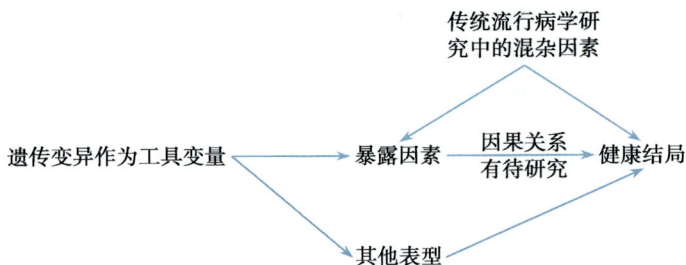

图 11-3-4　水平多效性

第四假设有两个常用版本:同质性(homogeneity)和单调性(monotonicity)。同质性是指工具变量与暴露之间的关联在人群中无个体差异,或暴露对结局的影响无个体差异。如果该假设成立,可认为 MR 的估计值即为所研究人群的平均因果效应(average causal effect)。单调性假设指工具变量预测暴露的方向应始终如一。某个遗传位点的同一突变在一部分研究参与者中增加暴露水平,但在另一部分研究参与者中降低暴露水平,则违反了单调性假设。如果该假设成立,可认为 MR 的估计值即为依从者(请注意与上文“所研究人群”不同)的平均因果效应。案例三的非线性 MR 被认为不满足第四假设,即工具变量与维生素 D 之间的关系在各个亚组间差别过大,导致其估计某些亚组的因果关系时效应值不可靠。近期有研究将年龄、性别等不受维生素 D 水平影响的结局作为阴性对照，结果发现 25-羟基维生素 D 的工具变量与阴性对照在男性、年龄偏高的亚组中有关联，提示案例三的研究结论不可靠，而非线性 MR 研究则需要进一步开发新的方法，以解决这一局限性。

第四节　孟德尔随机化研究的写作指南

各类流行病学研究设计均须保证论文的准确性、可信度和可重复性，因此过去的二十年，多个研究设计类型的检查清单相继发布，例如适用于观察性研究的 STROBE、RCT 的 CONSORT、系统综述与荟萃分析的 PRISMA 清单等。这些检查清单均被研究者广泛接受并使用，国际知名期刊亦会要求作者在论文投稿时附上与研究设计类型相匹配的检查清单。针对 MR 研究的运用 MR 加强流行病学观察性研究报告（Strengthening the Reporting of Observational Studies in Epidemiology Using Mendelian Randomization，STROBE-MR）报告声明于 2021 年正式发布。STROBE-MR 在 STROBE 检查清单的基础上增加了针对 MR 假设的若干条目（表 11-4-1），旨在帮助研究人员清晰、规范地撰写 MR 相关论文，同时有助于读者、审稿人、期刊编辑评估发表论文的质量。

表 11-4-1　STROBE-MR 检查清单概述

项目	具体要求
1. 标题与摘要	标明本论文为 MR 研究
2. 背景	阐明 MR 有助于探索本论文的研究问题
3. 研究目的	强调 MR 需要在特定假设下，估计因果效应
4. 研究设计与数据来源	介绍工具变量的选择步骤：GWAS 的选择、剔除与其他工具变量存在连锁不平衡（linkage disequilibrium，LD）的单核苷酸多态性；如若难以协调碱基频率，考虑进一步剔除存在回文现象（碱基位点为 A/T、T/A、G/C、C/G）的单核苷酸多态性（palindromic SNP）
5. 假设	明确说明三个核心假设，以及敏感性分析的假设（见本章第五节）

续表

项目	具体要求
6. 主要的分析方法	描述本论文所用的 MR 分析方法,包括协变量的情况
7. 假设检验	描述本论文验证相关假设的方法,也可利用先验知识说明假设的可靠性
8. 敏感性分析	尝试多种敏感性分析方法并比较结果,论证工具变量选择的合理性
9. 统计软件及注册研究方案	标明所用软件及软件包;如已注册或发表研究方案,可一并附上
10. 描述性结果	对于双样本 MR 研究,需报告工具变量与暴露的关联在两个样本中的相似程度、两个样本是否有研究参与者重叠
11. 主要结果	在报告结果时,请应用可解释的单位,例如体质指数每增加 1 个标准差、饮酒量每增加 100ml;推荐使用森林图、散点图
12. 假设检验的结果	报告假设检验的结果,工具变量的 R^2 和 F 统计量可用于验证第一假设
13. 敏感性分析的结果	除本章第五节提及的敏感性分析外,还可汇报非 MR(如传统流行病学)的结果
14. 讨论关键结果	总结关键结果(应与研究目的相呼应)
15. 讨论研究缺陷	可从以下几方面着手:MR 的假设、其他研究设计亦会涉及的测量误差与偏倚、偏倚的大小与方向、因果关系的方向性
16. 详细解读研究结果	与既往研究的对比、主要结果的潜在生物学机制、本论文的临床意义
17. 讨论研究结果的普适性	研究结果可否外推至不同人群(例如欧洲裔与东亚裔)、不同时间(例如儿童期与成年期)、不同暴露水平
18. 经费支持	申报与本论文有关的研究经费
19. 数据共享	写明本论文所用数据之来源,并提供统计代码,以便重现论文中的结果
20. 利益冲突	所有作者均须申报

第五节 孟德尔随机化的主要统计算法之间的比较

现今主流的 MR 研究多运用大型 GWAS 数据库，首先在某一项 GWAS 中获得工具变量与暴露因素的遗传关联，接着在另一项独立的 GWAS 中获得工具变量与研究结局的遗传关联，进而估计暴露因素与研究结局之间的因果关系。本节首先介绍 MR 基础算法，然后介绍常用的敏感性分析方法。

一、MR 基础算法

基础算法包括适用于单样本的两阶段最小二乘法（two-stage least squares, TSLS）、适用于双样本、单一工具变量的 Wald 比值（Wald ratio）、适用于双样本、多个工具变量的逆方差加权（inverse variance weighted, IVW）。两阶段最小二乘法的步骤如下：第 1 步，在工具变量与暴露因素的回归分析中，获得暴露因素的预测值；第 2 步，该预测值与研究结局的回归分析，可为线性回归、逻辑回归、Cox 回归；第 3 步，修正上述第 2 步获得的标准误。其中线性回归可用 "ivregress" 等可实现两阶段最小二乘法的语言包直接计算、无需专门修正。逻辑回归与 Cox 回归的结果需依靠自助法（bootstrapping），具体代码参考 https://github.com/alicerosecarter/MediationMR/blob/master/example_stata.do。尽管两阶段最小二乘法对工具变量的数量没有限制，但考虑到工具变量的强度，推荐将多个 SNP 位点合并为一个工具变量（即它们的算术平均数或加权平均数）。若计算加权平均数，则首选与所用数据独立的其他研究，获取 SNP 位点与暴露的关系作为外部权重。

Wald 比值等于工具变量与研究结局的关系除以工具变量与暴露因素的关系。如暴露、结局为连续型变量，则它们与工具变量的关系来自线性回归；如为二分类变量，则对逻辑回归中所获优势比（odds ratio, OR）值取自然对数。在实际应用中，一些生物学意义明确的工具变量，往往是单一工具变量，即可使用此方法。如果多个工具变量被纳入 MR 分析，则每个工具变量可计算出一个 Wald 比值，再利用逆方差加权将多个 Wald 比值合并，得到暴露与结局的因果效应的估计值。该计算过程可在 TwosampleMR（https://mrcieu.github.io/TwoSampleMR/）R 语言包中自动实现。一般来说，多个工具变量应该相互独立[即遗传突变位点之间不存在连锁不平衡（linkage disequilibrium）]。当工具变量数量极少时，可适当放宽限制，包含一些弱相关的工具变量，并使用广义逆方差加权方法（即在逆方差加权模型中加入一个矩阵，以囊括各个工具变量间连锁不平衡的关联程度）。该计算过程可在 MendelianRandomization（https://cran.r-project.org/web/packages/MendelianRandomization/index.html）R 语言包中自动实现。

上述基础算法，均需符合本章第三节介绍的三个 MR 核心假设。在三个核心假设中，第三假设（排除限制性假设）是影响 MR 结果可靠性的主要难点。

二、敏感性分析

既往研究基于双样本或多变量 MR（multivariable MR），开发了一系列敏感性分析的方法，致力于满足第三假设。现将常见的敏感性分析方法总结如下：

1. MR-Egger 方法　该方法是在逆方差加权的基础上发展而来的。逆方差加权要求工具变量—暴露因素、工具变量—研究结局的回归直线必须通过原点（图 11-5-1），但 MR-Egger 允许该回归直线不通过原点（即有一个非零的截距代表水平多效性的大小）。该方法将第三假设替换为"工具变量强度与直接效应无关（instrument strength independent of direct effect，InSIDE）"假设。使用 MR-Egger 时，需注意 MR-Egger 的统计学效力低于逆方差加权且结果易受离群值影响。

2. 加权中位数法（weighted median）　该方法的结果为基础算法中 Wald 比值的逆方差加权经验分布函数的中位数。将第三假设替换为"至少 50% 的权重来自可靠的工具变量"。

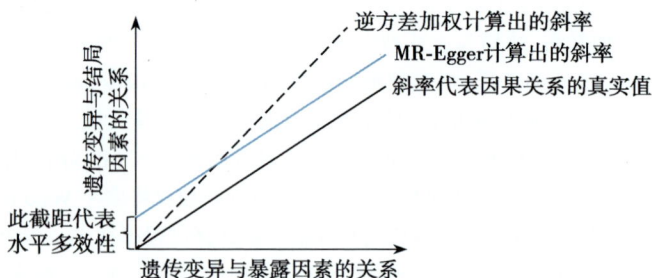

图 11-5-1　逆方差加权与 MR-Egger 对比示意

3. 加权众数法（weighted mode）　加权众数法与加权中位数法类似，其结果为基础算法中 Wald 比值的逆方差加权经验分布函数的众数。该方法将第三假设替换为零模态多效性假设（zero modal pleiotropy assumption），即 Wald 比值的众数都是依靠有效的工具变量求得的。

4. MR 多效性残差总和与离群值法（Mendelian randomization pleiotropy residual sum and outlier, MR-PRESSO）　MR-PRESSO 先计算每个单核苷酸多态性对逆方差加权异质性的贡献，然后再估计暴露与结局的效应值时剔除离群值。该方法将第三假设替换为"工具变量强度与直接效应无关"假设，并假设水平多态性导致了离群值的出现。正因为剔除了离群值，MR-PRESSO 结果的标准误往往较小，更易获得有显著统计学差异的因果效应估计值。

上述 4 个方法均不需要明确水平多效性具体是由哪一个或几个表型导致的。

5. 多变量 MR　有一些研究有较为明确的证据支持多个表型之间拥有水平多效性，故可用多变量 MR 方法予以校正。多变量 MR 在同一个回归模型中纳入多个因素，控制多因素之间的相关性，并获得每个因素对于结局的独立效应。因此，纳入模型的多个因素之间的水平多效性将得到有效控制。在单样本设计中，多变量 MR 可进一步检验多个暴露因素间的交互作用。在双样本设计中，则需要多个暴露因素、一个研究结局的完整版全基因组关联分析汇总数据。

MR-Egger、加权中位数法、加权众数法、多变量 MR 法均可在 TwosampleMR R 语言包中自动实现。MR 多效性残差总和与离群值法可在 MR-PRESSO（https://github.com/rondolab/MR-PRESSO）R 语言包中实现。

6. Steiger 过滤（Steiger filtering）和双向 MR（bidirectional MR）　两种方法可用来判断暴露与结局的因果关系方向。近年来，随着 GWAS 的样本量日益增大，作为工具变量的 SNP 位点可能与暴露、结局同时相关。Steiger 过滤的基本原理是假定暴露和结局具有相同的测量误差，一个可靠的工具变量应在解释暴露的方差比较多，而解释结局的方差比较少。双向 MR 旨在区分表型 A 是表型 B 的原因还是结果，或表型 A 与表型 B 互为因果，因此在探究暴露因素 A 与结局 B 的关系时，需要 A 的工具变量；在探究暴露因素 B 与结局 A 的关系时，需要 B 的工具变量（图 11-5-2）。

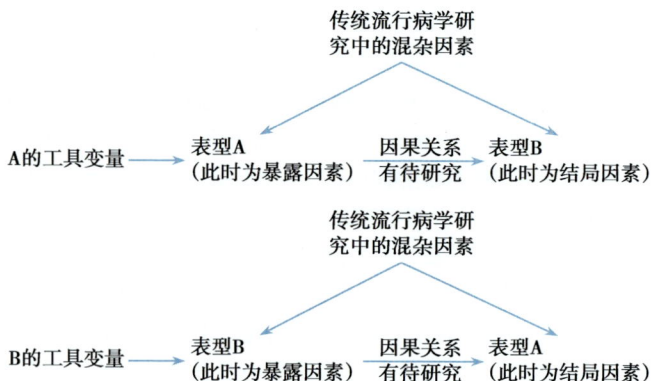

图 11-5-2　双向 MR 示意

三、单样本 MR 与双样本 MR 的比较

得益于 GWAS 的数据不断增加、上述诸多 R 语言包实现了自动化数据分析流程,双样本 MR 研究的论文数量与日俱增,但质量参差不齐。表 11-5-1 对比了单样本与双样本 MR 的优缺点,供研究人员选择和评估。

表 11-5-1　单样本 MR 与双样本 MR 在不同假设中的比较

单样本(需要个体层面的数据)	双样本(不需要个体层面的数据)
关于"关联性假设":	
• 可计算 F 统计量和 R^2 • 如有弱工具变量偏倚,MR 结果趋近于传统流行病研究的结果	• 可计算 F 统计量和 R^2 • 如有弱工具变量偏倚,MR 结果趋向于 0(即 $OR=1$)
关于"独立性假设":	
• 论文中应报告工具变量与(传统流行病学中暴露与结局的)混杂因素的关系	• 如果仅依靠 GWAS 的汇总数据,无法验证该假设
关于"排除限制性假设":	
• 通过本节列出的敏感性分析释放该假设	• 通过本节列出的敏感性分析释放该假设

单样本(需要个体层面的数据)	双样本(不需要个体层面的数据)
• 有研究表明双样本的诸多敏感性分析方法亦可用在单样本中,但工具变量需从不包括该样本的全基因组分析中提取	• 因为有机会联合更多研究以扩大样本量,双样本通常会比单样本获得更多统计学效能
在亚组分析、探索交互作用中:	
• 如样本量足够大,可进行此类分析	• 如果仅依靠 GWAS 的汇总数据,无法进行此类分析
GWAS 本身存在偏倚时:	
• 研究人员可自行利用个体层面的数据进行分析、修正	• 如果仅依靠 GWAS 的汇总数据,无法修正,或可对 MR 结果有实质性影响(例如案例二)
探索非线性关系时:	
• 在样本量足够大时,可实施,但需注意 MR 的假设(见案例三)	• 如果仅依靠 GWAS 的汇总数据,无法实施此类分析
关于赢家诅咒(样本重叠导致的一种均值回归现象):	
• 如果工具变量从包含此样本的 GWAS 中提取,单样本 MR 结果将小于真实的效应值	• 双样本 MR 无研究参与者重叠,即可避免此问题

第六节　孟德尔随机化的应用

随着方法学和大型生物样本库的发展,MR 的应用日益广泛。一方面,包括对威胁人类健康的主要危险因素进行研究,涵盖了生理代谢因素、生活方式以及社会因素等方面。另一方面,MR 在结合基础与临床转化研究方面也做出了突出贡献。因此,MR 基本实现了从宏观到微观,从疾病、临床表型乃至分子组学表型的全覆盖应用。本章节将通过以下六个方向总结归纳 MR 的实际应用场景,并介绍相应的分析方法与软件。

一、生理代谢因素研究与多变量 MR 分析

代谢因素,如肥胖、血压、血糖、血脂等,是对人类疾病发生与人群死亡

影响最大的一类危险因素,成为MR研究较为关注的一类暴露因素。然而,代谢因素之间存在密切联系。经典的例子是低密度脂蛋白(LDL-C)、高密度脂蛋白(HDL-C)与甘油三酯(TG)之间的复杂相关性。这些相关性导致许多遗传变异位点同时影响了多个代谢指标,因此极大地挑战了MR的第三假设前提——无水平多效性。为了应对这一挑战,多变量MR应运而生。经典案例包括TG控制LDL-C与HDL-C之后对于冠心病的独立因果效应。近期,多变量MR被拓展运用于全生命周期MR分析中,确定了青少年时期体型通过影响成年期体型,进而影响成年后冠状动脉以及2型糖尿病的风险之间的因果关系。多变量MR分析可以通过运用MVMR(https://github.com/WSpiller/MVMR)和 MR-BMA(https://github.com/verena-zuber/demo_AMD)等R包实现。

二、生活方式研究与单样本/双样本MR分析

生活方式,如吸烟、饮酒、睡眠等,对健康有着深远的影响,成为近期MR研究的重点方向之一。例如,最近有研究表明,早睡早起对乳腺癌具有保护效应,而长时间睡眠则可能增加乳腺癌的发生风险。另一项针对中国人的研究指出,尽管观察性研究提示适量饮酒对中风有保护作用,但MR分析并没有找到因果关系的证据,反而提示饮酒可能增加高血压和中风的风险。最近的研究表明,男性饮酒与肝硬化、卒中和痛风有因果关系,而女性则没有足够的统计学证据支持阳性结果。这一系列生活方式的MR研究,主要采用了单样本与双样本MR方法学相结合的方式来验证结果的可靠性。单样本MR可通过使用IVREG R语言包实现(https://cran.r-project.org/web/packages/ivreg/vignettes/ivreg.html),而双样本MR则可以通过使用MendelianRandomization以及TwoSampleMR R语言包来实现。

三、社会因素研究与家族内的MR分析

社会因素,如教育、收入、婚育情况等,隶属流行病学与社会学的交叉研究领域。这些因素受到遗传因素的影响较为间接,容易受到人群分层、选择性配偶等混杂因素的影响。随着家族内MR(within-family MR)方法学研究的进展,解释社会因素与健康结局之间关系的研究也逐渐成为现实。最近的研究表明,教育等社会因素的遗传可解释度被高估,例如,教育与体重的关系在排除混杂因素影响后趋近于零。家族内MR分析可以通过运用以下R程序实现(https://github.com/nmdavies/within_family_mr)。

四、中介分析的 MR 研究

中介分析是研究代谢因素、生活方式、社会因素等通过何种通路介导而影响结局的分析方法，被广泛运用于人群和机制研究中。MR 中介分析（mediation MR）通过建立暴露、中介与结局之间的因果关系，探索具有因果关系的中介通路。比如，体质指数、收缩压和吸烟行为在教育对心血管结局风险的保护作用中发挥着关键的中介作用。MR 中介分析可以运用以下 R 程序实现（https://github.com/eleanorsanderson/MediationMR）。

五、药物靶点的 MR 研究

药物靶点探索是人类遗传学研究的核心诉求之一，也是 MR 研究的热点之一。MR 涉及药物研究的各个方面，例如新药靶点的药效、老药新用以及药物副作用的探索。经典案例如降血脂相关药物靶点对心血管疾病、癌症等的保护作用均被 MR 所探明。药物靶点的 MR 涉及多种方法，包括运用析因 MR（factorial MR）探索药物靶点联合效应，以及疾病进展相关 MR 研究（MR for disease progression）。

六、多组学 MR 研究

多组学研究涉及基因组［如人类基因组计划（Human Genome Project）］、甲基化组［如遗传与 DNA 甲基化联盟（Genetics of DNA Methylation Consortium, GoDMC）］、转录组［如组织特异性基因表达计划（Genotype-Tissue Expression project, GTEx）］、蛋白组［如英国生物样本库药物蛋白质组计划（UK Biobank Pharma Proteomics Project）］、代谢组（详见 http://www.metabolomix.com/list-of-all-published-gwas-with-metabolomics/）等，为研究疾病的分子机制提供了来自人群的直接证据。多组学的 MR 研究为探索高通量组学表型与疾病之间的关系提供了重要的方法学支持。其中使用广泛的 MR 工具包括 SMR、GSMR、cis-MR 等。

（郑捷 杨倩）

练习题

1. 某双样本 MR 研究由于没有正确地选择工具变量，因而造成了错误的因果推论。如下表所示，现有 4 个 SNP 位点作为候选工具变量，请问哪个尚未协调碱基频率?

工具变量	暴露(样本1)		结局(样本2)	
	有效/无效等位基因（频率/%）	效应值	有效/无效等位基因（频率/%）	效应值
SNP 1	A(10%)/C(90%)	0.10	A(9%)/C(91%)	−0.25
SNP 2	G(30%)/T(70%)	0.20	T(68%)/G(32%)	0.42
SNP 3	T(70%)/C(30%)	0.15	T(70%)/C(30%)	0.28
SNP 4	G(90%)/A(10%)	−0.15	G(92.5%)/A(7.5%)	0.35

　　A. SNP1　　　B. SNP 2　　　C. SNP 3　　　D. SNP 4

　　2. 如下表所示,现有4个SNP位点作为预测血糖的候选工具变量。在协调等位基因频率时,应将哪个SNP位点予以剔除?

工具变量	暴露(样本1)		结局(样本2)	
	有效/无效等位基因（频率/%）	效应值	有效/无效等位基因（频率/%）	效应值
SNP 1	A(11%)/T(89%)	0.21	A(9%)/T(91%)	0.36
SNP 2	G(31%)/A(69%)	0.12	A(69%)/G(31%)	−0.40
SNP 3	T(67%)/G(33%)	0.08	T(70%)/G(30%)	0.11
SNP 4	G(50%)/C(50%)	−0.09	G(49.5%)/C(50.5%)	0.29

　　A. SNP 1　　　B. SNP 2　　　C. SNP 3　　　D. SNP 4

　　3. 以下哪个检查清单,是投稿、发表MR研究论文时必须包含在附件里的?

　　A. STROBE　　　　　　　　B. STROBE-MR

　　C. CONSORT　　　　　　　D. PRISMA

　　4. TwoSampleMR R语言包功能强大,整合了双样本MR的多种计算方法与敏感性分析。请问以下哪个方法不能通过TwoSampleMR R语言包实现?

　　A. 加权中位数法(weighted median)

　　B. 广义逆方差加权

　　C. Steiger过滤(Steiger filtering)

　　D. 加权众数法(weighted mode)

5. 以下哪一个不是 MR 的核心假设,但依然需要考虑?

  A. 关联性假设,即工具变量必须与暴露因素强相关

  B. 独立性假设,即工具变量与结局的关系不会被人群分层、非随机交配、世袭效应等与遗传变异有关的因素影响

  C. 排除限制性假设,即工具变量仅通过影响暴露因素进而影响结局,无其他通路

  D. 单调性假设,即工具变量不能在一些研究参与者中增加暴露水平,在另一些研究对象中降低暴露水平

参考文献

1. HEMANI G, ZHENG J, ELSWORTH B, et al. The MR-Base platform supports systematic causal inference across the human phenome[J]. eLife, 2018, 7: e34408.

2. LAWLOR D A. Commentary: two-sample Mendelian randomization: opportunities and challenges[J]. Int J Epidemiol, 2016, 45(3): 908-915.

3. DAVIES N M, HOLMES M V, SMITH D G. Reading Mendelian randomisation studies: a guide, glossary, and checklist for clinicians[J]. BMJ, 2018, 362: k601.

4. SANDERSON E, GLYMOUR M M, HOLMES M V et al. Mendelian randomization [J]. Nat Rev Methods Primers, 2022, 2: 6.

5. TRAJANOSKA K, BHÉRER C, TALIUN D, et al. From target discovery to clinical drug development with human genetics[J]. Nature, 2023, 620(7975): 737-745.

6. SMITH D G, SHAH E. 'Mendelian randomization': can genetic epidemiology contribute to understanding environmental determinants of disease?[J]. Int J Epidemiol, 2003, 32(1): 1-22.

7. HOWE L J, NIVARD M G, MORRIS T T, et al. Within-sibship genome-wide association analyses decrease bias in estimates of direct genetic effects[J]. Nat Genet, 2022, 54(5): 581-592.

8. SANDERSON E. Multivariable Mendelian randomization and mediation[J]. Cold Spring Harb Perspect Med, 2020, 11(2): a038984.

9. REES J M B, FOLEY C N, BURGESS S. Factorial Mendelian randomization: using genetic variants to assess interactions[J]. Int J Epidemiol, 2020, 49(4): 1147-1158.

10. ZHENG J, HABERLAND V, BAIRD D, et al. Phenome-wide Mendelian randomization mapping the influence of the plasma proteome on complex diseases [J]. Nat Genet, 2020, 52(10): 1122-1131.

第十二章

利用医学公共数据库开展临床研究

● **导读** ●

叶酸是一种水溶性 B 族维生素,补充叶酸可以有效预防出生缺陷。目前绝大多数叶酸补充剂是人工合成叶酸,某研究者推测合成叶酸和天然叶酸可能对健康终点有不同的影响。综合考虑数据的完整性和可获取性等信息,该研究者计划使用 NHANES 数据库来回答上述科学问题。那么,为了在 NHANES 数据库中评估不同形式的叶酸与死亡风险之间的关系,请考虑:

问题 1. 应该选择 NHANES 的哪些调查周期构建分析数据库?

问题 2. 如何获取死亡终点?

问题 3. 如何考虑样本权重问题?

公共数据库是指向广大用户开放,提供各种类型数据存储、检索和分析服务的数据库。基于公共数据库,研究人员可以从广泛的来源获取数据,这有助于增加研究的样本量和研究人群的代表性,以提高统计分析的效能和研究结果的准确性。医学公共数据库在慢性疾病病因学研究中尤为重要,通过大数据分析,能够深入解析慢性疾病复杂的基因-环境交互作用。大数据驱动的科学研究正在多个领域推动科研范式变革,大幅提升科研效率,并推动科研创新驶入"快车道",尤其是临床研究领域。

从科学性的角度来看,通过医学公共数据库共享数据可以进一步促进科学开发和信息交流,深化所有临床研究的价值,防止可能出现的错误、欺诈和选择性报告研究结果。从医学研究的伦理角度来看,医生/研究者是临床研究的主导者和人类健康的守护者,临床研究的参与者客观上是将自身的安全和健康奉献给了全社会的健康事业,这是他们对社会做出的伟大善举。通过医学公共数据库共享数据可以使参与者更加广泛地为社会服务,是对他们善举的最好的尊重,也体现了医学研究者和从业者最高尚的人文精神和人性中最美好的无私奉献精神。鉴于此,医学研究数据的开放和共享逐渐成为了从业者的共识和主流趋势,各类医学公共数据库不断涌现。

第一节　概述

一、医学公共数据库的历史与政策

随着计算机和网络技术的飞速发展,医学信息平台崭露头角,从根本上改变了医生获取、传递和交流医疗卫生信息的方式。过去,由于数据共享渠道匮乏、数据收集不全面和不及时,以及数据质量不明等问题,如何拓宽医学信息资源的获取范围,促进医疗资源的有效交流,深化现有医学资源的利用,避免重复研究,一直是医疗工作者亟待解决的重点问题。在此背景下,大数据时代的医学公共数据库和数据挖掘技术应运而生,为解决这些问题提供了新的解决方案。

医学公共数据库包含医学研究、临床试验和疾病数据等相关信息。这些数据库通常由研究机构、医疗机构、学术出版商等组织或个人创建和维护,并向公众开放,其发展历史最早可以追溯到上个世纪。

20 世纪 50 年代,世界卫生组织(World Health Organization,WHO)建立了死亡数据库(WHO Mortality Database),以收集和汇编各个成员国自 1950 年以来居民疾病登记系统中的死亡数据。该数据库是迄今为止最大的可公开访问的国际死亡资料登记库。

20 世纪 60 年代,隶属于美国疾病预防控制中心的美国国家卫生统计中心建立了美国国家健康与营养调查(National Health and Nutrition Examination Survey,NHANES)数据库,旨在收集有关美国人口健康和营养状况的代表性数据。调查内容包括访谈和健康检查两部分。访谈包括人口统计、社会经济、饮食和健康等相关问题;健康检查包括医学检查、口腔检查和生理测量以及由医学专业人员进行的实验室检查。自 1999 年以来,该项目成为一项持续性计划(在此期间的调查被称为连续 NHANES),每年在全国 15 个县抽取一个约 5 000 人的具有全国代表性的样本进行调查。数据以两年为一个调查周期进行更新和发布，第一次调查周期为1999—2000 年。

1973 年，美国国家癌症研究所从美国部分州县癌症登记处收集有关癌症患病率、发病率和生存数据的信息，覆盖了近 50% 的美国人口，建立了美国国家癌症研究所监测、流行病学和最终结果数据库（The Surveillance, Epidemiology, and End Results, SEER）。该数据库包含大量的临床肿瘤回顾性研究资料，包括肺癌、乳腺癌、胃癌、结直肠癌、前列腺癌等各类肿瘤，可用于研究人群癌症分布特征、病因学等，是目前最常用的公共临床数据库之一。

1988 年，在 WHO 和世界银行的支持下，由美国比尔及梅琳达·盖茨基金会资助，美国哈佛大学公共卫生学院开始了一项关于全球疾病负担（Global Burden of Disease, GBD）的研究。随后，美国华盛顿大学健康测量和评价研究院牵头成立了 GBD 研究组，专门对此进行研究。GBD 是一项全面的健康损失研究，按年龄、性别、地区和不同时间点量化因疾病造成的死亡、残疾、寿命损失、生活质量下降和经济损失等，以描述疾病和健康损失负担的复杂模式。

1989 年，北卡罗莱纳大学教堂山分校与中国疾病预防控制中心联合发起了中国健康与营养调查项目（China Health and Nutrition Survey, CHNS）。CHNS 每 2~4 年进行一次重复调查和数据收集，旨在了解社会和经济的变迁对中国居民营养与健康现状的影响。CHNS 采用多阶段随机整群抽样的方法。CHNS 调查涵盖社区、家庭和个人三个层面，调查内容包括社区基础设施和公共服务、家庭收入和支出，以及个体的营养与健康状况等多项内容。2015 年，CHNS 调查了我国 15 个省市 360 个社区的 7 319 个家庭，20 914 例居民。

随着互联网技术的进一步发展和普及，医学数据库的共享范围逐渐扩大。1991 年，美国国立卫生研究院成立了国家医学图书馆，为全球的医学研究人员提供开放、免费的数据访问服务，标志着医学数据库的发展进入了一个全新的阶段。

1999 年，在英国医学研究委员会和威康信托基金主办的一次会议上，提出了建设英国生物银行（UK Biobank, UKB）的建议。UKB 最初由英国医学研究委员会、威康信托基金和英国卫生部资助，其目标是通过建立一个大规模的人类信息资源库来探索基因、环境和生活方式与健康之间的关系，从而改善对一系列严重和危及生命的疾病的预防、诊断和治疗，如癌症、心脏病、卒中、糖尿病、抑郁症和痴呆等。同时，UKB 为统计学、伦理学、遗传学和人工智能等领域的研究者提供了一个高质量的公共研究平台，有力地促进了各种研究方法的改进和发展。UKB 是当前世界上最具影响力的公共数据库之一。

2003 年，在美国国立卫生研究院的资助下，美国麻省理工学院计算生理学实验室、美国哈佛医学院贝斯以色列女执事医疗中心（Beth Israel Deaconess Medical Center，BIDMC）和飞利浦集团共同建立了重症监护医学信息数据库（Medical Information Mart for Intensive Care，MIMIC）。MIMIC 是一个大样本、单中心的危急重症监护数据库，包含了 BIDMC 重症加强治疗病房去隐私化的医疗记录。数据类型包括患者生命体征、实验室检查结果、药物使用、护理记录、手术操作代码、疾病诊断代码等。MIMIC 数据库目前已经产生了 MIMIC Ⅱ、Ⅲ、Ⅳ三个版本。在重症监护室中，数字医疗设备、医护人员操作、患者检查等产生了一系列时序数据、图像数据和文本数据等，这些数据具有密度大、质量高的特点。

2004 年，中国医学科学院与英国牛津大学联合启动了中国慢性病前瞻性研究项目（China Kadoorie Biobank，CKB）。CKB 旨在通过建立以血液标本为基础的健康数据库，从遗传、环境、生活方式等多个方面深入研究卒中、冠心病、癌症、糖尿病、高血压等严重危害中国人群健康的各种重大慢性疾病的致病因素、发病机制、流行规律和趋势，从而有效制定防控对策，开发新的预防和治疗措施。CKB 是目前世界上最大的涉及生物样本长期保存的前瞻性人群队列研究之一。

2008 年，Dryad 数据库在美国国家科学基金会资助下建立。Dryad 数据库是一个高质量的数据资源库，其目标是协同多个相关机构，形成一个学术交流体系，使科学出版物背后的数据可发现、可引用和可重复使用，以维持和促进学术文献中基本数据的保护和再利用。Dryad 支持存储各种类型的数据，包括文本、图像、表格、音频、视频等。在 Dryad 提交的数据文件拥有永久可解析的 DOI 标识。利用 Dryad 数据库，研究人员可以访问和获取数据，研究和验证发表的数据是否合理，或解决新的科学问题。

2008 年，美国国家心肺血液研究所（National Heart，Lung，and Blood

Institute, NHLBI）建立了生物样本和数据存储信息协调中心（Biologic Specimen and Data Repositories Information Coordinating Center, BioLINCC），旨在帮助科研人员更便捷地访问和获取研究数据，提高 NHLBI 资助项目的转化率。BioLINCC 数据库包含两类数据，一类是相关血液疾病部门管理的 NHLBI 生物标本数据，主要负责生物标本的获取和储存，并将质量合格的生物样本分配给科研人员；一类是由相关心血管科学研究中心进行管理的 NHLBI 临床研究数据，主要来自近 70 年来的临床注册研究和观察性研究，包含数十万患者的数据。来源于临床注册研究的数据包括患者基线资料、中期随访信息、辅助研究以及预后资料。观察性研究数据则包含在整个观察周期内获得的所有监测结果。

2017 年，北京大学的一个团队开发了 GEPIA（Gene Expression Profiling Interactive Analysis）网站（http://gepia.cancer-pku.cn/index.html）。GEPIA 是一个动态分析基因表达谱数据的 WEB 服务器，用于分析癌症患者中相关基因的差异表达及其与生存结果的相关性。GEPIA 将 TCGA（The Cancer Genome Atlas Program）癌症大数据与 GTEx（Genotype-Tissue Expression）正常组织大数据相结合，利用生物信息学技术揭示癌症亚型、驱动基因、等位基因、差异表达或致癌因素，解决癌症生物学中的重要问题，探索新的癌症靶点和标志物。

2018 年，飞利浦集团与麻省理工学院计算生理学实验室合作创建了 eICU 合作研究数据库（eICU Collaborative Research Database, eICU-CRD）2.0 版本。eICU-CRD 的发布旨在以 MIMIC-Ⅲ 的成功建立为基础，利用多个中心提供的数据扩大研究范围。该数据库由美国多家重症监护病房的数据组成，涵盖了 2014—2015 年 20 多万名重症监护病房患者的常规数据，收集了大量高质量的临床信息，包括生命体征、护理计划文件、疾病严重程度、诊断信息、治疗信息等。目前，国际上已经建立了多个重症医学相关数据库，包括浙江大学医学院附属儿童医院儿科重症监护（Pediatric Intensive Care, PIC）数据库和 MIT-BIH（Massachusetts Institute of Technology-Boston's Beth Israel Hospital）心电数据库等。

当前，人口老龄化是世界各国面临的一个重要公共卫生问题，给经济和社会发展带来了严峻的挑战。因此，如何实现健康老龄化是医学研究的重点和热点。美国健康与退休调查（HRS）、英国老年追踪调查（ELSA）、中国健康与养老追踪调查(CHARLS)、中国老年健康影响因素跟踪调查(CLHLS)、妇女健康倡议(WHI)等多个高质量的老年人群的公开数据库为老年健康研究提供了重要的数据资源和研究平台。

表 12-1-1 概述了一些常见的医学公共数据库的信息。总体而言,医学公开数据库为医学研究人员和临床医生等提供了丰富的数据资源,有力地推动了医学科研的发展和临床实践的优化。同时,公众也可以通过这些数据库了解最新的医学研究成果和临床试验信息等,从而提高健康和疾病预防意识。

自 2015 年起,我国政府陆续出台了健康医疗大数据的相关政策,旨在推动医疗大数据的采集、共享与深度应用。2015 年以来,国务院相继发布《促进大数据发展行动纲要》《国务院办公厅关于促进和规范健康医疗大数据应用发展的指导意见》《关于推动公立医院高质量发展的意见》,不仅明确了我国健康医疗大数据发展的宏观方向,也为医疗行业的创新升级提供了强有力的政策支持。国务院要求各级政府机构应积极推动健康医疗大数据资源共享开放,推进健康医疗临床和科研大数据应用;推进公共卫生大数据应用;推进电子病历、智慧服务、智慧管理"三位一体"的智慧医院建设和医院信息标准化建设等。上述政策为更好地管理大数据资源,高效建立和利用公共数据库,更有效促进医疗创新和转化,提供优质高效的医疗卫生服务,促进健康中国建设提供了有力支撑。

二、公共数据库的挖掘过程

随着医学数据的爆炸式增长和医学公共数据库的不断壮大,如何在原有数据或已完成工作的基础上,合并更广泛的数据并进行更加深入的挖掘和合理利用,成为了一个亟待解决的问题。在此背景下,数据挖掘(data mining)技术应运而生。

数据挖掘是一种综合运用信息论、人工智能、机器学习、数据库、计算机信息管理系统、统计学等多学科知识的技术。它通过高效地进行归纳推理,能够帮助研究者从复杂的数据中发现隐藏的模式和关联,进而指导实际的生产和实践活动。在医学领域,数据挖掘技术的应用具有极其重要的意义。它可以帮助医生更准确地诊断疾病,制订个性化的治疗方案,提高医疗服务的质量和效率。同时,通过对大规模医疗数据的挖掘和分析,还可以发现新的治疗方法和药物,为医学研究的发展提供新的方向和依据。

表 12-1-1 常见医学公共数据库

数据库	领域	患者来源	费用	样本数量	年份	网址
NHANES	营养与健康	美国	大部分免费	>10 万人	1960s—	http://www.cdc.gov/nchs/nhanes/index.htm
SEER	肿瘤	美国	部分免费	覆盖近 35% 的美国人口	1973—2017	http://www.seer.cancer.gov
GBD	疾病负担	全球	免费	204 个国家和地区	1990—2019	http://ghdx.healthdata.org/gbd-2019
CHNS	营养与健康	中国	部分免费	>40 000 人	1989—2015	https://www.cpc.unc.edu/projects/china
UKB	疾病预防与危险因素	英国	收费	50 万人	2006—	http://www.ukbiobank.ac.uk
MIMIC	重症医学	美国	免费	MIMIC-II 33 000 人 MIMIC-III 61 293 人 MIMIC-IV 431 231 人	2001—2008 2001—2012 2008—2018	https://mimic.mit.edu/
CKB	慢性病预防与危险因素研究	中国	免费	>512 000 人	2004—	https://www.ckbiobank.org

续表

数据库	领域	患者来源	费用	样本数量	年份	网址
Dryad	医学、生物与生态	美国	免费	>50 000 个数据集	2007—	https://datadryad.org/stash
BioLINCC	血液与心血管	美国	免费	>58 万人	1975—	https://biolincc.nhlbi.nih.gov/home/
eICU-CRD	重症医学	美国	免费	200 859 人	2014—2015	https://eicu-crd.mit.edu
HRS	老龄化健康	全球	免费	>20 000 人	1992—	https://hrsonline.isr.umich.edu
ELSA	老龄化健康	英国	免费	>18 000 人	2002—	https://www.elsa-project.ac.uk/
CHARLS	老龄化健康	中国	免费	19 000 人	2011—	http://charls.pku.edu.cn/
CLHLS	老龄化健康	中国	免费	15 874 人（2017—2018）	1998—	https://opendata.pku.edu.cn/dataverse/CHADS
WHI	女性健康与衰老	美国	免费	161 808 人	1992—	https://www.whi.org/

注：NHANES，美国国家健康与营养调查；SEER，美国国家癌症研究所监测、流行病学和最终结果数据库；GBD，全球疾病负担；CHNS，中国营养与健康调查；UKB，英国生物银行；MIMIC，重症监护数据库；CKB，中国慢性病前瞻性研究项目；Dryad，Dryad研究数据存储库；BioLINCC，生物样本和数据存储信息协调中心；eICU-CRD，eICU 合作研究数据库；HRS，美国健康与退休调查；ELSA，英国老年追踪调查；CHARLS，中国健康与养老追踪调查；CLHLS，中国老年健康影响因素跟踪调查；WHI，女性健康联盟。

数据挖掘技术的引入，使得医学研究不再局限于传统的观察和实验，而是可以通过对现有数据的深度挖掘，发现更多潜在的知识和规律。这不仅有助于推动医学科学的进步，也有利于提升整个社会的健康水平和生活质量。在实际应用中，利用医学公共数据库开展临床研究，进行数据挖掘的过程主要包括确定临床问题；选择合适的数据库；数据预处理；数据挖掘；结果分析与应用等。具体内容如下。

1. **确定临床问题、选择合适的数据库**　医学研究的价值最终取决于研究问题的意义和原创性，在一定程度上，真正的科学家是提出关键问题的人，而不是能够正确回答问题的人。临床问题的来源可以是需求驱动的，来源于临床实践中病因、诊断、治疗、预后等各个环节尚未解决的问题；当前临床实践中循证医学证据不足的干预措施或者诊疗策略的再评价；以及当前相关临床指南中列出的尚需进一步解决的重要临床问题。临床问题的来源也可以是数据驱动的，从现有大数据的相关性分析中衍生出新的相关性线索。在明确需要解决的问题和研究目标后，根据需要的人群特征、暴露因素、研究结局和研究设计类型，选择当前合适的医学公共数据库。这是第一步，也是最为关键的一步，需要将临床问题转化为临床研究问题，使课题的研究目的具象化，从而紧扣核心问题展开后续研究。

2. **数据预处理**　公共数据库的数据可能来自疾病预防控制中心的公共卫生数据集，疾病防治、健康管理等过程中产生的与健康医疗相关的数据，或是通过专题调查方式获得的数据，这些数据容易存在大量噪声、冗余数据和不完整等问题。因此，在进行数据挖掘前，必须对数据进行预处理。具体过程包括数据清洗、集成、变换等。数据清洗主要是数据选择、去重、处理缺失值和异常值以及数据的质量分析等。数据集成是将多个数据源中的数据结合起来存放在一个一致的数据存储中。数据变换是对数据进行规范化处理，将原始数据转换成为适合数据挖掘和分析的形式。

3. **数据挖掘**　数据挖掘一般是指通过算法从大量的数据中提取隐藏于其中的信息和规律的过程。按挖掘方法可分为机器学习方法、统计方法（包括回归分析、判别分析、聚类分析和探索性分析等）、神经网络方法等。根据挖掘任务，可分为预测模型开发与验证、数据总结、聚类、关联规则发现、序列模式发现、异常和趋势发现等。目前，医学数据挖掘中比较常用的数据挖掘工具有 SAS、SPSS、Stata、Python 和 R 等。

4. 结果分析与应用 数据挖掘的最终目的是应用。医学数据挖掘可以直接产生新的医学知识,帮助研究者快速产出科研成果,为疾病诊治决策提供证据,促进临床实践和临床管理的发展,加快药物和临床产品的研发。同时,通过对现有数据规律的探索,可以为新的临床研究提供方向和线索,为新的临床研究的设计和开展提供科学依据。

第二节 医学公共数据库示例

一、中国健康与营养调查(CHNS)

CHNS 是一项持续进行的开放式队列研究。项目信息及研究数据资料定期或不定期在 CHNS 网站(https://www.cpc.unc.edu/projects/china)公开发布并持续更新。研究者可在 CHNS 网站获取研究项目信息和项目数据信息,并可根据研究需要注册并下载网站公开发布的 CHNS 研究数据。

1. 研究背景和目的 CHNS 旨在建立一项多目的纵向研究调查,了解中国社会和经济转型对国民健康和营养状况的影响,为社会新时期相关政策调整提供科学参考依据,以进一步提高人口健康水平。CHNS 项目于1989 年启动,分别于 1989 年、1991 年、1993 年、1997 年、2000 年、2004 年、2006 年、2009 年、2011 年和 2015 年进行了重复调查。目前,CHNS 网站公开发布了从 1989—2015 年共 10 次调查的调查数据。

CHNS 采用多阶段分层随机整群抽样的方法,收集了中国东、中、西部地区地理环境、经济发展、公共资源、健康指标等方面差异较大的 15 个省、自治区和直辖市的数据。2015 年,CHNS 调查了中国 15 个省市 360 个社区的 7 319 个家庭的 20 914 例居民。

2. 主要内容 CHNS 在初次调查及随后的多次重复调查中,系统地收集了包括社会人口学特征、经济水平、身体测量指标、膳食营养摄入、健康状况和健康相关行为等数据。此外,为了进一步深入研究,CHNS 于 2009 年还特别采集了参与者的空腹血样本和脚趾甲样本,以期通过对生物标志物的分析,更精确地评估人群的健康状态及营养状况。

CHNS 项目的主要特点之一是多次重复收集了整个家庭及家庭中所有个人的准确和详细饮食数据,因此可以广泛和详细地研究食物选择、营养摄入、营养状况、饮食模式的变迁情况及其与健康和疾病的关系。除膳食数据之外,CHNS 还收集了社会人口学、身体测量、吸烟、饮酒、饮茶、体力活动、认知功能、疾病史、用药史、家庭收入和资产情况、社区基础设施和服务等多方面的信息,为相关研究的开展提供了高质量的数据资源。

总体而言,CHNS 项目的优势在于样本量大,有多次的重复调查信息,调查地域广,中国人群代表性强,营养和社会经济方面数据翔实等。然而,CHNS 也存在诸如缺失数据、缺乏样本权重资料、数据较繁杂等局限性。在正确认识和掌握 CHNS 数据后,研究者可以利用这一宝贵的数据资源开展一系列与健康、人口、社会经济和营养相关的医学研究。

3. **数据获取流程**　CHNS 的家庭相关数据及参与者的个人数据在 CHNS 官网免费向公众开放。研究者可通过以下步骤获取相关 CHNS 数据:①进入 CHNS 网站注册并激活账户,使用激活账户登录数据库;②进入网站的数据下载栏,填写数据下载注册表,注册成功后进入 CHNS 项目数据集列表,选择相应类别所需数据集进行下载。数据文件以压缩包的形式提供,包括数据文件和相应的变量编码描述文件。数据文件均以 SAS 格式分发。CHNS 的社区数据则需通过与北卡罗来纳大学人口中心签订数据使用协议(Community-Level Data Use Agreement)并在线完成相关流程(Data Linkage Request Form)付费获取。

在进行数据分析之前,研究者必须详细阅读并充分了解 CHNS 项目研究文件。CHNS 数据库网站提供了分类清晰且详细全面的研究文档,包括历年的调查问卷、数据库说明、ID 变量命名等。

4. **数据库挖掘示例**

本部分以发表在 *JAMA Network Open* 的"*Evaluation of Dietary Niacin and New-Onset Hypertension Among Chinese Adults*"研究为例进行阐述。

(1) 提出科学问题:高血压作为最常见的慢性疾病,是心脑血管疾病最主要的危险因素,是全球面临的重大公共卫生问题之一。在低收入和中等收入国家,高血压的患病率仍在快速上升。积极寻找高血压可修饰危险因素,对于预防和控制高血压的发生发展,减少高血压并发症的危害具有重要意义。大量研究表明,膳食因素是高血压最主要的可修饰危险因素之一。然而,针对高血压一级预防的膳食建议仍存在诸多争议。例如,维生素 B_3 (烟酸)作为一种水溶性 B 族维生素,其在高血压防治中的作用尚不明确。一方面,烟酸具有调节异常脂质代谢、改善内皮功能、抗氧化和抗炎等有益作用；另一方面，过量摄入烟酸可能会增加胰岛素抵抗，升高同型半胱氨酸水平，从而对健康产生不利影响。迄今为止，尚无研究对一般人群膳食中烟酸摄入量与高血压发病风险之间的关联进行全面评估。

基于上述背景，研究者提出如下研究问题：在中国一般人群中，膳食中烟酸摄入量与高血压发病风险之间是否存在显著关联？是否存在一个最适宜的膳食烟酸摄入量范围，在这个范围内高血压的风险最低？

（2）建立分析数据库：在确定研究问题后，需要建立一个能够实现该研究目的的营养流行病队列。但是，从头开始建立流行病学队列往往需要花费大量的时间和人力成本，利用现有的公共数据库资源可以以较少的时间和人力成本达到初步探索这一科学问题的目的。考虑到本研究的目的是为中国人群提供膳食建议，目标数据库可以进一步聚焦在包含中国人群膳食信息的公共数据库。通过对中国人群健康相关公共数据库的检索，研究者发现 CHNS 和 CLHLS 数据库均在多次访视中收集了参与者的血压水平和膳食摄入量信息。CLHLS 数据库的调查对象是中国 50 岁及以上的老年人群；CHNS 数据库的调查对象则涵盖了不同年龄段的人群，包括老年人、中年人和青少年。因此，选择 CHNS 数据库进行探索可能更具代表性。

在确定目标数据库后，需要系统地了解数据库的背景资料、研究手册、数据采集方法和流程、调查内容和形式等。这些信息通常可以在数据库的官方网站上找到。此外，通过阅读既往基于该数据库发表的学术论文，可以对数据库的特点有更全面的了解。在此基础上，研究者开始启动数据库的建立工作，具体的步骤如下。

1）确定研究人群：首先，需要根据研究目的确定研究人群。CHNS 具有多次重复调查的特点，利用这些信息，研究者可以构建以新发高血压为研究终点的中国成年人群前瞻性队列数据库。具体的纳入和排除流程如下。

A. 由于需要建立前瞻性队列数据库，纳入人群至少要有两次调查的数据，并将第一次调查设为基线。

B. 由于研究终点为新发高血压，因此需要排除基线患有高血压的人群。

C. 排除年龄小于 18 岁、孕妇女和血压数据缺失的参与者。

D. 排除膳食总能量摄入异常的参与者。

E. 排除膳食烟酸摄入数据缺失的参与者。

2）定义研究终点：根据相关高血压防治临床指南和 CHNS 数据库所涵盖的变量信息，研究终点即新发高血压被定义为在随访时被医生诊断为高血压，或收缩压/舒张压 ≥ 140/90mmHg，或正在服用降压药。

3）确定需要纳入分析的变量：通常，研究分析所涉及的变量包括暴露因素（烟酸摄入量）、研究终点（新发高血压）和协变量。结合既往相关文献以及 CHNS 的调查内容，本研究计划纳入以下协变量。

A. 人口统计学变量：年龄、性别、职业、城镇/农村、地区、教育水平。

B. 人体测量学变量：身高、体重、收缩压、舒张压。

C. 疾病史：糖尿病、高血压。

D. 药物使用：降压药。

E. 生活方式：吸烟、饮酒。

F. 膳食信息：总能量、脂肪、蛋白质、碳水化合物、钠和钾的摄入量等。

在总结出上述变量清单后，即可进入公共数据库的申请和下载阶段。

（3）数据预处理：在完成数据下载后，需要进行数据预处理。

1）数据清理：结合医学知识和调查问卷，确定连续变量的异常值判断标准，明确分类变量的编码形式。对于连续变量中的异常数据，如血压水平 600mmHg 等，以及分类变量中未在原始 codebook 中定义的异常编码等，应考虑视为缺失。此外，还需要清理逻辑错误。例如，"性别"和"当前是否怀孕"是两个独立的变量，但是如果"性别"= 男性，同时"当前是否怀孕"= 是，这显然是不符合逻辑的，可以考虑删除这条数据。

2）计算营养素摄入量：直接从公共数据库中下载的数据可能不完全满足研究者的研究需求。例如，本研究中的暴露（烟酸）是一种微量营养素，但在 CHNS 的历次访视中只收集了参与者的食物摄入信息，原始数据库中没有提供营养素摄入信息。因此，需要结合《中国食物成分表》，将食物摄入量转化为具体的营养素的摄入量。

3）评估数据处理的可靠性：将清理后的数据进行统计描述，如计算各变量的均值（标准差）、例数（百分比）等，并与既往公布的中国人口统计与营养调查数据及 CHNS 已发表的学术论文进行对比，评估数据的可靠性。

通过上述步骤，基本构建完成了一个可用于统计分析的数据库。

（4）统计分析与结果解读：在本研究中，研究者使用了整个随访期间膳食营养素的累计平均值来表示营养素的长期暴露水平。考虑到烟酸摄入量是一个连续变量,研究者首先利用拟合曲线描述了膳食烟酸摄入量与新发高血压风险的剂量反应关系,发现二者呈"J"型关联。

进一步通过 Cox 比例风险回归模型分析烟酸分类变量(四等分)与新发高血压风险之间的关系,以评估膳食烟酸的适宜的摄入量范围。结果表明,与烟酸的摄入量为 14.3~16.7mg/d(第三等分)比较,无论过高[≥16.7mg/d(第四等分);$HR = 1.31$;95% CI:1.20~1.44]或过低[<14.3mg/d(第一、第二等分);$HR = 1.18$;95% CI:1.09~1.28]的烟酸摄入量均会显著增加高血压的发生风险。

为了进一步找到高血压风险最低点(拐点)时所对应的烟酸摄入量,研究者进行了阈值效应分析。分析结果显示,当烟酸摄入量 <15.6mg/d 时,烟酸摄入量每增加一个单位,高血压的发生风险显著降低 2%($HR = 0.98$;95% CI:0.96~1.00);当烟酸摄入量 ≥15.6mg/d 时,烟酸摄入量每增加一个单位,高血压的发生风险显著增加 3%($HR = 1.03$;95% CI:1.02~1.04)。

需要注意的是,公共数据库可能会更新,并且随着分析工作的进展,可能需要下载之前未在计划中的数据,因此数据库需要不断补充和完善。

(5)研究结论:至此,研究者通过选择合适的公共数据库,建立可分析的数据库,并利用相应的统计分析方法,基本上完成了对研究问题的探索,得出如下结论:在中国一般成年人群中,膳食烟酸摄入量与新发高血压的风险呈"J"型关联,以烟酸摄入量 15.6mg/d 为拐点;当烟酸摄入量为14.3~16.7mg/d 时,高血压的发生风险最低。研究结果强调了在中国一般成年人群中维持适宜的膳食烟酸摄入量对高血压一级预防的重要性。

二、UK Biobank

英国生物银行(UK Biobank,UKB)是一个大型生物医学数据库,包含了来自约 50 万英国参与者的详细遗传、环境、生活方式和健康信息。所有参与者均签署了知情同意书,同意将他们的匿名数据和生物样本用于任何与健康有关的研究,并允许 UKB 访问他们的健康相关记录。该数据库定期增加进一步整理、检测和获取的数据,供全球范围内获得批准和授权的研究人员使用,旨在对最常见和危及人类生命的疾病进行深入研究。UKB 为现代医学的发展做出了重大贡献,在改善人类健康方面发挥着重要作用。

1. **主要内容**　UKB 是世界上最知名的公共数据库之一,具有大样本和多组学的显著特点,是目前世界上已建成的最大的人类遗传队列生物样本库之一。自 2006 年开始,UKB 从分布在英国各地的 22 个评估中心招募了约 50 万名年龄在 40—69 岁的志愿者。UKB 收集了约 50 万人的基线调查问卷(触摸屏问卷)、身体测量、血液生化和基因数据,约 30 万人的进一步邮件问卷调查数据,12 万人的代谢组学数据,10 万人的影像学数据,10 万人的可穿戴设备数据,5 万人的蛋白组学数据等。基于这些数据,研究者可以开展大量有价值的临床研究,从多个层面深入探索多学科交叉的临床问题,对医学研究的发展具有重要意义。

2. 主要特点

(1) UKB 拥有丰富的遗传数据,可以从基因层面评估疾病和健康:传统的观察性研究结果容易受残余混杂或反向因果关联等因素的影响,尤其是对于痴呆等起病隐匿、潜伏期长的疾病,因此往往得到的结论是相关性(association)而不是因果性(causation)。孟德尔随机化(Mendelian randomization,MR)是一种利用与暴露相关的遗传变异作为工具变量来评估观察性数据中暴露与结局之间因果关系的方法。由于遗传变异与生俱来,并通常在整个生命周期中保持稳定,因此 MR 得到的关联因果时序合理,不受出生后环境、社会经济状况、行为等常见混杂因素的干扰,具有较强的因果推断能力。UKB 目前公布了约 50 万参与者的基因组数据。利用 UKB 的基因数据,研究人员开展了一系列的 MR 研究。例如,最近发表的一项纳入了 313 448 例 UKB 参与者的研究系统地评估了 29 项血细胞指标与痴呆发生风险的关系。采用 Cox 回归分析各项指标与痴呆发生风险的纵向关联,采用 MR 分析确定其因果关系。Cox 回归和 MR 分析均发现血红蛋白水平和红细胞分布宽度与阿尔茨海默病发生风险之间存在显著的相关性,表明血红蛋白和红细胞分布宽度与阿尔茨海默病风险之间存在因果关系。该研究将前瞻性关联分析与 MR 分析相结合,提供了更可靠、更确凿的研究证据。

(2) UKB 拥有丰富的影像学数据,可以开展多器官成像遗传学分析:影像学数据被认为是器官的内在表型,已广泛应用于临床研究。然而,大多数既往研究样本量小,并且仅限于单个器官的成像信息。UKB 拥有脑部、心脏、肝脏和胰腺等多器官的磁共振成像(magnetic resonance imaging,MRI)数据。

最近一项研究对 UKB 的 4 万多例参与者的多器官 MRI 和遗传数据进

行了分析,旨在量化心脏和大脑之间的联系。研究者首先基于 UKB 提供的心脏短轴、长轴和主动脉的 MRI,生成了 82 种心脏和主动脉特征指标,涉及左右心室、左右心房、升主动脉和降主动脉六大类。同时,从多模态 MRI(包括结构 MRI、弥散 MRI、静息态 MRI 和任务态 MRI)脑影像数据中提取了 458 种关于大脑结构和功能的特征指标。研究发现,在所有研究的成像模式中,心脏 MRI 特征均与大脑明显相关。左心室与脑白质束微结构表现出最强的相关性,提示不良的心脏特征与较差的白质微观结构相关。研究者随后对 82 个心脏 MRI 指标进行了 GWAS 分析及系列的基因定位搜索,发现各心脏 MRI 特征均具有共同的遗传影响,并与心脑疾病和复杂特征共定位。研究者进一步开展了两样本 MR,揭示了心脏 MRI 特征与各种大脑复杂特征和脑部疾病之间的遗传相关性。该研究充分展示了使用 UKB 数据库进行遗传和影像学分析的独特优势。

(3) UKB 拥有代谢组学数据,可以开展代谢组学及多组学分析:基于高通量 NMR 技术的代谢组学是近年来发展起来的一种新的"组学"技术。由于代谢组学可以提供更细"颗粒度"的生物学信息,因此在疾病风险分层和预测中的作用越来越受到关注。最近的一项研究基于 117 981 例 UKB 参与者的 168 个循环代谢标志物,训练了一个通过代谢谱预测全因痴呆、2 型糖尿病、心脑血管疾病、肝脏疾病、肾脏疾病、慢性阻塞性肺病、肺癌、直肠结肠癌、乳腺癌、前列腺癌、骨折等 24 种疾病风险的神经网络模型。研究发现,该模型在疾病风险分层和预测方面优于现有的临床预测指标。代谢组学状态与除了乳腺癌外的多种疾病密切相关。较高的脂肪酸、二十二碳六烯酸和亚油酸水平与较低的 2 型糖尿病风险相关,脂肪酸和支链氨基酸与较低的全因痴呆风险相关。该研究展示了代谢组学图谱作为一种多疾病分析方法的潜力和局限性。

3. 数据获取流程 获取 UKB 数据的第一步是在 UKB 网站上注册并填写一份在线申请表。申请表要求研究人员提供有关其研究项目的信息,包括研究问题、研究设计和数据分析计划。研究人员还必须提供有关其研究资格、研究机构和资金来源的信息。一旦提交申请,UKB 访问委员会将对其进行审查,评估所提交研究的科学价值。如果申请获得批准,研究人员将被授予访问所申请数据的权限,并将被要求签署一份数据访问协议,该协议概述了数据使用的条款和规定。研究人员必须遵守 UKB 关于数据安全和保密的政策和程序。

4. 数据挖掘示例

本部分以发表在 *Science of the Total Environment* 的 "*Relations of residential green and blue spaces with new-onset chronic kidney disease*" 研究为例进行阐述。

（1）提出科学问题：在暂无明确科学问题且有目标数据库的情况下（以 UKB 为例），最便捷的方法是通过深入了解当前数据库，并结合既往文献进行数据挖掘，开展数据驱动的医学研究。

通过详细阅读数据库官方网站的介绍，并对数据库以往发表的文献进行全面梳理和总结，可以了解一个数据库的基本特征、数据来源、涵盖的研究变量和现有的研究成果。在熟悉 UKB 的过程中，研究者发现该数据库中包含了完整的绿色空间（包括公园、草原、森林、农田、花园等）和蓝色空间（包括湖泊、河流和海岸等）数据。近年来，随着全球城市化进程的加快，在经济社会快速发展的同时也造成了比较严重的生态和环境负面效应，绿色和蓝色空间的流失不仅影响了城市的可持续发展和生态文明建设，而且影响公众健康。慢性肾脏病发病率不断上升，目前已成为世界范围内的重大公共卫生问题之一，积极探寻人群层面的肾脏疾病预防策略，加强肾脏疾病的一级预防，具有重要的临床和公共卫生价值。绿色和蓝色空间可以减少空气污染和噪声，降低极端温度，为体育活动提供更多空间，增加社会互动，改善心理健康等，鉴于这些因素都是肾脏疾病的重要危险因素，研究者推测绿色和蓝色空间可以从群体层面影响肾脏健康。随后研究者对相关文献进行了详细检索、阅读和分析，发现该领域目前研究较少，缺乏高质量的临床证据。

基于上述背景，研究者确定了此次数据挖掘的研究问题：在一般人群中，探索居住区绿色空间和蓝色空间与新发慢性肾脏病之间的关系。

（2）建立分析数据库：建立一个可分析的数据库需要初步确定分析中要包含的变量（包括暴露、研究终点和协变量）和人群的纳入和排除标准等。

根据选题，结合既往相关文献和 UKB 数据库的具体内容，此研究计划包括以下变量：①暴露：绿色空间和蓝色空间；②终点：慢性肾脏病的发生/诊断时间；③协变量：人口统计学变量（年龄、性别、种族、教育水平等）、环境污染相关变量（空气污染）、慢性肾脏病的传统风险因素（身高、体重、吸烟、饮酒、血压、血糖、血脂等)。基于前瞻性研究队列的设计,研究者进一步排除了基线患有慢性肾脏病的人群。

(3) 统计分析与结果解读:在数据库构建完成后,需要选择适当的统计方法进行相关的统计描述和推断。首先,由于绿色空间和蓝色空间的覆盖率百分比均为连续变量,可以选择拟合曲线或者限制性立方样条图,直观地观察绿色空间和蓝色空间与新发慢性肾脏病风险之间的可能关联(包括关联的方向和剂量-反应关系);其次,基于慢性肾脏病的发生时间,可以选用 Cox 比例风险回归模型来评估绿色空间和蓝色空间与新发慢性肾脏病风险之间关联的具体效应大小。结果表明:在住宅周围 300 米和 1 000 米范围内,每增加约 20% 的绿色空间占比,新发慢性肾脏病的风险均可显著降低 4%;每增加约 1% 的蓝色空间占比,新发慢性肾脏病的风险均可显著降低 3%。

在此基础上,为了加深对研究问题的认知,提供更多的研究信息,研究者进一步拓展了研究问题:①在住宅周围 300 米和 1 000 米范围内,绿色空间和蓝色空间的占比对新发慢性肾脏病风险的影响是否相同? ②绿色空间和蓝色空间哪个更重要,两者是否会互相影响? 为了解决这些问题,研究者进行了进一步的探索:将住宅周围绿色空间占比和蓝色空间占比均进行三等分,并按照范围(300 米和 1 000 米)两两组合,形成两个 9 层的分类变量,然后评估其与终点的关联。结果表明:在住宅周围 300 米范围内,当绿色空间和蓝色空间占比都较高时,新发慢性肾脏病的风险可以显著降低 10%~12%;而在住宅周围 1 000 米范围内,只要绿色空间或蓝色空间占比中的任意一个较高,新发慢性肾脏病的风险就可以显著降低 11%~21%。这表明,住宅周围更大范围内绿色和蓝色空间的高覆盖率会带来更多的益处,而绿色空间和蓝色空间对慢性肾脏病风险的影响是相似的。

值得注意的是,结合 UKB 丰富的遗传数据,可以进一步评估暴露变量和遗传因素的交互效应。例如,基于既往相关全基因组关联分析的结果,可以计算每个个体对于疾病发生风险的多基因风险评分(Polygenic Risk Score,PRS),PRS 已被证明可以有效地衡量多个基因或遗传变异的累积效应,量化个体对疾病的易感程度。一方面,PRS 作为可以研究的协变量,另一方面,根据 PRS 的三等分位数可以将人群划分为三类不同遗传风险组,以评估暴露与遗传风险对疾病的发生风险是否具有相加或者相乘的交互作用。

(4) 研究结论:至此,基于现有数据库和既往研究进展的深入解析确定合适的选题,建立可分析的数据库,到最后的统计分析,研究者基本上完成了对研究问题的探索,并得出如下结论:住宅周围绿色和蓝色空间占比越高,患慢性肾脏病的风险越低;住宅周边更大范围内的绿色和蓝色空间的高覆盖率会带来更多的益处。这些发现强调了绿色空间和蓝色空间对慢性肾脏病的潜在保护作用,提示居民应该提高生态环境的保护意识,城市规划者更需要考虑如何促进城市更加绿色和可持续发展。

三、美国健康与营养调查(NHANES)

NHANES 项目始于 20 世纪 60 年代,针对不同人群或健康主题进行了一系列调查。自 1999 年以来,NHANES 已成为一项连续的、持续进行的调查项目,其调查范围扩展到全年龄段,以 2 年为一个调查周期更新和发布数据,以评估美国人口健康和营养状况的变化。

1. **主要内容**   NHANES 的调查内容包括家庭访谈和健康检查两个部分。访谈部分涉及人口统计、社会经济、饮食和健康等相关的问题。检查部分包括医学检查、口腔检查和生理测量,以及由医学专业人员进行的实验室检测。NHANES 的访谈部分收集了人群中常见慢性病的患病情况,包括贫血、心血管疾病、糖尿病、眼部疾病、听力疾病、传染病、肾脏疾病、营养、肥胖、口腔健康、骨质疏松、呼吸系统疾病(哮喘、慢性支气管炎、肺气肿)、性传播疾病等。同时,还收集了一系列健康相关的信息,包括生活方式(吸烟、饮酒、性行为、药物使用、身体功能和体力活动,以及饮食摄入情况等)、生殖健康和环境暴露等。NHANES 的体检部分除了测量身高、体重、血压、视力和听力外,还采集了血液、尿液、口腔拭子等样本,并对生化指标、营养素水平和激素水平等进行实验室检测。因此,NHANES 支持多学科医学研究的开展,同时也为深入探索多学科交叉的临床问题提供了一个重要的研究平台。

2. **主要特点**   NHANES 是美国一项具有全国代表性的非住院人群健康调查。NHANES 由多个调查周期组成,每个调查周期均采用了分层、多阶段概率抽样设计。因此,NHANES 创建了分配给每个研究参与者的样本权重,以考虑复杂抽样设计(包括超采样)、调查无答复和分层后调整,从而确保计算出的估计值代表美国非住院的平均居民人口。NHANES 数据库提供了各种样本权重,例如采访权重、移动体检中心检查权重和若干子样本权重。当利用 NHANES 进行数据分析时,使用正确的样本权重取决于所关注的各个变量的具体情况。一个好的经验是使用"最小公分母",在最小数量的研究参与者中收集的关注变量是"最小公分母",适用于该变量的样本权重就是用于该特定分析的适当权重。因此,为了在分析时选择正确的权重,首先需要确定所关注的各个变量包含在调查的哪个部分,然后评估各个部分的样本量以选择"最小公分母"。详细的权重选择和构建,可参阅官网(https://wwwn.cdc.gov/nchs/nhanes/tutorials/weighting.aspx)。

3. **数据获取流程**　NHANES 调查的大部分数据可在其官网(https://www.cdc.gov/nchs/nhanes/)免费下载。此外,NHANES 对部分数据设置了访问权限,这些数据主要包含可能危及调查对象或机构机密性的信息,或者涉及敏感信息。若需获取这些变量,研究人员需要向 NHANES 数据研究中心提交研究方案,并经过审批程序,同时需要支付相应的费用。

4. **数据挖掘示例**

本部分以发表在 *Clinical Nutrition* 的 "*Relationship of several serum folate forms with the risk of mortality: a prospective cohort study*" 研究为例进行阐述。

(1) 提出科学问题:以导读为例,在 NHANES 数据库中评估不同形式的叶酸与死亡风险之间的关系。

(2) 建立分析数据库:NHANES 的研究设计使得可以组合两个或多个调查周期,以增加样本量。每一个两年周期以及两年周期的任何组合都是一个具有全国代表性的样本。值得关注的是,不同调查周期观测的变量并不完全一致,有些变量仅在某些特定调查周期中收集或测量。因此,研究者首先需要了解所关注的变量包含在哪些调查周期中,从而确定需要组合的调查周期。

根据选题,在评估不同形式的叶酸与死亡风险之间的关系时,研究者发现在 2011—2014 年的 NHANES 调查中均包含不同形式的血清叶酸水平的数据,因此将 2011—2014 年的调查周期进行合并,以获得更大的研究样本量和更准确的研究结果(案例问题 1)。此外,该选题的研究终点为死亡,而 NHANES 参与者的死亡信息需要在美国疾病控制与预防中心官方网站上(https://www.cdc.gov/nchs/data-linkage/mortality-public.htm)进行数据关联和下载(案例问题 2)。根据国际疾病统计分类 ICD-10 编码,可以将研究参与者的死亡信息归类为全因死亡和特定死因的死亡(如心血管疾病死亡和癌症相关死亡等)。

(3) 统计分析与结果解读:在数据库构成后,需要根据数据库自身的特性调整分析方法。分析 NHANES 数据库时,必须充分考虑样本权重。在评估不同形式的血清叶酸与死亡风险之间的关系时,分析中包含的变量部分来自访谈,如年龄、性别和疾病史等,部分来自移动体检中心检查,包括血清叶酸水平等实验室指标。由于受访者是在访谈结束后才参加移动体检中心检查,所以在此过程中会有一部分受访者流失,即参加移动体检中心检查的受访者数量小于参加访谈的受访者数量。因此,移动体检中心检查权重是该分析的"最小公分母",该研究采用移动体检中心检查权重作为统计分析的权重(案例问题 3)。

使用 Cox 比例风险回归模型分析不同形式的血清叶酸(四等分组)与死亡风险之间的关系。结果表明,当血清 5-甲基四氢叶酸水平<23.9nmol/L(第一等分)或≥51.3nmol/L(第四等分),未代谢叶酸(UMFA)水平≥1.1nmol/L(第四等分),非甲基叶酸(四氢叶酸、5-甲酰四氢叶酸和 5,10-亚甲基四氢叶酸的总和)≥1.7nmol/L(第四等分)和 MeFox(一种叶酸的降解产物)≥2.5nmol/L(第四等分)时,死亡风险均显著增加。当以心血管疾病死亡和癌症相关死亡作为终点时,也观察到类似的关联。

(4) 研究结论:至此,通过整合 NHANES 调查数据和相关死亡信息,选择合适的样本权重进行统计分析,可以得出如下结论:不同形式的血清叶酸(包括 5-甲基四氢叶酸、未代谢叶酸、非甲基叶酸和 MeFox)水平较高均与死亡风险增加相关;同时,较低的 5-甲基四氢叶酸水平也与死亡风险增加相关。这些发现强调了检测不同形式的血清叶酸水平在健康管理中的重要性。

第三节　利用医学公共数据库开展
临床研究的优缺点

医学公共数据库以其庞大的样本量、丰富的变量和多样的数据类型,为研究人员提供了宝贵的数据资源。全球多个研究团队共同使用这些数据,确保了研究结果的完整性、可靠性、正确性和公开性。此外,医学公共数据库还为科研交流、推广和促进提供了一个高质量的工作平台。

然而,医学公共数据库也存在缺点。第一,医学公共数据库可能包含错误、不一致或缺失数据,影响研究结果的准确性和可靠性。因此,在使用医学公共数据库时,研究人员需要仔细筛选和验证数据;第二,医学公共数据库可能包含敏感或保密的信息,必须加以保护,以确保研究参与者的隐私和安全不受损害。研究人员应了解数据隐私和安全的法律和道德要求,并采取充分的措施保护数据;第三,医学公共数据库可能对数据访问和共享有所限制。研究人员应了解数据库的数据访问和共享政策,并确保在使用过程中遵守相关要求和规定;最后,医学公共数据库可能包含一些异构、动态变化的相对复杂的数据,这些数据往往难以用传统的统计方法进行分析。为了有效地进行数据分析,研究人员应该熟悉和掌握先进的数据分析方法和工具。

总体而言,只有从临床问题出发,紧密围绕临床需求,经过深思熟虑的设计和科学严谨的分析,才能充分挖掘现有临床数据,完成具有临床应用价值的高质量研究。医学数据的共享和开放需要研究者和决策者的共同努力。处理和分析大规模医学数据需要强大的计算能力,因此建立面向公众的高算力操作平台至关重要,同时还需要多领域专家的协同参与。鉴于数据粒度细化和信息量庞大,数据安全问题尤为突出,必须采取有效措施防止参与者的信息泄露。在使用医学公开数据库时,研究者需要充分认识其潜在的问题和局限性,并做好相应的处理和应对措施。表 12-3-1 进一步概述了使用医学公共数据库开展临床研究的优点和局限性。

表 12-3-1　利用医学公共数据库开展临床研究的优缺点

类别	优点	缺点
数据量和原始数据	覆盖全球大量原始医疗数据,变量多,数据类型多样	数据质量不稳定,需要较强的数据管理能力
研究方向	涵盖多个研究方向,支持多学科开展临床研究	需要对研究领域有非常深入和及时的了解,具有丰富的数据挖掘经验

续表

类别	优点	缺点
时效性和地域性	基于历史和实时数据,突破地域、领域和时间的限制,增强研究的可行性、可靠性和可重复性	数据的开放和共享需要不同地区公共政策的支持来保证数据的可获取性和完整性;多研究团队使用同一数据,可能造成研究课题的"撞车"现象;不同来源的数据可能在格式、测量标准等方面不兼容
构建成本	医学公共数据库能够充分调动网络力量,在较短的时间内以较低的成本建设高质量的数据库	不同的数据库有不同的收集指标、数据类型、研究定义等,对数据预处理能力要求较高
研究设计	医学公共数据库包含来自多种研究设计类型的数据,支持开展多种类型的临床研究	由于基于已经采集完成的数据,因此无法满足新的临床研究的一些特定设计要求;并且无法弥补医学公共数据库在研究设计和数据采集方面的一些不足,如可能存在选择偏倚、回忆偏倚等
科研实践	基于医学公开数据库的临床研究可以产生新的医学知识,促进临床实践和临床管理的发展,加快药物和临床产品的研发;同时,可以为新的临床研究的设计和开展提供科学依据	数据的下载、处理和分析需要专业的大数据分析能力和技术素养

(秦献辉　刘梦宜　杨思思　张园园)

练习题

1. 如何充分利用 CHNS 数据库中重复测量的膳食和营养素摄入数据?

  A. 计算多次测量的均值来表示长期摄入水平

  B. 描述变化的轨迹

  C. 计算变化值

  D. 将其作为时依变量

 2. 在 CHNS 数据库中,如果计划分析膳食碳水化合物和蛋白质摄入与疾病终点之间的关系,可以考虑以下哪些策略?

  A. 将碳水化合物按照质量分类(高质量和低质量)

  B. 计算低碳水化合物饮食评分(low-carbohydrate-diet score)

  C. 将蛋白质和纤维按照食物来源分类

  D. 评估蛋白质和纤维食物来源的多样性

 3. 在 CHNS 数据库中,为了更好地展示某种膳食或营养素摄入与疾病发生风险之间的非线性关联,并评估其适宜摄入范围,可以考虑以下哪些方法?

  A. 采用限制性立方图描述暴露与终点的剂量-反应关系

  B. 采用阈值效应分析识别非线性关联中的拐点

  C. 构建膳食或营养素摄入量(多分类变量)与疾病风险的回归模型

  D. 构建膳食或营养素摄入量(连续变量)与疾病风险的回归模型

 4. 在 UKB 中,如果计划描述加速度计来源的体力活动数据与疾病终点的关联,可以考虑下述哪些策略?

  A. 评估不同强度(高、中、低)体力活动水平的单独和叠加作用

  B. 评估不同运动时间(早晨、中午和晚上)与疾病终点的关系

  C. 评估不同运动模式(每天运动、周末集中运动)与疾病终点的关系

  D. 评估体力活动水平的变化与疾病终点的关系

参考文献

1. ZHANG Z, LIU M, ZHOU C, et al. Evaluation of dietary niacin and new-onset hypertension among Chinese adults[J]. JAMA Netw Open, 2021, 4(1): e2031669.

2. QIANG Y X, DENG Y T, ZHANG Y R, et al. Associations of blood cell indices

and anemia with risk of incident dementia:a prospective cohort study of 313 448 participants[J]. Alzheimers Dement,2023,19(9):3965-3976.

3. ZHAO B,LI T,FAN Z,et al. Heart-brain connections:phenotypic and genetic insights from magnetic resonance images[J]. Science,2023,380(6648):abn6598.

4. BUERGEL T,STEINFELDT J,RUYOGA G,et al. Metabolomic profiles predict individual multidisease outcomes[J]. Nat Med,2022,28(11):2309-2320.

5. LIU M,YE Z,HE P,et al. Relations of residential green and blue spaces with new-onset chronic kidney disease[J]. Sci Total Environ,2023,869:161788.

6. LIU M,ZHANG Z,ZHOU C,et al. Relationship of several serum folate forms with the risk of mortality:a prospective cohort study[J]. Clin Nutr,2021,40(6):4255-4262.

第十三章

偏倚及其控制

● 导读 ●

案例一：某市三甲医院的一位临床医生计划开展一项研究，旨在深入了解该市 2 型糖尿病患者的视网膜病变患病率，拟连续招募 2024 年 3—6 月间至其所在科室就诊的 2 型糖尿病患者作为研究参与者。

案例二：某课题组正在开展一项多中心临床试验评价一种新药治疗类风湿关节炎的疗效与安全性，采用了区组随机化分组方法将符合要求的患者随机分配至试验组或对照组，试验过程中所有人均知晓患者的分组情况，以患者自我报告的症状改善情况作为疗效评价指标。

案例三：某临床医学专业研究生开展了一项病例对照研究探讨肥胖与肺癌之间的潜在关联，对可能影响关联结果的其他因素未进行收集或测量。

请思考上述研究案例存在哪些问题，以及如何进行改进？

偏倚（bias）是指研究结果与真实结果之间的系统误差。临床研究的质量在很大程度上取决于对偏倚的控制。在临床研究的设计和实施阶段，偏倚是由各种主观或客观因素引起的，从而导致研究结果与真实结果之间的偏差。只有了解偏倚的类型及其来源，我们才能知道如何有针对性地控制偏倚，从而提高研究质量。此外，深刻理解和掌握偏倚相关理论知识，亦有助于更好地开展系统综述和 Meta 分析，因其涉及对原始研究进行偏倚风险评估。1976 年，Miettinen 详细论述了偏倚的定义，并提出了分类框架，即选择偏倚（selection bias）、信息偏倚（information bias）和混杂偏倚（confounding bias）这三类，这一框架后来被广泛接受。在本书第二部分各研究类型中，我们简介了一些常见的偏倚类型。在本章中，我们将集中讨论上述三大类偏倚的主要类型、来源及其控制措施。

第一节　选择偏倚

选择偏倚指纳入的研究参与者与未纳入的研究参与者之间存在系统差异,即选择的研究参与者(即样本)无法代表总体。鉴于不同类型的临床研究中选择偏倚略有差别,本部分根据研究类型(描述性研究、分析性研究和干预性研究)对其中的常见选择偏倚及其控制措施分别进行介绍。

一、描述性研究中的常见选择偏倚及其控制措施

描述性研究中的常见选择偏倚包括由研究者非随机化抽样导致的偏倚和由参与者导致的志愿者偏倚及低应答率偏倚。

1. 非随机化抽样导致的偏倚　研究者根据方便性、可获取性或其他因素选择研究参与者,而不是通过随机化抽样来确保样本的代表性。非随机抽样会导致样本与目标人群之间存在差异,从而影响研究结果的外推性。在本章导读的案例一中,如果只选择一家三甲医院的就诊患者作为研究参与者,那么研究样本的代表性较差,仅能说明该三甲医院而非该市 2 型糖尿病患者的视网膜病变患病率。为了控制这种偏倚,我们可以采用随机化抽样方法来选择研究参与者,以确保样本具有代表性。

2. 志愿者偏倚　指在一项研究中,以志愿者作为研究参与者,由于志愿者的特征或行为通常不同于一般人群,导致研究结果有偏差。例如,当我们试图了解某市社区居民的高血压患病率时,因为志愿者可能更加关注健康并且保持较好的生活方式,所以可能会低估该市社区居民的高血压患病率。为了控制这种偏倚,可以通过简化参与流程,使研究参与更方便快捷,减少非志愿者的参与障碍;以及扩大招募渠道,通过多种渠道进行广泛宣传和招募,增加样本的多样性和代表性。

3. 低应答率偏倚　由于主观或客观原因,代表总体人群的一部分无法参与研究,从而导致实际参与者与整体人群存在差异。例如,一所研究机构试图通过发送调查问卷了解大学生的心理健康状况。然而,仅有十分之一(少部分)的大学生完成了问卷,调查的低应答率可能引起结果偏倚。因为完成问卷的大学生可能更倾向于关注自身的心理健康状况,而未参与问卷的其他人群可能拥有较差的状况或不愿意参与调查,所以调查结果可能错

误地显示大学生整体心理健康较好。为了控制这种偏倚,可以采取多种措施,如提供小礼品或简化问卷问题以提高研究参与者的应答率。

二、分析性研究中的常见选择偏倚及其控制措施

分析性研究中的常见选择偏倚包括入院率偏倚(admission rate bias)、现患病例-新发病例偏倚(prevalence-incidence bias)、检出症候偏倚(unmasking/detection signal bias)和失访偏倚(loss to follow-up bias)。

1. 入院率偏倚　也称伯克森偏倚(Berkson's bias),即当暴露因素在住院患者与一般患者中的分布不同时,如果只选择医院患者作为研究参与者将歪曲估计暴露的真实情况,从而产生偏倚。例如,为了探讨某因素与糖尿病之间的关系,某课题组选择前往某三甲医院就诊的糖尿病患者和因外伤入院的患者分别作为病例组和对照组。前往三甲医院就诊的糖尿病患者往往病程较长、病情较重或经济较好,如果该因素确实与该病有关,那么可能会高估其与疾病之间的关系。为了控制这类偏倚,可以考虑尽量从自然人群中随机选择病例和对照,提高代表性。

2. 现患病例-新发病例偏倚　也称奈曼偏倚(Neyman bias),即病例组中现患病例和新发病例的比例不同,导致对疾病影响的估计可能出现错误。例如,研究者想要了解手机使用时间与颈部疼痛的关系。他们选取了一组正在接受颈部治疗的患者作为病例组(现患病例),并将一组没有颈部疼痛症状的人作为对照组。然而,病例组中仅包含已经确诊为颈部疼痛的患者,而未包括刚被诊断但未接受治疗的新发病例。这种研究设计可能会低估手机使用时间对颈部疼痛的影响,因为现患病例的手机使用时间可能已经受到颈部疼痛的影响。为避免此类偏倚,研究应同时包括现患病例和新发病例。

3. 检出症候偏倚　这种偏倚发生在暴露因素会影响患者就医行为的情况下,导致具有该暴露的患者早期出现某种临床症状,从而更有可能选择就医。这使得与暴露有关的病例更有可能被选入观察样本,而被选入和未被选入的病例在某暴露特征方面存在系统差异。例如,在研究口服雌激素与子宫内膜癌的关系时,由于口服雌激素增加子宫内膜出血的风险,患者常因阴道出血而就医。医生在检查阴道出血的患者时,常检出一些早期的子宫内膜癌的患者。相反,未服用雌激素的患者,则没有这个机会,常到晚期才去就医。因此,很容易得出口服雌激素增加子宫内膜癌风险的错误结论。

为了控制这类偏倚,建议尽可能纳入不同分期的病例。

4. **失访偏倚**　在前瞻性研究(包括队列研究和临床试验)的随访过程中,部分研究参与者因为不愿意继续参加研究或因死亡、搬迁等其他情况造成无法被继续追踪随访,当组间失访者的比例失衡且失访者的结局发生率不同于未失访者时,则可能错误估计暴露与结局之间的关系。例如,医学研究者想要了解长期暴露于空气污染环境下的人群是否容易患上呼吸系统疾病。他们开始对一组居住在污染地区的人进行调查,并计划进行长期随访。然而,随着时间推移,一些参与者失去了联系,无法继续参与随访。如果失访者中有些是因为呼吸系统疾病而无法继续随访,而继续随访的参与者则健康状况良好,那么就可能产生失访偏倚,导致对空气污染与呼吸系统疾病关系的评估出现错误。前瞻性研究的研究参与者失访在所难免,但失访率超过20%的临床研究则存在较高的失访偏倚。为了减少这种偏倚,研究者需要采取措施如尽量收集有利于后续跟进的信息和与研究参与者建立良好的关系降低失访率,并对失访者和未失访者的数据进行适当分析和比较。

三、干预性研究中的选择偏倚及其控制措施

干预性研究中的选择偏倚往往源于未实施适当的分组隐匿,导致被随机化分组的受试对象被随意分配至试验组和对照组,从而发生选择偏倚。例如,为了获得理想的试验结果,如果负责入组的研究者预先知道下一例患者的分组方案,则可能会人为地决定是否将其入组。

为控制这种偏倚,常常采取分组隐匿(allocation concealment)的方法。在实际工作中,常见的隐匿方法有信封法和中心随机法。中心随机法适用于大型多中心临床试验,其特点是随机分配方案的制定和隐藏由一个独立的第三方(随机中心)完成。每当有一个受试者入组时,研究者需致电随机中心或登录随机中心网站,由随机中心人员或网站告知研究者该受试者应分配到哪个组。信封法适用于单中心小样本临床试验,是在一个密封不透光的信封里面保存某个编号受试者的随机分组方案。研究者按照受试者入组的顺序依次拆开信封,根据信封内的分配方案决定受试者的分组。

第二节　信息偏倚

信息偏倚是指测量暴露或结局变量时的缺陷,这些缺陷导致比较组之

间的信息质量(准确性)不同。信息偏倚来源于研究者、测量工具和研究参与者。

一、来源于研究者的信息偏倚及其控制措施

观察者偏倚(interviewer or observer bias)指研究者在数据收集和测量过程中的主观判断或倾向,导致对研究参与者的特征或行为进行错误评估。例如,一项临床试验,一组使用新药,另一组使用安慰剂,由研究者观察症状和疾病进展来评估药物疗效,这样可能发生观察者偏倚。如果研究者知道患者接受的治疗方式,可能在评估症状时倾向于积极报道接受新药物治疗的患者的症状改善,而对接受安慰剂的患者的评估可能倾向保守。

为了减少这种偏倚,可以采取以下措施:①设盲:在研究设计中,让研究者尽量不知道分组情况,以减少主观因素的影响;②培训:为涉及数据收集和测量的所有人员提供培训,确保他们了解研究目标,正确执行测量步骤,减少主观判断的影响。

二、来源于测量工具的信息偏倚及其控制措施

临床研究中使用的测量工具主要包括调查问卷、体格检查设备、实验室检测仪器和影像检查设备等。测量工具的问题可能导致信息偏倚,如问卷信效度不高或测量仪器未校准等。为了应对这种测量偏倚(measurement bias),可以采取以下质量控制措施:①标准化测量设备和方法:所有测量设备需要定期根据标准值进行校准,研究者也需要接受设备使用培训,以确保他们按照标准方法获取数据;②选择合适的测量工具:如研究项目需要用病人体重作为主要终点指标,则选择一个能精确到100g的高精密电子秤比只能精确到500g的家用体重秤更加适合。因此,在选择工具时需要综合考虑各方面因素,通过这些措施,最大程度地减少测量工具带来的信息偏倚,提高研究结果的准确性和可靠性。

三、来源于研究参与者的信息偏倚及其控制措施

来源于参与者的信息偏倚包括回忆偏倚(recall bias)和报告偏倚(reporting bias)。

1. **回忆偏倚** 是病例对照研究中的一类特有偏倚,是指研究参与者在回忆既往暴露情况时出现的系统误差。例如,在一项探究吸烟与肺癌关系的病例对照研究中,如果纳入80岁以上且病程超过1年以上的现患肺癌病例,这类患者由于年纪较大,记忆力较差,且发病时间较长,当询问其发病前

的吸烟情况时极有可能发生回忆偏倚。为了控制回顾性研究中的回忆偏倚，可以考虑采用下列方法：①尽可能利用既往客观记录资料，如既往医疗就诊资料、检查报告；②巧妙地使用一些调查技巧，如询问与暴露有关的其他问题。

2. 报告偏倚　是指研究参与者有意或无意夸大或隐瞒信息导致的系统误差。例如，在涉及个人成就的研究中，研究参与者可能出于满足社会期望或提升自尊的动机，而夸大自己的表现，从而影响了研究的结果。而在无意的情况下，就像案例二所描述的，受试者对自己所在的研究组有明确的认知，试验组的患者可能会有一种期望药物效果的心理，因此可能会夸大药物的作用。而对照组的患者可能会认为他们接受的是安慰剂，因此可能会低估或不报告安慰剂的作用。针对报告偏倚的控制，可以考虑采用下列方法：①设盲：在研究设计中，让受试者尽量不知道分组情况，以减少主观因素的影响；②匿名调查：保持研究参与者匿名，使其更自由地提供真实信息；③中立问题设计：设计中立问题，避免暗示或强调特定回答，减少引导性。

第三节　混杂偏倚

一、混杂偏倚的定义

在临床研究中，当我们评价某一个暴露因素与研究结局之间关系时，往往需要考虑是否会受到一个既与研究暴露又与研究结局有关的外部因素的干扰，我们将这个不是位于暴露到结局因果链的中间环节的外部因素称为混杂因素。由混杂因素造成的关联结果的偏倚叫混杂偏倚。

假设本章导读案例三的调查结果如表 13-3-1 所示，那么应当如何科学地评价肥胖与肺癌之间的关系？

表 13-3-1　肺癌病例组与对照组中的肥胖者比较

组别	病例	对照	合计
肥胖者	10	5	15
非肥胖者	10	15	25
合计	20	20	40

基于上述四格表资料,我们可以计算得到肥胖与肺癌的关联强度指标比值比(OR)为 3.0,得到结论如下:肥胖者发生肺癌的风险是非肥胖者的 3 倍,因此肥胖与肺癌有关。

然而,上述分析结果仅为单因素分析结果。我们知道吸烟和肺癌有密切联系,根据研究参与者是否吸烟整理资料见表 13-3-2。

表 13-3-2 按照吸烟分层分析肥胖与肺癌之间的关系

肥胖	吸烟者			非吸烟者		
	病例	对照	合计	病例	对照	合计
是	9	3	12	1	2	3
否	3	1	4	7	14	21
合计	12	4	16	8	16	24

通过对研究参与者按吸烟状态进行分层分析后,我们发现无论是吸烟者还是非吸烟者,肥胖与肺癌的关联强度 OR 值均为 1,这表明肥胖与肺癌之间不存在关联。由吸烟这一外部因素引起的干扰导致了之前单因素分析结果的偏倚,这种偏倚即为混杂偏倚。

二、混杂因素需要满足的三个条件

混杂因素需要满足三个条件(图 13-3-1):①与暴露因素相关;②与结局相关;③不是位于暴露到结局因果链上的中介变量。

什么是中介变量呢? 如图 13-3-2 所示,当暴露和结局之间的相关性是通过另外一个变量引起的时候,那么这个变量将

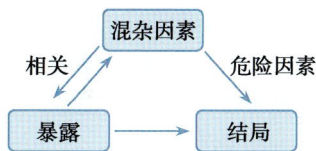

图 13-3-1 混杂因素需要满足的三个条件

被称为中介变量。以肥胖和心脏疾病的相关性为例,高血压这个变量不是混杂因素,因为肥胖和心脏疾病的相关性是通过高血压介导的。然而,在我

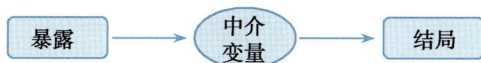

图 13-3-2 中介变量示意

们的例子中,肥胖和肺癌的相关性(如果存在)并不是通过吸烟介导的,所以吸烟被视为混杂因素。

三、混杂因素的控制

混杂因素的控制分为设计阶段和分析阶段。

1. 设计阶段

(1) 随机化:在干预性研究中,通过采用随机化方法将受试者随机分配到试验组和对照组。通过随机化,实现不同组别之间的已知和未知混杂因素均衡可比。然而,如果样本量过小,即使采用随机分配的方法,混杂因素仍可能无法完全消除。

(2) 限定:将研究参与者限制在具有或不具有混杂特征的人群中。例如,已有研究表明,人乳头瘤病毒(HPV)感染与宫颈癌及吸烟之间存在关联。在研究 HPV 感染与宫颈癌关系时,如果将研究参与者限定为不吸烟的人群,就能够有效排除吸烟这一潜在混杂因素的影响。

(3) 匹配:在病例对照研究中,常常采用匹配的方法要求对照在明确混杂因素方面与病例组相近,从而在比较病例组与对照组中的暴露因素时可以忽略匹配混杂因素的干扰。匹配既可以在个体层面进行,即每个病例可以与一个或多个对照病例进行匹配,也可以在群体层面进行,即要求对照组的匹配因素构成比例或平均水平与病例组接近即可。

2. 分析阶段

(1) 分层分析:以案例三中的肥胖与肺癌为例,如表 13-3-2 所示,可以将是否吸烟作为分层变量。在吸烟和不吸烟两组中分别计算肥胖与肺癌之间的相关性。

(2) 多因素回归分析:在实际研究中,多因素回归分析是最常用的方法。该方法将潜在的混杂因素与主要关注的暴露因素一同作为自变量放入模型,以校正混杂因素,从而更好地评估主要暴露因素与结局之间的关系。如果自变量过多,可以采用效应改变法(change in estimate,CIE)来选择放入模型的自变量。具体方法是:将一个混杂因素纳入多因素分析模型后,观察关注的暴露因素与结局变量之间的效应(如回归系数 β 值或 OR)的变化量,若变化量 > 10%,则保留该混杂因素;否则剔除。

注意:多因素回归分析的目的是多样的。如果研究的目的是探讨某暴露因素与结局的相关性,不推荐使用逐步回归法(stepwise selection)来筛选自变量。逐步回归法主要用于构建预测模型,而在相关性研究中,逐步回归法可能会导致模型不稳定和结果偏差。

(3)倾向性评分法(propensity score method,PSM):在面对众多混杂因素时,可采用 PSM。简单来说,是通过创建一个综合的倾向性评分(PS),将多个混杂因素的影响合并在一起,从而降低协变量的维度,减少自变量的数量。PS 的估计是以暴露/处理因素作为因变量 Y(0 或 1),潜在混杂因素作为自变量 X,通过建立一个回归模型来估计每个研究参与者接受暴露/处理因素的可能性。PS 本身并不能直接控制混杂,而是通过对 PS 值进行匹配、分层、协变量调整和逆处理概率加权等方法来提高对比组间的均衡性。

1)匹配:将 PS 相同或相近的研究参与者在不同组间进行匹配,从而削弱或抵消组间混杂因素的不均衡对研究结果的干扰。

2)分层:根据 PS 的大小将研究参与者分为若干区间(层),进行分层分析。

3)协变量调整:将 PS 作为一个新的协变量引入模型中进行校正,以估计组间效应。

4)逆处理概率加权:根据 PS 值赋予每个研究参与者一个相应的权重,构建一个虚拟人群,在此虚拟人群中,协变量的组间分布没有差异,从而消除混杂因素的影响。

第四节 其他研究类型偏倚

一、诊断试验评价常见偏倚及其控制措施

诊断试验评价用于衡量诊断方法的准确性,即识别目标疾病或状态的能力。作为一种特殊的临床研究,诊断试验评价中常见的偏倚类型及其控制措施见表 13-4-1。

表 13-4-1 诊断试验评价常见偏倚类型及其控制措施

常见偏倚类型	释义	控制措施
谱系偏倚 (spectrum bias)	指入组样本代表的疾病特征谱系不完整或缺少重要的亚组人群	• 随机抽样 • 多样本来源 • 分析时控制遗传背景或家族历史等可能导致谱系偏倚的因素

常见偏倚类型	释义	控制措施
		• 对样本按不同谱系、遗传背景等因素进行分层分析
验证偏倚（或称工作偏倚；verification bias/work-up bias）	指在研究中，并非所有受试者都接受了金标准（即最准确的诊断方法）的验证，导致试验结果的准确性被错误估计。例如，只有阳性结果的患者通常会接受金标准验证，以确认是否真正患病。	• 对所有受试者进行金标准验证 • 如果资源有限，随机选择一定比例的受试者进行金标准验证，避免选择性地验证检测结果异常的患者 • 盲法设计：确保金标准的评估者不知道诊断试验的结果
不完美金标准偏倚（imperfect gold standard bias）	试验采用的"金标准"方法并不是 100% 准确	• 结合多种金标准方法（如病理检查与长期随访）以提高诊断的准确性 • 使用统计模型（如潜类别分析或贝叶斯方法）来校正金标准的不完善性 • 对于某些疾病（如癌症），可以通过长期随访来确认患者的真实疾病状态，以减少金标准的误差
合并偏倚（incorporation bias）	指待评价诊断方法整体或部分作为了金标准的一部分。例如一项研究评估一种新的影像学技术（如MRI）用于诊断肿瘤。如果金标准的定义中包含了 MRI 的结果（例如，将MRI 显示的肿瘤作为金标准的一部分），那么 MRI 的性能会被高估，因为它已经被纳入金标准	• 金标准的定义和评估过程应完全独立于待评价诊断方法的结果 • 结合多种独立的金标准方法（如病理检查、影像学检查和临床随访）以减少单一方法可能带来的偏倚

续表

常见偏倚类型	释义	控制措施
疾病进展偏倚（disease progression bias）	当待评价诊断方法和金标准方法诊断不在同一时间进行，期间疾病发生了进展而引起的偏倚	• 尽量待评价诊断方法和金标准的评估同步进行，或尽量缩短待评价诊断方法和金标准评估之间的时间间隔 • 使用统计模型（如时间依赖分析）来校正疾病进展对结果的影响
治疗悖论偏倚（treatment paradox bias）	当待评价诊断方法和金标准方法诊断不在同一时间进行，期间采用治疗改变了疾病状态而引起的偏倚	• 尽量延迟治疗直到待评价诊断方法和金标准方法均完成 • 待评价诊断方法和金标准的评估同步进行 • 使用统计模型（如时间依赖分析）来校正疾病进展对结果的影响
检验复核偏倚（test review bias）	指在研究中，金标准的评估者在知道诊断试验结果的情况下进行判断，从而导致对待评价诊断方法性能的错误估计	• 确保金标准的评估者不知道诊断试验的结果，以避免主观偏向 • 由不同的评估者分别进行待评价诊断方法和金标准的评估，以减少两者之间的相互影响

二、真实世界研究常见偏倚类型及其控制措施

真实世界研究（RWS/RWR）是在日常临床实践中收集和分析现实世界数据，评估疾病管理、医疗产品使用及其临床效果与风险的过程，详见第八章。RWS的偏倚与三大类偏倚类似，但也有特有偏倚，如病程长度偏倚、诱导偏倚、错分偏倚、治疗指征混杂、时依混杂和竞争风险偏倚。具体定义及应对方法见表 13-4-2。

表 13-4-2   RWS 中常见的偏倚类型及其控制措施

常见的偏倚类型	释义	控制措施
病程长度偏倚（选择偏倚）	由于慢性疾病病程长度不同，研究更容易纳入病程长的患者，从而导致的偏倚	• 提高应答率,减少失访率,并对失访的患者进行评价
诱导偏倚（信息偏倚）	在调查过程中,由于调查者询问技术不当或有意向诱导调查对象做某一倾向性的回答,从而导致的偏倚	• 与研究参与者进行充分的知情同意,研究者经过严格培训,设立质量控制程序 • 疾病诊断标准明确及统一,调查表的问题易于理解和回答
错分偏倚（信息偏倚）	暴露信息通过医院、医保数据、药物销售记录等电子数据库识别提取中受到因素影响导致错分或者通过疾病诊断编码、药物编码、程序算法、数据提取系统来识别结局指标时,结局指标完整性可能存在错分	• 对暴露因素具有严格、客观的定义,尽量采用定量化指标; • 各种测量仪器、试剂和方法都应标准化,定期校验,统一检测和专人测定 • 分析过程中错误的分类结果进行相应的灵敏度分析
治疗指征混杂偏倚	指治疗的临床原因导致治疗与预期结果关系中产生的偏差,治疗的适应证取决于医生和患者对疾病严重程度和预后的认知,包括干预的假定治疗效果。混杂的发生是因为治疗和适应证密切相关,适应证的强度越大,不良结果的发生率就越高	• 针对某些可能的混杂因素,对研究参与者的入排标准加以限制 • 匹配设计 • 将研究资料按混杂因素来进行分层分析
时依混杂偏倚	当一个协变量随时间变化而变化时,如果该变量既是研究结局的一个影响因素,又与研究的暴露因素有关联,该变量即为依时混杂因素	• 将多个可能的混杂因素变量纳入多因素模型进行分析 • 倾向性评分的方法

续表

常见的偏倚类型	释义	控制措施
竞争风险偏倚	对于长期随访的事件时间数据,如果随访期内研究参与者发生了其他结局而其不可能发生研究终点结局	• 选择竞争风险模型进行分析,考虑多种潜在结局,计算每个结局的累积发生率函数

(张妍　阮光峰　严红虹　丁长海)

练习题

某课题组开展了一项临床试验评价某新药治疗抑郁症的疗效与安全性,基于相关试验参数估算样本量后,招募了 200 名抑郁症患者并将其分为两组,其中试验组接受新药治疗,对照组接受老药治疗。研究开始和结束时测量了患者的抑郁症状严重程度,整个试验持续了 8 周。

1. 在这个临床试验中,研究者在分组时,有意地将那些病情较轻的患者分配到试验组,而将病情较重的患者分配到对照组。这可能导致了以下哪种偏倚?

    A. 观察者偏倚　　　　　　B. 报告偏倚

    C. 选择偏倚　　　　　　　D. 测量偏倚

2. 在这个临床试验中,为了控制选择偏倚,研究者可以采取以下哪种方法?

    A. 将参与者按照个人意愿分配到试验组或对照组。

    B. 在试验期间对试验组的患者提供了更多的心理支持和额外的心理治疗,而对对照组的患者仅提供了基本支持。

    C. 在将患者分配到试验组和对照组时,采用了分组隐匿方法,即在分组过程中不知道患者的真实情况。

    D. 根据先后,先来的都是试验组,后来的都是对照组。

3. 在这个临床试验中,患者知道自己被分配到试验组或对照组。由于对新药寄予厚望,试验组患者倾向于夸大其效果,而对照组患者则较少报告改善情况。这可能导致了以下哪种偏倚?

    A. 报告偏倚   B. 测量偏倚

    C. 失访偏倚   D. 观察者偏倚

4. 在这个临床试验中,试验组的患者平均年龄明显低于对照组的患者。这可能导致以下哪种偏倚?

    A. 混杂偏倚   B. 入院率偏倚

    C. 志愿者偏倚   D. 报告偏倚

5. 研究结束前,对照组一部分病人退出了研究,这可能导致哪种偏倚?

    A. 混杂偏倚   B. 失访偏倚

    C. 报告偏倚   D. 观察者偏倚

参考文献

1. MIETTINEN O. Estimability and estimation in case-referent studies[J]. Am J Epidemiol,1976,103(2):226-235.

2. SEDGWICK P. Bias in observational study designs:prospective cohort studies[J]. BMJ,2014,349:g7731.

3. PORTA M. A dictionary of epidemiology[M]. New York:Oxford University Press, 2014.

4. KAHLERT J,GRIBSHOLT S B,GAMMELAGER H,et al. Control of confounding in the analysis phase:an overview for clinicians[J]. Clin Epidemiol,2017,9:195-204.

5. DEB S,AUSTIN P C,TU JV,et al. A review of propensity-score methods and their use in cardiovascular research[J]. Can J Cardiol,2016,32(2):259-265.

6. CAMPBELL G. Advances in statistical methodology for the evaluation of diagnostic and laboratory tests[J]. Statistics in Medicine,1994,13(5-7):499-508.

第十四章
因果关系及其推断

●— 导读 ●

　　1984 年，澳大利亚佩思皇家医院的病理学家 J. Robin Warren 和消化科医生 Barry J. Marshall 在 *Lancet* 上报道：从连续 100 名自愿接受胃镜检查的患者的胃窦黏膜完整区域获取活检标本，58 例患者的标本中显示螺杆菌或弯曲杆菌。其中 11 个组织培养的是革兰氏阴性、有鞭毛和微需氧的杆菌，似乎是弯曲杆菌属的一个新种。几乎所有慢性活动性胃炎、十二指肠溃疡或胃溃疡患者都存在这种细菌，提出这种细菌可能是这些疾病的一个重要病因。

　　请思考能否依据这篇文章做出这种细菌是这些疾病的病因的结论，以及如何进一步开展研究证实。

　　因果关系是临床研究中的核心问题之一，绝大多数临床研究也是有关因果推断问题的研究，例如某种暴露是否为疾病的危险因素，某种药物是否能够治疗某种疾病，某些干预措施是否可以改善患者的生活质量等。通过对暴露因素与研究结局之间的因果关系进行推断，期望发现疾病及其不良预后结局相关危险因素，尤其是可修饰危险因素，从而为干预提供科学参考依据，改善卫生服务质量和人群健康水平。

　　确定暴露因素和结局的因果关系并不容易，判断因果关系的方法经历了不断发展的过程。哲学家大卫·休谟（David Hume）的探讨、穆勒的因果关系推理法则和判定传染病病原体的科赫法则（Koch's postulates，又称 Henle-Koch 原理）都是有益的探索。在 20 世纪 60 年代，Austin Bradford Hill 提出的关于病因的准则（Hill considerations）到现在仍广泛应用。1976 年 Kenneth Rothman 提出组分病因（component causes）的概念，是方法学上的一个补充。近年来,现代因果推理方法的发展,进一步推动了真实世界研究在因果关系判断中发挥作用。

当前,因果关系的推断有两种体现形式:一是体现在经典框架中的概念,注重因果关系是一种关联的性质,例如,疾病可以通过症状和体征来表征和诊断;二是体现在因果关系数学模型中的关系,如在卫生健康领域中最常使用的结构因果模型(structural causal model,SCM)、潜在结果框架(potential outcome framework)等。结构因果模型主要是通过构建关键要素的因果图挖掘和描述变量之间的因果关系。潜在结果框架主要进行因果效应评估(causal effect estimation),研究"因"的改变能带来多少"果"的变化,即通过确定某个具体的干预(treatment)对应的结果(outcome)的变化,估计不同干预下的潜在结果(包括反事实结果),以估计实际的干预效果。在本章节中,侧重借助经典概念描述因果关系及其推断。

第一节　因果推断相关概念

一、病因和危险因素

病因(cause)是导致疾病发生的原因,是那些在疾病发生中起着核心作用的事件、特征和条件。危险因素(risk factor)指能够使人群中某种疾病或状态概率增加的因素,当其中的一个或多个因素不存在时,人群中发生该种疾病的概率就会下降。危险因素包括自然暴露因素和人为暴露因素。

病因分为直接病因(direct cause 或 immediate cause)和间接病因(indirect cause 或 remote cause)。直接病因是指直接导致疾病发生的因素(近因);间接病因不直接导致疾病发生,而是通过一些其他因素的作用间接导致疾病发生(远因)。例如,结核的直接病因是结核分枝杆菌感染,间接病因包括营养不良、居住拥挤、患糖尿病等。疾病存在直接病因和间接病因的现象说明存在病因链。切断病因链的任何环节都可以达到预防疾病的目的。例如,切断病因链"静脉注射吸毒→共同使用注射器→注射器污染 HIV→HIV 感染→艾滋病发作"上的任何环节都可以达到预防疾病的目的,因此存在多种预防策略的可能性。

一些疾病的病因比较明确,由单一的因素导致,如传染病和一些遗传疾病;大多数疾病由多种因素导致,因此,病因又分为单因性病因和多因性病因。

二、相关关系

相关关系(association)又称为关联,关联可以分为假关联、间接关联和因果关系。假关联由选择偏倚、信息偏倚和机遇等造成。而间接关联虽是真的关联,但却有别于直接因果关系。例如,吸烟与自杀风险呈剂量-反应关系,这并不意味着吸烟会导致自杀;而事实上,抑郁的人更可能吸烟,抑郁导致吸烟和自杀,所以自杀和吸烟之间的关联可能是由于抑郁的混杂效应。因此,统计上有关联并不一定意味着因果关系。因此,从临床研究得到统计学关联后,下一步应该判断是哪一种类型的关联。

三、因果关系和因果推断

因果关系(causality 或 causation)是一个事件(即"因")和一个事件(即"果")之间的作用关系,是事物间存在的一种固有的内在规律,由事件变化和时间因素构成。如果某一事件(X)的频率或特性的改变能够引起另一事件(Y)的频率或特性的改变,那么 X 就被认为是 Y 的原因,Y 则被认为是 X 的结果。因果关系具有多样性,包括单因单果、单因多果、多因单果、多因多果多种情况。

在流行病学中,精确地用数学的语言来描述因果关系称为"因果推断(causal inference)"。也就是说,因果推断是指通过观察数据的相关关系,判断某个因素是否对某个结果产生了影响,并进一步确定这种影响的方向和程度。

因果推断包括两个层面,一个是确定两个事件之间是否存在因果关系(定性推断),二是评估该因果关系的强弱(定量推断)。

第二节　判断因果关系的标准和原则

判断暴露与结局之间是否存在因果关系还没有通用的判断规则,应用较多的是 Henle-Koch 原理和 Hill 准则。

一、Henle-Koch 原理

Henle-Koch 原理由 Henle(1840)首先提出,Koch 后来发展形成的。判断标准包括:①在相应疾病患者中总是能检出该病原体(必要病因);②在其他疾病的患者中不能检出该病原体(效应特异性);③能从相应疾病患者中分离到该病原体,传过几代的培养物能引起实验动物患相同疾病(充分病因);④能从患该病动物中分离到相同病原体。Henle-Koch 原理在传染病的病因研究中发挥了一定的作用。现在主要应用 Henle-Koch 原理确定单因性病因。

二、Hill 准则

Hill 准则(Hill considerations)在当前仍然应用得非常广泛。在对因果关系进行评价的时候,需要依据 Hill 准则的这些"要点"进行评估。

1. 时间顺序(temporality)　暴露因素是否作用于结局之前?

2. 关联的强度(strength of association)　用相对危险度或者比值比来衡量的话,关联强度如何?

3. 关联的一致性(consistency of association)　其他人是否观察到这种作用,是否有可重复性?

4. 生物梯度(剂量-反应关系)(biological gradient,dose-response relation)　结局是否随着暴露因素的增强而改变?

5. 关联的特异性(specificity of association)　暴露因素是否仅仅导致这一结局?

6. 生物学合理性(biological plausibility)　这一关联是否合理?

7. 与现有的知识的连贯性(coherence with existing knowledge)这种关联与其他来源的证据(如实验室的研究)一致吗?

8. 实验性证据(experimental evidence)　做过干预性试验吗?

9. 类比(analogy)　这一关联与其他关联类似吗?

以上条件中,时间顺序是因果关系的必要条件,一定是先有病然后才有结果,尽管这个时间关系在慢性疾病中有时难以判断。其他因素并非必要条件,但关联的强度、剂量反应关系、可重复性和进行干预以验证是因果判断的重要条件,其他的条件则作用很弱。

第三节　因果关系研究的基本过程

因果关系研究过程大致可以分为发现线索、验证相关性、排除干扰因素和综合判断几个阶段。

一、观察——发现病因线索

对于不明病因的疾病进行病因学研究，首先要依据该疾病在人群中的分布特征、临床表现、病理损害的定位及其损害的程度，各种化验、辅助检查结果，寻找"线索"。接着，通过描述性研究，如个案报道、病例系列报告和横断面研究等，发现与疾病有关的因素，提出病因假设。

二、研究——验证相关性

英国逻辑学家穆勒把探求因果联系的方法概括为五种，分别是：求同法、求异法、求同求异并用法、共变法和剩余法，这五种方法被称为穆勒五法，又叫"排除归纳法"，或者"排除归纳推理"。经过逻辑思考形成病因假设，进而开展各种临床研究进行检验，证实暴露和结局存在"统计学联系"，即排除机遇的干扰，明确是否存在相关性。这个阶段应用的常常是分析性研究方法，如病例对照研究和队列研究。

例如，1966—1969 年间美国妇产科医师 Herbst 于 Boston Vincent 纪念医院诊断了 7 例罕见的年轻女性阴道腺癌病例，为详细了解这些病例从胚胎期至发病前的情况，Herbst 纳入波士顿另一所医院发现的一名 20 岁女性阴道癌患者一同作为研究病例，为每个病例配 4 个不患有该病但具有可比性的患者作为对照，紧接着对病例、对照以及她们的母亲进行调查。通过对 8 个病例与 32 个对照的比较研究，Herbst 等做出结论，母亲在妊娠早期服用己烯雌酚与女性胎儿以后发生阴道腺癌相关。

三、分析——排除干扰因素

从临床研究中发现统计学关联后，由于统计上有关联并不一定意味着存在因果关系，所以需要进一步判断是哪一种类型的关联。例如，通过专业判断、亚组分析、回归分析等，排除偏倚、混杂因素的影响（关于偏倚及其控制请参阅本书第十三章）。有时还需要设计更多的临床研究进一步验证（图 14-3-1）。

四、综合判断——确定因果关系

应用因果关系判断的原则进行综合判断，确定是否存在因果关系。特别重要的是确定暴露和结局的时间顺序。应用前瞻性研究，一方面可以验证假设，分析是否存在相关性，另一方面还可以了解所研究的暴露因素是否发生在结局之前，为进一步的因果关系判定提供信息，还可以结合暴露因素的性质，如性别、基因因素等情况进行判断。通过干预性研究明确去除所研

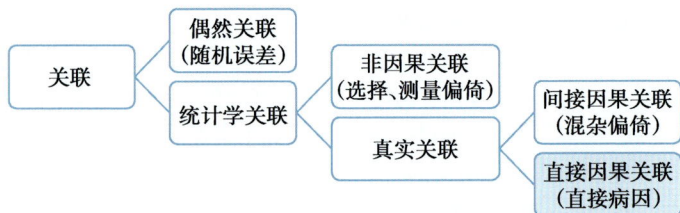

图 14-3-1　暴露因素和结果之间的关联形式

究的因素后,发生率是否下降,进一步验证因果假设。如果存在多个研究证据,特别是各研究结论不一致时,需要对证据真实性进行严格评价,还可以采用 Meta 分析进行证据综合,然后应用因果关系判断原则进行确定。

举例来说,要确定幽门螺杆菌是否是十二指肠溃疡的病因,第一步是要确定幽门螺杆菌是否与十二指肠溃疡相关,可以通过病例对照研究以明确两者是否相关。第二步是要确定是不是幽门螺杆菌感染在先,十二指肠溃疡发生在后,需要做前瞻性队列研究。随访数年后,比较幽门螺杆菌感染者和幽门螺杆菌阴性者的十二指肠溃疡发生率。第三步,设计随机对照试验,将幽门螺杆菌阳性者随机分为两组,一组抗幽门螺杆菌治疗,一组不治疗。随访数年后比较两组人群十二指肠溃疡的发生率。以上是确定因果关系的常用研究设计方法。

不同类型研究论证因果关系的强度不同,从强到弱的顺序依次为:随机对照试验、队列研究、病例对照研究、横断面研究(现况调查)和生态学研究,建议根据需要和具备的条件选择合适的研究类型。其中,生态学研究适用于以群体为单位的研究,通过描述不同人群中某因素的暴露状况与疾病的频率,分析该暴露因素与疾病之间的关系,如研究大气污染与肺癌的关系。

第四节　衡量关联强度的常用指标

常用的衡量关联及其强度指标有以下几种。

一、相对危险度及其可信区间

相对危险度(relative risk, *RR*)又称危险度比(risk ratio)或者率比(rate ratio),是反映暴露与疾病发生关联的强度及其病因学意义大小的指标,表明暴露组发病或者死亡的危险是非暴露组的倍数。

$$RR = I_e/I_0 \tag{式 14-3-1}$$

I_e 为暴露组的发病率，I_0 为对照组的发病率。$RR > 1$，说明暴露因素增加发病风险，$RR < 1$，说明暴露因素起到保护作用。需要注意的是，RR 是估计暴露与疾病关联的一个点估计值，用它直接估计关联强度大小误差较大。因此常计算 95% 可信区间用于估计 RR 总体所在的范围。队列研究中一般应用 RR 衡量关联的强度。

二、比值比及其可信区间

比值比（odds ratio, OR）又称优势比。在病例对照研究中，OR 是病例组中某因素的暴露比值（即暴露人数与非暴露人数的比值）除以对照组中该因素的暴露比值。由于无法获得一手发病率资料，在病例对照研究中一般应用 OR 而非 RR 来衡量暴露因素与研究结局之间的关联强度。在队列（或横断面）研究中，OR 是暴露组发病（或患病）与不发病（或患病）的人数比，除以未暴露组发病（或患病）与不发病（或患病）的人数比的比值。在发病（或患病）率比较低的情况下，OR 和 RR（或现患比，PR）比较接近，但当发病（或患病）率较高时，两者差异率较大。建议在队列（或横断面）研究中不使用 OR 来衡量关联的强度。

三、其他常用指标

归因危险度（attributable risk, AR）又称特异危险度、率差，是暴露组与非暴露组发病率的差值，即暴露组中单纯因为暴露而增加的发病概率。

归因危险度百分比（attributable risk%, $AR\%$）是指暴露人群中发病归因于该暴露因素的成分占全部发病的百分比。

人群归因危险度（population attributable risk, PAR）说明某人群由于暴露于一个因素而增加的发病率，PAR 与 AR 的差别在于研究参与者不同，AR 是抽取的人群数据计算而得，PAR 还与目标人群中暴露因素的流行率有关。若人群中暴露因素比例低，对应的人群归因危险度也不会高。

人群归因危险度百分比（population attributable risk%, $PAR\%$）说明人群发病归因于暴露因素的成分占全部发病的百分比，取决于暴露因素的流行率和相对危险度两个因素，可用于估计某危险因素对整个人群造成的疾病负担。

上述指标的具体计算公式参见本书第四章相关内容。

第五节   病因学研究的评价

如前所述,病因学研究的关注点主要包括两个层面,一是两个事件之间是否存在因果关系,二是该因果关系的强弱,前者是对定性结论的推断,后者是对定量结论的推断。评判时既要考虑内部真实性又要考虑外部真实性:结果首先要确保正确,而且又要保证能够外推到更广泛的人群。

一、病因学研究评价的主要方面

通常,对于病因学研究的评价应该包括研究的真实性、重要性和实用性三个方面,需要考虑但不限于以下问题(表 14-5-1)。

表 14-5-1   病因学研究评价的主要内容

评价内容	评价问题
真实性	1. 研究设计类型的论证强度如何?
	2. 暴露组和对照组的暴露因素和结局的测量方法是否一致? 是否采用盲法?
	3. 样本量是否足够大? 观察期是否足够长? 结果是否包括了全部需要纳入的病例?
	4. 暴露和结局的先后时间顺序是否明确?
	5. 是否存在剂量-反应关系?
重要性	6. 因果效应大小如何? 是否有临床意义?
	7. 危险度的精度如何? 95% *CI* 是多少?
实用性	8. 文中的研究参与者是否适用于我的患者?
	9. 危险度大小如何? 是否需要终止暴露?

二、病因学研究评价的误区

在病因学研究的判读中需要注意避免以下一些误区。

1. 发现统计学关联被误认为一定存在因果关联   统计学关联(association)主要是指相关性(correlation),若所研究的暴露因素与某疾病存在统计学关联,只说明该暴露因素与该疾病的关联排除了偶然性(随机误差)的干扰。统计学关联是判断因果关系的基础,但统计学关联不等于因果关联。发现统计学关联时不能急于下结论,还需要排除偏倚、机遇、混杂因素的作用,才能确定因果关联。

2. **统计显著性检验被错误实施**　显著性检验在证据评估中常被广泛应用,但也常被错误实施。事实上,存在真正因果效应的研究有时可能会产生不具有统计学意义的结果,而且即便结果具有统计学意义,也难以区分因果效应和非因果效应。另外,有人认为,将 $P=0.05$ 作为阈值在医学上是没有基础的,使用 $P \leqslant 0.05$ 作为判断"是否有效果"的标准就有可能导致荒谬结论。研究者最好使用可信区间进行假设检验,以得到更为全面的统计推断。

(高虹　王吉耀)

练习题

1991 年,Parsonnet J 等发表在 *The New England Journal of Medicine* 上的文章显示:109 例确诊的胃腺癌(不包括胃食管交界处的肿瘤)患者中,84% 的患者曾感染过幽门螺杆菌,而匹配的对照中这一比例为 61%($OR=3.6$, 95% CI:1.8~7.3)。

1. 判断因果关系时的必要条件是?
   A. 关系的合理性　　　　B. 关系的强度
   C. 关系的一致性　　　　D. 时间顺序,即先"因"后"果"
2. 比值比用于说明幽门螺杆菌感染与胃癌关系中的什么方面?
   A. 时间关系　　　　　　B. 关系的强度
   C. 关系的一致性　　　　D. 关系的特异性
3. $OR=3.6$,95% CI 为 1.8~7.3,这些结果说明了什么?
   A. 胃腺癌患者幽门螺杆菌感染比例显著高于对照者
   B. 对照组幽门螺杆菌感染比例显著高于胃腺癌患者
   C. 幽门螺杆菌感染者患胃腺癌的风险比未感染者高 3.6 倍
   D. 胃腺癌患者幽门螺杆菌感染率比非胃腺癌患者高 3.6 倍

4. 单凭该文献的研究结果能否确定幽门螺杆菌感染导致胃癌？

　　A. 可以确定

　　B. 不能确定，只能判断幽门螺杆菌感染与胃癌统计学相关

　　C. 幽门螺杆菌感染和胃癌互为因果

　　D. 两者没有关系

5. 研究幽门螺杆菌感染对人群胃癌发病率的影响，还需要考虑什么因素？

　　A. 其他混杂因素的作用

　　B. 胃癌的病理类型

　　C. 幽门螺杆菌的菌株类型

　　D. 以上均需要考虑

参考文献

1. WARREN J R, MARSHALL B. Unidentified curved bacilli on gastric epithelium in active chronic gastritis[J]. Lancet, 1983, 1(8336): 1273-1275.

2. LASH T L, VANDERWEELE T J, HANEUSE S, et al. Modern epidemiology[M]. 4th ed. Philadelphia: Wolters Kluwer, 2021.

3. SCHULZ K F, GRIMES D A. 临床研究基本概念[M]. 王吉耀, 译. 2 版. 北京: 人民卫生出版社, 2020: 32-47.

4. 陈世耀, 刘晓清. 医学科研方法[J]. 2 版. 北京: 人民卫生出版社, 2022: 107-117.

5. GUYATT G. 医学文献使用者指南: 循证临床实践手册[M]. 北京: 中国协和医科大学出版社, 2019: 173-178.

6. ROTHMAN K J, GREENLAND S. Causation and causal inference in epidemiology [J]. Am J Public Health, 2005, 95(Suppl 1): S144-S150.

7. UEMURA N, OKAMOTO S, YAMAMOTO S, et al. Helicobacter pylori infection and the development of gastric cancer[J]. N Engl J Med, 2001, 345(11): 784-789.

8. CHOI I J, KIM C G, LEE J Y, et al. Family history of gastric cancer and helicobacter pylori treatment[J]. N Engl J Med, 2020, 382(5): 427-436.

第十五章

IIT 常用的统计分析要点

●━ 导读 ━●

　　案例一：某临床试验欲评价某新药抗真菌治疗的疗效，以两性霉素 B 脂质体作为对照药物，检验新药抗真菌治疗的有效率是否非劣效于两性霉素 B 脂质体，应怎样设置临床意义上有理有据的非劣效界值，而不至将试验陷入"数字游戏"的危险。

　　案例二：某多中心临床试验已确证某免疫疗法治疗非小细胞肺癌的疗效，由于该试验在国内多个不同区域的 5 个研究中心开展，该如何考虑各中心间可能因环境、患者人群、经济水平等差异造成的中心效应？现研究者欲进一步分析该免疫疗法对某生物标志物阳性和阴性人群的疗效，应如何展开亚组分析？

　　请思考在上述研究案例中，应如何开展相应的统计分析？

　　IIT 的统计学分析遵循常规医学统计学分析原则，包含统计描述和统计推断两大部分内容，应根据研究目的、研究设计、数据资料类型和分布等选择相应的分析方法。本章将根据研究设计类型梳理 IIT 常规统计分析要点，重点介绍临床试验有效性和安全性的分析方法以及常见的关键性统计学问题。

第一节　临床试验的统计分析策略

　　临床试验需要经过严格合理的研究设计和统计分析以获得科学可靠的结论。在试验设计阶段，需要基于试验方案将试验的统计学考虑及拟对数据进行的统计分析详细地撰写为统计分析计划(statistical analysis plan,SAP)。获得试验数据后,按照 SAP 的内容、分析方法和图表模板开展统计分析,将分析结果整理形成统计分析报告(statistical analysis report,SAR)。临床试验的统计分析应遵循相关的统计学指导原则。

一、ICH E9(R1)估计目标

1998 年 9 月人用药品技术要求国际协调理事会(The International Council for Harmonisation of Technical Requirements for Pharmaceuticals for Human Use,ICH)发布了 *ICH E9: statistical principles for clinical trials*(《ICH E9:临床试验的统计学指导原则》),针对临床试验中的统计学问题提供了技术指南,涉及临床试验从设计、实施、分析到评价等各个环节可能出现的统计问题,充分展现了生物统计学在临床试验中重要地位。然而,临床试验严苛的设计和实施要求可能与临床实践过程存在一定的差距,面对可能发生的伴发事件(intercurrent events,ICEs)和缺失数据等统计学问题的处理,如何减少主观干扰,有效测量和控制偏倚也应在研究方案中事先计划好分析策略。对此,ICH 于 2019 年正式签署发布 ICH E9(R1),提出了估计目标(estimand)这个结构化框架,明确描述特定医疗条件下治疗(药物)的获益和风险,帮助协调临床试验的目的与实施的一致性。我国国家药品监督管理局决定适用 ICH《E9(R1):临床试验中的估计目标与敏感性分析》指导原则,并要求在 2022 年 1 月 25 日后启动的药物临床研究按此原则实施。虽然目前尚无相关指南规定 IIT 需要遵循 E9(R1),但为了更好地评估临床试验中伴发事件对疗效估计的影响,越来越多的 IIT 也正逐步根据估计目标框架制定方案和实施分析。

1. 估计目标   ICH E9(R1)中提出了一个将计划、设计、实施、分析和解释协调一致的结构化框架(图 15-1-1),建议试验计划按顺序进行:首先明确试验目的,通过待研究的临床问题明确治疗效应的定义;接着定义合适的估计目标,以指导试验的实施、分析和结果解读;最后选择合适的主估计方法和计算主估计值。主估计方法将以特定假设为基础,针对同一估计目标采用一种或多种形式的敏感性分析,评估偏离假设时的主估计方法的稳健性。估计目标精确描述了研究目标中临床问题的治疗效应,它在群体水平上总结同一批患者在不同治疗条件下的疗效比较结果,并在比较的过程中注意厘清估计效应的真实差异和可能的混杂偏倚,明确治疗与疗效间的因

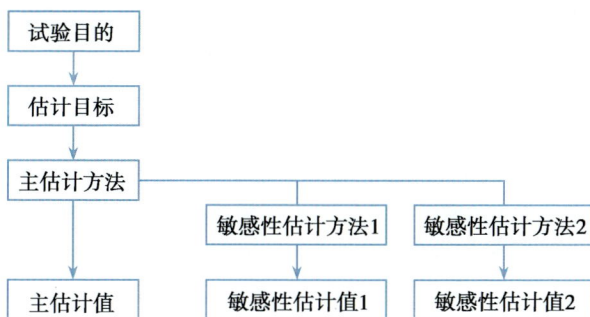

图 15-1-1　估计目标框架

果关系。

2. 估计目标的属性　与 ICH E9 相比,ICH E9(R1)引入了五大属性中的伴发事件以及处理策略,并且将各属性统一后形成"估计目标"的概念,用于定义相关的治疗效应:

目标人群(population):临床问题所针对的患者人群。可以是整个试验人群,也可以是按某种基线特征定义的亚组,或由特定伴发事件的发生(或不发生,视具体情况而定)定义的主层。

治疗/处理(treatment):相关的治疗条件,以及适用时进行比较的其他治疗条件,可能是单独的干预措施,也可能是同时进行的干预措施的组合,或是一个复杂干预序列组成的整体方案。

目标变量(variable or endpoint):为解决临床问题从每个患者获得的变量,变量定义可能包括患者是否发生伴发事件。

伴发事件(intercurrent event):治疗开始后发生的事件,可影响与临床问题相关观测结果的解释或存在,无法通过随机化来消除或控制其影响。在描述相关临床问题时,需解决伴发事件,以便准确定义需要估计的治疗效应。

群体层面汇总(population-level summary):应规定变量的群体层面的汇总统计量,为不同治疗之间的比较提供基础。

3. 伴发事件及其处理策略　ICH E9(R1)重点强调了试验中存在的伴发事件及其处理策略,值得注意的是:①伴发事件是在患者治疗开始后自然发生的,可以在研究设计时预料得到并考虑到研究设计中,不应被认为是临床试验需要避免的缺陷,也不应与方案违背混淆;②伴发事件影响到患者的治疗,如补救治疗、治疗转组等;③伴发事件会影响估计目标中的其他属性,如目标变量的存在或解释,或治疗/目标人群的定义等,在描述治疗效应时需要考虑伴发事件的影响;④伴发事件需要清晰定义,如"提前终止治疗"这一伴发事件发生的原因可以是多种:因缺乏疗效、因不良事件、因患者原因但与疗效无关等,明确伴发事件发生的原因有助于制定伴发事件处理的策略。

对于伴发事件采用何种策略进行处理,由试验目的决定。ICH E9(R1)中提出了以下五种常用策略。

(1)疗法策略(treatment policy strategy):疗法策略下伴发事件的发生与定义治疗效应不做关联,即无论是否发生伴发事件,均会使用相关变量的值。例如,将使用其他药物治疗作为伴发事件时,规定无论患者是否服用其他药物,都使用相关变量的值。

(2)假想策略(hypothetical strategies):假想策略设想一种没有发生伴发事件的情景:此时,体现临床问题的变量值是在所假设的情景下采用的变量值。例如,当出于伦理原因患者必须使用额外药物治疗,使用额外治疗后的疗效评估已经不再能真实反映临床问题关注的疗效,假想策略要考虑假设未提供额外药物情形下的治疗效应,这个疗效通常可以通过模型预测/填补得到,具体的假设和模型应在主估计方法中明确。

(3)复合策略(composite variable strategies):复合策略主要涉及变量的定义。伴发事件本身可提供关于患者结局的信息,因此将其纳入目标变量的定义之中,此时关注的科学问题基于伴发事件来量化。例如,由于毒性而终止治疗的患者可能被认为治疗失败。如果变量已被定义为成功或失败,因毒性终止治疗将被认为是另一种形式的失败。当变量原始观测值可能不存在或没有意义,而伴发事件本身能够体现患者结局(如患者死亡)时,可将复合变量策略视为遵循意向治疗原则的策略。

(4)在治策略(while on treatment strategies):在治策略关注在伴发事件发生之前的治疗效应。如果一个变量被重复测量,则伴发事件发生前的所有观测值都可能被认为与临床问题相关,伴发事件发生之后的结局被认为与试验治疗无关。例如,处于终末期的研究参与者因为死亡而终止对症治疗,但可以根据死亡前症状的缓解情况评估治疗效果。在治策略与复合策略类似,伴发事件将纳入目标变量的定义之中,通过将相应的观测时间限制在伴发事件之前来影响变量的定义,如果各治疗组间伴发事件的发生率不同,则尤其需要谨慎。

(5)主层策略(principle stratum strategies):主层策略主要涉及目标人群,目标人群是会发生或不发生伴发事件的"主层",此时关注的临床问题仅在该主层人群中与治疗效应相关。例如,在接种疫苗后仍然感染的患者主层中,可能需要了解针对感染严重程度的治疗效应。区分"主层"和"子集"的概念很重要:"主层"是基于潜在的伴发事件,通过特殊的试验设计(如入排标准的设计)来确定的;而"子集"是基于实际发生的伴发事件。主层策略的使用影响了人群的定义,故伴发事件需要在估计目标的人群属性里加以体现。

值得注意的是,伴发事件的处理策略应与伴发事件的定义一起考虑,充分贴合当前研究的临床科学问题,并充分理解伴发事件,有时需要收集额外的支持性信息。例如对于不同的临床研究问题,"提前终止治疗"这一伴发事件的具体原因不同,对疗效评估的影响也可能不同。如果是因为缺乏疗效而退出,可通过疗法策略来处理,认为反映了临床实践,也可通过复合变量策略来处理,认为研究参与者终点为未缓解;如果是因为研究参与者搬家而退出,可通过假想策略来处理,假想研究参与者临床状态良好未提前退出治疗。所以,使用以上策略时,要注意伴发事件可能影响治疗、终点变量的定义或人群的定义。如果在不同治疗组伴发事件的发生率不同,需要谨慎解释。同时,对伴发事件不同的处理策略会影响到统计分析策略和方法,在研究方案和统计分析计划中汇总所有的伴发事件及相应的处理策略,描述试验中估计目标的伴发事件列表及其处理策略,有助于了解整个研究的估计目标,如表 15-1-1 所示。

表 15-1-1　伴发事件及其处理策略示例

伴发事件	主估计目标	次要估计目标 1	次要估计目标 2
终止治疗	疗法策略	复合策略	在治策略
暂停用药	疗法策略	疗法策略	疗法策略
补救治疗	假想策略	疗法策略	在治策略

4. **主估计、敏感性分析与补充分析**　对于给定的估计目标,应采用与其相一致的分析方法(或估计方法),需明确包括假设在内的主估计方法,并且假设应同时包括统计模型的假设和对缺失数据处理的假设。关键假设应与估计目标及其主要估计方法和敏感性估计方法一起说明。

敏感性分析是针对同一个估计目标下的主估计方法而进行的,考察主估计方法中统计模型假设的稳健性与对缺失数据处理假设的稳健性。对于同一估计目标应该预先规定一项或多项敏感性分析来评估这些假设,以验证主估计方法得出的估计值是否对假设偏离具有稳健性。同时,还可以开展补充分析以更全面地研究和理解试验数据,但相较于主估计方法和敏感性分析,补充分析在结果评估中优先级最低,通常不被优先考量。

5. **注意事项**　ICH E9 中指出纳入主要分析的研究参与者集应在方案中明确定义,即分析时应包括哪些研究参与者,不包括哪些研究参与者,并在盲态审核时确认每位研究参与者所属的分析集。分析集的确定应遵循 2 个原则:①尽可能地控制偏倚;②控制 I 类错误。

意向性治疗(ITT)原则是指主要分析应包括所有随机化的研究参与者。这种保持初始随机化的做法对于控制偏倚是很重要的,它为统计学检验提供了可靠的基础,这一基于所有随机化参与者的分析集通常被称为 ITT 分析集。理论上遵循 ITT 需要完成所有随机化参与者的随访以获得研究结局,但实践中这一理想状态很难实现,因而也常采用全分析集(FAS)来尽可能地接近包括所有随机化参与者意向性治疗的理想状态的研究参与者集。该数据集是从所有随机化的研究参与者中,以最少的和合理的方法剔除后得到的。符合方案集(PPS)是全分析集的一个子集,是 FAS 集的研究参与者中对方案更具依从性的子集,并符合以下特征:①完成事先设定的试验药物的最小暴露量;②可以获得主要指标的测量值;③无重大方案违背,包括入组标准违背。ITT、FAS 和 PPS 的介绍也可参见第五章。

ICH E9(R1)更加强调应当事先明确临床研究需要解决的实际问题,即"估计目标",在临床试验的计划和方案设计中前瞻性地明确如何通过数据收集和分析更准确地反映该临床问题,并考虑研究过程中可能影响研究终点数据收集的伴发事件和对应的处理策略,以更好地使研究的临床问题本质上遵循 ITT 原则。因此,估计目标框架对伴发事件的各种处理策略都是针对不同伴发事件在 ITT 原则上的体现和遵循。而基于 PPS 人群的分析,事实上将估计目标属性中"人群"的定义变更为符合入排标准且没有发生重大方案违背的人群,估计目标的其他属性也可能相应地发生改变,在估计目标框架下应被视为补充分析。

二、有效性评价

根据研究目的,RCT 进行有效性评价比较的类型主要分为优效性(superiority)检验、等效性(equivalence)检验和非劣效性(non-inferiority)检验。其中有效性检验的目的是检验试验药的治疗效果是否优于对照药,包括试验药是否优于安慰剂,试验药是否优于阳性对照药,或剂量量间效应的比较;等效性检验的目的是确证两种或多种治疗的效果差异大小在临床可接受范围内,即试验药与对照药在疗效上相当;而非劣效性检验的目的是确证试验药的治疗效果在临床上虽然低于阳性对照药,但其差异也在临床上可接受范围内。以下详细介绍这三种试验类型的统计推断。

1. **检验假设的构建和检验**　以下以高优指标为例,说明有效性评价的构建与检验过程。无效假设和备选假设分别用 H_0 和 H_1 表示,α 为检验水准;T 和 C 分别为试验组和对照组的疗效参数(如均数或率),其样本效应量的差值 $d = T - C$,s_d 为 d 的标准误;$\delta(\delta > 0)$ 为界值,优效性检验用 δ,非劣效性检验用 $-\delta$,等效性检验用 $-\delta$ 和 δ。以大样本正态分布资料为例,表 15-1-2 列举了几种有效性评价的检验假设和检验统计量计算公式。

表 15-1-2　优效性、等效性、非劣效试验的检验假设和检验统计量

试验类型	无效假设	备择假设	检验统计量
统计优效性试验	$H_0: T - C \leq 0$	$H_1: T - C > 0$	$t = d/s_d$
临床优效性试验	$H_0: T - C \leq \delta$	$H_1: T - C > \delta$	$t = (\delta - d)/s_d$
非劣效性试验	$H_0: T - C \leq -\delta$	$H_1: T - C > -\delta$	$t = (\delta + d)/s_d$
等效性试验	$H_{01}: T - C \leq -\delta$	$H_{11}: T - C > -\delta$	$t_1 = (\delta + d)/s_d$
	$H_{02}: T - C \geq \delta$	$H_{12}: T - C < \delta$	$t_2 = (\delta - d)/s_d$

由表 15-1-2 检验假设可见,优效性试验和非劣效试验只需进行一次单侧检验(one-side test)即可作出推断结论。对于优效性试验有两种情形。一种是从统计学角度考虑的优效性,即只要拒绝 $H_0: T - C \leq 0$ 即可作出统计学意义上优效的结论;另一种是从临床意义上给定一个优效的量化界值 δ,此

时若拒绝 $H_0: T-C \leq \delta$，即可作出临床优效性的结论，最终是基于临床意义的疗效的确认。对于非劣效试验，若拒绝 $H_0: T-C \leq -\delta$，可推论 T 非劣效于 C；反之若不拒绝 H_0，则尚不能认为 T 非劣效于 C。

对于等效性试验的统计推断则需要在两个方向上同时进行两次单侧检验，即双单侧检验（two one-sided tests，TOST），每次检验的水准只用总检验水准的一半，只有 $P_1 \leq \alpha/2$ 和 $P_2 \leq \alpha/2$ 同时成立，即两个零假设均被拒绝，才能综合推断 T 和 C 具有等效性；若 H_{01} 或 H_{02} 中任何一个不被拒绝，都不可作出等效的结论。

2. 置信区间法　在有效性评价时，传统假设检验差别仅能得到组间差异是否具有统计学意义的结论；而置信区间法通过构建试验组与对照组参数差别的置信区间作为有效性评价的决策准则，方可得出两组优效/等效或非劣效且有统计学意义的结论。因此，在临床试验有效性评价中，需要采用置信区间法判定优效性、非劣效性和等效性是否成立。

假设试验组与对照组疗效效应量差值 $T-C$ 的双侧 $100(1-\alpha)\%$ 置信区间为 (C_L, C_U)，图 15-1-2 以高优指标（如治疗有效率、生存率）为例说明有效性评价置信区间法的决策准则。

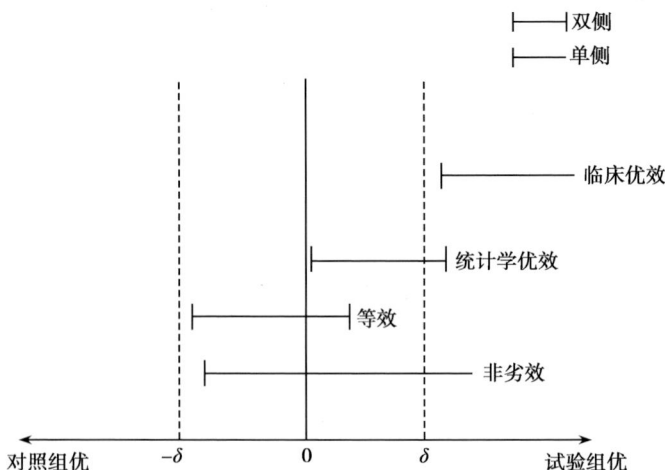

图 15-1-2　某高优指标试验组与对照组疗效差值（T-C）置信区间的有效性评价

（1）优效性试验：按单侧 $100(1-\alpha/2)\%$ 置信度进行判断。对于高优疗效指标关注区间下限 C_L，若区间 (C_L,∞) 不包括 0，即下限 $C_L>0$，可认为达到统计学优效性；若区间 (C_L,∞) 不包括 δ，下限 $C_L>\delta$，可认为达到临床优效性。

（2）非劣效试验：按单侧 $100(1-\alpha/2)\%$ 置信度进行判断。对于高优疗效指标关注区间下限 C_L，若区间 (C_L,∞) 不包括 $-\delta$，即下限 $C_L>-\delta$，可认为试验组非劣效于对照组。

（3）等效性试验：按双侧 $100(1-\alpha)\%$ 置信度进行判断。若区间 (C_L,C_U) 完全在预先规定的界值 $(-\delta,\delta)$ 范围内，即 $-\delta<C_L<C_U<\delta$，可下等效性结论。

对于低优指标（如高血压疗后血压值、肿瘤死亡风险比等）的优效性试验和非劣效试验关注区间上限，$C_U<0$ 或 $C_U<\delta$（此时 $\delta<0$）达到统计学或临床优效；$C_U<\delta$ 达到非劣效；等效性试验则依然要求区间 (C_L,C_U) 在预先规定的界值 $(-\delta,\delta)$ 范围内。

3. 非劣效/等效性的界值确定　从临床意义上确认药物的疗效，界值的确定对优效性、等效性和非劣效试验至关重要。界值的确定主要由临床医学专家确定，而不是依赖于生物统计学专家，有时甚至需要行政管理机构的介入。优效性、等效性和非劣效试验界值必须在试验设计阶段明确并在试验方案中阐明，如有修订，必须在揭盲前进行并陈述理由，一旦揭盲不得更改，否则很容易陷入"数字游戏"的危险。

优效性试验中，临床优效的界值是试验药与对照药间疗效差值在临床上认可的最小值，临床医生可以根据既往经验将某些具有专业意义的临床指标变化量作为界值参考标准。

（1）非劣效界值的确定：非劣效试验的非劣效界值应不超过临床上能接受的试验组与阳性对照组疗效最大差别范围，并必须小于历史研究中阳性对照药与安慰剂的优效性试验中所观察到的疗效差异。通常根据阳性对照药物（C）与安慰剂（P）相比较的效应既有证据来确定，采用 Meta 分析方法估计出效应值的置信区间（一般构建双侧 95% CI）。

对于高优指标，获得 $C-P$ 的 95% CI 后取区间下限作为阳性对照的效应估计，记为 M。若取 $M_1<M$，令 $\delta=M_1$，如果 $T-C>-\delta$ 成立，则有 $T-P>C-\delta-P>0$，由此可间接推论出试验药的疗效优于安慰剂。

若取 $M_2<(1-f)M_1$，$0<f<1$，令 $\delta=M_2$，如果 $T-P>C-(1-f)M_1-P>0$，进

而 $T-P>f(C-P)$，则可推论出试验药非劣效于阳性对照，且至少保持了阳性对照疗效 M 的 f 倍。譬如取 $f=0.5$，则试验药疗效至少保持了阳性对照效应的 50%。因此，当 M_2 临床可接受时可以被认为就是非劣效界值。

对于低优指标，获得 $C-P$ 的 95% CI 后仍取区间下限作为阳性对照的疗效估计，记为 M_1。若取 $M_1<M$，令 $\delta=M_1$，如果 $T-C<\delta$（此时 $\delta<0$）成立，则有 $P-T>P-C-\delta>0$ 可间接推论出试验药的疗效优于安慰剂。若取 $M_2<(1-f)M_1,0<f<1$，令 $\delta=M_2$，如果 $T-C<\delta$ 成立，则有 $P-T>P-C-(1-f)M_1>0$，进而有 $P-T>f(P-C)$，则可推论出试验药非劣效于阳性对照，且至少保持了阳性对照疗效 M 的 f 倍。

以上非劣效界值的确定方法称为两步法，有 $M_2<M_1<M$。如果历史试验数据较少，例如仅有一项可借鉴的历史试验，或历史试验设计有缺陷、质量较差，取 $M_1\ll M$（相当于取更大的效应折扣）以确保试验的鉴定灵敏度。M_1 是阳性对照扣去了安慰剂效应的绝对疗效的保守估计，一般借助 Meta 分析法并考虑历史试验间的变异后确定；M_2 是非劣效界值，在考虑和保留阳性对照效应的适当比例并进行综合考虑后确定。临床试验中一般取 $0.5\leq f\leq 0.8$，例如在心血管病药物的非劣效试验中常取 $f=0.5$；在抗菌药物的临床试验中，如果没有进行 Meta 分析的历史资料可供借鉴，但阳性对照药的疗效公认且较高，非劣效试验设计以率作为主要指标时 M_2，一般可取阳性对照药疗效的 10%~15%。

例如导读案例一的非劣效试验设计，需要确定非劣效界值。检索对照药与安慰剂对比的历史临床试验报告，经 Meta 分析后发现对照药较安慰剂的有效率增加 38%，其 95% CI 为（27%，51%）。即阳性对照药扣除安慰剂效应后的绝对疗效 95% CI 下限为 27%，保守估计可考虑取 $M_1=26\%$，若考虑 f 取 0.5，则：$M_2=(1-f)M_1=13\%$。因此，非劣效界值可以确定为 13%。

（2）等效性界值的确定：等效性界值的确定可考虑先借助非劣效界值的确定方法获得一侧的界值，然后再参考该界值大小确定另一侧的界值。理论上，等效性界值的下界和上界两个界值是可以不等距的，但实际中一般取等距数值，只是代数符号相反而已。

值得注意的是等效性试验和非劣效试验中阳性对照的选择需要慎重考虑，应该是已广泛应用、对相应适应证的疗效和用量已被证实，其疗效具有稳定性,使用它可以有把握地期望在目前的试验中表现出相似的效果。阳性对照药在当前试验中保持原有的用法与用量,不得任意改动,尽可能确保当前受试人群、应用条件等与阳性对照药的历史研究匹配一致。只有这样,根据历史研究结果才可以较可靠地确定等效性/非劣效界值。如果阳性对照药的疗效标准不断降低,非劣效试验可能出现"越比越差",乃至试验组的疗效退行到安慰剂效应的疗效相关生物退行性(bio-creep)现象。在伦理许可的情况下,可以考虑包含试验组、阳性对照组和安慰剂组的三臂非劣效设计,从而在试验内部建立确切的检定敏感性。

三、安全性评价

安全性分析是临床试验中的重要部分,应同样给予高度重视。临床试验的安全性数据包括药物、器械、疫苗等干预对生命体征、心肺功能、肝肾功能、胃肠功能、精神神经系统、血液系统、免疫系统、致癌性、人类受孕和生殖,以及儿童生长发育的影响等。

1. **安全性分析集的确定**　用于安全性评价的数据集通常包括所有随机化后至少接受一次治疗且有安全性评价的研究参与者,称为安全性分析集(safety set, SS)。

2. **安全性分析**　临床试验安全性分析的主要内容包括暴露情况、临床不良事件、实验室检查数据、生命体征等。大多数试验中,安全性分析常采用描述性统计分析方法,必要时辅以置信区间进行说明,也可应用图表来描述治疗组间和个体间不良事件的发生模式(时间、空间、人群、性别分布)。

(1)暴露情况:药物的剂量大小和使用时间长短对于安全性评价均有重要意义。暴露的强度越大、时间越长,发生不良事件的可能性越大。通常暴露情况分析需要描述各组的研究时间、治疗时间、终末剂量等,并对暴露情况进行两组或多组的比较。

(2)不良事件分析:针对不良事件(疾病、体征和症状)、不良反应、严重不良事件,主要分析不良事件的发生率、发生频率、严重分级,特别关注不良事件与研究治疗之间的关系,包括分析试验药物与并发疾病、合并用药、特殊饮食之间的相互作用,尤其是治疗前正常但治疗后异常,或者治疗前异常但治疗后加重的案例。

《ICH E3:临床研究报告的结构与内容》中要求安全性分析列举所有的不良事件,区分不良事件是否与研究治疗有关。统计表中应列举到每种不良事件、各组对应的例数和发生率。由于同一不良事件可能在一例多次发生,但统计粗率时仅作 1 例计算,因此还需报告发生不良事件例次。大部分不良事件发生的比例比较低,通常会按照系统器官分类(system organ class,SOC)和首选语(preferred term,PT),采用 MedDRA 编码进行分类统计。表 15-1-3、表 15-1-4 是某临床试验不良事件总结表和发生例次频率表的示例。

表 15-1-3   不良事件总结表

不良事件	试验组(例)			对照组(例)			P 值
	例次	例数	发生率	例次	例数	发生率	
全部不良事件							
与研究治疗有关的不良事件							
与研究治疗无关的不良事件							
导致脱落的不良事件							
严重不良事件							

注:与研究治疗有关是指与研究治疗关系为"肯定有关""很可能有关""可能有关"的不良事件。

表 15-1-4   不良事件发生例次与频率

不良事件	试验组(例)			对照组(例)			合计(例)			P 值
	例次	例数	发生率	例次	例数	发生率	例次	例数	发生率	
合计										
SOC 分类										
PT 分类										
……										

此后应分别针对不良事件与研究治疗的相关性、严重程度等列举不良事件发生例次与频率,并对导致脱落的不良事件和严重不良事件展开具体描述。

(3)实验室检查、生命体征数据的分析:实验室检查数据主要包括血常规、血生化、尿常规、心电图、影像学资料等。生命体征主要包括呼吸、体温、脉搏、血压四大体征等数据。通常描述治疗前后这些测量数据及其变化,主要比较各治疗组之间相对于基线变化的情况。重点关注治疗前正常但治疗后异常的病例,或者治疗前异常但治疗后加重的案例,并判断其临床意义。同时也需要关注实验室检测值与参考范围偏离较大的患者,包括这些异常值的数据和检测方法。

第二节　临床试验中常见的关键性 统计学问题

一、多重性问题

同一个研究中需对多个检验假设分别进行统计推断,这类问题称为多重性(multiplicity)问题,又称多重比较/检验问题(multiple comparisons/testing problem)。多次应用假设检验进行统计推断,有可能导致犯 I 类错误的概率增大,致使错误地批准一个无效或劣效药物上市的机会增大。但多重性问题并不等于多重性校正,应根据研究目的妥善考虑多重性问题,并在方案设计时制订出有效的控制策略和方法。

常见的多重性问题处理策略如下。

1. 多组比较

(1)多剂量组与对照组相比:若剂量组间无效应大小顺序限制时,可采用 Dunnet 及其逐步法;如剂量组间的效应已确认有大小顺序限制(如随着剂量增加效应值单调上升),可采用固定顺序的检验方法,此时无须调整 I 类错误。

(2)多个剂量组相比,且无安慰剂和阳性对照:可在全局性假设检验的基础上进行有 I 类错误控制的多重比较。例如,进行所有两两比较所采用的 Shafer 方法等。

(3)试验药、阳性对照和安慰剂比较:当符合伦理要求时常常采用试验药、阳性对照和安慰剂三个组的设计来证明试验药的疗效和安全性。通常这种研究有多个目的:验证试验药与安慰剂相比的优效性;验证阳性对照药与安慰剂相比的优效性;验证试验药非劣于阳性对照药。如果这三个目的要同时达到,即要求所有这三个假设检验都必须在所需的检验水平显示有统计学意义,则不需要校正Ⅰ类错误,当然三臂非劣效试验也可采用特有的设计和检验方法。

(4)如果仅仅是建立剂量-反应的函数关系,或只进行一次趋势性检验,则无须考虑多重性校正。

2. 多个主要指标

(1)所有主要指标同时有统计学意义才可下推断结论时,无须进行多重性校正。此时由于没有意图或机会选择最有利的某次假设检验结果,因此可设定每次检验的Ⅰ类错误水平等于试验设定的总Ⅰ类错误(family-wise error rate,α_{FWER}),但会增大Ⅱ类错误(错误地不拒绝至少一个原假设),在估算试验的样本量时应设定较高的把握度。

(2)假设有 $M \geq 2$ 个主要指标,至少有一个达到统计学意义即可认为药物有效的情况下,存在从多次比较中选择有利结果的机会,故需要考虑多重性问题,采用 Bonferroni、Simes 等方法校正Ⅰ类错误。

(3)同一个试验中多个疗效指标可能具有不同的重要性,其中一个指标最为重要,而其他指标如果出现令人信服的结果也将明显提升试验药物的价值,此时原假设可以按照分级的策略进行检验(检验原假设的等级次序应当在方案中事先说明),只有靠前的检验有统计学意义时才可进行下一个检验,此时不需要校正Ⅰ类错误,每次检验的水准均等于 α_{FWER}。但是一旦依次进行的某个原假设没有被拒绝,该序贯检验终止,本次及之后的所有检验均认定为无统计学意义。

(4)设有三个主要指标 E1、E2 和 E3,当 E1 单独有统计学意义或者 E2 和 E3 同时有统计学意义即可认为药物有效,全局原假设可写为 $H_{E1} \cap \{H_{E2} \cup H_{E2}\}$。这种情况下的原假设实际上是另外两个原假设的交集,其一是 E1 无效,其二是 E2 和 E3 至少有一个无效。对这两个原假设的交集可采用 Bonferroni 类方法来控制 α_{FWER},即首先在小一点的 α_1 水平检验 E1 之后,再用剩余的 $\alpha - \alpha_1$ 水平检验 E2 和 E3 中的每一个。

(5)设有三个主要指标 E1、E2 和 E3,E1 是临床收益方面最相关的指标,但尚不能足以说明临床疗效,还需要 E2 或 E3 中至少一个也有统计学意义,即 E1 和 E2 同时有统计学意义或者 E1 和 E3 同时有统计学意义即可认为药物有效,相当于(E1,E2)和(E1,E3)的交集作为临床决策依据。此时的检验就存在一种分级次序:如果 E1 没有被拒绝就无须检验 E2 和 E3;故而可以首先对 E1 在整个 α 水平上做检验,如果被拒绝,接着再对 E2 和 E3 在 α 水平上控制 α_{FWER} 而做检验。

3. **复合指标**　将临床上有既往经验证据与治疗效果有关的多个指标构造成一个单独的复合指标可避免多重性问题。当主要指标有统计学意义时,对单个构成指标的检验无须进行多重性校正。如果疗效是基于复合指标中的某些成分时,则需事先定义这些成分并纳入包括多重性考虑的确证性分析策略。

4. **期中分析**　对于成组序贯设计、适应性设计期中分析多次检验会带来I类错误的膨胀,其中每次期中分析对应的检验水准称为名义检验水准(nominal significance level),试验在所有期中分析和最后一次终末分析中累积消耗的I类错误为试验的 FWER,因此需要采用消耗函数计算期中分析的名义检验水准以控制试验的 FWER。期中分析的具体介绍请参见第五章。

二、基线和协变量

1. **基线**　基线(baseline)是临床试验开始前试验参与者观察指标的测量值,通常包括人口学指标、基本生理指标、疾病的亚型、严重程度、并发症等,狭义的基线是特指疗效指标在临床试验开始前的测定值。

基线在处理组间的均衡性是非常重要的。理论上讲,RCT 中的试验组和对照组来自同一总体,只要正确应用了随机化分组,其基线的分布应该是均衡的,此时个别指标相差较大可以认为是抽样误差,没有必要对基线进行统计学检验。ICH-E9 中也没有相应的要求。

目前文献或有些试验中对于基线的检验往往采用差异性检验。从统计学角度讲其原假设(null hypothesis)是试验组与对照组的基线相同。事实上,不拒绝原假设不等于就能说明它们来自同一总体。研究设计时也没有考虑基线检验的把握度(power of testing)。从另外一个角度来讲,在非随机对照试验中,试验组和对照组往往来自不同的总体。即使两组所考虑的基线差异无统计学意义,也不能说明两组是均衡的,因为试验中没有考虑的或没有测量的特征指标是否均衡不得而知，其结论具有一定的不确定性。

2. 协变量　协变量(covariate)是指研究参与者在服用试验用药物之前，预计会对主要变量分析产生影响的因素，如年龄、性别、民族、病程或病情严重程度等。广义的基线数据都可以作为协变量。

协变量在流行病学研究中有时被作为混杂因素(confounder)。协变量在组间的不均衡可能导致分析结果的偏倚。ICH E9 明确提出临床试验中需考虑协变量对结果的影响，尤其是对结果有重要影响的协变量，必须在设计时考虑其组间的均衡性，并采用合适的统计分析方法进行校正以提高估计精度。在设计阶段，可采用随机化、限制、分层等方法使协变量在组间达到均衡。在分析阶段，根据协变量的性质和需考虑的协变量数目的不同，采用不同的方法对协变量进行校正，如协方差分析(analysis of covariance, ANCOVA)方法、分层分析(stratified analysis)方法、Mantel-Haenszel 检验、回归模型进行校正。

三、中心效应

多中心(multicenter)临床试验是由一个主要研究者总负责，多个单位的研究者合作，按同一个试验方案，在不同中心同时进行的临床试验。由于各中心的试验条件不完全相同，不同中心在参与者的基线特征、临床实践等方面可能存在差异，不同中心对应的疗效差异称为中心效应(center effect)。当中心效应较大时，直接合并所有中心资料可能会对总的结论有一定影响。因此 ICH E9 明确指出，要使多中心试验的结论具有可解释性和外推性，分析干预效应时模型应考虑中心间的差异，即中心效应。如导读案例二在国内多个不同区域的 5 个研究中心开展，由于各中心间因环境、患者人群、经济水平等非处理因素的差异可能会造成疗效估计的差异，因此应该考虑在疗效分析的中心效应问题。关于中心效应有以下情况：①无中心效应；②有中心效应；③中心与处理的交互效应。根据结局变量类型，采用不同方法对中心效应进行分析。

1. 二分类结局变量　在对二分类变量进行中心效应分析前，首先要进行中心间效应一致性检验，通常基于效应指标是率差、率比或优势比，采用不同的方法，如基于中心间效应一致性的 Cochran-Mantel-Haenszel(CHM)检验等。若有中心效应，可以采用 Logistic 回归模型扣除中心效应的影响进行组间疗效比较。

2. **连续性结局变量**　当研究结局为连续型变量时,常用一般线性模型来评价中心效应。模型建立及其评价类似于二分类资料。

3. **生存数据结局变量**　对于生存资料,当只考虑中心效应而没有其他协变量时,可采用 Mantal-Haenszel 法、分层 logrank;当需同时考虑中心效应、交互作用、基线等协变量时,需要采用 Cox 比例风险模型。

四、亚组分析

临床试验中的亚组分析(subgroup analysis)一般是基于参与者某基线特征定义的亚组进行的统计分析,如不同种族、不同年龄组、不同性别、是否抽烟、是否有某种并发症的亚组等。亚组分析包括两种情况:预先计划的分析(prespecified analysis)和事后进行的分析(post-hoc analysis):①预先计划的亚组分析往往是对整个亚组的疗效进行确证性统计推断,其分析结果有可能成为药物申请注册上市的依据。这类亚组分析需在研究目的中预先声明,并在研究方案中明确定义亚组人群,指定相应的原假设和统计分析策略。例如,导读案例二中欲根据生物标志物表达状态进行亚组分析,则需要在研究方案中明确规定该生物标志物表达阳性人群和阴性人群的定义,以及阈值的检测和判定标准,并指定各亚组人群疗效决策的原假设和分析策略。②事后进行的亚组分析属于探索性分析,无预先计划,其主要目的通常包括但不限于评估整个临床试验结论的敏感性(sensitivity)或稳健性(robustness)、试验内部的一致性(consistency),探索影响疗效或预后的影响因素,以期寻找疗效更好的适应人群。这类分析往往是在某种非预期分析结果的提示下进行的,没有事先在试验方案中明确,其结果也不能作为药物申请注册上市的依据。

值得注意的是,在探索性的亚组分析中,如果为了得到阳性结果而展开很多亚组分析,可能总有几个亚组是有统计学意义的,但是这种探索性分析所得结果的假阳性概率比较大。在确证性亚组分析中,要事先考虑多重性校正问题,以控制 I 类错误概率的膨胀。

五、数据缺失问题

临床试验中,如果方案和 CRF 中规定收集的数据没有被收集到就会造成数据缺失问题,因此数据缺失也是反映临床试验质量的一个重要方面。数据缺失可能破坏随机化,从而破坏基线的组间均衡性,动摇统计推断的基础,造成疗效估计的偏倚。ICH E9(R1)将临床试验可能发生的伴发事件和缺失数据问题提高到方案设计的层面,提出 Estimand 框架,将数据缺失问题的预防和处理贯穿于试验设计、实施和分析全流程。各类预防和处理数据缺失问题的思路框架如图 15-2-1 所示。

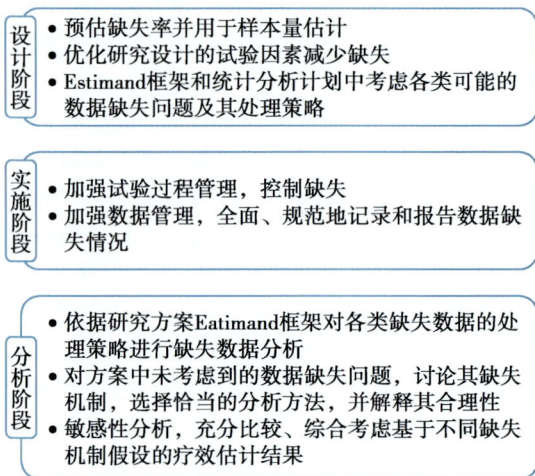

设计阶段
- 预估缺失率并用于样本量估计
- 优化研究设计的试验因素减少缺失
- Estimand框架和统计分析计划中考虑各类可能的数据缺失问题及其处理策略

实施阶段
- 加强试验过程管理,控制缺失
- 加强数据管理,全面、规范地记录和报告数据缺失情况

分析阶段
- 依据研究方案Eatimand框架对各类缺失数据的处理策略进行缺失数据分析
- 对方案中未考虑到的数据缺失问题,讨论其缺失机制,选择恰当的分析方法,并解释其合理性
- 敏感性分析,充分比较、综合考虑基于不同缺失机制假设的疗效估计结果

图 15-2-1 试验流程中对数据缺失问题预防和处理的思路框架

针对数据缺失问题的处理并没有规定统一的策略,研究者应结合数据缺失的原因、模式和机制等情况具体讨论分析。虽然目前数据缺失的分析方法已是较成熟的统计分析技术,但在临床试验中还应重点考虑方法本身的假设条件是否符合临床试验的实际情况。对于缺失数据处理方法的选择往往依赖于研究者的临床医疗知识、经验甚至个人偏好,相应的统计分析结果也可能受到研究者主观因素的影响。这也是建立 Estimand 框架的目的所在:促进临床医生和统计学家评估缺失数据处理方法的合理性和准确性,将这些方法所蕴含的假设条件进行清晰沟通,尽可能多地考虑数据缺失的可能原因,通过开展多方面的敏感性分析验证估计结果的稳健性。

第三节 观察性研究的统计分析要点

观察性研究在设计阶段涉及的统计学相关工作主要包括样本含量估

算、抽样调查的设计;偏倚的控制则贯穿至设计、实施和分析全程。这些内容在本书观察性研究、偏倚及其控制等章节均已详细讲解。本节主要介绍观察性研究的统计分析策略。

统计分析的策略和方法需要根据研究目的、设计类型、数据或资料类型与适用条件等进行合理的选择。根据观察性研究从描述到分析的研究步骤,统计分析策略通常也由统计描述和统计推断构成。

统计描述主要是用适当的统计指标和统计图表来:①描述研究参与者的数量特征及其分布规律,一般包括人口学资料、临床和社会特征、暴露和结局及其潜在的混杂信息;②描述关注变量的数据缺失情况;③描述研究时间、暴露时间、研究参与者依从性等研究执行相关情况。在对研究结局资料的描述中,需要描述各类暴露和结局事件的数量或者根据暴露时间总结发生结局事件的数量情况;在描述暴露和结局之间可能的关联之前应先介绍计算相关指标的描述性数据。

统计推断是指由样本信息推断总体特征,也就是从本次观察性研究的样本统计量推断研究代表人群的总体情况。对于队列研究和病例对照研究:①通常在比较不同暴露组的结局差异或不同病例组的暴露差异之前,首先需要对不同暴露组或不同病例组进行组间均衡性的检验,当两组人群的基线特征在组间均衡时,方可继续进行暴露与结局关联的推断,否则需要考虑校正混杂因素的影响,以控制混杂偏倚。②接着探索研究结局与各暴露因素的关联性。通常首先检验各暴露因素在不同结局组间的分布差异是否具有统计学意义,再通过多因素回归分析探索多个暴露因素共同作用下如何影响研究结局,即在控制校正了多个混杂后研究暴露因素对研究结局的影响。本书第四章已详述了暴露与结局的关联性指标及其相关计算方法。根据观察性研究报告规范——STROBE 声明(附录 2)中的统计学相关报告规范,在对暴露与结局之间的关联性进行推断时,需要给出未校正的和校正混杂因素之后的关联强度估计值、精确度(如 95% CI),并阐明根据哪些混杂因素进行调整以及选择这些因素的原因。谨慎解释校正的结果、考虑到的所有潜在混杂因素以及筛选统计模型中变量的标准。一般建议在同时提供未校正混杂因素的分析结果的同时给出主要分析数据,如各组的分析人数、数据缺失情况、暴露与结局的具体数量。

如表 15-3-1 所示,可以根据研究设计和数据资料的类型,选择相应的统

286 第三部分 IIT 方法

表 15-3-1 常见的统计描述和统计推断方法

分析类别	定量资料 正态分布	定量资料 非正态分布	定性资料	生存资料
统计描述	• 集中趋势：均数 • 离散趋势：标准差	• 集中趋势：中位数 • 离散趋势：四分位数间距	• 绝对数 • 相对数：率、比、构成比	• 中位生存时间、风险率等
单变量分析	两组样本： • 两独立样本 t 检验 • 配对样本 t 检验 多组样本： • 完全随机设计方差分析 • 随机区组设计方差分析 • 析因设计方差分析 • 重复测量设计方差分析	两组样本： • 两独立样本 Wilcoxon/Mann-Whitney U 检验 • 配对样本 Wilcoxon 检验 多组样本： • 完全随机设计 Kruskal-Wallis H 检验 • 随机区组设计 Friedman M 检验	• 四格表卡方检验 • 两配对样本 McNemar 检验 • $R \times C$ 卡方检验 • Fisher 确切概率法 • 两独立样本 Mann-Whitney U 检验 • 两配对样本 Wilcoxon 检验 • 多独立样本 Kruskal-Wallis H 检验 • 随机区组设计 Fridman M 检验	• Kaplan-Meier 估计 • Log-rank 检验
多变量分析	• 线性回归	• 使用非参数回归分析	• 二分类 Logistic 回归 • 无序多分类 Logistic 回归 • 有序多分类 Logistic 回归 • 两配对样本条件 Logistic 回归	• Cox 回归

计描述和统计推断方法。

除了分析暴露与结局之间的关联性,观察性研究还可以分析:①亚组间特定关联或效果测量在亚组间的变化,也可以分析暴露与结局的关联在几个特定分类的亚组是否与总体关联一致;②采用恰当的统计学模型评价各暴露因素间联合效应、交互效应及其置信区间;③敏感性分析有助于估计统计分析中不同方法的影响、或估计在缺失数据或可能的偏倚下得到的研究结果是否可靠,如果敏感性分析的效应值估计变化很大时,需要详细讨论解释结果的可靠性。

（夏结来　李晨）

练习题

某研究者开展了一项 IIT,研究参与者从第 0 周(即首次给药)开始每隔 2 周给药并定期检查用以评估药物的安全性,直至第 12 周研究结束进行疗效终点评估,然而,研究过程中可能有些研究参与者由于各种原因在 12 周之前终止药物治疗并退出试验。请分别判断,以下各种退出试验的情况可以考虑采用 Estimand 中的哪种处理策略?

1. 因疾病改善而提前结束治疗?
    A. 疗法策略　　　　　　　B. 复合策略
    C. 在治策略　　　　　　　D. 假想策略
    E. 主层策略
2. 因缺乏疗效而提前结束治疗?
    A. 疗法策略　　　　　　　B. 复合策略
    C. 在治策略　　　　　　　D. 假想策略
    E. 主层策略
3. 患者因工作变动离开研究中心城市而提前退出试验?
    A. 疗法策略　　　　　　　B. 复合策略
    C. 在治策略　　　　　　　D. 假想策略
    E. 主层策略

4. 合并使用了禁用药物,且经评价对第 12 周治疗结果有影响?

　　A. 疗法策略　　　　　　　B. 复合策略

　　C. 在治策略　　　　　　　D. 假想策略

　　E. 主层策略

　　某研究者开展了一项 RCT 研究,欲比较某麻醉新药用于下颌阻生磨牙拔除前的麻醉效果是否非劣效于阿替卡因肾上腺素注射液,主要疗效终点为麻醉有效率,检验水准 $\alpha = 0.025$(单侧),非劣效界值为 10%,样本量估计为试验组与对照组各 160 例。研究结果发现试验组和对照组的麻醉有效率分别为 92.50% 和 91.25%,试验组与对照组有效率率差及 95% *CI* 为 1.25%(-4.74%, 7.24%)。

5. 请判断以下哪项结论正确?

　　A. 试验组优效于对照组

　　B. 试验组等效于对照组

　　C. 试验组非劣效于对照组

　　D. 对照组非劣效于试验组

　　E. 试验组非劣效于对照组,且优效于对照组

参考文献

1. ICH. E9(R1)Statistical principles for clinical trials:addendum:estimands and sensitivity Analysis in clinical trials[EB/OL].[2023-10-06]. https://database.ich.org/sites/default/files/E9-R1_Step4_Guideline_2019_1203.pdf.

2. ICH. E9:Statistical principles for clinical trials[EB/OL].[2023-10-06]. https://database.ich.org/sites/default/files/E9_Guideline.pdf.

3. DIA 中国统计社区发布 ICH E9(R1)估计目标及敏感性分析蓝皮书[EB/OL]. [2023-10-06]. https://diaglobal.org.cn/lps.

4. 陈峰,夏结来. 临床试验统计学[M]. 北京:人民卫生出版社,2018.

5. 颜艳,王彤. 医学统计学[M].5 版. 北京:人民卫生出版社,2020.

6. 国家食品药品监督管理总局. 药物临床试验的生物统计学指导原则[EB/OL]. [2023-10-06]. https://www.cde.org.cn/zdyz/domesticinfopage?zdyzIdCODE=faf2ca6 b8fc2989eb660ac2b9e4053c2.

7. 国家药品监督管理局药品审评中心. 药物临床试验非劣效设计指导原则[EB/OL].

［2023-10-06］. https://www.cde.org.cn/zdyz/domesticinfopage?zdyzIdCODE=695bf6e
879b4d349d84dd438cadef37b.

8. VON ELM E, ALTMAN D G, EGGER M, et al. Strengthening the reporting of observational studies in epidemiology（STROBE）statement：guidelines for reporting observational studies［J］. BMJ, 2007, 335（7624）：806-808.

9. ICH. E3：Structure and content of clinical study reports.［EB/OL］.［2023-10-06］. https://database.ich.org/sites/default/files/E3_Guideline.pdf.

第十六章
样本量与把握度估算

案例一:在一项治疗真性难治性高血压的随机、盲法、多中心、平行组设计的临床试验中,研究的主要目的是验证在标准治疗基础上加用某新药的降血压作用。

研究设计概要:在随机治疗阶段,受试者将以 1:1 的比例被随机分配在标准治疗基础上接受试验药或安慰剂,所有受试者均同时接受标准背景抗高血压治疗,该阶段持续 12 周,主要疗效终点为经无人值守的自动化诊室血压测量(AOBPM)测定的坐位收缩压(SiSBP)平均谷值从基线至治疗后第 4 周的变化,简称 SiSBP 平均谷值变化值。

请思考:为了达成研究的主要目的,至少需要多少样本量? 根据以上信息能否直接估算?

案例二:在一项随机、双盲、安慰剂对照的多中心临床试验中,研究的主要目的是验证某新药在相对低危的骨髓增生异常综合征患者中治疗贫血的安全性和有效性。

研究设计概要:受试者按 2:1 的比例随机接受试验药或安慰剂治疗,每周三次,持续 26 周,必要时,向受试者提供补救治疗,包括输血和/或使用红细胞生成刺激剂(ESAs)或其他药物,主要疗效终点为对试验药物产生血红蛋白应答的受试者比例。血红蛋白应答定义为试验的任意 8 周期间,在未输血情况下平均血红蛋白水平较基线升高≥1.5 g/dl。

请思考:案例一的样本量估算策略是否适用于本研究?

案例三:在一项随机、双盲、安慰剂对照、多中心的临床试验中,研究的主要目的是验证某新药联合卡铂和依托泊苷对比安慰剂联合卡铂和依托泊苷一线治疗广泛期小细胞肺癌的有效性和安全性。

研究设计概要：受试者按1∶1的比例随机接受试验药或安慰剂联合卡铂和依托泊苷治疗，每3周为一个治疗周期，直到出现疾病进展，或出现不可耐受的毒性反应，或受试者主动要求结束研究治疗（以先发生者为准）。所有受试者终止治疗后需进行生存期随访，通过电话随访收集生存状态，直至疾病进展、死亡、失访、撤回知情同意、开始其他肿瘤治疗或申办方终止研究。因影像学进展之外的原因（如毒性等）而终止治疗的受试者还需同时进行肿瘤进展随访。主要疗效终点为总生存期（OS）。

请思考：本研究主要疗效终点指标类型是什么？与案例一和案例二的样本量估算所需信息有何不同？

无论干预性研究还是观察性研究，重复是研究设计中必须遵循的重要原则之一。重复（replication）是指在相同条件下进行多次研究或多次观察，以提高研究的可靠性与科学性。广义的重复包括研究本身的重复、研究参与者的重复和观测的重复。本章重点讨论研究参与者的重复，即样本量估计（sample size estimation）。

第一节　样本量的影响因素

尽管样本量越大，样本统计量就越接近相应的总体参数，但过大的样本量同时也会增加研究的成本和质量控制的难度。反之，过小的样本量又难以保证估计的精度和检验的效能。实际上，样本量估计是一个权衡成本-效益的过程。

在样本量的确定中一般应该说明以下相关因素，包括设计的类型、主要指标的明确定义、临床上认为有意义的差值、检验统计量、检验假设中的原假设和备择假设、Ⅰ类和Ⅱ类错误率以及随访脱落和方案违背的比例等。除特殊说明外，样本量估算中Ⅰ类错误概率一般设定为双侧0.05。Ⅱ类错误概率一般情况下设定为不大于0.2。需要注意的是，样本量的估计公式和方法众多，不同的研究设计，采用的样本量估计策略也是不同的，即使专门用于计算样本含量的软件，如PASS、nQuery等，不同的软件使用的公式可能不同，所以计算出的结果也不一定相同。本章将以常见研究设计分类为主线，结合若干临床实例分别介绍各类研究的样本量估算策略,并提供相应的计算公式和/或 PASS15.0 操作路径,便于实际工作中的应用。

第二节　干预性研究的样本量估算

临床试验属于干预性研究范畴,应遵循干预性研究设计的三个基本原则:对照、随机化和重复。其中,研究参与者重复数量的确定,也即样本量估计是临床试验设计中极为重要的一环。ICH E9 和我国药物临床试验生物统计学指导原则均指出,临床试验中所需受试者数必须足够多,以确保对所提出的问题给予一个可靠的回答。相应地,在最新版药物临床试验管理规范第六十八条"统计通常包括"中明确,开展药物临床试验应首先"确定受试者样本量,并根据前期试验或者文献数据说明理由"。本节将根据常见的研究设计类型以及比较的类型,对相应的样本量估计策略进行介绍。

一、平行组设计

平行组设计是最常见的临床试验设计类型。根据研究目的,比较的类型可分为优效性检验、非劣效性检验和等效性检验。本节将分别介绍定量资料、定性资料和生存资料采用平行组设计的不同比较类型的样本量估计,以优效性和非劣效性检验为主。

1. 两个均数的比较

(1)优效性检验:优效性检验的目的是验证试验组的疗效优于对照组,包括:试验药是否优于安慰剂;试验药是否优于阳性对照药;或剂量间效应的比较等。这里"优效"可以有两种含义:统计学优效和临床优效。以高优指标样本均数组间差值(试验组–对照组)点估计值 δ 为例,如果组间差异有统计学意义且 $\delta > 0$,即为统计学优效;而临床优效则需要设定一个大于 0 的有临床意义的界值 Δ,当组间差异有统计学意义且 $\delta > \Delta$ 时,才为临床优效。通常情况下,前者更为常见,如不特殊说明,优效性检验即为统计学优效性检验。

如本章导读案例一,研究设计为安慰剂对照研究,应采用两个样本均数比较的优效性检验。相应地,所需样本量采用以下公式计算:

$$n_1 = kn_2; n_2 = \frac{(Z_{\alpha/2} + Z_{\beta})^2 \sigma^2 (1 + 1/k)}{\delta^2} \qquad (式 16\text{-}2\text{-}1)$$

公式 16-2-1 参数说明(本章节通用):

n_1:试验组例数;n_2:对照组例数;k:试验组与对照组的例数比;

α:Ⅰ类错误,检验水准;$1-\beta$:检验效能,期望发现组间差异的把握度;

$Z_{\alpha/2}$:标准正态分布第 $100(1-\alpha/2)$ 百分位数,有时也用 $Z_{1-\alpha/2}$,$U_{\alpha/2}$ 或 $U_{1-\alpha/2}$ 表示;

Z_{β}:标准正态分布的第 $100(1-\beta)$ 百分位数,有时也用 $Z_{1-\beta}$,U_{β} 或 $U_{1-\beta}$ 表示;

σ:主要指标的标准差;

δ:试验组与对照组主要指标均数之差。

根据前期研究和临床经验等获得样本量估计相关信息(预计 SiSBP 平均谷值变化值的标准差 σ 约为 15mmHg,试验药与安慰剂相比大约下降 $\delta=5$mmHg),试验药与安慰剂样本例数相当(k 为 1),在Ⅰ类错误概率设为 0.05(双侧)的前提下,为了能够有至少 80% 的把握度来检出试验药与安慰剂之间 5mmHg 的差异,采用上式计算如下(为确保不低于 80% 的检验效能,计算结果应向上取整):

$$n_1 = n_2 = \frac{(1.960 + 0.842)^2 \times 15^2 \times 2}{5^2} = 141.3 \approx 142$$

经估算,每组至少需要 142 例才能够满足统计学要求。也可以采用 PASS 软件计算,相应操作界面和参数设置见图 16-2-1。

在平行组设计中,试验组和对照组的样本例数可以相等也可以不等,多数情况下 $k \geq 1$。在此基础上,还应根据试验预期的脱落率、方案违背的比例等进行适当扩充作为计划样本量,保证最终可评价的样本量(一般来说即符合方案数据集的例数)不少于估计的样本量。试验过程中要严格控制脱落率和方案违背的比例,通常不超过 20%,否则有可能破坏随机性、增大参数估计的偏差以及降低检验效能等。请

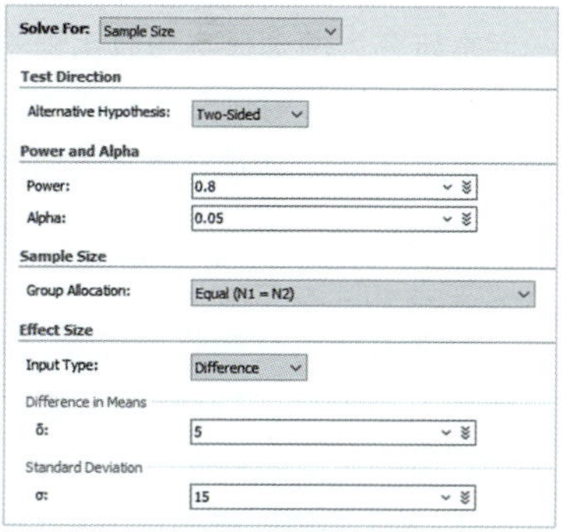

图 16-2-1 两个均数比较的优效性检验 PASS 软件参数设置示例

注意,在扩充样本量时,一个非常常见的错误是,将可评价的样本量误乘以 1.2,正确的计算方法应为除以 0.8。例如,本例如果考虑 20% 脱落率,实际每组计划样本量应为 142/0.8,即扩大至 178 例。

试验完成后,计算 SiSBP 平均谷值变化值试验组与对照组均数差值的双侧 95% 置信区间,若区间下限>0,则认为试验组优效于对照组。同时计算 SiSBP 平均谷值变化值在各组的样本标准差以及样本均数组间差值,若与预估值 σ 和 δ 接近,说明样本量估算较为准确,否则,有可能影响把握度导致试验失败,需结合统计推断结论剖析原因。

【PASS 操作路径 】

Means
> Two Independent Means
  > T-Test(Inequality)
    > Two-Sample T-Tests Assuming Equal Variance(精确样本量)
  > Z-Test(Inequality)
    > Two-Sample Z-Tests Assuming Equal Variance(即公式 16-2-1)

(2)非劣效性检验:非劣效性检验的目的是确证试验组的疗效如果在临床上低于阳性对照组,其差异也是在临床可接受范围内。

沿用案例一的研究背景,如果对照为在标准治疗基础上加用已上市疗效被公认的某同类阳性药物,研究的主要目的应是验证在标准治疗基础上加用某新药的降血压作用非劣效于加用阳性对照药。

本研究为两个样本均数比较的非劣效性试验,相应的样本量估算所需信息与优效性检验也有所不同,需要事先设定非劣效界值Δ(该界值的确定另见第十五章)。所需样本量采用以下公式计算。

$$n_1 = kn_2; n_2 = \frac{(Z_\alpha + Z_\beta)^2 \sigma^2 (1 + 1/k)}{(\Delta - \delta)^2} \qquad (式 16-2-2)$$

根据前期研究和临床经验,预计 SiSBP 平均谷值变化值试验药与对照药相当即 $\delta = 0$,设定有临床意义的非劣效界值Δ = −5mmHg,预计 SiSBP 平均谷值变化值的标准差 σ 约为 15mmHg,试验组与对照组样本例数相当(k 为 1),在 I 类错误概率设为 0.025(单侧)的前提下,为了能够有至少 80% 的把握度来检出试验药非劣于对照药,采用式 16-2-2 计算。

$$n_1 = n_2 = \frac{(1.960 + 0.842)^2 \times 15^2 \times 2}{(-5-0)^2} = 141.3 \approx 142$$

经估算，每组至少需要 142 例才能够满足统计学要求。也可以采用 PASS 软件计算，相应操作界面和参数设置见图 16-2-2。

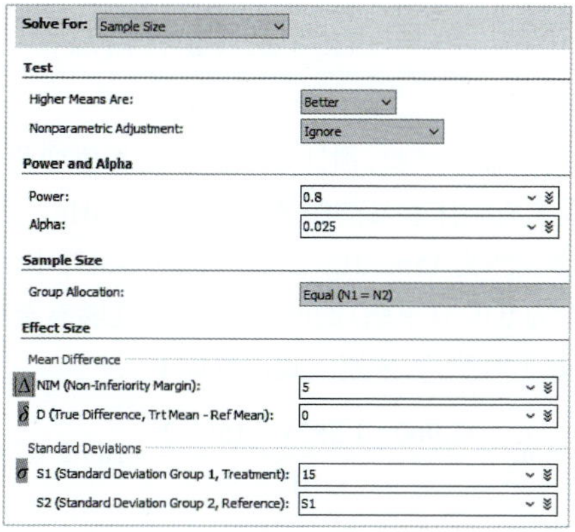

图 16-2-2 两个均数比较的非劣效性检验 PASS 软件参数设置示例

试验完成后，进行非劣效性检验，一般设 $\alpha = 0.025$（单侧）。通常采用置信区间法，SiSBP 平均谷值变化值为主效指标，根据该指标试验组与对照组样本均数差值的双侧 95% 置信区间（或单侧 97.5% 置信区间）下限是否低于非劣效界值 Δ 进行推断，若不低于 –5mmHg，则认为试验组非劣效于对照组。

【PASS 操作路径】

Means

\> Two Independent Means

\> Non-Inferiority

\> Non-Inferiority Tests for the Difference Between Two Means

（3）临床等效性检验：临床等效性检验的目的是确证两种或多种治疗的效果相当，其差别大小在临床上并无重要意义，即在满足试验组非劣效于对照组的基础上，同时还显示出在一定的临床界值下不优于对照组。

沿用案例一的研究背景，研究的主要目的是验证在标准治疗基础上加用某新药的降血压作用与加用阳性对照药等效。研究设计概要、主要疗效终点同案例一。

本研究为两个样本均数比较的等效性试验,相应的样本量估算所需信息与非劣效性检验也有所不同,需要事先设定等效界值,一般为对称界值 $\pm\Delta$。所需样本量采用以下公式计算。

$$n_1 = kn_2; n_2 = \frac{(Z_\alpha + Z_{\beta/2})^2 \sigma^2 (1 + 1/k)}{(\Delta - |\delta|)^2} \qquad (\text{式 16-2-3})$$

根据前期研究和临床经验,预计 SiSBP 平均谷值变化值试验药与对照药相当即 $\delta = 0$,设定有临床意义的等效界值 $\Delta = 5$mmHg,预计 SiSBP 平均谷值变化值的标准差 σ 约为 15mmHg,试验组与对照组样本例数相当(k 为 1),在 I 类错误概率设为 0.025(单侧)的前提下,为了能够有至少 80% 的把握度来检出试验药等效于对照药,采用上式计算如下。

$$n_1 = n_2 = \frac{(1.960 + 1.282)^2 \times 15^2 \times 2}{(5 - 0)^2} = 189.2 \approx 190$$

经估算,每组至少需要 190 例才能够满足统计学要求。也可以采用 PASS 软件计算,相应操作界面和参数设置见图 16-2-3。

试验完成后,进行等效效性检验,一般设 $\alpha = 0.025$(双单侧)。采用置信

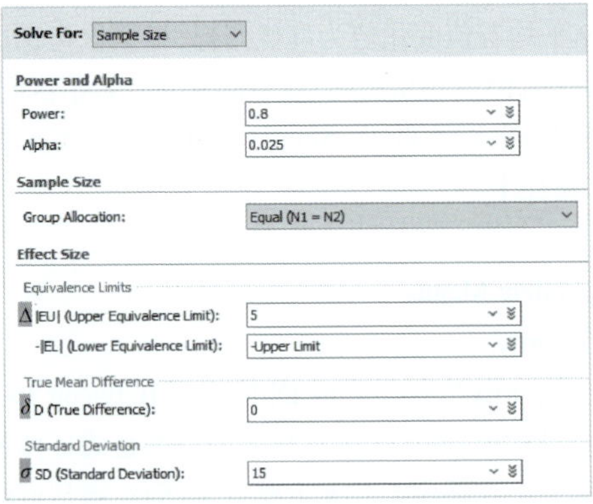

图 16-2-3   两个均数比较的等效性检验 PASS 软件参数设置示例

区间法,根据 SiSBP 平均谷值变化值试验组与对照组样本均数差值的双侧 95% 置信区间上下限是否均在等效区间 $(-\Delta, \Delta)$ 内进行推断,若均在区间内,则可以认为试验组等效于对照组。

【PASS 操作路径】

Means
> Two Independent Means
  > Equivalence
    > Equivalence Tests for the Difference Between Two Means

2. 两个率的比较

(1) 优效性检验:本章导读案例二为安慰剂对照设计,主要疗效终点应答率为二分类指标,应采用两个样本率比较的优效性检验,通常采用卡方检验比较两个率,所需样本量可通过合并方差(pooled variance)的正态近似法计算。

$$n_1 = kn_2$$

$$n_2 = \frac{1}{\delta^2}\left[Z_{\frac{\alpha}{2}}\sqrt{\left(1+\frac{1}{k}\right)\pi_c(1-\pi_c)} + Z_\beta\sqrt{\frac{\pi_1(1-\pi_1)}{k} + \pi_2(1-\pi_2)} \right]^2$$

(式 16-2-4)

公式 16-2-4 参数说明(与前述公式相同参数不再复述,下同):

π_1:试验组率;π_2:对照组率;π_c:合并率,$\pi_c = (k\pi_1 + \pi_2)/(k+1)$;

δ:试验组与对照组的率差。

根据前期研究和临床经验等获得样本量估计相关信息[预计试验组与安慰剂组的应答率分别为 35%(π_1)和 10%(π_2)],试验组的例数为安慰剂组的 2 倍($k=2$),在 I 类错误概率设为 0.05(双侧)的前提下,为了能够有至少 80% 的把握度来检出试验药与安慰剂之间 25%(δ)的差异,采用上式计算如下。

$$n_2 = \frac{1}{0.25^2}\left(1.960\sqrt{1.5 \times 0.27 \times 0.73} + 0.842\sqrt{\frac{0.35 \times 0.65}{2} + 0.1 \times 0.9} \right)^2 \approx 34$$

$$n_1 = 2 \times 34 = 68$$

经估算,试验组和对照组分别至少需要 68 例和 34 例才能满足统计学要求。

试验完成后,计算试验组与对照组应答率率差的双侧 95% 置信区间,若区间下限>0,则认为试验组优效于对照组。

统计量的具体计算方法不同会相应地影响所需样本量。例如,采用卡方检验比较两个率时,当预估所需样本量较大的话,可直接用各自的率,通过不合并方差(unpooled variance)的正态近似法计算样本量。

$$n_1 = kn_2; n_2 = \frac{(Z_{\alpha/2} + Z_\beta)^2}{\delta^2} \left[\frac{\pi_1(1-\pi_1)}{k} + \pi_2(1-\pi_2) \right]$$

$$（式 16\text{-}2\text{-}5）$$

根据本例当前已知的样本量估计相关信息,采用式 16-2-5 计算如下。

$$n_2 = \frac{(1.960 + 0.842)^2}{0.25^2} \left(\frac{0.35 \times 0.65}{2} + 0.1 \times 0.9 \right) \approx 26$$

$$n_1 = 2 \times 26 = 52$$

经估算,试验组和对照组分别至少需要 52 例和 26 例才能满足统计学要求。也可以采用 PASS 软件计算,相应操作界面和参数设置见图 16-2-4。

基于卡方检验的样本量估计公式 16-2-5 计算所需例数一般少于公式 16-2-4,预估所需样本量越大,两个公式计算结果越接近。反之,应谨慎选

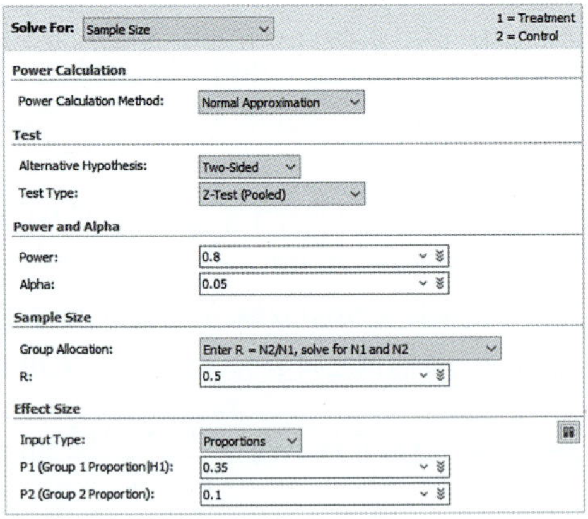

图 16-2-4　两个率的比较的优效性检验 PASS 软件参数设置示例

参数设置中,Test Type 选择 Z-Test(Pooled)时对应公式 16-2-4,选择 Z-Test(Unpooled)时对应公式 16-2-5。

择,保守考虑推荐采用合并方差估算的公式 16-2-4。基于 Fisher 确切概率法的样本量估计是一个循环迭代的计算过程,建议采用软件估算,具体公式另见专业书籍。

【PASS 操作路径】

Proportions

> Two Independent Proportions

　> Test(Inequality)

　　> Tests for Two Proportions

(2)非劣效性检验:沿用案例二的研究背景,研究的主要目的是验证某新药在相对低危的骨髓增生异常综合征患者中治疗贫血的效果是否非劣效于阳性对照药。研究设计概要、主要疗效终点同案例二。

本研究为两个样本率比较的非劣效性试验,需要事先设定非劣效界值 Δ,所需样本量可采用不合并方差(式 16-2-6)或合并方差(式 16-2-7)的正态近似法公式计算。

$$n_1 = kn_2$$

$$n_2 = \frac{(Z_\alpha + Z_\beta)^2}{(\Delta - \delta)^2}\left[\frac{\pi_1(1-\pi_1)}{k} + \pi_2(1-\pi_2)\right] \qquad (式\ 16\text{-}2\text{-}6)$$

或

$$n_2 = \frac{1}{(\Delta - \delta)^2}\left[Z_\alpha\sqrt{\left(1+\frac{1}{k}\right)\pi_c(1-\pi_c)} + Z_\beta\sqrt{\frac{\pi_1(1-\pi_1)}{k} + \pi_2(1-\pi_2)}\right]^2$$

$$(式\ 16\text{-}2\text{-}7)$$

根据前期研究和临床经验,预计应答率试验药与对照药相当约为 35%($\pi_1 = \pi_2 = 0.35$),即 $\delta = 0$,设定有临床意义的非劣效界值 $\Delta = -10\%$,试验组的例数为对照组的 2 倍($k=2$),在 I 类错误概率设为 0.025(单侧)的前提下,为了能够有至少 80% 的把握度来检出试验药非劣于对照药,采用公式 16-2-6 计算如下。

$$n_2 = \frac{(1.960 + 0.842)^2}{(-0.1 - 0)^2}\left(\frac{0.35 \times 0.65}{2} + 0.35 \times 0.65\right) \approx 268$$

$$n_1 = 2 \times 268 = 536$$

由于此处预估 $\pi_1 = \pi_2$,公式 16-2-7 与公式 16-2-6 计算结果一致。

经估算,试验组和对照组分别至少需要 536 例和 268 例才能满足统计学要求。也可以采用 PASS 软件计算,相应操作界面和参数设置见图 16-2-5。

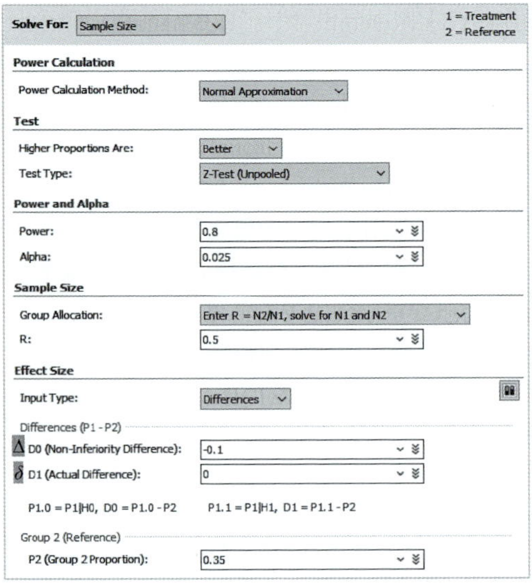

图 16-2-5　两个率比较的非劣效性检验 PASS 软件参数设置示例

参数设置中,Test Type 选择 Z-Test(Unpooled)时对应公式 16-2-6,选择 Z-Test(Pooled)时对应公式 16-2-7。

试验完成后,进行非劣效性检验,设 $\alpha = 0.025$(单侧)。采用置信区间法,应答率为高优指标,根据该指标试验组与对照组样本率差的双侧 95% 置信区间(或单侧 97.5% 置信区间)下限是否低于非劣效界值Δ进行推断,若不低于 –10%,则认为试验组非劣效于对照组。

【PASS 操作路径】

Proportions

> Two Independent Proportions

　> Non-Inferiority

　　> Non-Inferiority Tests for the Difference Between Two Proportions

（3）临床等效性检验：沿用案例二的研究背景，研究的主要目的是验证某新药在相对低危的骨髓增生异常综合征患者中治疗贫血是否与阳性对照药等效。研究设计概要、主要疗效终点同案例二。

本研究为两个样本率比较的等效性试验，需要事先设定等效界值Δ。所需样本量可采用不合并方差（式 16-2-8）或合并方差（式 16-2-9）的正态近似法公式计算。

$$n_1 = kn_2$$

$$n_2 = \frac{(Z_\alpha + Z_{\beta/2})^2}{(\Delta - |\delta|)^2} \left[\frac{\pi_1(1 - \pi_1)}{k} + \pi_2(1 - \pi_2) \right]$$

（式 16-2-8）

或

$$n_2 = \frac{1}{(\Delta - |\delta|)^2} \left[Z_\alpha \sqrt{\left(1 + \frac{1}{k}\right) \pi_c(1 - \pi_c)} + Z_{\beta/2} \sqrt{\frac{\pi_1(1 - \pi_1)}{k} + \pi_2(1 - \pi_2)} \right]^2$$

（式 16-2-9）

根据前期研究和临床经验，预计应答率试验药与对照药相当约为 35%（$\pi_1 = \pi_2 = 0.35$），即 $\delta = 0$，设定有临床意义的等效界值 Δ = 10%，试验组的例数为对照组的 2 倍（$k = 2$），在 I 类错误概率设为 0.025（单侧）的前提下，为了能够有至少 80% 的把握度来检出试验药等效于对照药，采用公式 16-2-8 计算如下。

$$n_2 = \frac{(1.960 + 1.282)^2}{(0.1 - 0)^2} \left(\frac{0.35 \times 0.65}{2} + 0.35 \times 0.65 \right) \approx 359$$

$$n_1 = 2 \times 359 = 718$$

由于此处预估 $\pi_1 = \pi_2$，公式 16-2-9 与公式 16-2-8 计算结果一致。

经估算，试验组和对照组分别至少需要 718 例和 359 例才能满足统计学要求。也可以采用 PASS 软件计算，相应操作界面和参数设置见图 16-2-6。

试验完成后，进行等效效性检验，设 $\alpha = 0.025$（双侧）。采用置信区间法，根据应答率对照组与试验组差值的双侧 95% 置信区间上下限是否均在等效区间（$-\Delta, \Delta$）内进行推断，若均在区间内，则可认为试验组等效于对照组。

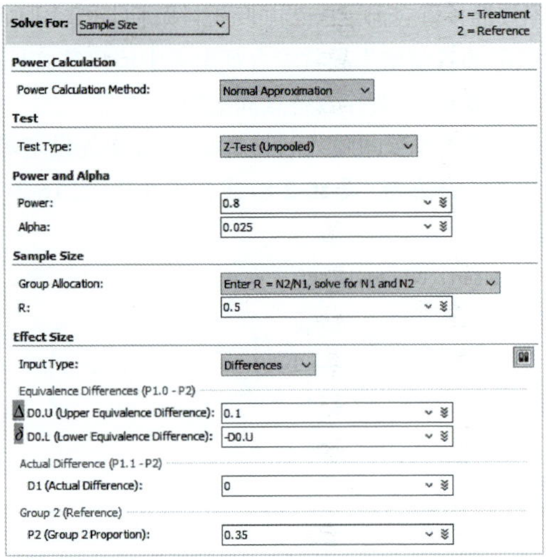

图 16-2-6　两个率比较的等效性检验 PASS 软件参数设置示例

【PASS 操作路径】

Proportions

> Two Independent Proportions

　> Equivalence

　　> Equivalence Tests for the Difference Between Two Proportions

3. 两条生存曲线的比较

(1) 优效性检验:本章导读案例三为安慰剂对照设计,主要疗效终点 OS 为事件终点,本研究为两组生存资料比较的优效性试验,通常采用 log-rank 检验比较两组生存曲线。与案例一和案例二不同,估算样本量还需要考虑事件数、入组和随访持续时长等。所需事件数 E 可按以下公式计算:

$$E = (Z_{\alpha/2} + Z_{\beta})^2 \times \frac{(1+k)^2}{k(\ln HR)^2} \qquad (式\ 16\text{-}2\text{-}10)$$

$$E = (Z_{\alpha/2} + Z_{\beta})^2 \times \frac{(1+k \times HR)^2}{k(1-HR)^2} \qquad (式\ 16\text{-}2\text{-}11)$$

前者要求生存时间服从指数分布,后者对分布不作要求,但组间例数等比例时需要更多事件数。根据事件数进一步计算研究所需样本量如下:

$$n_1 = kn_2$$

$$n_2 = \frac{E}{(1-\pi_2) + k(1-\pi_1)} = \frac{E}{\left(1 - e^{-\frac{\ln 2}{M_2} T_0}\right) + k\left(1 - e^{-\frac{\ln 2}{M_1} T_0}\right)}$$

(式 16-2-12)

若考虑脱落率,在此基础上除以(1−累积脱落率 π_{drop})。若要同时考虑入组期和随访期时长的影响,可以采用如下公式计算:

$$n_2 = \frac{\left(Z_{\alpha/2} + Z_\beta\right)^2}{\left(\ln HR\right)^2} \times \left(\frac{1}{k \times E(\delta \mid \lambda_1)} + \frac{1}{E(\delta \mid \lambda_2)}\right)$$

(式 16-2-13)

其中,$E(\delta \mid \lambda_i) = \frac{\lambda_i}{\lambda_i + \eta}\left[1 - \frac{e^{-(\lambda_i + \eta)(T_0 - T)} - e^{-(\lambda_i + \eta)T_0}}{(\lambda_i + \eta)T}\right]$,

$$\lambda_i = \frac{\ln 2}{M_i}, \quad \eta = \frac{-\ln(1 - \pi_{drop})}{T_0}, \quad i = 1, 2$$

公式 16-2-10 至公式 16-2-13 参数说明(与前述公式相同参数不再复述,下同):

HR:试验组与对照组的风险比;

π_1:研究结束时试验组生存率;π_2:研究结束时对照组生存率;

M_1:试验组中位生存时间;M_2:对照组中位生存时间;

λ_1:试验组风险率;λ_2:对照组风险率;

π_{drop}:累积脱落率;η:脱落风险率;

T_0:研究总时长;T:入组时长;T_0-T:随访时长。

根据前期研究和临床经验等获得样本量估计相关信息(预计试验组与安慰剂组 OS 的 HR 为 0.7,安慰剂组中位生存期 M_2 为 9 个月,则试验组中位生存期 $M_1 = M_2/HR = 12.857\ 1$ 个月),假设入组期 T 为 12 个月(匀速入组),随访期 18 个月,则研究总时长 T_0 为 30 个月。考虑 5% 脱落率(π_{drop})。在 I 类错误概率 α 设为 0.05(双侧)的前提下,为了能够有至少 90% 的把握度($1-\beta$)来检出试验药与安慰剂之间 0.7 的风险比,采用公式 16-2-10、公式 16-2-13 计算如下。

$$E = (1.960 + 1.282)^2 \times \frac{4}{(\ln 0.7)^2} \approx 331$$

$\lambda_1 = (\ln 2)/M_1 = 0.053\,9, \lambda_2 = (\ln 2)/M_2 = 0.077\,0, \eta = -[\ln(1-0.05)]/30 = 0.001\,7,$

$$E(\delta|\lambda_1) = \frac{0.053\,9}{0.055\,6}\left[1 - \frac{e^{-0.055\,6 \times 18} - e^{-0.055\,6 \times 30}}{0.055\,6 \times 12}\right] \approx 0.709\,4$$

$$E(\delta|\lambda_2) = \frac{0.077\,0}{0.078\,7}\left[1 - \frac{e^{-0.078\,7 \times 18} - e^{-0.078\,7 \times 30}}{0.078\,7 \times 12}\right] \approx 0.824\,9$$

$$n_1 = n_2 = \frac{(1.960 + 1.282)^2}{(\ln 0.7)^2} \times \left(\frac{1}{0.709\,4} + \frac{1}{0.824\,9}\right) \approx 217$$

经估算，每组至少需要 217 例且观察到的事件数不少于 331 例才能够满足统计学要求（策略一）。也可以采用公式 16-2-11 计算事件数 E 约为 338 例，比公式 16-2-10 计算的事件数多，若不考虑入组期和随访期，联合公式 16-2-12 并考虑脱落率，最终计算总样本量每组至少需要 209 例（策略二）。也可以采用 PASS 软件计算，相应操作界面和参数设置见图 16-2-7~图 16-2-9。

试验完成后，计算试验组相对于安慰剂组 OS 的风险比 HR 的 95% 置信区间，若该区间不包含 1，且区间上限小于 1 时，则可认为试验组优效于安慰剂组，或者 log-rank 检验 $P<0.05$ 且 $HR<1$。

生存资料的样本量估计公式较多，本章节仅介绍了较为常见的几种，具体可查阅相关专业书籍。实际应用中采用专业软件计算更为常见，例如 PASS 15.0 有三种策略可以为本案例提供估算依据，其中策略三不能同时给出事件数，此处不推荐。

【PASS 操作路径】

Survival

　　> Two Survival Curves

（策略一，公式 16-2-10/公式 16-2-13）

　　　　> Test（Inequality）> Logrank Tests

（策略二，公式 16-2-11/公式 16-2-12）

　　　　> Legacy Procedures > Logrank Tests（Freedman）

（策略三）

　　　　> Legacy Procedures > Logrank Tests（Lachin and Foulkes）

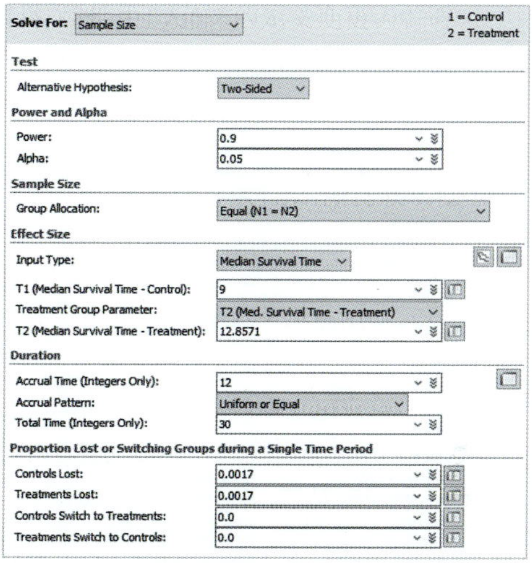

图 16-2-7　两条生存曲线比较的优效性检验策略一 PASS 软件参数设置示例

$T_2 = T_1/HR = 12.857\,1$，每月脱落率 $= 1-(1-0.05)^{1/30} = 0.001\,7$。

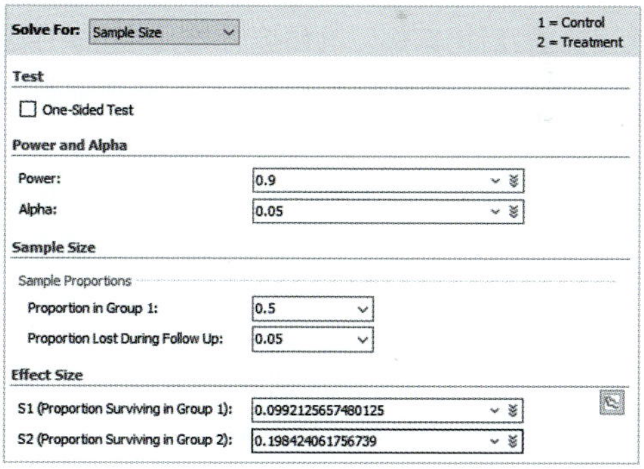

图 16-2-8　两条生存曲线比较的优效性检验策略二 PASS 软件参数设置示例

S1 和 S2 通过点击 Effect Size 模块右上角按钮进入图 16-2-9 进行计算。

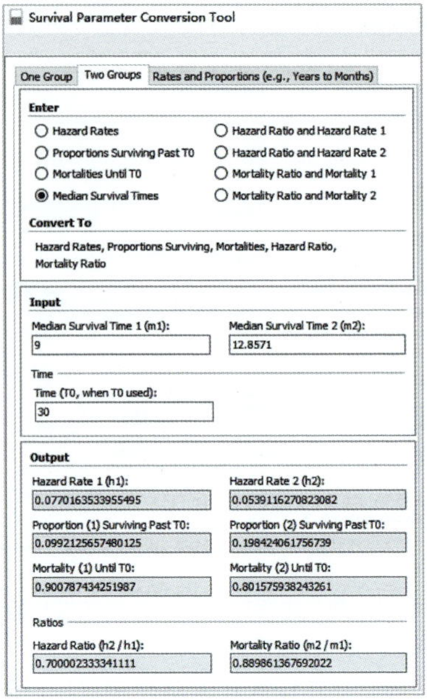

图 16-2-9　图 16-2-8 按钮弹出框参数设置示例

（2）非劣效性检验：沿用案例三的研究背景，研究的主要目的是验证在联合卡铂和依托泊苷基础上某新药一线治疗广泛期小细胞肺癌是否非劣效于阳性对照药。研究设计概要、主要疗效终点同案例三。

本研究为两组生存资料比较的非劣效性试验，需要事先设定非劣效界值 Δ，通常采用 log-rank 检验比较两组生存曲线，所需事件数计算如下。

$$E = (Z_\alpha + Z_\beta)^2 \times \frac{(1+k)^2}{k(\ln HR - \ln\Delta)^2} \qquad (式 16\text{-}2\text{-}14)$$

根据事件数进一步计算研究所需样本量：

$$n_2 = \frac{kE}{(1+k)^2} \times \left(\frac{1}{k \times E(\delta \mid \lambda_1)} + \frac{1}{E(\delta \mid \lambda_2)} \right) \qquad (式 16\text{-}2\text{-}15)$$

根据前期研究和临床经验，预计试验药与对照药风险率相当，即 $HR = 1$，设定有临床意义的非劣效界值 $\Delta = 1.2$，为了能够有至少 90% 的把握度来检出试验药非劣于对照药,采用公式 16-2-14、公式 16-2-15 计算如下。

$$E = \left(1.960 + 1.282\right)^2 \times \frac{(1+1)^2}{(0 - \ln 1.2)^2} \approx 1\ 265$$

$$n_1 = n_2 = \frac{1\ 265}{4} \times \left(\frac{1}{0.824\ 9} + \frac{1}{0.824\ 9}\right) \approx 767$$

经估算,每组至少需要入组 767 例,且观察到的事件数不少于 1 265 例,才能满足统计学要求。也可以采用 PASS 软件计算,相应操作界面和参数设置见图 16-2-10~图 16-2-11。

试验完成后,进行非劣效性检验,设 $\alpha = 0.025$(单侧)。采用置信区间法,试验组相对于对照组的风险比 HR 为低优指标,根据该指标的双侧 95% 置信区间(或单侧 97.5% 置信区间)上限是否小于非劣效界值Δ进行推断,若小于 1.2,则可认为试验组非劣效于对照组。

【PASS 操作路径】

Survival

　> Two Survival Curves

　　> Non-Inferiority

　　> Non-Inferiority Logrank Tests

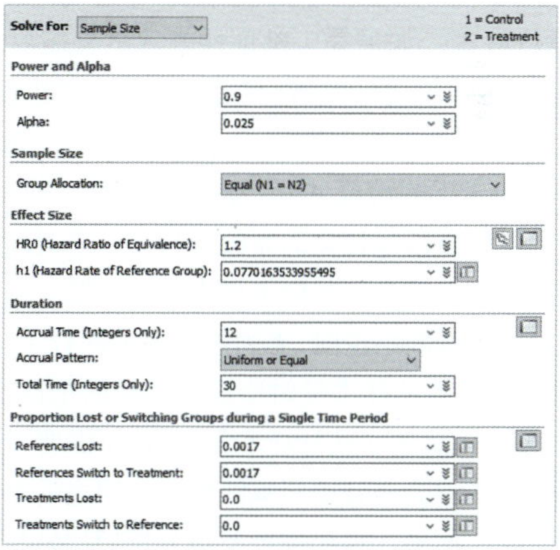

图 16-2-10　两条生存曲线比较的非劣效性检验 PASS 软件参数设置示例

h1 通过点击 Effect Size 模块右上角按钮进入图 16-2-11 进行计算。

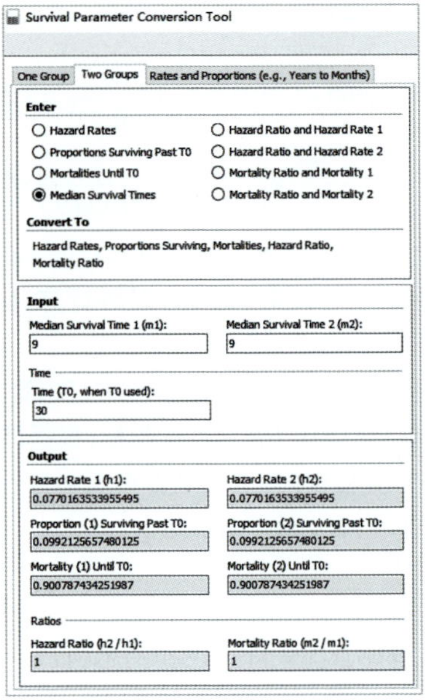

图 16-2-11　图 16-2-10 按钮弹出框参数设置示例

4. 特殊问题的考量　　如果某一确证性临床试验需要对多个检验假设作出统计学推断,如多个主要疗效指标的多重检验、多组间多重比较、多个时间点的期中分析,便会涉及多重性(multiplicity)问题。无须考虑多重性问题的临床试验一般限于下列情况,即单臂或双臂设计、使用单个主要指标、事先只指定了一个与主要指标相关的原假设且在一个时间点上进行统计推断。除此以外的其他情况理论上都应考虑多重性问题。当多重比较都需要有统计学意义才可作出推断结论时,无须进行多重性校正,但应注意此时会增大Ⅱ类错误,在估算试验的样本量时应设定较高的把握度。反之,考虑了多重性校正时,根据校正后的 α 估计样本量即可,不需要考虑把握度校正。

事后的亚组分析常常会遇到按照基线特征分层之后单个亚组样本量和检验效能不足的问题。如果计划要进行亚组分析,且是确证性亚组分析,则需要保证亚组分析有足够的把握度,需要事先针对亚组进行样本量估计,且要估计整个受试者人群中亚组人群的比例,并按比例放大,从而得到较为合理的样本量估计值。

样本量是决定试验成败的关键因素之一。一般在试验设计阶段通过文献查阅或预试验的方法估计总体的参数进而估计试验所需样本量,但受不确定因素的影响,所估计的样本量可能过大或过小。当原设计中样本量是在不确切信息的假设条件下估计时,对时间比较长的适应性设计临床试验,可以在试验进行中对这些假设进行验证,根据期中分析的结果进行样本量再估计(sample size re-estimation,SSR)。一般推荐在非揭盲状态下对试验中的总事件率或合并方差进行估计,此估计可用于计算新的样本量,新的样本量若和原样本量相似或比原样本量小,应保持试验样本量不变。若新的样本量比原样本量大并且是切实可行的,应通过修订方案写明新的样本量。此类样本量的调整也可由独立数据监查委员会(independent data monitoring committee,IDMC)来完成,并事先应在试验方案中对样本量的重新估计进行计划,样本量再估计应不超过两次。

以上特殊问题下的样本量估计方法另见专业书籍。

二、单组目标值设计

单组目标值设计常见于医疗器械临床研究,需事先指定有临床意义的目标值,通过考察单组临床试验主要评价指标的结果是否达到指定的目标值,从而评价试验器械有效性或安全性。

在一项前瞻性、多中心单组目标值设计的临床试验中,研究的主要目的是评价某药物洗脱支架系统治疗冠心病的安全性和有效性。研究设计概要如下:单组目标值设计,主要评价指标为药物洗脱支架置入后 12 个月临床随访时的靶病变失败率,综合国外多项药物洗脱支架临床试验结果,预期能达到 6.5%(靶值 π_1),目标值 π_0 设定为 9.0%,$\alpha=0.025$(单侧)、把握度不低于 80%,并考虑 12 个月时临床随访率至少为 95%。样本量可采用如下公式计算。

$$n = \frac{1}{(\pi_1-\pi_0)^2}\left[Z_\alpha\sqrt{\pi_0(1-\pi_0)} + Z_\beta\sqrt{\pi_1(1-\pi_1)}\right]^2 \quad (\text{式 16-2-16})$$

根据当前已知的样本量估计相关信息,计算如下。

$$n = \frac{1}{(0.065-0.09)^2}\left[1.960\times\sqrt{0.09\times0.91} + 0.842\times\sqrt{0.065\times0.935}\right]^2 \approx 945$$

经估算,至少需要 945 例才能满足统计学要求,考虑 12 个月时临床随访 5% 脱落率,计划样本量约为 1 000 例。也可以采用 PASS 软件计算,相应操作界面和参数设置见图 16-2-12。

试验完成后,计算支架置入后 12 个月靶病变失败率的 95% 置信区间,靶病变失败率为低优指标,若该区间上限不超过 9.0%,则可认为试验组疗效达到预期目标值。

图 16-2-12　单组目标值设计样本量估算 PASS 软件参数设置示例

【PASS 操作路径】

Proportions

> One Proportion

> Superiority by a Margin

> Superiority by a Margin Tests for One Proportion

三、单组多阶段设计

多阶段设计(multi-stage design)可用于初步评价某试验药物是否达到预先设定的有效标准,在试验进程中一旦发现试验药物疗效没有达到设定的有效标准,即可早期终止该试验,在新药研发早期,尤其是肿瘤临床试验中有较为广泛的应用,其中以两阶段设计最为常见,设计示意如图 16-2-13 所示。

该设计适用于结果变量为二分类的试验,通常给出最大的无效界值 π_0,

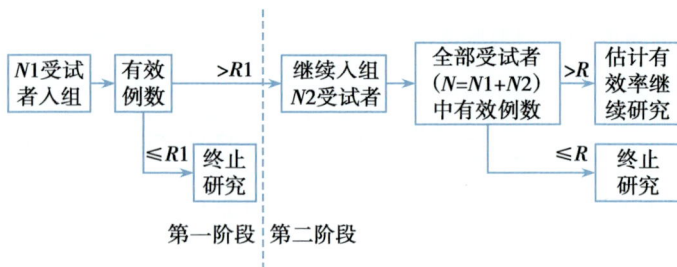

图 16-2-13　单组两阶段设计示意

最小的有效界值 π_1，根据需要选择最合适的各阶段样本量：如 Simon 法，使总样本量 N 最小的解称为最大样本量最小化设计（minimax design），使期望样本量（expected sample size, EN）达到最小的解称为最优化设计（optimal design）。由于计算复杂，推荐采用样本量估计专业软件计算，如 PASS。

在一项开放、多中心单组两阶段设计的临床试验中，研究的主要目的是初步评价某靶向药对晚期非小细胞肺癌患者的疗效和安全性。主要评价指标为客观缓解率 ORR，令最大无效界值 $\pi_0 = 10\%$，预期最小有效界值 $\pi_1 = 30\%$，设 $\alpha = 0.1, \beta = 0.1$。通过 PASS 操作路径进行样本量估算，如图 16-2-14 所示。

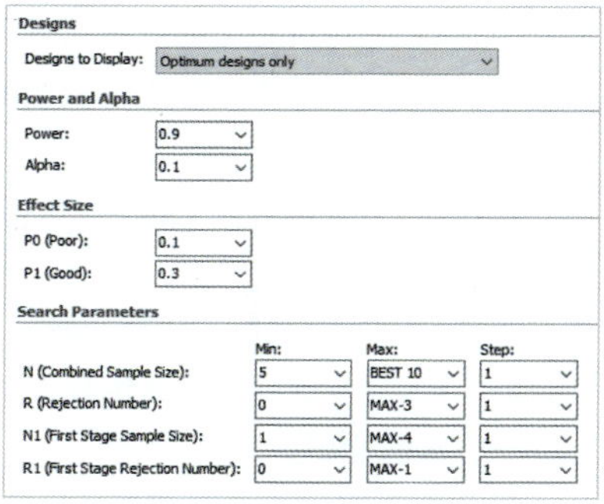

图 16-2-14 单组两阶段设计样本量估算 PASS 软件参数设置示例

Search Parameters 输入仅供参考，根据不同参数设置需作相应调试。

【PASS 操作路径】

Proportions

> One Proportion

  > Group-Sequential

    > Two-Stage Phase Ⅱ Clinical Trials

结果显示（图 16-2-15），如采用单阶段设计，总样本量需 25 例；采用两阶段 Minimax 设计，总样本量 $N = 25$ 例，第一阶段入组 $N1 = 16$ 例，如果不超过 $R1 = 1$ 例达到客观缓解，则研究终止（终止概率 0.514 7），否则，继续第二阶段入组 $N2 = 9$ 例，合计不超过 $R = 4$ 例达到客观缓解，研究失败；采用 Optimum 设计，总样本量 $N = 35$ 例，第一阶段入组 $N1 = 12$ 例，如果不超过

Two-Stage Phase Ⅱ Clinical Trials

Possible Designs For $P0 = 0.100, P1 = 0.300$, Alpha $= 0.100$, Beta $= 0.100$

N1	R1	PET	N	R	Ave N	Alpha	Beta	Cons traints Satisfied
25	4	0.000	25	4	25.00	0.098	0.090	**Single Stage**
16	1	0.515	25	4	20.37	0.095	0.097	**Minimax**
12	1	0.659	35	5	19.84	0.098	0.099	**Optimum**

图 16-2-15 单组两阶段设计样本量估算结果

$R1 = 1$ 例达到客观缓解,则研究终止(终止概率 0.659),否则,继续第二阶段入组 $N2 = 23$ 例,合计不超过 $R = 5$ 例达到客观缓解,研究失败。

Optimum 设计的总样本量虽然大于 Minimax 设计,在第一阶段结束后,如果试验药真的无效,其早期终止试验的概率也大于后者。因此,当对试验药物信心不足,希望在真的无效时早点终止试验,可以选择 Optimum 设计;反之,对试验药物有信心时可以选择 Minimax 设计。不同的思路和准则形成了不同的方法,具体可参考相关专业文献或书籍。

第三节 观察性研究的样本量估算

观察性研究通常包括横断面研究、病例对照研究和队列研究,研究设计和目的不同,样本量估算策略也有所区分。

一、横断面研究

横断面研究中的现况调查其目的通常是估计总体参数(总体率或者总体均数),有别于假设检验,样本量估计不涉及 β 大小。由于抽样方法不同,估计样本量的方法各异。以简单随机抽样为例,如果是无限总体抽样,可直接采用公式 16-3-1 和公式 16-3-2 估算样本量,如果是有限总体抽样,需对 n 进行校正 $n_c = n/(1 + n/N)$,其中 N 是有限总体包含的单位数,但若 n/N 很小,例如小于 0.05,这种校正也可以省去。基于其他抽样方法的样本量估计另见专业书籍。

$$n = \frac{Z_{\alpha/2}^2 \pi(1 - \pi)}{\delta^2} \qquad \text{(式 16-3-1)}$$

$$n = \left(\frac{Z_{\alpha/2}\sigma}{\delta}\right)^2 \qquad \text{(式 16-3-2)}$$

例如,为了了解某地区人群高血压患病率,根据既往资料,全国高血压患病率 π 为 20%,若允许误差 δ 设定为 0.01,$\alpha = 0.05$,采用简单随机抽样,所需样本量采用公式 16-3-1 计算如下。

$$n = \frac{1.96^2 \times 0.2 \times (1 - 0.2)}{0.01^2} = 6\ 146.56 \approx 6\ 147$$

考虑到该样本量占该地区总人口数比例很小,故不必再作校正。

例如,为了了解某工厂职工白细胞水平是否受生产环境影响,根据既往资料,该工厂职工白细胞总数的标准差 σ 为 $0.9\times10^9/L$,若允许误差 δ 不超过 0.1,$\alpha=0.05$,采用简单随机抽样,所需样本量采用公式 16-3-2 计算如下。

$$n=\left(\frac{1.96\times0.9}{0.1}\right)^2=311.169\ 6\approx312$$

已知该工厂职工大约 5 000 人,计算校正的样本量 $n_c=n/(1+n/5\ 000)\approx293$。

二、病例对照研究

1. 非匹配病例对照研究　非匹配或成组(频数)匹配设计的病例对照研究,通常设定病例组与对照组数量相等或对照数多于病例数。在估算样本量时,需要事先确定对照人群中研究因素的暴露比例 p_0,以及暴露于该研究因素的优势比 OR。以病例与对照例数 1 : 1 为例,在一项肺癌与吸烟的研究中,已知对照人群吸烟率为 p_0 30%,预计吸烟 $OR=3$,$\alpha=0.05$,$\beta=0.1$,采用如下公式估算样本量。

$$n=\frac{\left[Z_{\alpha/2}\sqrt{2p(1-p)}+Z_\beta\sqrt{p_0(1-p_0)+p_1(1-p_1)}\right]^2}{(p_1-p_0)^2}$$

(式 16-3-3)

其中,病例人群中研究因素的暴露比例 $p_1=(OR\times p_0)/(1-p_0+OR\times p_0)$,病例与对照人群平均暴露比例 $p=(p_0+p_1)/2$。经估算,病例组与对照组至少各需要 73 例。

2. 个体匹配病例对照研究　个体匹配病例对照研究因对照数目 R 的不同,计算公式有所不同。以 1 : 1 匹配设计为例,常采用 Schlesselman 推荐的计算公式,首先要计算病例和对照暴露情况不一致的对子数 (m)。

$$m=\frac{(Z_{\alpha/2}+Z_\beta\sqrt{p(1-p)})^2}{(p-1/2)^2}$$ (式 16-3-4)

式中 m 为病例与对照暴露情况不一致的对子数,$p=OR/(1+OR)$。
研究需要的病例和对照的总对子数 M 可依照式 16-3-5 求得:

$$M\approx m/(p_0(1-p_1)+p_1(1-p_0))$$ (式 16-3-5)

式中 p_0 与 p_1 分别为目标人群中对照组和病例组某因素的估计暴露比例。

三、队列研究

在队列研究中,如果关注的结局变量为二分类指标,例如某疾病的发病率,估算样本量时,需要事先确定一般人群(非暴露组)所研究疾病的发病率水平 p_0,研究组(暴露组)的发病率 p_1,以及两组的发病率差 $d=p_1-p_0$。样本量计算可采用公式 16-3-3 或者公式 16-2-4,当两组等比例时,两个公式等价。

在一项探讨孕妇服用某药与婴儿先天性心脏病关系的队列研究中,已知非暴露组即未服用此药的孕妇所产婴儿的先天性心脏病发病率为 1%,预计相较于非暴露组,暴露组即服用此药的孕妇所产婴儿患有先天性心脏病的风险比 $RR=2$,设 $\alpha=0.05$,$\beta=0.1$,暴露组与非暴露组例数 1:1,采用公式 16-3-3 估算样本量,其中,$p_1=RR\times p_0$,最终估算得每组至少需要 3 100 例。

如果队列研究关注的结局变量为连续型变量或者生存资料时,暴露组与非暴露组的组间比较可参考本章第二节两个均数的比较、两条生存曲线的比较。

第四节   诊断试验的样本量估算

诊断试验常用于判断某诊断工具或方法对疾病诊断的准确性,其准确性是指区分出不同疾病状态的能力,通常采用灵敏度(Sensitivity,Se)、特异度(Specificity,Sp)、ROC 曲线下面积(area under an ROC curve,AUC)等指标。与其他研究设计类型相似,为了保证诊断试验的准确性和统计学检验效能,诊断试验开始前也需要对研究所需样本量进行估计,根据不同的研究设计和目的,依据不同的准确性评价指标进行样本量估算。下面分别介绍基于灵敏度和特异度的样本量估算,基于 AUC 的样本量估算理论较为复杂,另见专业书籍。

一、单组目标值设计

单组目标值设计常用于验证性诊断准确性研究,待评价诊断工具或方法与指定的灵敏度、特异度等进行比较。

在一项诊断试验中，研究的主要目的是确证将呼吸障碍指数(RDI)用于日间过度嗜睡(EDS)筛查的诊断价值。研究背景与设计如下：

研究背景：Hosselet、Ayappa、Norman 等(2001)在一项研究中发现，测量睡眠障碍性呼吸的各种指标中，总呼吸障碍指数(RDI)，即每小时睡眠中发生的呼吸暂停、呼吸不足和呼吸努力相关觉醒的事件平均次数不低于18次，对于日间过度嗜睡(EDS)具有最好的鉴别能力。因而希望通过一项诊断性试验验证将 RDI 用于 EDS 筛查的诊断价值。

研究设计概要：在一项单组目标值设计的 EDS 诊断试验中，通过诊断准确性指标灵敏度来确证 RDI 的诊断价值。

样本量估计参数：根据前期研究，EDS 发病率约为 0.66，RDI 用于 EDS 筛查的灵敏度 Se_{known} 约为 0.86；研究者认为，诊断性试验的受试者人群可能与早期研究有所不同，预期 EDS 发病率会低一些，$\pi_{disease}$ 设为 0.55，灵敏度会相对高一些，Se_{plan} 设为 0.95。I 类错误的概率为 0.05(单侧)，检验效能不低于 80%。

本研究为单个样本灵敏度与目标值比较的优效性诊断试验，先采用以下公式估算 EDS 患者最低例数，再计算最终所需样本量。

$$n_{disease} = \frac{\left\{ Z_\alpha \sqrt{Se_{known}(1-Se_{known})} + Z_\beta \sqrt{Se_{plan}(1-Se_{plan})} \right\}^2}{(Se_{plan} - Se_{known})^2}$$

(式 16-4-1)

$$n = n_{disease}/\pi_{disease}$$ (式 16-4-2)

根据当前已知的样本量估计相关信息，为了能够有至少 80% 的把握度来检出预期灵敏度与既往研究获知的灵敏度之间 0.09 的差异，采用上式计算如下。

$$n_{disease} = \frac{\left\{ 1.645 \times \sqrt{0.86(1-0.86)} + 0.842 \times \sqrt{0.95(1-0.95)} \right\}^2}{(0.95 - 0.86)^2} \approx 71$$

最终所需样本量 $n=71/0.55 \approx 130$，实际中考虑一定的脱落率可适当放大。也可以采用 PASS 软件计算，相应操作界面和参数设置见图 16-4-1。

这项研究里我们主要关注了灵敏度，通过确证性诊断试验验证 RDI 用

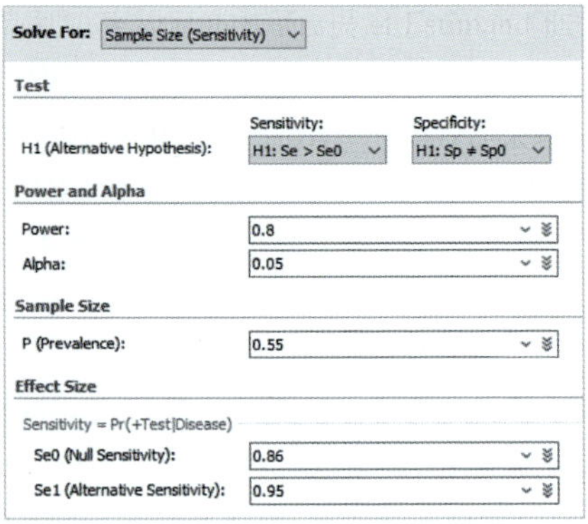

图 16-4-1　单组目标值设计诊断试验基于灵
敏度的样本量估算 PASS 软件参数设置示例
特异度相关参数为软件默认,可忽略;结果与
公式 16-4-1 略有出入,因为 PASS 采用了精
确二项式计算。

于 EDS 筛查的灵敏度不低于 0.86,且预期能达到 0.95。如果需要确保足够
的特异度,仍可采用公式 16-4-1,只需要将其中灵敏度替换为特异度即可。
实际上公式 16-4-1 与公式 16-2-16 是一致的,只需要将公式 16-2-16 中的 π_0
和 π_1 分别替换为 Se_{known} 和 Se_{plan} 后就完全等价。但是与单组目标值设计的
一般临床试验相比,诊断试验的样本量应同时包含患者和健康人群,因此还
需要考虑所诊断疾病在人群中的患病率,在估算出所需患者的最低例数后
还需要进一步计算包含健康人群的总样本量。

【PASS 操作路径】

Proportions

　> One Proportion

　　> Sensitivity and Specificity

　　　> Tests for One-Sample Sensitivity and Specificity

二、配对设计

常见于两个诊断工具或方法的比较,如果同一个研究参与者可以同时
使用两种诊断,且结果相互独立,则可以采用配对设计来比较两组的诊断准

确性。

在一项诊断试验中,研究的主要目的是确证将唾液乳酸脱氢酶(LDH)用于牙周炎筛查的诊断价值优于游离血红蛋白(f-HB)。研究背景与设计如下:

研究背景: Nomura、Tamaki、Tanaka 等(2006)在一项关于牙周炎筛查的研究中发现,以 371U/L 作为诊断截点的唾液 LDH,其灵敏度高于以 0.5U/L 作为诊断截点的 f-HB。因而希望通过一项确证性诊断试验验证将 LDH 用于牙周炎筛查的诊断价值优于 f-HB。

研究设计概要: 在一项配对设计的牙周炎诊断准确性确证性试验中,通过诊断准确性指标灵敏度来确证 LDH 的诊断价值。

样本量估计参数: 根据前期研究,LDH 用于牙周炎筛查的灵敏度 Se_1 约为 0.66,f-HB 用于牙周炎筛查的灵敏度 Se_2 设为 0.27;研究者认为,确证性诊断试验的受试者人群与早期研究基本一致,牙周炎发病率 $\pi_{disease}$ 设为 0.55。Ⅰ类错误的概率为 0.05(双侧),检验效能不低于 80%。

本研究为两个配对样本灵敏度比较的优效性诊断试验,先采用以下公式估算牙周炎患者最低例数:

$$n_{disease} = \frac{\left\{ Z_{\alpha/2}\Lambda + Z_\beta\sqrt{\Lambda^2 - \zeta^2(3+\Lambda)/4} \right\}^2}{\Lambda\zeta^2} \qquad (\text{式 } 16\text{-}4\text{-}3)$$

其中,$\alpha=0.05$(双侧),$1-\beta=0.8$,$Se_1=0.66$,$Se_2=0.27$,

$\Lambda=(1-Se_1)Se_2+(1-Se_2)Se_1$,$\zeta=(1-Se_2)Se_1-(1-Se_1)Se_2$。

再采用公式 16-4-2 计算最终所需样本量 $n=n_{disease}/\pi_{disease}$。

根据当前已知的样本量估计相关信息,为了能够有至少 80% 的把握度来检出 LDH 的灵敏度与 f-HB 的灵敏度之间 0.39 的差异,采用上式计算如下:

$$n_{disease} = \frac{\left\{ 1.960 \times 0.573\,6 + 0.842 \times \sqrt{0.573\,6^2 - 0.39^2(3+0.573\,6)/4} \right\}^2}{0.573\,6 \times 0.39^2} \approx 26$$

其中,$\Lambda=(1-0.66)\times 0.27+(1-0.27)\times 0.66=0.573\,6$,

$\zeta=(1-0.27)\times 0.66-(1-0.66)\times 0.27=0.390\,0$。

最终所需样本量 $n=26/0.25=104$,实际中考虑一定的脱落率可适当放大。也可以采用 PASS 软件计算,相应操作界面和参数设置见图 16-4-2。

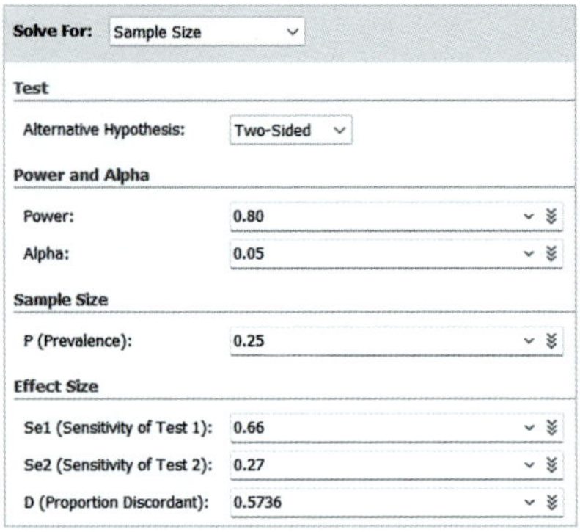

图 16-4-2   配对设计诊断试验基于灵敏度的样本量估算 PASS 软件参数设置示例

PASS 计算公式比较复杂,与公式 16-4-3 不同,但 D 可以用公式 16-4-3 中的 Λ 估计,所得样本量略大于公式 16-4-3 计算的结果。

　　这项研究中我们主要关注了灵敏度,同样地,如果需要比较特异度,仍可采用公式 16-4-3,只需要将其中灵敏度替换为特异度即可。采用配对设计可以减少样本量,但有些诊断工具或方法不能同时在一个样本上检测且结果相互不影响,此时需要采用平行组设计,比较两组人群的诊断准确性,见下一节。

【PASS 操作路径】

Proportions
　　> One Proportion
　　　> Sensitivity and Specificity
　　　　> Tests for Paired Sensitivities

三、平行组设计

　　常见于两个诊断工具或方法的比较,如果同一个研究参与者不能同时使用两种诊断,则同期入组的研究参与者分为两组,采用平行组设计比较优劣。

　　沿用配对设计案例的研究背景,尽管 LDH 和 f-HB 可以采用配对设计对同一个研究参与者同时进行诊断,也可以分别诊断不同的研究参与者,此处假设采用随机对照平行组设计,其他参数相同,希望通过一项确证性研究验证将 LDH 用于牙周炎筛查的诊断价值优于 f-HB。

本研究为两个独立样本灵敏度比较的优效性诊断试验,先采用以下公式估算两组牙周炎患者最低总例数。

$$n_{\text{disease}} = \frac{\left\{Z_{\alpha/2}\sqrt{(Se_1 + Se_2)(2 - Se_1 - Se_2)} + Z_{\beta}\sqrt{2\left[Se_1(1 - Se_1) + Se_2(1 - Se_2)\right]}\right\}^2}{(Se_1 - Se_2)^2}$$

(式 16-4-4)

再采用公式 16-4-2 计算最终所需样本量 $n = n_{\text{disease}}/\pi_{\text{disease}}$。

根据当前已知的样本量估计相关信息,$\alpha = 0.05$(双侧),$1-\beta = 0.8$,$Se_1 = 0.66$,$Se_2 = 0.27$,采用上式计算如下。

$$n_{\text{disease}} = \frac{\left\{1.960 \times \sqrt{(0.66 + 0.27)(2 - 0.66 - 0.27)} + 0.842\sqrt{2\left[0.66(1 - 0.66) + 0.27(1 - 0.27)\right]}\right\}^2}{(0.66 - 0.27)^2} \approx 49$$

最终所需样本量 $n = 49/0.25 = 196$,按 1:1 随机分到 LDH 组和 f-HB 组。也可以采用 PASS 软件计算,相应操作界面和参数设置见图 16-4-3。实际

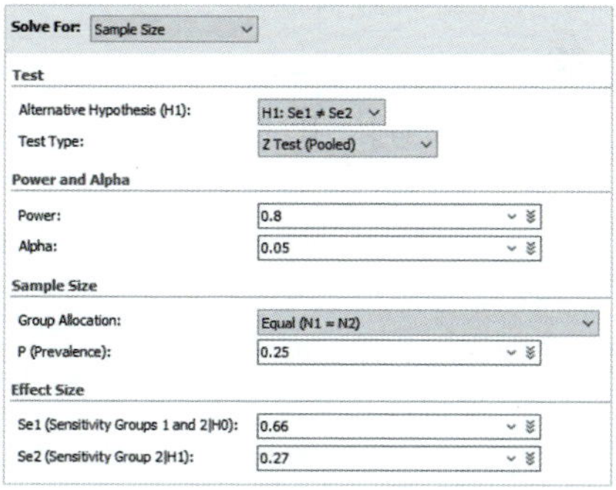

图 16-4-3　平行组设计诊断试验基于灵敏度的样本量估算 PASS 软件参数设置示例

结果与公式 16-4-4 略有出入,因为 PASS 采用了精确二项式计算。

中考虑一定的脱落率可适当放大。可以看到,相对于配对设计,平行组设计所需样本量明显增加。同样地,如果本研究需要比较特异度,仍可采用公式 16-4-4,只需要将其中灵敏度替换为特异度即可。

【PASS 操作路径】

Proportions

> One Proportion

> Sensitivity and Specificity

> Tests for Two Independent Sensitivities

第五节　假设检验的把握度估算

样本量估算时需要事先确定 I 类错误率 α、II 类错误率 β 等相关参数和研究信息。反之,当样本量已确定,在其他参数和信息不变的情况下可以估算 β,进而确定该样本量所能达到的把握度是否达到预期,如不低于 0.8。

以案例一两均数比较的优效性检验样本量估算为例,根据公式 16-2-1 计算每组至少需要 142 例,这是根据统计学方法估计的满足临床试验所需的最小样本量。在已知样本量情况下,基于正态分布,可采用下式估算把握度。

$$1 - \beta = \Phi\left(\sqrt{\frac{kn_2\delta^2}{(k+1)\sigma^2}} - Z_{1-\alpha/2}\right) \qquad (\text{式 16-5-1})$$

基于 t 分布,则检验统计量服从非中心 t 分布,可采用下式估算把握度。

$$1 - \beta = \text{probt}\left(t_{\alpha/2, n_2(k+1)-2}, n_2(k+1)-2, \sqrt{\frac{kn_2\delta^2}{(k+1)\sigma^2}}\right) \quad (\text{式 16-5-2})$$

公式 16-5-1 和公式 16-5-2 相同参数意义参考公式 16-2-1,其中,$\Phi(\cdot)$ 和 $\text{probt}(\cdot)$ 分别表示标准正态分布和非中心 t 分布的概率分布函数。若 σ^2 未知,可用样本方差作为其估计值。

由于上式计算复杂,通常推荐采用样本量估计专业软件计算,如 PASS。在相同的 PASS 操作路径和参数设置下(图 16-5-1),只需要在 Solve For 中切

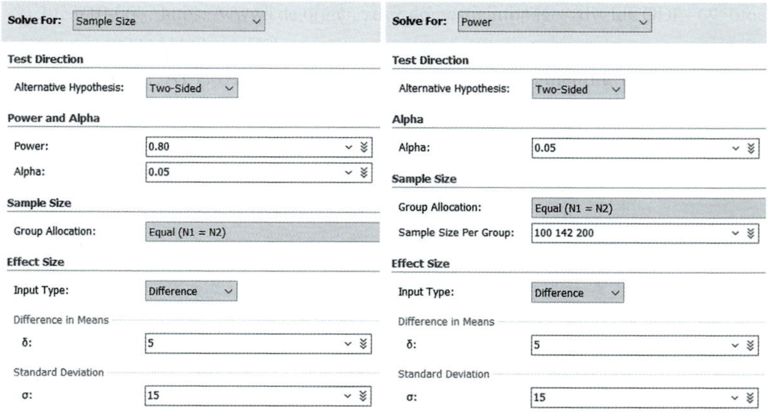

Numeric Results for Two-Sample Z-Test Assuming Equal Variance
Alternative Hypothesis: $H1$: $\delta = \mu 1 - \mu 2 \neq 0$

Power	$N1$	$N2$	N	δ	σ	Alpha
0.654 35	100	100	200	5.0	15.0	0.050
0.801 99	142	142	284	5.0	15.0	0.050
0.915 18	200	200	400	5.0	15.0	0.050

图 16-5-1　把握度计算的 PASS 软件参数设置与结果示意

换 Sample Size 或者 Power 即可。

结果显示，样本量设为满足统计学要求的 142 例时把握度达到预期 0.8 以上，每组 100 例时把握度仅有 0.65，每组 200 例时把握度高达 0.92。

（夏结来　王陵）

练习题

1. 以下选项中哪些会影响样本量估算？
   A. 主要指标的预期值
   B. 临床上认为有意义的差值
   C. 把握度
   D. 研究经费
   E. 脱落率

2. 在案例一中，采用安慰剂对照时，如果试验结果显示，SiSBP 平均谷值变化值试验组与对照组均数差值为 4mmHg，双侧 95% 置信区间为 (-1,9)，下面哪些描述是正确的？

    A. 试验组优效于对照组

    B. 试验组与对照组疗效有统计学差异，达到 4mmHg

    C. 试验组与对照组疗效没有统计学差异

    D. 该研究未能确证主要研究目的

    E. 该研究在样本量估算时可能高估了试验组的疗效

3. 在案例二中，采用阳性对照进行非劣效比较时，如果试验结果显示，试验组与对照组应答率的率差为 2%，双侧 95% 置信区间为 (-9%,9%)，下面哪些描述是正确的？

    A. 试验组非劣效于对照组

    B. 试验组与对照组疗效有统计学差异，达到 2%

    C. 试验组与对照组疗效没有统计学差异

    D. 该研究未能确证主要研究目的

    E. 该研究在样本量估算时可能高估了试验组的疗效

4. 下面哪些描述是正确的？

    A. 在一项试验中有多个主要指标时，样本量估算要考虑多重性问题

    B. 在一项试验中有多组比较时，样本量估算要考虑多重性问题

    C. 当多重比较只要任意一个有统计学意义就可以下推断结论时，无须进行多重性校正

    D. 当多重比较都需要有统计学意义才可下推断结论时，应注意控制 I 型错误和 II 型错误。

    E. 当多重比较只要任意一个有统计学意义就可以下推断结论时，应注意控制 I 型错误。

5. 下面哪些描述是错误的？

    A. 样本量是关乎试验成败的决定因素

    B. 事后的亚组分析常常会遇到检验效能不足的问题

    C. 当原设计中样本量是在不确切信息的假设条件下估计的，可以在试验进行中随时根据期中分析的结果进行样本量再估计

D. 如果计划要进行确证性亚组分析,需要事先针对亚组进行样本量估计

E. 如果脱落率超出预期,只要完成例数达到满足统计学要求的最低样本量即可,不会对研究产生不良影响

参考文献

1. CHOW S C, SHAO J, WANG H. Sample size calculations in clinical research[M]. New York: Marcel Dekker, 2003.

2. JULIOUS S A. Sample sizes for clinical trials[M]. Boca Raton, Florida, New York: Chapman & Hall/CRC, 2010.

3. BLACKWELDER W C. equivalence trials[M]// COLTON T, PETER ARMITAGE P. Encyclopedia of biostatistics. New York: John Wiley & Sons, 2005:1367-1372.

4. CHOW S C, SHAO J, WANG H. Sample size calculations in clinical research[M]. 2nd ed. Boca Raton, Florida, New York: Chapman & Hall/CRC, 2008.

5. LAKATOS E. Sample sizes based on the log-rank statistic in complex clinical trials[J]. Biometrics, 1988, 44(1):229-241.

6. MACHIN D, CAMPBELL M, FAYERS P, et al. Sample size tables for clinical studies[M]. 2nd ed. Malden, MA: Blackwell Science, 1997.

7. LACHIN J M, FOULKES M A. Evaluation of sample size and power for analyses of survival with allowance for nonuniform patient entry, losses to follow-up, noncompliance, and stratification[J]. Biometrics, 1986, 42(3):507-519.

8. JUNG S H, KANG S J, MCCaLL L M, et al. Sample size computation for two-sample noninferiority log-rank test[J]. J Biopharm Stat, 2005, 15(6):969-979.

9. SIMON R. Optimal two-stage designs for phase Ⅱ clinical trials[J]. Control Clin Trials, 1989, 10(1):1-10.

10. OBUCHOWSKI N A, ZHOU X H. Prospective studies of diagnostic test accuracy when disease prevalence is low[J]. Biostatistics, 2002, 3(4):477-492.

11. 陈峰, 夏结来. 临床试验统计学[M]. 北京:人民卫生出版社, 2018.

12. 颜艳, 王彤. 医学统计学[M]. 5版. 北京:人民卫生出版社, 2020.

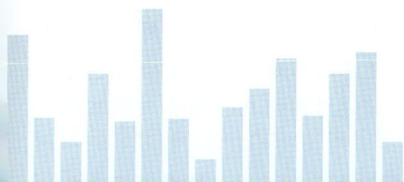

第四部分

IIT 管理

第十七章

临床研究方案撰写和注册

● 导读 ●

案例一：某研究团队进行一项多中心、随机对照试验，探究口服二甲双胍相较于安慰剂，是否能够改善膝骨关节炎患者的临床症状，研究者计划随访受试者1年，以膝关节疼痛为主要结局。请思考围绕PICOS如何撰写高质量的临床试验方案。

案例二：某研究团队拟研究中老年人群维生素D水平与膝骨关节炎发病率之间的相关性，并进一步研究非职业体力活动是否在两者的相关性中起到中介作用。现需要撰写前瞻性队列研究方案，请思考该研究方案的核心模块有哪些？

案例三：某课题组拟开展一项题为"甲氨蝶呤治疗中晚期膝骨关节炎的多中心随机对照试验"，研究者已完成该试验的研究方案、知情同意书、病例报告表、招募广告等前期准备文件，下一步即将申报伦理。请思考为了提高研究质量，确保研究进程透明可查，研究者可以选择哪些中外平台进行研究方案的注册和公开？

上述三个案例分别涉及干预性研究方案撰写、观察性研究方案撰写和临床试验方案的注册公开，本章将围绕上述要点逐一进行介绍。

第一节　概述

一、临床研究方案定义

临床研究方案（protocol）是一份描述一项临床研究的目的、设计、方法学、统计学、伦理、研究参与者权利和安全以及组织实施细节的文件,通常还包括修订版本及附件。

临床研究方案作为临床研究的"施工图纸",为有序开展研究提供切实指导和参考,有助于保护研究参与者权益,保障研究过程符合伦理及法律要求,保证数据和结果的科学、真实、可靠,提高研究效率,获得准确、可靠研究结果。

二、临床研究方案撰写的基本要求

1. **清晰的研究目的**　一个好的临床研究方案必须针对特定的科学问题,必须明确且具体地描述研究目的,这是获得有意义的结果和结论的前提。

2. **合理的研究设计**　不同的科学问题需要采用不同的研究设计,如横断面研究、病例对照研究、队列研究、随机对照试验等。在选择研究设计时,要考虑国内外研究现状、研究目的、研究者的资源条件、研究期限和经费等因素。

3. **明确的研究人群和样本量**　每项研究都要对应特定人群且该人群须与研究目的保持一致。样本量则需要根据研究设计类型、效应指标相关参数和统计学显著性水准和检验效能(power)等因素进行合理估算。

4. **科学的观察或评价指标**　观察或评价指标是临床研究结果的重要依据。相关性、客观性、可靠性、可测量性、可比性是观察或评价指标的基本要求。此外,还需要遵循国际标准或参考常用的临床评估工具。

5. **严谨的统计分析计划**　详细描述研究使用的统计分析方法,包括统计假设、分析数据集定义、统计描述、参数估计、假设检验、缺失数据处理等,以确保研究结果的可靠性和有效性。

6. **伦理性及合规性**　研究方案是伦理审批的主要文件,方案内容必须符合伦理和法律要求,保护参与者的权益与安全。

7. **可行性与时效性**　临床研究方案必须在人力、物力和财力等方面具有可行性,并能够在规定的时间内完成。

8. **透明性**　临床研究方案宜公开透明,以便其他研究人员和相关机构能够进行审查和监督。

三、临床研究方案核心框架

临床研究方案核心框架内容,如表 17-1-1 所示。

表 17-1-1　临床研究方案核心框架

条目	内容
研究标题	简明扼要地描述研究人群、暴露因素/干预措施、研究结局及研究设计类型
研究者信息	主要研究者、共同研究者姓名和研究机构
研究背景	概述研究进展、亟待解决的问题以及本研究的创新性和临床意义(必要性)
研究目的	明确陈述拟解决的问题或验证的假设
研究设计	描述研究设计类型
研究参与者	描述研究参与者纳入和排除标准,研究现场与研究时间范围
干预措施或暴露因素	若是干预性研究,详细描述研究中使用的干预措施;若是观察性研究,详细描述暴露因素的定义及测量方法,同时描述对照或比较方式
随机化与盲法	若研究涉及随机,则需要说明随机分配的方法和执行分配隐藏的机制。若研究设计了盲法,则需要明确设盲对象以及盲法实施措施
观察指标	明确主要、次要结局指标和安全性指标的定义,描述数据收集方法、收集时间与评价方法
样本量及统计分析计划	描述样本量计算,研究中使用的统计分析方法,包括统计假设、统计检验方法、分析数据集定义、缺失数据处理等
伦理考虑	详细描述研究中涉及的伦理问题,包括知情同意、受试者权益保护、利益冲突等
不良事件	不良事件及严重不良事件的定义、记录、处理和报告,以及不良反应的判断和风险应急预案
数据管理	数据录入、编码、保密及储存数据的方案及质量保障、监督、数据安全和机密保护措施等
研究时间表	研究参与者招募、干预实施、数据收集和统计分析等进度安排表
研究预算	研究人员和研究参与者费用、设施设备费用、耗材费用、差旅费用等
研究管理计划	研究团队的职责、质量控制计划等

四、临床研究方案国际规范指南介绍

1. 临床试验方案规范指南　临床试验方案规范指南(Standard Protocol Items: Recommendations for Interventional Trials, SPIRIT), 适用于干预性临床研究。遵循 SPIRIT 规范有助于提高研究方案的透明度和内容的全面性。

SPIRIT 于 2013 年制定后也经历了不断更新和拓展, 特别是近几年为了适应最新的临床试验现状, SPIRIT-AI(涉及人工智能干预的临床试验, 2020)、SPIRIT-TCM(中医药干预临床试验, 2018)、SPIRIT-PATH(涉及分子病理临床试验, 2021)、SPIRIT-DEFINE(针对早期临床试验, 2023)以及 SPIRIT-Factorial(析因临床试验, 2023)等拓展指南陆续推出, SPIRIT 更新版本也已于 2025 年发布(附录7)。研究者可以登录 EQUATOR 网站(https://www.equator-network.org/)获取更多的扩展内容和信息。

2. 针对观察性研究的研究方案规范指南　针对观察性研究的研究方案规范指南(Standard Protocol Items: Recommendations for Observational Studies, SPIROS)于 2017 年首次在 EQUATOR 网站注册。共 6 部分, 包括 37 个条目, 即一般信息(条目 1~条目 6), 前言(条目 7 和条目 8), 方法(条目 9~条目 12), 参与者选择(条目 13~条目 26), 伦理考量(条目 27~条目 31), 报告与推广(条目 32)及方案注册、数据共享等其他信息(条目 33~条目 37)。目前最新的 SPIROS 指南(2023 年版)要求研究者提供是否利用 AI 协助进行方案撰写的声明。研究者可以登录 EQUATOR 网站(https://www.equator-network.org/)或 OSF 网站(https://osf.io/t6rvj/)获取更多信息。

第二节　临床研究方案构成与撰写示例

一、研究目的

研究目的是整个临床研究的核心, 可分为主要研究目的、次要研究目的和探索性研究目的, 其中次要和探索性研究目的并非一定需要。研究一旦启动, 研究目的就不能随意更改, 因此在设计阶段就应考虑周全, 谨慎明确研究目的。随着研究目的增多, 研究的执行难度和数据分析的复杂度也会显著增加, 可能会降低研究质量, 影响研究顺利完成, 因此研究目的应当尽量简明清晰、精确具体。

1. **主要研究目的**　主要研究目的是研究的重中之重,研究终点、研究类型、样本量、研究分组、入排标准和随访流程都应当围绕这个主要研究目的来设计,主要研究目的通常只有一个,最多不超过两个。主要研究目的应该具体、具有可操作性、可执行性和创新性并合法合规。主要研究目的的构建是否得当将直接影响研究能否顺利开展以及最终能获得的价值。

2. **次要研究目的**　次要研究目的是主要研究目的的补充,可设置多个,对应次要结局指标。次要研究目的一方面可对主要研究目的进行支持,另一方面或为进一步的研究提供线索。

3. **探索性研究目的**　若研究涉及较为新颖的想法和假说,可设置探索性研究目的,依托于主要研究目的所设计的样本量,可能无法达到预期检验效能,因此探索性研究目的的分析结果仅作为进一步临床研究的参考。

二、研究人群

研究人群即为研究提供数据的对象,研究方案中应制定纳入和排除标准限定目标人群特征。

纳入标准是根据研究目的,详细且明确地列出合格研究参与者所应具备的条件,只有满足所有纳入标准的研究参与者才能进入该临床研究。纳入标准一般包括:疾病诊断标准和分型、严重程度、知情同意、年龄、性别和既往病史等。

排除标准是为了保证研究参与者的依从性和安全性,详细且明确地列出不能进入该临床研究的条件,研究参与者只要符合任意一项排除标准就不能进入该临床研究。排除标准一般包括合并疾病、妊娠、哺乳或其他容易造成失访或无法进行该临床研究的情况等。

纳入和排除标准并非"互补"关系,而应以纳入标准为主,确定研究主体,以排除标准为辅,排除研究主体中干扰结果的个体。纳入和排除标准的制定不但关系到疗效和安全性的检测,还关系到研究参与者的招募速度。过于严格的纳排标准会降低研究的可行性,限制结论的外延性;过于宽泛的纳排标准使研究参与者的异质性过高,影响研究结论的可靠性。因此,纳排标准应兼顾可行性、结论外延性和可靠性。

三、研究结局或终点指标

临床研究是为了回答临床相关的科学问题,如某治疗方式是否延长肿瘤患者的生存时间、某药物是否可以控制疾病的复发等,这种与临床问题相关的指标称为结局/终点指标。在一个临床试验中,终点指标应与研究目的相对应,分为主要终点指标、次要终点指标和安全性指标。

1. **主要终点指标**　是为主要研究目的提供最相关、最可靠证据的指标,是估计样本量的重要依据,方案中应明确其定义、检测时间和计算方法。主要终点指标通常只有一个,如果同时评价多个主要终点指标,应该在设计方案时考虑控制Ⅰ类错误的方法。主要终点指标应根据研究目的选择易于量化、客观、变异小、测量重复性高,并在相关研究领域已被公认的指标。

2. **次要终点指标**　是为次要研究目的提供证据的指标,方案中也应明确其定义、检测时间和计算方法。次要终点指标对主要研究目的起支持作用,如果主要终点指标无效,次要终点指标有效,亦未能达到本研究的主要研究目的。

3. **安全性终点指标**　安全性评价是药物或医疗器械上市前临床研究的核心问题之一,也是药物或医疗器械上市后广泛应用的安全性保障,主要是从暴露情况(强度和时间)、临床不良事件(疾病、体征、症状)、实验室检查数据(包括生化和血液学指标等)和生命体征4个方面对与产品安全性相关的信息进行描述与评价。

四、样本量估算

在临床研究方案撰写时,样本量估算是一项至关重要的工作,样本量过小不能保证得出可靠的研究结论,而样本量过大则会增加研究的难度,造成人力、物力和财力的浪费。通过样本量估算,以合适的观察例数,获得准确可靠的科研结论,可避免人力、物力和财力的浪费。

样本量的估计是一个复杂的过程,需要综合考虑设计类型、研究目的、指标类型、效应量、变异度、显著性水准和检验效能等因素。不同研究设计和不同数据类型对应不同的样本量估算方式与公式,市面上也有很多样本量估算的统计软件,研究团队应咨询统计专家,以更准确地估计所需的样本量,以确保研究的科学性和有效性。本书第十六章详细讲解了样本量估算的有关内容,在此不做赘述。

五、随机化

在一组测定值中,每个测定值都以一定的概率独立出现,则这一组测定值被称为是随机化的(randomized)。随机化被认为是临床研究的"灵魂",并具有诸多优势。

在观察性研究中，随机能够赋予样本更好的外部有效性，通过随机抽样的方式，保证了样本能较好地代表整体人群。因此，观察性研究方案中随机化模块主要阐述如何实施随机化抽样。

在干预性研究中，随机化有助于均衡混杂因素的影响，避免主观安排带来的偏倚，如选择偏倚，确保试验组和对照组在基线水平均衡可比。此外，随机化还能够控制试验误差，提高试验的内部有效性，更准确地评估干预效果，确保试验结果更为客观和可靠。最后，随机化还能够提高统计学检验的效能，使得研究结论更具科学性。本书第五章已经详细介绍各类常见的随机化方法，在此不再赘述。

六、干预方案（针对干预性研究）

干预（intervention）是指为实现特定研究目的而对研究参与者施加的特定干预措施，例如联合护理、联合用药或术式改变等。在方案撰写时，研究者需要详细描述干预措施，以确保研究的可重复性和透明性。为提高报告的完整性并最终提高干预措施的可重复性，一个国际专家组和利益相关方共同制定了描述干预措施的清单和报告规范（Template for Intervention Description and Replication，TIDieR）。TIDieR 清单 12 条条目包括：干预措施简称、实施理由、实施资料、实施过程、干预措施实施者、实施方法、实施地点、实施时间及强度、个性化方案、方案更改、预期效果和实际效果。

下面以导读案例一"探究口服二甲双胍相较于安慰剂，是否能够改善膝骨关节炎患者的临床症状的随机对照试验"为例，介绍撰写干预措施需要注意的关键方面。

1. 明确二甲双胍/安慰剂的名称、厂家、剂型、规格和保存条件。

2. 明确二甲双胍/安慰剂在研究哪些阶段使用，使用方式，如口服或静脉注射，使用的时间点，如饭后或睡前，使用频率，如每日 1 次或每周 1 次，每阶段用药的起止时间。

3. 明确二甲双胍/安慰剂剂量调整的方案，包括增加用药、暂停用药、恢复用药、减少用药、停止用药。

4. 明确本研究允许的合并用药或治疗方式，如基础治疗、辅助治疗、运动等。

5. 明确本研究的禁用药，列举禁忌药物或治疗的清单，如保健品、中成药、手术治疗等。

七、暴露因素（针对观察性研究）

暴露因素是指研究参与者接触过某种待研究的物质（如化学毒物、病原体），或者具备某种待研究的特征（如性别、性格）或行为（如吸烟、饮酒）。在方案撰写时，研究者需要详细描述暴露因素的定义及测量方法，以便与同类研究进行比较。

下面以导读案例二"中老年人群维生素 D 水平与膝骨关节炎发病率的相关性"这项前瞻性队列研究为例，介绍撰写暴露因素需要注意的关键方面。

1. 明确暴露和非暴露的定义　　例如，以静脉血 25-羟基维生素 D 的水平代表维生素 D 水平，若 25-羟基维生素检测结果<75nmol/L 为暴露组，≥75nmol/L 为非暴露组。

2. 明确测量方法　　目前临床有三种维生素 D 检测方法，分别是磁微粒化学发光法、电化学发光法、液相色谱-串联质谱法，为了避免不同方法学存在不同的局限性和抗干扰能力，因此研究过程中应固定一种检测方法以减少结果的差异。

八、混杂因素

当基于组间比较评价某个暴露因素与研究结局之间关系时，如果一些既与暴露因素又与研究结局有关、不是位于从暴露因素到研究结局因果链上的外部因素在组间分布不均衡，就会造成错误地估计暴露因素与研究结局之间的关系，这类偏倚为混杂偏倚，引起混杂偏倚的外部因素就是混杂因素。这些因素并非暴露因素与研究结局之间的中介变量，其可能导致暴露因素和结局之间关系失真，影响结果的可靠性和有效性。因此在撰写方案时，应当识别并列举研究的混杂因素，并描述控制混杂因素的方法，混杂因素控制得越好，研究的质量越高。

常见的混杂因素来源于研究人群，如年龄、性别、种族、居住环境、学历、疾病严重程度、既往病史等。在研究设计时，可通过设定严谨的患者纳入标准和排除标准、病例-对照匹配等控制研究人群的混杂因素；在数据处理阶段，采用多因素回归分析、分层分析、倾向性分析和工具变量分析等方法调整混杂因素，以评估观察性研究中潜在的因果关系。具体的方法详见本书第十三章。

九、统计分析计划

统计分析计划（SAP）是临床研究方案中不可或缺的部分，它以清晰的方式呈现了数据统计分析的全面考虑，确保研究的科学性和可靠性。SAP

的内容涵盖了研究中所有统计学层面,包括研究设计类型、比较类型、随机化与盲法、主要与次要结局/终点指标的定义与测量、检验假设、数据集的明确定义、疗效及安全性评价,以及统计分析的详细计划。统计分析的详细计划通常由两个关键方面组成,一方面涉及统计分析数据集,包括数据收集、整理和管理的具体计划,以确保数据的高质量和一致性;另一方面则涵盖统计分析方法,明确了对数据进行统计学分析的具体步骤和程序,从而为研究结果提供可靠的统计学支持。

十、安全性评价

不同于以药物/器械注册上市为目的的 IST,大部分 IIT 均使用已经上市的药物/器械,并按照说明书或行业指南使用,因此安全性指标往往是 IIT 的次要结局指标。对于设计了安全性指标的研究,方案撰写时应明确不良事件/严重不良事件的定义、分级、处理措施和记录要素,以及严重不良事件的报告等。下面为介绍方案撰写时,安全性评价的要点。

1. **不良事件的定义**　不良事件和严重不良事件(SAE)的定义参见第五章。

2. **不良事件的分级**　统一的不良事件分级标准将有助于保持评估的一致性和公正性,确保对不良事件的处理在整个研究过程中保持准确、透明且符合伦理规范。目前,大部分研究均参照美国卫生及公共服务部国立卫生研究院国家癌症研究所发布的不良事件通用术语标准(Common Terminology Criteria for Adverse Events,CTCAE)V5.0 对不良事件严重程度进行分级,该标准由轻到重,将不良事件分为 5 个等级。

1 级:轻度;无症状或轻微;仅为临床或诊断所见;无需治疗。

2 级:中度;需要较小、局部或非侵入性治疗;与年龄相当的工具性日常生活活动(如做饭、购买衣物、使用电话、理财等)受限。

3 级:严重或者具有重要医学意义但不会立即危及生命;导致住院或者延长住院时间;致残;自理性日常活动能力(如洗澡、穿脱衣、吃饭、盥洗、服药等,并未卧床不起)受限。

4 级:危及生命;需紧急治疗。

5 级:与不良事件相关的死亡。

3. **不良事件的处理、记录、上报**　在临床研究中,对不良事件的处理、记录和上报是确保研究参与者安全的重要步骤。以下是方案撰写中应当明确的内容。

（1）不良事件的处理：对于任何不良事件，研究人员应立即采取适当的处理措施，确保研究参与者的安全。处理措施应根据事件的性质和严重程度而定，可能包括暂停药物治疗、调整剂量或其他干预措施，如受试者出现哪些不良反应应暂停药物治疗，哪些情况调整剂量或哪些情况对症治疗。

（2）不良事件的记录：所有不良事件都应详细记录在病历或相关记录表中，包括症状、体征和实验室结果异常。记录内容包含事件的发生时间、持续时间和严重程度、处理措施等信息。记录应当及时，以确保后续的安全性评估和数据分析的准确性。

（3）不良事件的上报：对于严重不良事件，研究者应当按照所在医疗卫生机构制定的严重不良事件报告制度进行上报，一般该制度规定了上报的时间窗口、上报的管理部门、报告模板表格，以及上报后的跟踪处理措施。

十一、伦理考量

临床研究是涉及人的医学研究，应当遵循国际公认的伦理准则以及我国有关医学研究的伦理原则（具体请参阅本书第二十一章），本节将简单介绍撰写方案时应当体现的伦理学内容。

1. 风险和获益分析 整体介绍研究涉及的药物、器械或研究措施的安全性数据以及潜在的风险，分析研究对研究参与者的临床意义和社会价值，临床研究的科学和社会利益绝不可凌驾于对研究参与者人身安全与健康权益的考虑之上。科学与伦理的平衡是确保研究的可持续性和研究参与者权益的关键。

2. 过程中风险控制 说明本研究通过哪些措施减少或降低风险，确保研究参与者安全。如对研究团队进行培训考核，对数据进行校对或双份录入，选择有经验的研究者参与研究，制订风险控制计划且按计划认真执行，严密监控不良事件，发生特殊事件可及时叫停等。

3. 研究参与者权益保障 说明本研究充分尊重研究参与者的意愿，严格执行知情同意，参与者随时可以退出。研究参与者不应被要求支付任何因研究额外增加的费用。对于研究参与者在研究过程中支出的合理费用如交通费等，应当给予适当补偿。在研究中发生的损害应当得到及时、免费的治疗，并根据法律法规及双方约定提供相应的补偿或赔偿。

4. **伦理审查委员会**　说明本研究的方案、知情同意书等资料只有经过伦理审查委员会批准后才可使用。研究过程中,若涉及以上材料的变更,则重新提交伦理审查委员会审查,批准后方可执行。

5. **知情同意书**　说明本研究严格执行知情同意程序,确保参与者在参与研究前充分了解研究目的、流程、风险和可能的益处,并有权自主决定是否参与研究,应当签署书面知情同意书,以及知情同意书的签署条件、要求和保存条件等。豁免知情同意的研究应当对符合豁免的情况进行说明,并已获得伦理审查委员会批准。

6. **研究参与者隐私和保密**　为切实保护研究参与者的隐私权,研究人员应如实告知研究参与者关于其个人信息的收集、储存、使用及保密措施情况,并在获得许可前不得将个人信息透露给第三方。研究参与者个人信息和参与临床研究的情况,不得透露给未获授权的人员。

7. **特殊保护**　对于涉及儿童、孕产妇、老年人、智力障碍者、精神障碍者等特定群体的研究参与者,应给予特别保护。同样,对于涉及受精卵、胚胎、胎儿或可能受辅助生殖技术影响的研究参与者,也应予以特别关注。

十二、临床研究方案常见问题及建议措施

在设计临床研究方案时,常见的问题可能导致研究的不完善,以下是临床研究方案常见问题和建议措施。

1. 研究设计存在较大缺陷,包括但不限于研究目的、指标过多、假设不明确、未体现创新性、样本量估算不合理,研究设计选择不合理、前期研究基础不充分等。

2. 质量控制和质量保证方面存在详细计划的缺失,建议制定全面的质量控制计划,包括定期的研究者团队内部和外部审核。

3. 项目的风险评估及风险处理预案方面存在不充分的情况,需要进行全面的风险评估和详尽的风险处理预案,并定期更新。

4. 在不良事件的处理、记录、上报方面不够重视,建议建立标准化的处理流程,确保及时而准确地上报,并进行严格的随访。

5. 伦理学方面,伦理审查尚不完备,建议由独立的伦理审查委员会审查,着重保护研究参与者权益。

6. 未交代研究预期进度和完成日期,建议需要更清晰的项目计划和详细的进度安排。

7. 数据管理、数据安全不够完善,建议建立专业的团队和高效的安全措施。

8. 研究参与者依从性的提高措施方面未有介绍,建议引入个性化手段,如提醒工具和支持手段。

9. 资料保存、任务分配、预期结果方面交代不充分,建议制订完善的计划,包括清晰的任务分配责任和明确的预期结果和评估标准。

通过强化这些方面的措施,有助于提高临床研究的质量、伦理合规性和研究可行性,确保研究的科学性和研究参与者的安全性。

第三节　临床研究方案注册与备案

一、临床研究方案注册与备案背景介绍

当前,全世界各国都在积极开展医学科学研究,共同推动医学领域的进步,开展的临床研究项目量非常庞大,但是因为缺少公开透明的注册平台,存在大量重复研究、选择性发布研究成果的情况,导致了资源的浪费以及医学期刊发表的偏倚。为了提高临床研究的透明性、满足伦理学要求、促进交流合作,2004 年,国际医学期刊编辑委员会(International Committee of Medical Journal Editors,ICMJE)发布声明,所有临床试验均要在纳入第一例受试者之前完成注册,2005 年 7 月 1 日起 ICMJE 成员杂志只接收经过公共临床试验机构注册的试验结果。2006 年世界卫生组织(World Health Organization,WHO)正式启动国际临床试验注册平台(International Clinical Trials Registry Platform,ICTRP)的建设工作,各国也逐步启动注册平台建设。目前全球共有 20 个一级注册机构及数据提供机构,包括美国国立卫生研究院管理的临床研究注册平台(ClinicalTrials.gov)和中国临床试验注册中心(www.chictr.org.cn,ChiCTR)等。ICMJE 和 WHO 对于观察性研究是否需要进行注册,均没有硬性规定,但是目前已有大量观察性研究在临床试验注册平台进行注册。

医学研究登记备案是国家行政监督管理部门的强制规定,如国家卫生健康委和国家药品监督管理局《关于做好 2020 年干细胞临床研究监督管理工作的通知》要求,自 2020 年起,凡申报干细胞临床研究机构和项目备案的医疗机构,均应当在国家"医学研究登记备案信息系统"(www.

medicalresearch.org.cn）中填报并提交备案材料。2023 年国家卫生健康委、教育部、科技部、国家中医药局联合印发的《涉及人的生命科学和医学研究伦理审查办法》和 2024 年国家卫生健康委、国家中医药局、国家疾控局联合印发的《医疗卫生机构开展研究者发起的临床研究管理办法》，均明确要求经机构批准的所有涉及人的医学研究在实施前，研究者、伦理审查委员会和机构应当将该研究伦理审查意见和机构审核意见等信息按国家"医学研究登记备案信息系统"要求分别如实完整、准确上传，并根据研究进展及时更新信息。

为了减少医疗卫生机构和研究者信息填报工作量，国家卫生健康委员会积极推进"医学研究登记备案信息系统"与"中国临床试验注册中心"的对接工作，从 2023 年 11 月 12 日开始试运行。试运行期间，项目负责人在登记备案系统首次上传研究信息时，在"是否需在'中国临床试验注册中心网站'公开"一栏，选择"是"后，该研究在机构审核通过后，其相关信息将同步至"中国临床试验注册中心"，由"中国临床试验注册中心"审核通过、分配注册号并提交至国际临床试验注册平台。

二、临床研究方案注册平台与基本流程介绍

目前全球一共 20 个一级注册机构，我国研究者常用"中国临床试验注册中心"（https://www.chictr.org.cn）和"美国临床试验注册库"（https://clinicaltrials.gov），一项研究只需要在其中一个平台完成注册即可，不需重复注册。如案例三选择了"美国临床试验注册库"进行注册。如果是跨国多中心试验，可同时在开展试验的多个所在国同时注册，但需先在 WHO ICTRP 申请唯一识别码（unique trial number，UTN）。因相关注册平台首页均有详细的使用教程和常见问题解答，在此只做基本流程介绍。

1. 准备注册信息　当研究方案通过机构立项审批后，按照国际通用的格式和规范，撰写英文版研究方案，内容应当包括：研究设计类型、目的、假设、设计、方法、研究人群、干预措施/暴露因素、终点指标、统计分析、伦理和管理等内容等。

2. 创建注册账号　根据实际情况，选择一个注册平台，根据平台指引，完善个人信息，创建个人账号。

3. 填写注册信息　根据注册平台的要求，填写注册表格，确保提供所有必要的信息并上传本研究的伦理批件、受试者知情同意书等相关文件。

注意填写的所有信息应与机构批准的信息一致。若在机构审批前进行了预注册,则需要在通过伦理审查后、首例入组前,及时进行信息更新。

4. 信息核对 检查填写的信息符合注册平台的质量标准,如完整性、准确性、一致性等,确保成功提交。

5. 跟进审核记录 定期登录系统,查看平台审核进度,若被退回,则应及时讨论退回意见,提交修改答复。直至项目被公开发布,获得注册号,则成功注册。

6. 定期更新记录 研究期间,应定期到平台更新项目状态、招募情况、方案变更情况等。

7. 公开结果 研究结束后,提交最终研究结果和报告,共享临床研究的成果和经验。

三、国家医学研究登记备案信息系统基本流程介绍

国家"医学研究登记备案信息系统"(以下简称备案系统,网址:https://www.medicalresearch.org.cn)由国家卫生健康委科教司基于我国临床研究的法律法规要求开发,该系统于 2020 年 9 月 1 日起全面启用,已实现临床研究从立项、审批、监管、结题和成果公开等全链条信息化备案管理。信息填报前,应当仔细阅读系统使用指南。下面将简要介绍临床研究登记备案的步骤。

1. 创建账号 该系统暂时不开放自行注册功能,医疗卫生机构的账号由各自的执业登记机关进行创建,机关创建账号后下发各医疗卫生机构。医疗卫生机构单位账号可以进行本单位内人员管理,创建人员、批量导入、修改角色、重置密码等管理功能。

2. 信息填报和提交 医学研究登记备案需要填报的信息包括:基本信息、实施信息、研究内容、研究设计、招募信息、其他信息、数据共享与公开以及相关附件。基本信息栏的研究分类将会影响后续的填报内容以及审批流程,因此在填报时,务必根据机构批准的方案等材料准确选择研究分类,避免流程和信息错误。例如,研究分类为研究者发起的非干/体细胞的临床研究项目,在提交后,通过机构科学性审查和伦理审查,再经机构管理员审查后即备案成功;注册类项目或研究者发起的中医类项目由机构审核后,还需提交执业登记机关审核;干/体细胞临床研究在机构管理员审核后,还需逐级递交省级和国家卫生健康委员会进行学术和伦理审查。多中心研究由组长单位负责

登记备案,在实施信息栏,填写分中心机构名称和主要研究者姓名,分中心主要研究者予以确认并提交分中心伦理批准材料。

3. **信息审核公开**　系统将按照研究分类对应的审批流程,将项目流转至机构科学性审查秘书、伦理审查秘书和机构管理员等账号,审核人员应对提交信息进行审核,若有意见,应给予明确清晰的审核意见,并退回研究者修改;若无意见,则上传审查审批信息,提交至下一环节,直至项目状态为"已公开"。同步到"中国临床试验注册中心"的项目如被退回修改,研究者需修改后重新提交,并获得"中国临床试验注册中心"审核通过后,方可注册成功。

4. **更新备案信息**　已公开的项目,在开展过程中项目负责人可进行"变更"或"提交报告",其中严重不良事件和违背方案事件,由项目负责人进入填报提交后,由伦理审查委员会审核通过后,机构可进行查看。研究进度、研究成果、病例报告表,由项目负责人进入填报提交后,由伦理审查委员会和机构依次审核。

5. **上传结果报告**　在研究结项后,应在系统上传最终研究报告,并向同行公开,加强学术交流。

(朱兆华　韩卫雨　窦智燕　刘彦琦)

练习题

1. 某研究者拟开展一项前瞻性队列研究探索不同饮食习惯对高血压肾脏病患者肾功能的影响。为了规范地撰写研究方案,研究者应参考的方案指南是?

  A. STARD　　　　　　　　B. SPIROS

  C. CONSORT　　　　　　　D. SPIRIT

2. 该研究者基于上述研究发现,"轻断食"饮食模式可能对于高血压肾脏病患者肾功能有保护作用。研究者希望进一步开展随机对照试验以验证该发现,下列关于该研究的方案指南选择正确的是?

  A. STARD　　　　　　　　B. SPIROS

  C. CONSORT　　　　　　　D. SPIRIT

3. 在该研究者所撰写的临床试验研究方案组成模块中,下述哪一项并非必需?

　　A. 结局指标　　　　　　　B. 研究人群

　　C. 暴露因素　　　　　　　D. 干预措施

4. 在进行随机化分组过程中,研究者希望确保试验组和对照组样本数完全相同,应选择的随机分组方法是?

　　A. 区组随机分组　　　　　B. 完全随机分组

　　C. 动态随机分组　　　　　D. 分层随机分组

5. 该研究者的临床试验方案经过所在医院伦理审查委员会审核通过,拟开始实施,下列哪项说法不正确?

　　A. 研究者应该按国家规定的要求,进行项目方案的备案和注册。

　　B. 研究者可以选择国际或国内专业网站进行项目方案的注册,确保项目透明公开。

　　C. 研究者必须在美国国立卫生研究院所属的 ClinicalTrials.gov 网站注册,才能确保研究质量。

　　D. 研究者在通过了伦理审批、项目注册之后开展病例筛选和入组。

参考文献

1. RIVERA S C,LIU X,CHAN A W,et al. Guidelines for clinical trial protocols for interventions involving artificial intelligence: the SPIRIT-AI extension[J]. BMJ, 2020,370:m3210.

2. DAI L,CHENG C W,TIAN R,et al. Standard protocol items for clinical trials with traditional Chinese medicine 2018: recommendations,explanation and elaboration (SPIRIT-TCM extension 2018) [J]. Chin J Integr Med,2019,25(1):71-79.

3. KENDALL T J,ROBINSON M,BRIERLEY D J,et al. Guidelines for cellular and molecular pathology content in clinical trial protocols: the SPIRIT-Path extension[J]. Lancet Oncol,2021,22(10):e435-e445.

4. YAP C,REKOWSKI J,URSINO M,et al. Enhancing quality and impact of early phase dose-finding clinical trial protocols: SPIRIT Dose-finding extension (SPIRIT-DEFINE)guidance[J]. BMJ,2023,383:e076386.

5. KAHAN B C,HALL S S,BELLER E M,et al. Consensus statement for protocols of

factorial randomized trials: extension of the SPIRIT 2013 statement[J]. JAMA, Netw Open, 2023, 6(12): e2346121.

6. MAHAJIAN R, BURZA S, BOUTER L M, et al. Standardized protocol items recommendations for observational studies (SPIROS) for observational study protocol reporting guidelines: protocol for a Delphi study[J]. JMIR Res Protoc, 2020, 9(10): e17864.

7. 国家卫生健康委, 教育部, 科技部, 等. 关于印发涉及人的生命科学和医学研究伦理审查办法的通知: 国卫科教发〔2023〕4 号[EB/OL]. (2023-02-18)〔2025-03-07〕. https://www.gov.cn/zhengce/zhengceku/2023-02/28/content_5743658.htm.

8. 国家卫生健康委, 国家中医药管理局, 国家疾控局. 关于印发医疗卫生机构开展研究者发起的临床研究管理办法的通知: 国卫科教发〔2024〕32号[EB/QL]. (2024-09-18)〔2025-03-07〕. https://www.gov.cn/zhengce/zhengceku/202409/content_6976872.htm.

第十八章

临床研究全流程规范化管理

导读

案例一：张博士，一位著名的心血管科主任医师，在 2021 年初启动了一项已用于治疗类风湿关节炎的药物临床试验，目标是评估其治疗心脏病的效果。由于急于取得研究成果，他在制定好临床研究方案后即开始招募研究参与者。在这个过程中，研究参与者李先生因未被充分告知药物的潜在副作用而面临未知的健康风险。结果，李先生出现了严重的不良反应，需要住院治疗。

案例二：在 2022 年，肿瘤科杨教授团队进行了一项抗白血病药物用于治疗肺癌的临床试验。试验过程中，多名研究参与者出现了严重不良反应，如恶心、呕吐和肝功能异常，但研究团队未能及时记录并报告。

案例三：赵某团队在进行一项长期的心理健康研究时，在 2020 年收集了大量研究参与者的个人敏感信息，包括个人精神病史和家族病史。一名研究助理错误地将这些信息上传到了公共云服务器，导致数百名研究参与者的个人信息外泄。

案例四：王教授在 2019 年完成了一项关于糖尿病患者的药物研究，收集了大量研究参与者的健康信息。研究结束后，未经研究参与者的明确同意，他将这些数据用于了另一项有关心血管疾病的研究。

请思考上述案例在临床研究管理过程中存在什么问题？

一项临床研究的结果是否准确、可靠，源于研究整个过程是否符合科学性、合规性和伦理性。《医疗卫生机构开展研究者发起的临床研究管理办法》中明确规定，医疗机构对研究者发起的临床研究(IIT)负有监管责任。做好一项临床研究，方案设计的科学性很重要，实施过程的规范性同样重要，故本章将论述 IIT 的全流程规范化管理(图 18-0-1)。通过对 IIT 的全流程进

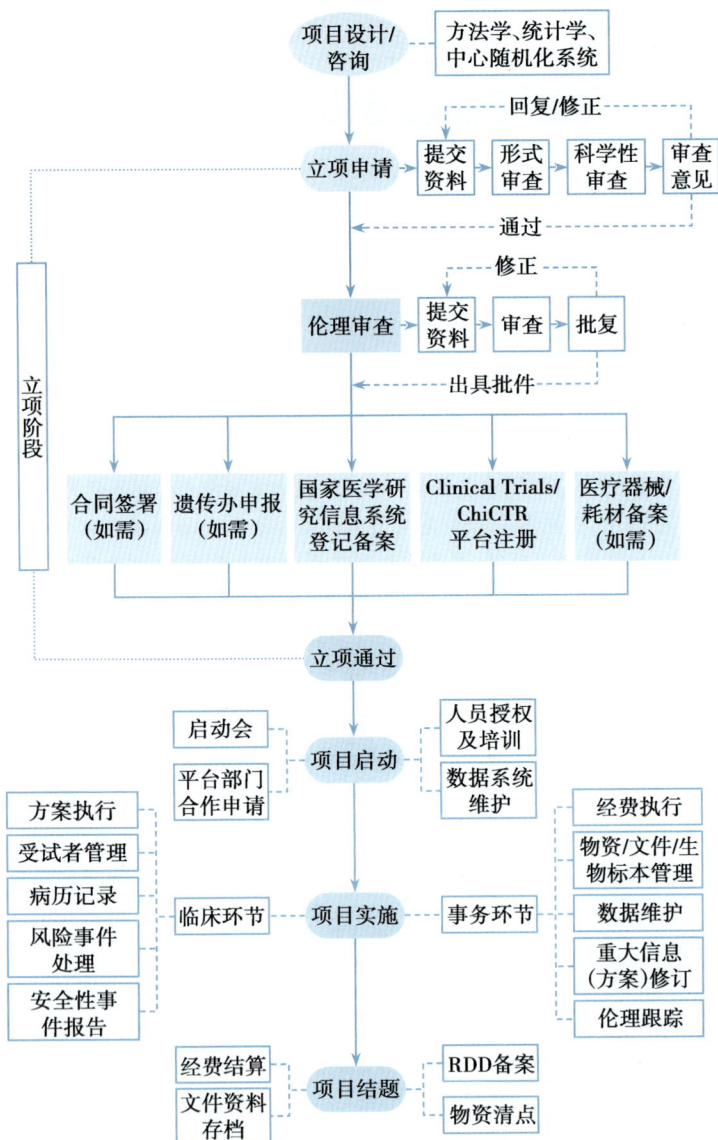

图 18-0-1　IIT 项目实施基本流程概览

行规范化管理,包括立项、实施、结题各个环节,可以有效避免不规范的行为,保护研究参与者的权益,提高研究的质量和可信度。

第一节　实施前准备

一、项目设计与咨询

主要研究者(principal investigator,PI)负责研究方案和研究主要文件的制定,应邀请统计学/流行病学专家参与或咨询,保证研究设计和统计分析无误。

二、研究团队的组建

PI根据项目的具体情况组织研究小组,研究团队中医护人员、可能接触研究参与者的相关人员均需接受相关药物临床试验管理规范(GCP)培训,并获得证书。

三、研究者会议的召开

多中心临床研究建议召开研究者会议,收集各参加中心对方案和实施可行性的建议和意见。医院临床研究管理部门对于组长单位或者高风险的项目应派人参会。

四、立项申请

1. **立项资料递交**　研究者按照《研究者发起的临床研究报送资料列表》准备好项目资料,一般包括项目申请表、申报书、无利益冲突声明、知情同意书(如需)、病例报告表(case report form,CRF)或者电子数据采集系统(electronic data capture,EDC)、研究团队组成、临床研究无经费资助声明、PI履历、GCP培训证书等。

2. **立项审核**　机构管理部门按照《立项审核的SOP》组织召开项目审核会,审核意见通常会在临床研究管理平台系统或邮件中告知。

(1)立项:经立项会讨论,建议该项目立项。需递交主管领导签字。

(2)同行评议:经立项会讨论,送其他同行专家科学性审查。

(3)学术委员会审查:经立项会讨论,送相关专业学术委员会科学性审查。

(4)需回复反馈:请PI对反馈的问题进行回复。步骤一:在平台上传经PI签字确认的《审查意见回复函》,内容需包括但不限于:机构受理号、方案名称、PI、审查具体意见及回复、PI签字确认,如有补充资料或有更新的相关资料电子版请一并提交管理平台。收到形式审查通过的邮件后,进入步骤二:递交纸质《审查意见回复函》和补充资料或有更新的相关资料纸质版一并提交供上会讨论使用。

(5) 修正后重报:需按管理平台中提出的修改意见和建议对提交资料重新修改并重新申报。

(6) 不立项:经立项会讨论,不建议该项目立项。项目申请终止。

3. 影响立项其他需关注事项

(1) 研究者需首先根据 IIT 类型"分类"就资助情况、知识产权和研究参与者赔偿/补偿等(表 18-1-1)在研究方案、研究合同中予以明确,若知识产权归资助方,合同中应明确数据不能用于产品注册或其他商业目的。

表 18-1-1　研究类型分类与立项参考

分类	资助 (含经费、药品、 器械、耗材等)	知识产权归属 (含论文、 成果、专利等)	赔偿责任 (研究参与者的 赔偿补偿等)	立项
1	无资助	医院	研究者	可考虑
2	部分资助	医院	研究者	可考虑
3	部分资助	资助方	研究者	不考虑
4	部分资助	资助方	资助方	可考虑
5	全额资助	医院	研究者	可考虑
6	全额资助	资助方	研究者	不考虑
7	全额资助	资助方	资助方	可考虑

注:资助来源包括:药企、基金会、学会/协会(如中华医学会、中国抗癌协会、吴阶平医学基金会等)、私人捐赠等。如资助来源为其他医院等,另行考虑。

(2) 如参加其他单位的多中心临床研究,研究者应提交组长单位的最终版的伦理批件和经伦理批准的最终版的研究方案和知情同意书。

(3) 对风险高或经费大的跨院校/科室临床研究,应得到 PI 所在科室主任签字同意。

(4) 对于信息调研类的研究,涉及用药/诊疗信息和医疗费用等敏感信息的,需由医务处审定。

（5）涉及大型医疗设备的 IIT 项目，应首先得到 PI 所在科室主任签字同意，同时要提交总务处和医务处审定其可行性。

（6）临床研究保险问题，临床研究中采用的干预方式未被列入我国诊疗规范或指南（含卫生健康委员会、专业学会、医学研究机构等编制的规范、指南、行业共识等）的，建议购买"临床试验责任保险"。

（7）试验药品免费：研究发起人或资助企业需免费提供全部研究药物；不得通过医保报销或让患者自费购买；凡超出国家药品监督管理局批准的药品说明书中"适应证"范围，无论国内外诊疗指南中有无推荐，用于开展 IIT 的，试验药品均需免费。

五、伦理审查

导读案例一中的张博士在仅确定好临床研究方案后未获得临床研究管理部门批准特别是未获得伦理审查委员会批准的情况下即招募研究参与者，导致研究参与者未被充分告知潜在风险而遭受严重不良反应。这种行为不仅违反了道德准则，还可能触及法律上的责任，因为未经伦理审查的试验可能违反法规和规定。因此，研究者应提前了解需提交伦理审查的研究项目范围：在医院内实施的涉及人的生命科学和医学研究项目，包括对人体组织或数据的研究，应向伦理委员会提交伦理审查申请/报告。

以下为伦理审查的一般流程：

（1）送审：项目在临床研究管理部门立项申请受理后可递交伦理审查，所有材料需项目负责人审核签字且上传到本院伦理系统平台。

（2）提交：扫描研究者签名后的伦理申请表及其他资料系统上传，伦理办公室形式审查同意后，会在系统发送受理成功通知。若仅交电子版材料，纸质版材料（包括签名页），请研究者自行保存，以备今后接受检查。

（3）接受审查的准备：会议时间/地点：办公室秘书会邮件通知研究团队。收到会议通知后，研究团队需在会前两天确定方案汇报及答辩团队，准备汇报材料（包括研究背景、目的、实施内容、流程、知情同意书等）。

（4）会议审查时间：伦理委员会通知研究者伦理的审查时间，研究团队准时汇报并回答问题。

（5）审查决定的传达：伦理委员会办公室在做出伦理审查决定后一般以"伦理同意函"或"伦理意见函"的审查决定上传在系统。如系统中审查结果已显示，申办方和研究者及相关人员可以在系统下载意见函/同意函。

六、研究者发起的临床研究涉外特别审查的办理

1. **涉及项目范围**　适用于涉及如下情况的研究者发起的临床研究项目。

（1）项目经费涉及境外资助。

（2）项目涉及未在我国注册正式代表机构的境外非政府组织合作（有境外非政府组织合作）。

2. **一般流程**

（1）咨询

A. 时间：临床试验机构立项前，建议提前至少 3 个月通过邮件咨询。

B. 邮件标题：临床研究项目-涉外咨询-项目名称-主要研究者。

C. 邮件内容：项目名称、科室、主要研究者、经费的境外资助方，或拟开展合作的境外非政府组织名称＋试验方案。

（2）办理：项目协议根据各医院流程在相关部门进行"境外资助项目审批"或"境外非政府组织临时活动备案"。项目经医院临床研究管理部门立项和伦理均审批通过，协议提交审查后无异议待签署的版本，经上级部门批准后方可签署。

如该境外非政府组织已在中国境内依法设立代表机构，请在立项时向临床研究管理部门提供该机构的代表机构登记证书复印件。

协议已通过医院临床研究管理部门及上级部门审核通过，递交纸质合同时请一同递交批准凭证。

七、合同/协议审批流程

1. **合同/协议的拟订**　合同/协议由研究者与合作方拟订，至少应包含但不限于如下信息。

（1）研究题目、内容、合同版本号或日期。

（2）甲方单位、乙方单位（合同各方名称应统一，并应与银行账号名称、公章保持一致）。

（3）各方承担的责任和义务。

（4）费用、付款进度、方式。

（5）经费明细和预算表。

（6）其他：如知识产权、著作权、保密等。

（7）签章部分中院方需有主要研究者（项目负责人）及法人代表签署。

2. **审查过程**　临床研究管理部门收到提交的合同,会首先进行形式审查,审核意见会直接在系统或者纸质反馈,并根据意见修改合同,在原提交路径中提交。

3. **协议内容的审核**　临床研究管理部门根据《临床研究经费管理制度》等审核协议内容,确定所有的条款符合医院和管理部门要求,才可进行纸质的签署。

审核流程到达"合同签章"环节可导出带有管理部门受理号水印的协议/合同,用于协议/合同最终签章使用。

4. **协议/合同签章**　如由医院发起的临床研究合作协议,建议本院完成签章后交予对方签署;如本院作为参加单位合作的,由合作方先行签章,本院 PI 签字后的正式合同,递交到管理部门审核签署。

5. **合同领取**　纸质合同的签章需要按照医院相关管理部门流程进行,临床研究管理部门一旦取回已签章的合同就会发放,可领取合同。

八、人类遗传资源行政许可相关事项申请

研究各方均应严格遵照中华人民共和国国务院令第 717 号《中华人民共和国人类遗传资源管理条例》和《人类遗传资源管理条例实施细则》相关规定予以办理相关审批、备案或事先报告,尤其对于有外资背景公司或机构参与合作的 IIT。获得通过并提供相关审批文件后方可进行项目启动和招募研究参与者,备案批文需上传医院临床研究管理系统存底备查。

1. **申请主体**　由研究者/研究中心作为申报主体,其中国际合作科学研究审批、国际合作临床试验备案可由研究者授权合作方人员办理。

2. **审批、备案与事先报告管理**　根据《人类遗传资源管理条例实施细则》,涉及科技部审批、备案与事先报告管理事项包括重要遗传家系人类遗传资源采集、国际合作科学研究、人类遗传材料出境等。必须向科技部事先报告事项包含信息对外提供或开放使用(国外发文章、国际会议、合作方以外的其他外方单位处理数据等)。

上述事项的审批备案报告批准书及变更批件须提交临床研究管理部门或科研管理部门。本院是组长单位的,需要提交人类遗传资源批件原件及受理单;本院是参加单位的,提交人类遗传资源批件复印件及受理单。

3. **相关流程**

(1) 发起院内人类遗传资源管理审查申请:按照医院流程进行申请,填

写人类遗传资源管理申报申请表,递交相应的支持材料给单位人类遗传资源管理员,主任审批通过后,将申请表连同相关盖章页送至人类遗传资源管理员申请签字盖章。

（2）注册申报账号:登录科技部人类遗传资源服务系统(网址:https://apply.hgrg.net),注册自然人账号。

医院职工(研究者或项目组人员)办理:研究者或项目组人员注册自然人账号,邮件通知单位管理员。

（3）审批类程序:①填报:研究者登录科技部政务服务平台在线填写相关申请材料提交至单位管理员后,邮件通知单位管理员提交至科技部。②纸质申请材料递交:预受理的电子版申请材料采用 A4 纸双面打印、封面和签字盖章页单面打印、一式一份、胶装,附件按照顺序装订于申请书之后,经单位审查同意后向科技部递交纸质申请材料。③纸质材料审查与受理:科技部在 5 个工作日内完成形式审查,正式受理的出具受理单。不符合规定的,退回申请人。④审批:科技部组织专家对受理的申请事项进行技术评审,形成专家评审意见并作出批准或不批准的决定。⑤结果:公布文书送达,科技部将审批结果在科技部网站公布并在 10 个工作日内通过邮寄方式将审批决定书送达。

4. 国际合作临床试验备案程序

（1）填报:研究者在线填写相关备案材料(下载合作单位签章/承诺书,联系管理部门相应联系人申请盖章)。盖章文件及相关材料填写完整提交。

（2）提交至单位管理员后,邮件通知单位管理员提交至科技部(备案材料提交成功,获得备案号后,即可开展国际合作临床试验)。

多中心临床试验的,组长单位通过伦理审查即可办理备案手续。参与单位在组长单位获得备案号后,将本单位伦理审查同意函及承诺书上传至平台,即可开展国际合作临床试验。

临床试验过程中,需要对合作方、研究目的、研究内容、研究方案、合作期限等重大事项进行变更的,需要重新备案。

九、注册与备案

1. 临床试验注册平台登记注册   临床试验登记注册是高质量研究成果发表的前提条件,推荐和鼓励项目申请人进行研究注册,常用注册平台包括中国临床试验注册中心(www.chictr.org.cn)和美国临床试验注册库注册

（www.clinicaltrials.gov）。

2. **国家医学研究登记备案信息系统备案**　根据《涉及人的生物医学研究伦理审查办法》以及《医疗卫生机构开展研究者发起的临床研究管理办法》要求，涉及人的生物医学研究项目应当在项目实施前，在国家医学研究登记备案信息系统（https://www.medicalresearch.org.cn/login）进行备案。临床研究项目经机构管理部门批准立项及获得伦理委员会批件后，研究者应当在 7 个工作日内在医学研究登记备案信息系统上传信息。

注册和登记具体介绍请见第十七章。

十、项目启动

1. **研究资料的准备**　启动会召开前，PI 及研究相关人员应确保临床研究资料准备妥当。

2. **研究药品、器械等的准备**　启动会召开前，研究药品、器械等提供者将相关物资交于研究小组。PI 及研究相关人员参照《药物管理制度》《药物的接收、保存、分发、回收、退还、销毁的 SOP》，派专人负责物资的接收、保管、分发、回收和退还。

3. **启动会召开**　PI 主持召开项目启动会，邀请研究成员组的所有人员，包括医生、护士、药物管理员、研究助理、疗效评估人员（如需），由研究者汇报项目，具体介绍项目实施过程的每一步骤，如入/排标准、随机、给药过程、观察及随访、剂量调整、不良反应的处理及记录、合并用药、长期随访等，研究团队对关键步骤需进行充分讨论，并对成员进行分工和授权。启动会由专人进行记录并邀请管理部门人员参会，建议管理部门对研究团队进行相关的培训。

4. **各方责任的界定**　项目管理实施 PI 负责制，PI 对研究参与者权益、医疗安全负全责，对研究数据的真实性负全责及直接责任；所在科室负责人及临床研究管理部门负有管理责任，属于间接责任人。

5. **分工授权**　参与的研究人员，其行使职责应符合各自执业范围及授权内容。涉及知情同意、医疗判断、医嘱等环节，需由本院注册、经 PI 授权的临床医生负责执行；临床研究相关医疗病历、文书的书写，需由 PI 授权的临床医生签名确认。

研究人员参照相关法律法规、研究方案及相关 SOP 实施临床研究。如《研究参与者知情同意的 SOP》《原始资料记录的 SOP》《病例报告表填写的 SOP》《不良事件及严重不良事件处理与记录的 SOP》《药物临床试验SAE 报告的 SOP》等。

第二节　实施过程

一、临床试验招募广告

发布临床试验招募广告可以披露临床试验的相关信息,使潜在的研究参与者获取必要的信息后进一步与相关研究者进行沟通,深入了解临床试验详细信息。

招募广告应含临床试验的必要信息,如研究名称、研究目的和研究基本内容;研究相关联系人和联系方法;研究参与者的招募范围(纳入标准和排除标准),但不能包含误导性或诱导性内容,并且临床试验招募广告的内容及形式必须获得伦理委员会的批准后方可发布。

1. 招募广告递交伦理委员会审查。

2. 获得伦理委员会同意后,将伦理同意函(含招募广告版本等信息)和招募广告内容邮件发送给临床研究管理部门。

3. 招募广告通过工作人员审核后将在各种渠道如公众号发布。

二、中心随机化系统

为进一步加强临床试验的规范化管理,保障临床研究的质量,建议优先采用中央随机化系统,其次采用传统的由统计师设计的随机化表格和信封,并由统计师保管。

三、研究方案执行和记录

1. 研究参与者筛选　研究医生详细地向研究参与者介绍项目,试验存在的风险和获益,治疗是否免费等,研究参与者签署项目知情同意书的过程,建议详细地记录在病历中。研究医生详细地询问手术中的既往病史、家族史、过敏史、疾病发生的时间、治疗方案等,建议收集患者既往治疗病历作为原始资料。填写筛选入选表、分配筛选号。研究参与者进入筛选期,按照方案进行各项检查,包括生命体征检查、实验室检测、影像检查等。所有检查结束后,研究者一一核对入/排标准,确认符合所有的入选标准,不符合所有的排除标准,并记录筛选过程。按照方案进行随机,获得随机号,记录随机过程并保存随机号。

2. **筛选失败**　如研究参与者筛选失败,在病历中详细记录不符合项。

3. **正式入组**　给药期:如研究参与者成功入组,研究参与者进入首次治疗,病历中除了常规记录外,需按照方案实施干预措施,如药物临床研究,记录研究参与者接受药物的名称、剂量、总剂量,描述给药过程从几点开始、几点结束、是否观察到不良事件或者严重不良事件等,记录合并用药(如有)。医嘱中需详细开处研究药物及剂量。医嘱、护理记录与病历描述需一致。

给药后观察期:试验过程中根据方案进行不良事件的观察和收集,描述不良事件的名称、严重程度或者分级、开始时间、持续时间、是否转归、与干预措施的关系、后续治疗是否需要调整干预措施。在导读案例二中,肿瘤科杨教授团队未能及时记录和报告严重的不良反应,这种疏忽不仅延误了必要的医疗干预,还使研究参与者的健康风险加剧。监管机构的介入和试验的暂停显示出严格的监管和合规要求,研究团队面临的法律诉讼和经济赔偿反映了这些严重后果的严重性。因此,若研究参与者出现严重不良事件(SAE),研究者需及时对症处理,降低研究参与者风险,在病历中详细记录 SAE 及处理过程,同时填写 SAE 报告并在 24 小时内报告伦理委员会。所有的不良事件根据方案进行评估,建议第三方评估或者独立人员评估,填写评估表(建议受控文件),对于一些特殊的评估需拍照或者录音留作原始资料。

随访期:随访的数据建议记录在病历中,或者在医院信息系统的病历中插入随访记录模板,内容包括随访时间、随访人、随访的形式、随访的内容等。

临床试验 CRF 制作和填写,CRF 通常包括以下几个部分:①基本信息,如研究参与者的编号、姓名、性别、年龄等;②病史、家族史、过敏史等;③实验室检查结果,如血常规、尿常规、生化检查等;④治疗过程,记录研究参与者接受的治疗方法、剂量、疗程等;⑤不良事件:记录研究参与者在试验过程中出现的不良事件;⑥合并用药;⑦疗效评估。

CRF 的注意事项:①填写 CRF 时应保持客观、真实、准确,避免虚假记录;②CRF 与病历数据一致,且晚于病历;③在试验过程中,应及时填写 CRF;④CRF 的保管应做到安全、保密、防止数据泄露和篡改。

4. **退组**　如研究参与者已退出研究(疾病进展、因不良事件退出、自愿退组或者达到了其他退组标准),病历中详细记录退组的原因。

四、质量管理

PI 是项目实施质量的第一责任人,研究者应制定相应的项目 SOP

以保障研究项目的规范实施,建立质控体系,重要的步骤有双人核对,如核对入/排标准、处方、给药过程等。入组例数达到 3 例时,组织外部的监查,出现问题及时进行整改培训,确保临床试验实施符合管理办法、符合方案。如本中心为组长单位,PI 应对各中心的研究质量进行必要的监管,组织各单位自查;如研究项目有多方参与或有资助方,应按照合同的约定处理各方的责权及研究参与者损害的赔偿/补偿。医院临床研究管理部门质量管理员定期或视既往检查情况组织科室 IIT 质控员对研究项目质量和进度进行交叉检查,对存在的问题发出告知书,研究者予以整改并书面回复;存在严重问题的,必要时发出"警告信";对违背 GCP 和方案并造成严重后果者,遵照《临床研究缺陷管理制度》由相关部门进行处理。项目执行过程中,研究者应积极配合检查,对存在的问题及时整改。

第三节　研究结题

一、资料整理保存

项目结束参照医疗机构《档案管理制度》,由 PI 和研究相关人员负责研究资料的整理,档案保存年限不少于 10 年。在确保安全的前提下,可以实行电子归档。

二、总结报告

临床研究总结报告如需医院签章,PI 应对总结报告的真实性和科学性负责,确认签名后交至临床研究管理部门,审阅后盖章。

三、数据备案

导读案例三描述了赵某团队在处理敏感个人信息时的数据保护失误,导致研究参与者个人信息的不当泄露。这种事件不仅使研究参与者感到极大的不安,也对研究机构的声誉产生了深远的负面影响,同时也触及了数据隐私和安全方面的法律和伦理问题。

案例四涉及王教授未经研究参与者明确同意就将他们的健康数据用于其他研究,引发了研究参与者的愤怒和投诉。这种行为不仅违反了研究伦理中的知情同意原则,还损害了研究参与者对研究和研究机构的信任,可能导致王教授面临道德和法律的双重责任。

因此,临床研究进行过程中和结题后研究者及团队成员均应重视数据的管理和遵守数据保密原则,避免出现诸如案例三和案例四中研究参与者的个人信息泄露等严重问题,并建议研究团队在发表论文之前应将研究数据在研究数据备案(research data deposit,RDD)平台系统上备案,避免数据丢失、篡改和泄露等情况。

(李苏)

练习题

1. 在研究者发起的临床试验中,哪个环节内容不需要进行伦理审查?

A. 研究方案、知情同意书设计

B. 研究参与者招募广告

C. 试验数据收集和分析

D. 试验总结报告

2. 临床试验招募广告发布需要获得哪个机构的批准?

A. 国家卫生健康委员会

B. 医疗卫生机构伦理委员会

C. 人类遗传资源管理机构

D. 研究者发起的临床研究管理机构

3. 为了加强临床试验的规范化管理,建议优先采用以下哪种随机化方式?

A. 自行设计的随机化表格和信封

B. 统计专家设计的随机化表格和信封

C. 中央随机化系统

D. 研究者自行决定研究参与者分组

4. 在临床试验中,研究者应该如何处理研究参与者的个人信息?

A. 公开发布研究参与者的个人信息

B. 严格遵守数据保密原则,避免个人信息泄露

C. 将个人信息用于其他研究目的,无需研究参与者同意

D. 只在研究结束后保护个人信息的安全

5. 在临床试验中,研究者应如何处理研究参与者的不良事件?

  A. 忽略不良事件,只关注治疗效果

  B. 记录不良事件的名称、严重程度、开始时间等信息,并与干预措施关联

  C. 只记录严重不良事件,不记录一般不良事件

  D. 不需要进行不良事件的观察和记录

6. 临床试验的 CRF 通常包括以下哪些内容?

  A. 研究参与者的基本信息和病史

  B. 实验室检查结果和治疗过程记录

  C. 不良事件和合并用药记录

  D. 所有选项都正确

7. 当研究参与者退出研究时,研究者应如何记录退组的原因?

  A. 不需要记录退组的原因

  B. 只记录自愿退组的原因

  C. 在病历中详细记录退组的原因

  D. 只记录疾病进展的原因

参考文献

1. 国家卫生健康委,国家中医药管理局,国家疾控局. 关于印发医疗卫生机构开展研究者发起的临床研究管理办法的通知:国卫科教发〔2024〕32 号〔EB/QL〕.(2024-09-18)〔2025-03-07〕. https://www.gov.cn/zhengce/zhengceku/202409/content_6976872.htm.

2. 中华人民共和国国务院. 人类遗传资源管理条例:国务院令第 717 号令(2019)〔EB/QL〕.(2019-05-28)〔2025-03-07〕. https://www.gov.cn/gongbao/content/2019/content_5404150.htm.

3. 中华人民共和国科技部. 人类遗传资源管理条例实施细则:科学技术部令第 21 号〔 2023 〕〔EB/QL〕.(2023-06-01)〔2025-03-07〕. https://www.most.gov.cn/xxgk/xinxifenlei/fdzdgknr/fgzc/bmgz/202306/t20230601_186416.html.

4. 国家卫生健康委,教育部,科技部,等. 关于印发涉及人的生命科学和医学研究伦理审查办法的通知:国卫科教发〔2023〕4 号〔EB/OL〕.(2023-02-18)〔2025-03-07〕. https://www.gov.cn/zhengce/zhengceku/2023-02/28/content_5743658.htm.

第十九章

临床研究的数据管理与实施中的质量控制

• 导读 •

　　临床研究的证据来源于医学实践中产生的数据,高质量的数据才能产生高质量的证据。研究者发起的临床研究(IIT)作为临床研究证据的重要来源,其质量要求也越来越受到监管部门的重视。数据质量是研究质量的重要内容,如何提高研究者对数据质量的认识,在实践中结合监管部门的要求,并在遵循科学、伦理、规范的原则下达到数据质量要求标准。

　　以下给出了两个数据质量常见问题的案例。

　　案例一:某研究目的采用随机对照试验评价某治疗药物对宫颈癌的治疗效果,以下临床研究数据库数据如表 19-0-1 所示(部分 Excel 数据示例数据)。

表 19-0-1　部分 Excel 数据示例数据

| 随机分组 | 基线 | | | | | | | 访视 2 | | 访视 3 | |
	年龄	身高	体重	婚姻	宫内节育器	血压	家族史	TCT 疗效 2	HPV 疗效评价 2	TCT 疗效 3	HPV 疗效评价 3
1	53	164	140	已婚	无	120/80	2:4		0		0
2	26	162	50	已婚	无	130/85	2:4	1	1	1	1
1	58	162	57	已婚	无	130/90	2:4	0	0	1	1
1	51	160	60	未婚	无	125/80	2:4		1		1
2	31	168	56	已婚	无	135/95	2:3:4		1		1
1	84	168	45	已婚	无	120/80	2:4		1		不确定

案例二：某观察性研究研究泌尿系肿瘤术后复发的影响因素，以生化复发（PSA）为监测用指标，通过定期门诊抽血监测复发情况，在进行数据库溯源核对时，研究者不能在所在研究单位的门诊病历系统的检查结果中查询到数据库中记录的复发指标检测结果（没有找到检测结果或者数值不一致）。

请读者思考，上述案例中存在什么主要问题。

IIT 数据库的建立过程涉及数据产生前、产生过程中和产生后的整个数据链形成过程，由研究者、数据管理人员、研究过程管理和监查人员等多方参与，如何在保证数据质量的前提下提高数据管理的效率是本章节关注的重点。

第一节　临床研究数据质量相关要求

临床研究的数据管理标准化和规范化的法规和指导原则，最早多源于对临床试验中数据采集和质量管理需求，随着临床试验工业化发展以及计算机系统的应用逐步建立起来。

自 20 世纪临床试验质量管理规范（Good Clinical Practice，GCP）问世以来，临床试验中对数据质量的要求便一直受到关注。人用药物注册技术要求国际协调会（International Conference on Harmonization of Technical Requirements for Registration of Pharmaceuticals for Human Use，ICH）2023 版 GCP（以下简称 ICH-GCP）和我国目前实施的 2020 版 GCP 中多个条目都对数据获取过程的源数据质量要求、数据采集系统的应用、数据质量保证体系等提出了基本框架要求，对开展临床试验的研究者、申办方的职责以及有关试验过程的记录、源数据、数据核查等都直接或间接地提出了原则性的规定，以保证临床试验中获得的各类数据信息真实、准确、完整和可靠。

临床研究的数据管理标准化和规范化的法规和指导原则，最早起源于对新药临床试验的数据质量保证的需求。国际上，1997 年美国第 21 号联邦法规第 11 部分（21CFR Part 11），对临床试验数据的电子记录和电子签名进行了规定，认可电子记录、电子签名与传统的手写记录与手写签名具有同等的法律效力,使得美国食品药品监督管理局(Food and Drug Administration,FDA)能够接受电子化临床研究材料。2003 年 8 月,美国 FDA 发布了相应的技术指导原则,对 Part 11 的规定作了具体阐释,并在计算机系统的验证、稽查轨迹,以及文件记录的复制等方面提出明确的要求。2007 年 5 月,美国 FDA 颁布的《临床试验中使用的计算机化系统的指导原则》为临床试验中计算机系统的开发和使用提供了基本的参照标准。欧洲药品管理局(European Medicines Agency,EMA)也发布了《临床试验中电子源数据和数据转录到电子数据采集的要求》《临床试验中电子源数据和数据转录到电子数据采集工具中的数据》等规范和要求。

2000 年,由各国临床试验方面的学者和专家组成的临床试验数据管理学会(Society of Clinical Data Management,SCDM)初次发布了《临床数据质量管理规范》,该文件为临床试验数据管理工作的每个关键环节都规定了相应操作的最低标准和最高规范,为临床试验中数据管理工作的实际操作提供了具体的技术指导。

在我国,国家食品药品监督管理总局(China Food and Drug Administration)于 2016 年发布了《临床试验数据管理工作技术指南》《临床试验的电子数据采集技术指导原则》《药物临床试验数据管理与统计分析的计划和报告指导原则》,2021 年国家药品监督管理局(National Medical Products Administration,NMPA)发布了《药物临床试验数据管理与统计分析计划指导原则》等用于规范和指导注册类临床试验数据管理质量控制的指导原则,2021 年国家药品监督管理局食品药品审核查验中心(Center for Food and Drug Inspection of NMPA,CFDI)发布《药品注册核查要点与判定原则(药物临床试验)(试行)》,通过现场核查审核临床试验是否遵循 GCP 要求进行质量控制,其中数据的真实性、完整性和一致性是重要的审核内容。

2024 年 10 月,国家卫生健康委等 3 个部委为了规范国内 IIT 研究的实施和管理,确保临床研究的质量,开始实施《医疗卫生机构开展研究者发起的临床研究管理办法》,其中的第三十九条规定"医疗卫生机构应当建立临床研究源数据的管理体系,鼓励集中统一存储,保证临床研究数据,在收集、记录、修改、储存、传输、使用和销毁等全生命周期的真实性、准确性、完整性、规范性、保密性,确保数据可查询、可溯源。"明确了数据质量的重要性。

这些与数据质量相关的法律、规范和指导原则为数据管理工作在我国临床研究中的开展起到了积极的推进作用。

第二节　临床研究的源数据

一、源数据及质量要求

研究结论的真实性、科学性和准确性取决于支撑结论的数据,首先要保证数据产生之初的"源数据"的质量。源数据(source data)就是在研究实施过程中,记录受试者观测结果的最初原始记录的最小单位数据单元。

例如,为了确证某降糖药的安全性和有效性,开展了一项随机、双盲、阳性药对照的临床试验,受试者签署知情同意后入组,抽取了静脉血,送到检验科用相关仪器检测了血常规、血生化,检测结果以检验报告的形式记录在了实验室信息管理系统(LIS)中,这个报告上记录了采样日期、检测日期、检测人、检测结果等信息,这便构成了血常规和血生化各个指标的"源数据";再如入组筛选时,需要询问研究参与者的既往疾病史,医生通过问诊的方式获得相关信息,这些记录最初会登记在医院门诊或住院病历的信息系统(HIS)中。从系统中可以看到,既往病史的记录人、病历生成的日期、记录的内容等,这便形成既往病史的"源数据";为了审核研究的伦理合规性,研究开展前,需要由伦理委员会对研究的方案、研究者资质等进行审核,审核过程中产生的相关记录文件、审核决议和最终发放给研究者的伦理批件等即为伦理审核过程的"源数据"。

ICH-GCP 中源数据的概念是指"临床研究中的原始记录或其核证副本上记载的所有信息,包括临床发现、观测结果以及用于重建和评价该试验所必需的其他相关活动记录",而记录源数据的原始记录和文件被称为"源文件",包括如知情同意书、医院病历、医学图像、实验室记录、备忘录、受试者日记或者评估表、发药记录、仪器自动记录的数据、缩微胶片、照相底片、磁介质、X 线片、受试者文件,药房、实验室和医技部门保存的临床试验相关的文件和记录及其核证副本等。

我国 GCP(2020)中第二十五条对试验的记录和报告规定"研究者应当确保所有临床试验数据是从临床试验的源文件和试验记录中获得的,是准确、完整、可读和及时的。源数据应当具有可归因性、易读性、同时性、原始性、准确性、完整性、一致性和持久性。"该标准来源于 GCDMP 中的 ALCOA＋CCEA 标准。

可归因性(attributable):源数据应记录有关数据的产生者,每个数据的产生和修改,无论是纸质的还是电子的,都可溯源到数据点的源头。

易读性(legible):应按当地的法规要求,选用适当语言,并力争做到源数据的术语的定义清晰明了易读。

同时性(contemporaneous):临床试验观察及其记录,应及时和尽量实时采集,防止数据记录延缓造成的记忆偏差和错误。

原始性(original):应确保原始记录及其核证副本的原始性。

准确性(accurate):应通过人员培训,仪器校正和电子系统验证等措施加强质量保证和质量控制,确保数据的准确性。

完整性(complete):应确保整个数据链中所有数据记录及有关文档的完整无缺。

一致性(consistent):同一数据在不同的数据系统中应保持一致性。

持久性(enduring):源数据应能长久地保存,直到法规要求的期限。

可获得性(available):按照授权的权限不同,不同的利益相关者应能随时满足对临床试验源数据使用的需要。

临床研究数据可分为临床研究方案中要求记录的相关研究指标内容的源数据,以及有关产生这些数据的组织、数据域及其关系信息的元数据。

前者,除了临床常规诊疗活动产生的数据,还包括临床常规诊疗活动外需要专门设计的科研病历采集的源数据,如为了科研目的采用的生活质量评估量表、膳食调查问卷等。

实施过程的管理数据,如随机化过程的程序、药品的发放、回收记录、生物样本的采集、储存、转运过程记录、研究管理部门的文件(如伦理审核批件等)、电子系统各种操作后留下的稽查轨迹等。通过这些数据能回溯整个研究的实施过程,是证明实施过程是否符合 GCP 等规范要求,评估获得的临床研究用数据是否真实、准确和可靠的重要依据。

二、源数据的形式

源数据通常有纸质和电子两种形式。在 IIT 研究中,由于数据的获取场景多样,两种源数据都比较常见,纸质源数据如知情同意书、各种纸质调查问卷、实验室检测手写记录、门诊手写病历等。

电子源数据是以电子形式采集的原始记录(不包括纸质源数据转录到电子数据库中的数据),其附载于计算机系统当中,如以下常见场景:

电子健康/医疗档案(electronic health/medical record,EHR/EMR)中存储的源数据。

符合监管部门要求的受试者或研究者电子临床结果评估系统(electronic clinical outcome assessment,eCOA)直接产生的以电子形式存储并可实现传输的数据,如电子患者自报结果(electronic patient reported outcome,ePRO)、电子日记(electronic diary,eDiary)等。

由经过验证的电子系统在检验报告、检查报告、药物分发管理等过程中产生、储存并传输获得的数据,如中心实验室信息管理系统(laboratory information management system,LIMS)中实验室指标检测结果和评估报告;医学影像检查存档和通信系统(picture archiving & communication system,PACS)中的影像学检查结果和评估报告;药物分发和管理系统记录的管理过程数据;受试者的动态血压、心电生理、脑电生理等监测设备记录的监测结果和评估报告;交互式语音/网络应答系统记录的受试者随机分配的信息等。

相对于纸质源数据,基于电子采集系统的电子源数据具有诸多优势。

1. 数据直接输入或传输至电子数据采集系统,减少了纸质源数据录入数据库的转录环节,降低了人为错误的影响,增强了数据的唯一性和共享性。

2. 数据在以电子形式的采集过程中,可以同时由系统根据制定好的核查规则进行自动、实时的核查,提高了工作效率,更有效地保证了数据采集的准确性和完整性。

3. 电子系统的稽查轨迹为数据的可溯源性提供了完整的数据溯源链,便于重塑源数据产生、更改等过程。

4. 可由多个角色根据自身权限实时进行远程监查和管理,了解研究进展,及时解决问题,大大缩短了研究周期。

5. 随着信息化的不断进步和电子数据采集系统日益广泛的应用,电子源数据呈现出逐步替代纸质源数据的趋势。

三、源数据的溯源

无论是纸质还是电子形式的源数据都应有源可溯,有迹可查,清晰地记录从其产生到最后形成分析用数据库中数据的整个流程,即具备可溯源性

(traceability),否则将视为"没有记录就没有发生"。在研究过程中研究者应独有对源文件的控制权,更正过程需经过合理的授权,保存完整的源文件或其核证副本,并采用必要的措施保证其安全。

每个源数据产生者、产生日期和时间、其归属(如受试者)关系、修改时间和相关证据等,均应具备相应的稽查轨迹(audit trial)。我国 GCP(2020)中明确指出"临床试验机构的信息化系统具备建立临床试验电子病历条件时,研究者应当首选使用,相应的计算机化系统应当具有完善的权限管理和稽查轨迹,可以追溯至记录的创建者或者修改者,保障所采集的源数据可以溯源。"举例如表 19-2-1 所示。

表 19-2-1 数据溯源举例

采集指标	源数据采集者	源文件	稽查轨迹
临床症状、体征	临床研究者	门诊/住院病历	症状、体征是否在病历中记录,记录时间和记录人员,有无修改,如有修改,修改的时间、修改人和原因
血常规检查	检验科医师	LIS 系统检查单	采样时间、送检时间、检测人员、报告时间、报告结果
胸部 CT/X 线	影像科医师	PACS 系统	拍片时间、报告时间、报告结果
研究药品使用	药品管理人员	药品管理相关记录如接收快递单、存储、发放、回收记录等	药品管理系统的操作人员、操作时间、入库、出库量、发放、回收等记录

四、源数据的管理

为了使源数据达到上述的 ALCOA+CCEA 标准并满足溯源要求,需要采取有效的源数据管理措施,包括以下几个方面。

1. 源数据管理的准备 预先制定源数据生成方案,结合方案设计 CRF、日记卡等数据采集介质,明确数据收集具体方法,按照数据单元的逻辑形成源文件,电子源数据的访问须设置权限并进行授权。

研究者应该具有产生源数据的控制权,如研究者能依据个人授权账号进入所在的医疗机构病历系统书写其负责记录的病历信息;研究者可通过授权账户具有 EDC 的录入、修改、审阅及签字等源数据的控制权。申办方和监查人员不能具有源数据的修改权。申办方和监查及检查机构具有对电子数据的访问或审查权限等。

2. 源数据采集的质控　保证源数据采集的准确性和一致性,源数据采集前对相关人员需进行必要的培训,如量表的使用方法,CRF 的填写方法,数据采集系统的操作方法等;检测仪器的准确性,如测量前的仪器校正等;实验室条件需满足要求,如中心实验室有严格的质控措施,样本采集、处理、转运、储存等过程符合既定的标准操作规程;数据采集系统由专人管理和维护;仪器生成的电子源数据,应同时生成数据单元标识符,用来关联对应的系统、设备或仪器的源数据。

3. 源数据及源文件的保存　电子源数据复制时,应确保副本和原件完全一致。核证副本应该保证其内容的完整性和准确性,如应包括数据、日期格式、说明文字、数据格式、签名、授权以及完整的稽查轨迹。

规范源数据的保存环境,档案室人员管理要求,如纸质源数据应注意防火、防潮等;电子源数据注意容灾备份,密码保护,防止未经授权的拷贝和散播等。

4. 源数据的过期处理　源数据应能长久地保存在源数据系统中备查至监管部门要求的文件保存期限,如《医疗卫生机构开展研究者发起的临床研究管理办法》中规定"自研究结束之日起,档案保存年限不得低于 10 年",过期后的源文件可以按预设的 SOP(standard operating procedure,SOP)进行销毁,并记录在案备查。

第三节　临床研究数据库

数据库是依照某种数据模型组织起来,并存放在二级存储器中的数据集合,也称为数据集。前述章节中的形式多样的"源数据",只有转换成符合统计分析要求的标准化结构的数据库,才能用于统计分析,得到研究结论。如下例中方案要求收集受试者的既往病史情况,编号为 1 研究对象的既往病史在临床门诊病历中描述为"患者自述 2 年前诊断高血压、糖尿病";编号为 2 的研究对象的描述为"无高血压、糖尿病",这些信息以文本的形式记录,并不能直接用于分析,需要生成变量"高血压病史(hypertension)、糖尿病史(diabetes)",其值记录成数值编码形式,如"1"代表患有该病,"0"代表没有患该病,生成符合统计分析需求的数据库才用于数据分析(图 19-3-1),同时将配套给出对数据库中变量名及编码值的意义解释的数据库说明文件。

除了以上"矮胖型"数据库,还有常用于同一指标多次测量的"瘦高型"数据库如表 19-3-1 所示。

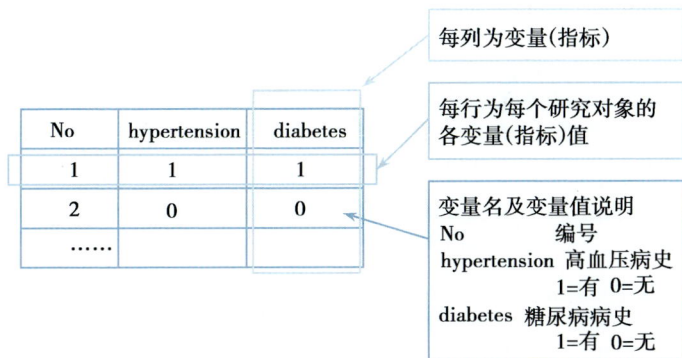

图 19-3-1　既往病史数据

表 19-3-1　不同访视血常规检查结果

编号	访视	血常规指标	单位	测量值
1	1	血红蛋白	g/L	120
1	2	血红蛋白	g/L	115
1	1	白细胞	$\times 10^9/L$	4.7
1	2	白细胞	$\times 10^9/L$	5.2
2	1	血红蛋白	g/L	135
2	2	血红蛋白	g/L	128
2	1	白细胞	$\times 10^9/L$	6.1
2	2	白细胞	$\times 10^9/L$	5.9

为了增加各研究数据管理系统间,及其与科研/机构管理部门的信息互通性和无缝数据交换,为不同利益方之间的数据交流提供便利,便于数据共享,方便元数据(meta data,解释数据的数据)的存储和监管部门的视察,统计的数据技术标准逐渐为各利益方所接受,如临床数据交换标准协会(Clinical Data Interchange Standards Consortium,CDISC)所制定的数据标准(表19-3-2)已为美国 FDA、日本医疗器械审评审批机构(Pharmaceutical and Medical Device Act,PMD Agency)等所接受和采用,在我国 NMPA 也鼓励以此标准进行注册临床试验的数据递交。

表 19-3-2 CDISC 数据标准

标准	描述
研究数据列表模型(SDTM)	有关临床研究病例报告表数据标准,用于向监管部门递交的内容标准
分析数据模型(ADaM)	有关分析数据集及元数据的基本原则和标准,用于向监管部门递交的内容标准
XML 技术(ODM、Define-XML 与 Dataset-XML)	操作数据模型(ODM)是基于 XML 概要描述如何遵循监管要求获取、交换和归档临床数据和元数据。Define-XML 是基于 ODM 的描述研究数据集的元数据标准。Dataset-XML 是基于 ODM 的描述研究数据集的 XML Schema 说明
受控术语集(CT)	支持 CDISC 模型/标准所涉及的标准词汇和编码集
临床数据获取的协调标准(CDASH)	用于病例报告表中基础数据收集字段的内容标准
实验室数据模型(LAB)	描述临床实验室和研究申办者/CRO 间关于临床实验室数据的获取与交换的内容标准说明细则
非临床数据交换标准(SEND)	描述临床前研究数据的内容标准
方案呈现模型(PR)	基于 BRIDG 模型来描述临床研究方案元素和关系的工具
治疗领域数据标准(TA)	为目标治疗领域确定了一套有关概念和研究终点等的标准,以提高语义的理解,支持数据共享、便于全球注册递交。如阿尔茨海默病、心血管病、糖尿病等

　　IIT 研究中常用的临床研究用数据库包括：关系型数据库如 Access、Oracle、SQL Server 等；统计软件数据库，如 SAS、SPSS、R 等；集成网络数据管理平台，如 REDCap、MediData RAVE、Oracle InForm 以及单机或网络版 EpiData 数据管理库等。这里需要强调的是以前研究者用 Office 软件中的 Excel 建立了只是电子数据表格文件，不是研究数据库。

　　源数据要经过研究者填写 eCRF，经过监查员数据核查最后才能形成数据库，为保证最终用于分析数据与源数据的一致性、准确性和完整性，需要通过数据管理过程来进行质量控制。

第四节　数据管理计划、各阶段工作内容及分工

　　数据管理过程是由多个部门和人员共同协作完成的一系列的工作，主要包括：CRF 的设计、数据库建立与验证、数据收集与核查、数据库锁库、相关文件归档和递交等，贯穿项目的起始规划阶段、启动阶段、运行阶段和总结阶段等整个研究过程。

　　为了规范且有效地实施数据管理过程，需要在研究项目开始前制定数据管理计划（data management plan，DMP），明确各阶段任务内容及人员分工。

一、数据管理计划

　　DMP 是在项目执行前由数据管理人员依据临床研究方案书写一份动态文件，它详细、全面地规定并记录某一临床研究的数据管理任务，包括人员角色、工作内容、操作规范等，并在第一例研究对象入组前由负责人员审批后开始执行。

　　数据管理计划内容通常包含研究概述、数据管理流程、数据采集/管理系统、数据管理步骤与任务、质量控制几个模块（表 19-4-1）。

表 19-4-1　数据管理计划参考内容

内容	说明
研究概述	简要描述研究方案中与数据管理相关的内容，包括如研究目的、设计方法、随机化和盲法（如适用）、样本量、主要研究指标、次要研究指标、随访计划和内容……
数据管理流程	以工作流程的形式描述数据管理工作过程，如图 19-4-1 所示

续表

内容	说明
数据采集/管理系统	数据采集所采用的软件、管理系统的名称、版本号、供应商等，如采用 EpiData3.0 免费数据管理软件
数据管理步骤与任务	数据管理的具体的任务内容
质量控制	质量控制和质量管理要求各操作环节的标准操作过程(SOP)

注：各步骤详细解释见 2016 年国家食品药品监督管理总局《临床试验数据管理工作技术指南》。

二、数据管理各阶段工作内容

数据管理各阶段主要包括以下 11 条任务，各步骤详细解释详见 2016 年国家食品药品监督管理总局《临床试验数据管理工作技术指南》，关键内容解读如下。

1. CRF 的设计与填写

(1) CRF 的设计：CRF 的设计需由多方人员(申办者、研究者、数据管理方、统计方等)共同设计完成，必须保证收集研究方案里要求的所有临床数据(外部数据除外)。其设计、制作、批准和版本控制过程必须进行完整记录。并应配有详细的针对不同数据点的填写指南，在应用之前进行相应的培训。

为了帮助数据管理员、统计人员、程序员和监管机构了解数据库，需对空白 CRF 进行手工或电子注释，记录 CRF 各数据项的位置及其在相对应的数据库中的变量名和编码。

(2) CRF 的填写：临床研究者必须根据原始资料信息准确、及时、完整、规范地填写 CRF 并保留修改痕迹。

2. 数据库设计
数据库的设计需遵从方案、CRF 的注释内容进行设计，建立完成后进行必要的测试，方案变更后要及时进行更新和再测试。

3. 数据的接收和录入
数据文件可以通过传真、邮寄、人员传递等多种方式进行接收，接收过程应有相应文件记录，提交数据中心时应有程序保证受试者识别信息的保密。

数据录入流程必须明确该试验的数据录入要求。一般使用的数据录入流程包括：双人双份录入，带手工复查的单人录入和直接采用 EDC 方式。

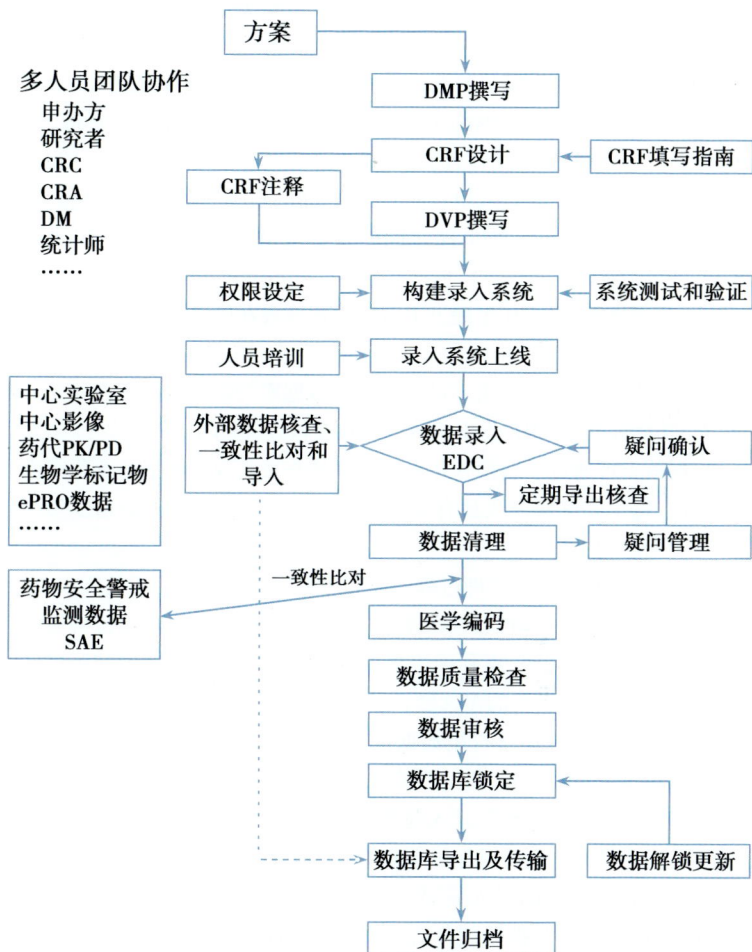

图 19-4-1 临床研究数据管理流程示例

4. 数据核查　数据核查是确保数据的完整性、有效性和正确性的重要措施。需制定详细的数据核查计划,数据核查包括但不局限于以下内容。

(1) 确定原始数据被正确、完整地录入到数据库中:检查缺失数据、进行数据查重、核对某些特定值的唯一性(如受试者 ID)。

(2) 随机化核查:在随机对照试验中,检查入组随机化实施情况。

(3) 违背方案核查:根据临床试验方案检查受试者入选/排除标准、试验用药计划及合并用药(或治疗)的规定等。

(4) 时间窗核查:核查入组、随访日期之间的顺序判断依从性情况。

(5) 逻辑核查:相应的事件之间的逻辑关联来识别可能存在的数据错误。

(6) 范围核查:识别在生理上不可能出现或者在研究人群的正常变化范围外的极端数值。

(7) 一致性核查:如严重不良事件安全数据库与临床数据库之间的一致性核查,外部数据与 CRF 收集的数据一致性核查,医学核查等。

数据核查可通过手动检查和电脑程序核查来实现。数据核查程序应当是多元的,每个临床研究人员有责任采用不同的工具从不同的角度参与数据库的疑问清理工作。

在案例一中,在数据管理过程中没有遵循以上步骤中的相关要求,导致了如下的问题:①设计阶段,CRF 和数据库的设计过程中,缺乏每例研究者参与者数据的唯一编码,不利于该数据和其他数据库间的链接和源文件的比对;家族史属于多疾病的多选题,但没有为适应统计分析的要求设置多个变量而作为联合结果用字符型数据输出;血压将收缩压和舒张压两个指标联合录入作为字符型变量录入,没有采用两个数值型变量的录入形式;TCT 和 HPV 疗效指标为评分,但录入规则中没有明确缺失值和数值“0”的区别,造成部分评分为“0”分的指标以缺失数据的形式存在,对“不确定”结果的指标亦没有设计相应的录入编码;婚姻和宫内节育器两个指标未进行编码标准化处理,增加了数据处理分析过程的复杂性。②数据收集和数据库录入的设计,对异常值、缺失值没有进行相应的核对和编码。例如,年龄和体重存在可能异常的数据值,经检查年龄 84 岁由于原始记录不清晰,导致误将“34”录成“84”;体重 140kg 为数据采集时调查问卷填写错误导致,以上这些问题都应通过数据核查进行解决。

5. **数据的质疑和更改** 数据核查后产生的质疑以电子或纸质文档的形式发送给临床监查员或研究者。研究者对质疑做出回答后，数据管理员根据返回质疑答复对数据进行修改。如质疑未被解决则将以新的质疑再次发出，直至数据疑问被清理干净。数据管理过程中应保存质疑过程的完整记录。

6. **医学编码** 对于临床研究中收集的病史、不良事件、伴随药物治疗等可使用标准的字典进行编码。医学编码应在锁库前完成。广泛使用的标准字典包括 MedDRA、WHO Drug、WHOART。

7. **实验室及其他外部数据** 在临床试验的组织实施过程中，有一些临床试验方案中规定采集，但是在研究者的研究基地以外获得的，由其他供应商（如中心实验室）提供的外部数据。例如，生物样本分析数据：实验室数据、药代动力学/药效学数据、生物标志物的检测数据、受试者的记录等。

外部数据需在研究开始前制定数据传输协议，进行数据的完整性、一致性等方面的核查，关注数据质量。

8. **数据库锁库前质量核查** 在进行数据盲态审核和数据库锁定前，检查项目的所有数据并解决所有问题，如解决所有质疑，保证全部数据的一致性等。

9. **数据盲态审核** 对于临床试验，在数据库锁定前，应由申办方、研究者、数据管理人员和统计分析师在盲态下共同最终审核数据中未解决的问题，并按照临床试验方案中人群划分规则或临床研究估计目标的定义进行数据讨论、核查严重不良事件报告与处理情况记录等。对于双盲临床试验需对盲态维持及紧急揭盲情况进行评估等。

10. **数据库锁定和解锁** 应严格执行事先制定的锁定和解锁流程，做好必要的文件记录。

11. **数据备份、恢复与保存** 数据库进行及时备份、更新和保存，相关计算机必须有相应的病毒防护设置。数据保存注意数据安全，保存期限严格执行监管部门要求。

三、数据管理参与人员分工

数据管理工作涉及多个部门和人员，在制定数据管理计划时即需要定好人员的职责和分工，进行必要的授权，举例见表 19-4-2。

表 19-4-2　EDC 数据管理参与人员分工举例

角色	分工内容
DM 数据管理	主要负责数据清理相关的工作，数据审核、发起质疑、关闭质疑、数据冻结、数据锁定等操作
CRC/研究者	主要负责临床试验数据的录入、质疑回答及数据修改工作
PI	主要负责 eCRF 确认及电子签名，也可以进行数据录入、质疑回答及数据修改
CRA	主要负责 EDC 数据的原始文档核对工作，核对过程中也可以发起质疑以及修改、关闭质疑

第五节　数据质量管理体系

一、数据质量管理体系

2016 年国家食品药品监督管理总局公布的《临床试验数据管理工作技术指南》指出，"临床试验数据管理的各个阶段需要在一个完整、可靠的临床试验数据管理系统下运行，临床试验项目团队必须按照管理学的原理建立起一个体系，即数据管理系统，对可能影响数据质量结果的各种因素和环节进行全面控制和管理，使这些因素都处于受控状态，使临床研究数据始终保持在可控和可靠的水平。此处的数据管理系统不是指狭义的计算机系统，而是一种广义的数据质量管理体系（quality management system，QMS），它是临床试验项目管理系统的一个组成部分"。

1. **数据质量管理体系的基本要求**

（1）可靠性：在规定条件下、规定时间内，实现规定功能的能力；必须经过基于风险考虑的验证以保证数据完整、安全和可信；减少因系统或过程的问题而产生错误的可能性。

（2）可溯源性（traceability）：与源文件一致，或有对不一致的解释，任何更改/更正都注明日期、签署更改者及原因，保留完整的稽查轨迹（audit trail）。案例二中 PSA 的监测就没有可溯源性。从而导致对数据库中数据的真实性、准确性产生怀疑，进而怀疑研究结论的真实性和可靠性。

（3）权限管理（access control）：根据不同人员/角色授权相应的功能；具

备监控方法防止未经授权的操作。

2. 质量管理体系建立的基本保障

（1）组织结构中定义明确的分工，如数据标准的建立和制定、数据库的建立和维护等具体工作内容需分工、职责明确。

（2）具备一定的支持研究过程中质量保障的资源，如人员、设备、设施、资金、技术等。

（3）建立完善的质量管理体系文件，如质量手册、程序文件、作业指导书、质量记录等。

3. 质量管理体系的架构　需建立完善的质量管理体系架构，如不同部门的人员承担不同层级的质控内容，执行人员进行最基层的质控，PI进行项目层级的一级质控，专业质控员进行二级质控，管理部门执行三级质控等。

二、数据质量保证、质量控制和数据质量评估标准

1. 数据质量保证和质量控制　ICH E6 中，质量保证（quality assurance，QA）定义为"为保证试验的进行和数据产生、留档（记录）以及报告均符合 GCP 和适用的监管要求所建立的所有有计划、成体系的行为"。

在临床试验数据管理中，质量保证是指预防、探测和纠正临床试验过程出现的数据错误或问题的重要措施，须符合 GCP 标准且贯穿于数据管理的每一个环节。在临床研究中由专门的部门进行相关工作，包括建立质量管理体系，即制定质量方针、质量手册与计划、标准操作流程；评估数据管理过程是否达到规范要求，是否按制定的程序执行；稽查数据质量。

根据 ICH E6 的定义，质量控制（quality control，QC）是保证系统内所采取的操作技术和活动的质量，以查证与试验有关的活动都符合质量要求。临床研究中的每一步都应达到数据质量要求的标准，否则应采取纠正措施。

临床研究的数据质量控制适用于数据处理的各个方面。从研究申报者角度可包括临床研究人员的资质和培训情况、研究用设备的操作要求、数据的保密、资料的存档等；从监查员角度可包括研究过程中数据核查的各个方面，如 CRF 数据审核、原始数据审核、数据可溯源性审核等；从计算机系统角度可包括系统的测试验证过程合规性、系统变更过程的合规性等；从数据处理过程包括 CRF 设计、数据有效范围和逻辑核查、安全性核查等。

2. 临床研究数据的质量评估　临床研究数据管理中的质量控制和质量保证都是为获得高质量的临床数据。临床研究中的数据错误必须尽可能

少,通常可以采用定量评估的方法计算错误数据的发生率,即错误率,计算方法为错误率=查出的错误数/所检查的数据项总和×100%。

临床试验中的关键指标,需进行 100% 的核查,与 CRF 及疑问表进行核对,发现的所有错误要予以更正。对于非关键性指标,如果总病例数大于 100,将随机抽取 10% 的病例进行核查;如果小于 100 例,则抽取例数为总病例数的平方根例数进行核查。

美国 FDA 没有对错误率制定相应的标准。但 SCDM 认为业内可以接受的质量水平是,总错误率(不区分关键和非关键变量)是每 10 000 个数据中有 50 个以内的错误。关键变量/重要变量的错误率是每 10 000 个数据中有 10 个以内的错误,而非关键变量/重要变量的错误率是每 10 000 个数据有 20~100 个错误。《临床试验数据管理工作技术指南》中规定,将数据库与 CRF 及疑问表进行核对,可接受的错误率为:数值变量不超过 0.2%;文本变量不超过 0.5%。如错误率超过此标准,将进行 100% 核对。

基于上述标准,研究单位可以在数据管理的里程碑节点(如期中分析/锁库或者项目组要求的节点)进行数据核查,计算错误率,数据核查中发现的问题记录到数据质量管理问题追踪表,研究相关人员进行需整改直至无问题。如超过上述标准应该全部或者进一步扩大范围进行数据核对,直到达到事先制定的 SOP 要求的标准,最终形成数据质量控制报告并归档。

综上所述,注册类的临床试验(如药品、器械等)和非注册类的临床研究(如 IIT,真实世界等)均需遵守 GCP 要求,并制定出有可操作性的 SOP[有条件的还可以制定出更加详细的作业指导书(working instruction,WI)]并严格执行从而保证流程规范合规及数据质量,达到数据管理生命周期中的数据质量保证和质量控制要求。

第六节   临床研究中的电子数据采集系统

电子数据采集系统(electronic data capture system,EDC)是一种专门用于管理临床试验数据的软件系统,它可以帮助研究者、临床研究机构、监管机构等各方在临床试验过程中高效地收集、存储、处理、分析、报告和检索数据。

相较于传统的纸质 CRF 的数据采集过程,EDC 大大提高了数据的管理效率,如图 19-6-1 所示两种数据采集模式对比可见,纸质的 CRF 管理过

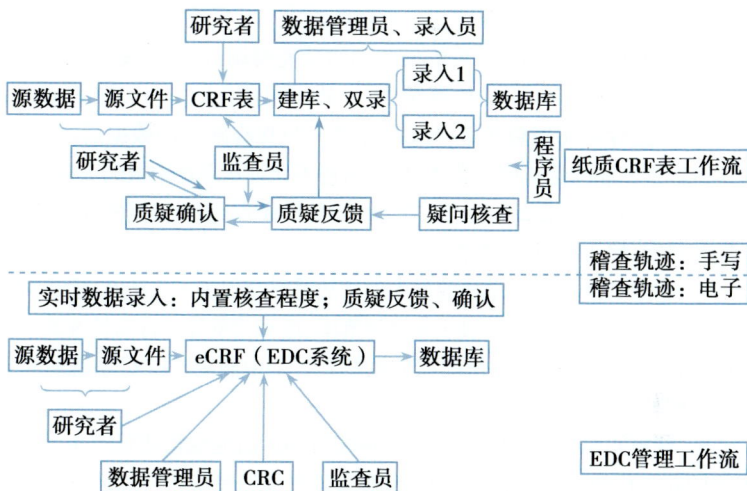

图 19-6-1 纸质 CRF 和 EDC 数据采集流程

程是逐层推进的,前一个步骤制约后一个步骤的时效,如在临床研究数据填写入 CRF 后,由数据录入员采用双录入比对的形式录入数据库,然后采用程序核查,出现的质疑通过纸质疑问表的形式反馈给研究者或 CRC 进行答疑,答疑的结果再次给到数据录入人员进行数据录入更新数据库,重复工作流程的循环,整个过程都高度依赖人工完成,成本高且效率低,如发生错误不易及时发现问题进行校正。而采用 EDC 系统,数据的采集、核查、疑问回复等可以实时动态进行,大大提高了工作效率,并能及时留下更为完整的记录文件和稽查轨迹,便于数据的溯源。

使用的电子数据管理系统,应当通过可靠的系统验证,符合预先设置的技术性能,以保证试验数据的完整、准确、可靠,并保证在整个试验过程中系统始终处于验证有效的状态。

一、临床研究电子数据采集系统

电子数据采集系统通常具有数据录入、编辑核查、数据导出等功能,通过采用电子化的病例报告表来替代纸质病例报告表对数据进行收集和管理。

EDC 系统需要具备以下基本功能:

1. eCRF 构建 EDC 系统应具有生成符合临床研究方案的电子临床

病例报告表(eCRF)的功能。

2. **数据录入** 是EDC系统最基础的功能模块,它能实现将临床研究中原始病历的数据输入EDC系统中,以便不同角色能实时浏览数据。

3. **数据保存和稽查轨迹** EDC系统一旦保存输入的数据后,系统应对所有数据的删改保留稽查轨迹,稽查轨迹不允许从系统中被删除或修改。稽查轨迹包括:①数据的初始值,产生时间及操作者;②对数据的任何修改,日期和时间,修改原因,操作者。

4. **逻辑核查** EDC系统的最大的优势是在数据进入系统时,能够对数据进行实时自动逻辑核查,如数据值的范围、逻辑关系等。自动核查的条目根据不同临床研究的具体情况在数据核查计划中制定。EDC系统应具备构建逻辑核查功能模块。

5. **数据质疑管理** EDC系统应该配置临床研究数据质疑产生、发布、关闭的功能模块。数据管理员和/或临床监查员经授权后可以通过质疑管理模块将数据质疑发布给临床研究机构;临床研究机构对有质疑的数据进行确认、解释或更正;经授权的数据管理人员根据答复情况来决定是否关闭该数据质疑或将答复质疑不符要求的数据再质疑。数据质疑记录痕迹应予以保存备查。

6. **源数据核查确认** 源数据核查确认是确保临床数据真实完整性的必要措施之一。临床监查员负责对保存在EDC系统中的数据进行源数据核查。源数据的确认可借助系统的数据质疑功能完成。对源数据的核查工作,EDC系统应具备标注的功能。

7. **电子签名** EDC系统应具有电子签名功能,其适用于要求电子签名的所有电子记录,包括产生、修正、维护、存档、复原或传递的任何形式的电子表格。电子签名可采用登录密码和系统随机产生的授权码来实现。电子签名与手写签名的关联性和法律等效性应当在被授权用户实施电子签名前声明并确认,被授权的电子签名与其书面手写签名具有同等的法律效力。

8. **数据库的锁定** EDC系统应该具备防止核查过或确认过的清洁数据被更改的锁定功能。临床数据清理工作完成后,EDC系统应当具备数据库锁定的功能。

9. **数据存储和导出** EDC系统应当能储存、导出临床试验数据,包括但不限于SAS格式、Excel格式、PDF格式。

二、电子源数据记录系统

电子源数据（electronic source，eSource）技术通常指：直接捕获、收集和存储电子数据（如 EMR、EHR 或可穿戴设备）以简化临床研究。这项技术允许直接从 EHR 或 EMR 中提取研究数据并传输到 EDC 系统中，从而消除了人工重复数据转录的需求。eSource 技术因其提高数据收集效率、减轻工作负担的潜力而引起了国内外临床研究领域的广泛关注。在临床研究中使用 eSource 工具已被证明能增强源数据收集的效率并减少数据转录的需求。

当前在国外已经有一些 eSource 技术相关的大型项目，如 OneSource 项目、EHR4CR 项目、欧洲 FP7 TRANSFoRm 项目等。OneSource 项目是美国的一个学术机构和美国 FDA 的研究人员之间的合作，该项目开发了基于端到端（EHR 到 EDC）标准的技术解决方案来捕获和传输临床研究数据。EHR4CR 项目是欧盟和制药行业协会之间的一项联合项目，旨在通过开发一个平台来改进以患者为中心的试验设计，使研究者能够通过平台在整个欧洲搜索数百万份电子病历，同时保护患者隐私来找到合适的试验候选人。FP7 TRANSFoRm 项目旨在开发欧洲初级保健学习卫生系统的基础设施，该项目的一个主要工作流程是为临床试验开发 eSource 链接。与 EHR4CR 类似，eSource 链接功能的转换范围比 EHR 系统与 eCRF 整合的尝试更广，包括自动筛选和招募支持、eCRF 的预填充、EHR 系统中研究数据的文件存档，以及患者报告结果的移动设备捕获。

在国内，笔者的研究团队设计了一种符合国内医疗信息系统现状，可以实现临床研究数据采集、治理与管理的一体化的 eSource 系统，即电子源数据存储库（electronic source data repository，ESDR）系统。ESDR 系统利用 eSource 技术建立了一个同步和采集存储临床研究项目所有电子源数据的数据库。ESDR 提供了临床研究中数据的安全存储和管理，其源数据记录与元数据密切相关。这使得能够记录数据生成和处理的所有步骤，通过数据的留痕和防止篡改，确保数据的可追溯性。

基于 ESDR 系统的临床研究流程（图 19-6-2）包括下面的步骤。

1. 制定临床研究方案和 eCRF　确定研究方案，设计 eCRF，进行适用性评价，包括数据来源和采集方式的评估。

2. 院内数据采集与备份　根据临床医疗场景与研究方案，培训参与人员，利用 ESDR 工具高效采集院内数据，形成核证副本数据库用于验证数据

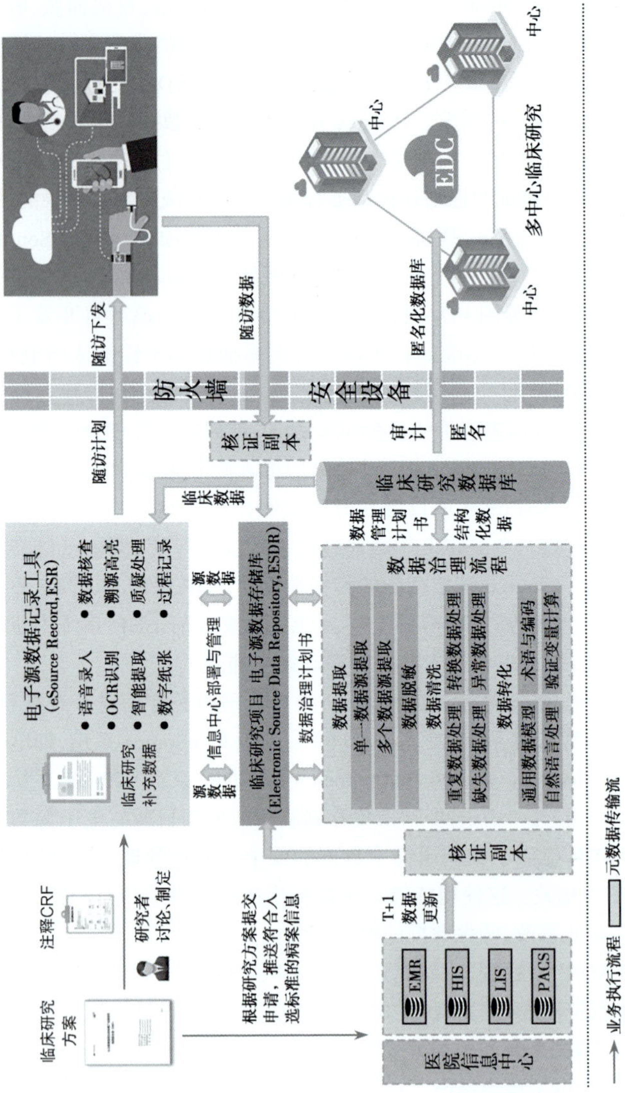

图 19-6-2　基于 ESDR 的临床研究流程

--▶ 业务执行流程　━━━ 元数据传输流

原始性。

3. 院外随访数据采集与备份　医生定制随访计划,通过平台将其发送到患者端(如手机等)。在院外采集的随访数据通过院内防火墙整合到核证副本数据库,提高数据完整性。

4. 数据治理　执行数据治理流程,包括数据提取、清洗和转化,确保数据质量和一致性。

5. 数据核查与处理　ESDR 工具具有数据核查模块,便于一致性比对和溯源,处理质疑数据,并由授权研究者修订错误数据。

6. 数据库形成与传输　基于数据管理计划书,生成结构化、标准化的临床研究数据库,通过脱敏和加密技术处理 eCRF 中的隐私字段,实现与多中心临床研究数据管理系统的对接。

7. 全流程元数据记录的保存　记录整个操作过程,确保数据稽查轨迹的完整性和可追溯性,包括软件测试和系统验证文档。

第七节　数据管理的关键文档管理

临床试验数据主文档(TMF)是临床试验中产生的所有相关的纸质或电子文档。作为一种回顾性分析,一个完整的试验主文档应可以完整地再现临床试验的过程。临床数据管理文档是试验主文档的一部分,其准确完整性是反映数据真实可靠性的重要证据之一。临床数据管理文档的管理是否规范,直接影响临床试验数据主文档的规范性,进而影响临床试验的科学性、真实性、准确性、可靠性。

基于文档的重要性,数据管理工作需明确相关文档管理的责任人、责任内容,并制定符合监管要求的 SOP,确保文档质量的准确完整性(命名方式、文档的版本、批准签字页有无等)。如数据管理员应该负责和监督数据管理文档的质量,做好数据管理文档维护,在文档存档前进行质量控制(QC),发现问题及时分析,采取对策,以确保文档的效率、精度和质量。

数据管理文档管理中常见问题包括:①文档的不完整,缺乏有效的 QC,如文档的准确性、缺页、错误的文档或扫描的质量差;②文档的归档错误,如将其他试验的文档错误存档;③文件标签如文件名称错误;④文档存储位置不当,无法及时提供文档等。

　　结合前面章节介绍的数据管理各阶段工作内容,参考国家食品药品监督管理总局于 2016 年发布的《临床试验数据管理工作技术指南》《临床试验的电子数据采集技术指导原则》《药物临床试验数据管理与统计分析的计划和报告指导原则》,2021 年 NMPA 发布的《药物临床试验数据管理与统计分析计划指导原则》和中国质量管理协会 2023 年公布的《临床试验数据管理质量核查要点》团体标准推荐的文档留档清单如表 19-7-1 所示。

表 19-7-1　数据管理相关文档留存参考清单

研究阶段	文档名称
启动阶段	病例报告表及注释病例报告表
	eCRF 填写指南(如涉及)
	数据管理计划
	数据核查计划
	医学编码计划
	电子数据管理系统授权文件、测试、验证报告
	外部数据核查计划(如涉及)
	SAE 一致性比对计划(如涉及)
	外部数据传输协议(如涉及)
实施阶段	质疑及反馈意见
	电子系统权限、账号管理(如涉及)
	数据核查、监查、稽查记录
	SAE 一致性比对记录(如涉及)
	各步骤操作过程稽查轨迹
	数据及外部数据传输、存储记录
结束阶段	盲态数据审核相关文件
	数据库锁定相关文件
	数据传输稽查轨迹
	递交数据库

(朱赛楠　姚晨)

练习题

　　某课题组要建立在门诊就诊的糖尿病患者的前瞻性随访队列,计划纳入 2 000 例病例。计划随访时间为 1 年,研究指标包括入组基线的人口学(年龄、性别、身高、体重等)、既往病史、治疗情况(用药的种类、用药量等)、血压、血糖、糖化血红蛋白、血脂、肌酐、尿酸等指标,入组后每 3 个月进行门诊随访,收集体重、用药情况、血压、血糖、糖化血红蛋白、血脂等指标。患者自行填写血糖检测仪的血糖检查结果及降糖治疗情况到日记卡上,每次门诊访视带给研究者。对该研究数据进行数据管理需关注哪些内容?

1. 以上研究中可能涉及哪些源文件?
   A. 门诊病历系统电子病历　　B. 实验室 LIS 系统中检查结果
   C. 患者日记卡　　　　　　　D. 以上都是
2. 若采用纸质 CRF 进行数据记录,以下描述错误的是?
   A. 需要依据方案设计 CRF 内容
   B. 根据原始资料信息准确、及时、完整、规范地填
   C. 若发现填写错误,为保持整洁,换新页进行填写
   D. 填写前需进行培训,仔细阅读填写说明
3. 关于数据管理过程中的核查计划,可能包括以下哪种?
   A. 违背方案核查　　　　　　B. 时间窗核查
   C. 逻辑核查　　　　　　　　D. 范围核查
   E. 以上均是
4. 数据管理计划,不包括以下哪项内容?
   A. 病例报告表设计与填写　　B. 数据库设计与测试
   C. 数据采集　　　　　　　　D. 数据核查
   E. 数据库锁库　　　　　　　F. 医学编码
   G. 数据库传输　　　　　　　H. 统计分析方法选择
5. 数据管理过程中文档留存常见问题包括?
   A. 文档的不完整,缺乏有效的质量控制
   B. 文档的归档错误

C. 文件标签如文件名称错误

D. 文档存储位置不当，无法及时提供文档等

E. 以上均是

参考文献

1. ICH E6（R3）：Good clinical practice（draft version）（ICH 2023）［EB/OL］.［2025-03-07］. https://www.fda.gov/regulatory-information/search-fda-guidance-documents/e6r3-good-clinical-practice-gcp.

2. 国家药品监督管理局，国家卫生健康委员会. 关于发布药物临床试验质量管理规范的公告：2020 年第 57 号［EB/OL］.（2020-04-23）［2025-03-07］. https://www.gov.cn/zhengce/zhengceku/2020-04/28/content_5507145.htm.

3. Code of federal regulations，title 21 part 11: electronic records; electronic signatures-scope and application（FDA 2003）［EB/OL］.［2025-03-07］. https://www.fda.gov/regulatory-information/search-fda-guidance-documents/part-11-electronic-records-electronic-signatures-scope-and-application.

4. Guidance for industry: computerized systems used in clinical investigations［EB/OL］.（2007-05-10）［2025-03-07］. https://www.federalregister.gov/documents/2007/05/10/E7-9056/guidance-for-industry-on-computerized-systems-used-in-clinical-investigations-availability.

5. Reflection paper on expectations for electronic source data and data transcribed to electronic data collection tools in clinical trials［EB/OL］.（2010-06-09）［2025-03-07］. https://www.ema.europa.eu/en/documents/regulatory-procedural-guideline/reflection-paper-expectations-electronic-source-data-and-data-transcribed-electronic-data-collection-tools-clinical-trials-superseded_en.pdf.

6. Society for clinical data management（SCDM）：GCDMP 2007［EB/OL］.［2025-03-07］. https://www.scdm.org/gcdmp.

7. 国家卫生健康委，国家中医药局，国家疾控局. 关于印发医疗卫生机构开展研究者发起的临床研究管理办法的通知：国卫科教发〔2024〕32 号［EB/OL］.（2024-09-18）［2025-03-07］. https://www.nhc.gov.cn/qjjys/s7945/202409/bdb18f33eea8462b876c155d5ba529c4.shtml.

8. 夏结来，黄钦. 临床试验数据管理学［M］. 北京：人民卫生出版社，2020.

9. 程国华，李正奇. 药物临床试验管理学［M］. 北京：中国医药科技出版社，2020.

10. 食品药品监管总局. 总局关于发布药物临床试验数据管理与统计分析的计划和报告指导原则的通告：2016 年第 113 号［EB/OL］.（2016-07-29）［2025-03-07］.

https://www.nmpa.gov.cn/xxgk/ggtg/ypggtg/ypqtggtg/20160729184001935.html.

11. 食品药品监管总局. 总局关于发布临床试验数据管理工作技术指南的通告:2016年第 112 号:2016 年第 113 号[EB/OL]. (2016-07-29) [2025-03-07]. https://www.nmpa.gov.cn/xxgk/ggtg/ypggtg/ypqtggtg/20160729183801891.html.

12. 食品药品监管总局. 总局关于发布临床试验的电子数据采集技术指导原则的通告:2016 年第 114 号[EB/OL]. (2016-07-29) [2025-03-07]. https://www.nmpa.gov.cn/xxgk/ggtg/ypggtg/ypqtggtg/20160729184001958.html.

13. 国家药品监督管理局食品药品审核查验中心. 关于发布《药品注册核查工作程序(试行)》等 5 个文件的通告:2021 年第 30 号[EB/OL]. (2016-07-29)[2025-03-07]. https://www.cfdi.org.cn/cfdi/resource/news/14200.html.

14. 中国医药质量管理协会. 临床试验数据管理质量核查要点:T/CQAP3013—2023[EB/OL]. (2023-10-30) [2025-03-07]. https://www.antpedia.com/standard/2132275563.html.

15. Guidance for industry: electronic source data in clinical investigations[EB/OL]. (2025-03-07).https://www.fda.gov/media/85183/download.

16. 姚晨,王斌,朱赛楠,等. 基于真实世界研究项目电子源数据存储库的审核查验路径和要点研究[J]. 中国食品药品监管,2023,10:68-80.

第二十章
临床研究生物样本库建设与管理

导读

案例一：国内某省肿瘤医院胸外科张主任为了充分利用本科室肺癌肿瘤生物样本资源，进一步开展肺癌基础及临床研究，促进人才引进，提升本科室科研实力，张主任经过科室总动员后，开始着手清理出一间堆放杂物的大小约 $30m^2$ 地下室，拟采购数台超低温冰箱和气相液氮罐用于样本储存。

案例二：国内某医学院附属医院李教授课题组为了取用样本方便，购买了一台超低温冰箱拟存放冷冻生物样本，由于场地受限，李教授将冰箱安放到实验室外面的走廊里。为了方便实验工作，各种样本采集分装后，由其研究生自行管理，样本信息管理工具为 Excel 办公软件。需要福尔马林固定石蜡包埋的组织样本，由研究生拿到医院病理科等待病理科相关仪器设备"空闲"的时候抽空予以处理。

案例三：国内某三甲医院王医生拟与设在本地的某外资实控医药研发有限公司合作开展某肿瘤标志物的大样本筛查验证研究工作，合作项目经过本院学术委员会和伦理委员会审查通过后，立即着手准备相关样本的采集及后续工作。

请思考上述研究案例存在哪些问题，以及如何进行改进？

第一节　基本定义与原则

一、基本定义

1. 人类遗传资源　人类遗传资源材料是指含有人体基因组、基因等遗传物质的器官、组织、细胞等遗传材料。

人类遗传资源信息包括利用人类遗传资源材料产生的人类基因、基因组数据等信息资料,不包括临床数据、影像数据、蛋白质数据和代谢数据。

2. **人类生物样本**　人类生物样本是指从人体获得或衍生的生物物质,包括但不限于遗体(包括死亡胚胎、胎儿等)、器官、组织(包括胚胎等)、细胞(包括受精卵、原代细胞等)、体液(包括血液等)、分泌物、排泄物等以及从其衍生获取的生物物质,如 DNA、RNA、蛋白质、菌群、代谢物等。

3. **重要遗传家系**　重要遗传家系是指患有遗传性疾病、具有遗传性特殊体质或者生理特征的有血缘关系的群体,且该群体中患有遗传性疾病、具有遗传性特殊体质或者生理特征的成员涉及三代或者三代以上。

高血压、糖尿病、红绿色盲、血友病等常见疾病不在此列。

4. **特定地区人类遗传资源**　特定地区人类遗传资源是指在隔离或者特殊环境下长期生活,并具有特殊体质特征或者在生理特征方面有适应性性状发生的人类遗传资源。

特定地区不以是否为少数民族聚居区为划分依据。

5. **人类生物样本库**　人类生物样本库是对人类生物样本进行管理和运营的实体组织机构。主要工作内容包括采集、收集、使用和处理人类生物样本及其相关数据。

6. **医疗卫生机构**　医疗卫生机构是指各级各类医疗机构、疾病预防控制机构、妇幼保健机构、采供血机构等。

7. **中方单位**　我国科研机构、高等学校、医疗机构或者企业,简称中方单位。设在港澳的内资实控机构视为中方单位。

8. **外方单位**　境外组织及境外组织、个人设立或者实际控制的机构,简称外方单位。其中,"实际控制"包括如下情形:

境外组织、个人持有或者间接持有机构百分之五十以上的股份、股权、表决权、财产份额或者其他类似权益;

境外组织、个人持有或者间接持有机构的股份、股权、表决权、财产份额或者其他类似权益不足百分之五十,但其所享有的表决权或者其他权益足以对机构的决策、管理等行为进行支配或者施加重大影响;

境外组织、个人通过投资关系、协议或者其他安排,足以对机构的决策、管理等行为进行支配或者施加重大影响;

法律、行政法规、规章规定的其他情形。

二、基本原则

1. 国家卫健委行政许可原则

（1）样本采集行政许可：人类遗传资源采集行政许可适用于拟在我国境内开展的下列活动。

重要遗传家系人类遗传资源采集活动。首次发现的重要遗传家系应当按照《人类遗传资源管理条例实施细则》第二十六条规定及时进行申报。

特定地区人类遗传资源采集活动。

用于大规模人群研究且人数大于 3 000 例的人类遗传资源采集活动。大规模人群研究包括但不限于队列研究、横断面研究、体质学研究等。

为取得相关药品和医疗器械在我国上市许可的临床试验涉及的人类遗传资源采集活动不在此列，无需申请人类遗传资源采集行政许可。

（2）样本保藏行政许可：人类遗传资源保藏行政许可适用于在我国境内开展人类遗传资源保藏、为科学研究提供基础平台的活动。

人类遗传资源保藏活动是指将有合法来源的人类遗传资源保存在适宜环境条件下，保证其质量和安全，用于未来科学研究的行为，不包括以教学为目的、在实验室检测后按照法律法规要求或者临床研究方案约定的临时存储行为。

应当申请行政许可的人类遗传资源保藏活动同时涉及人类遗传资源采集的，申请人仅需要申请人类遗传资源保藏行政许可，无需另行申请人类遗传资源采集行政许可。

（3）国际合作行政许可：申请人类遗传资源国际科学研究合作行政许可，应通过合作双方各自所在国（地区）的伦理审查后，由中方单位和外方单位共同申请。

开展多中心临床研究的，组长单位通过伦理审查后即可由申办方或者组长单位申请行政许可。

取得国际科学研究合作行政许可的合作双方，应当在行政许可或者备案有效期限届满后 6 个月内，共同向国家卫健委提交合作研究情况报告。

（4）信息出境事先报告：将人类遗传资源信息向外方单位提供或者开放使用的，中方信息所有者应当向国家卫健委事先报告并提交信息备份，必要时需通过国家卫健委组织的安全审查。

（5）行政许可变更撤回：取得人类遗传资源采集、保藏、国际科研合作行政许可后，如有重大事项发生变更，被许可人应当向国家卫健委提出变更申请。国家卫健委根据利害关系人请求或者依据职权，可以撤销人类遗传资源行政许可。

2. 伦理及知情同意原则

（1）伦理审查：采集、保藏、利用、对外提供我国人类遗传资源，应当符合伦理原则，通过已在有关管理部门备案的伦理（审查）委员会的伦理审查。

（2）知情同意：采集、保藏、利用、对外提供我国人类遗传资源，应当尊重和保障人类遗传资源提供者的隐私权和个人信息等权益，按规定获取书面知情同意。

（3）权益保护：生物样本捐献者可以随时无条件撤回生物样本捐献。但不影响正常接受机构为其提供疾病预防控制和诊疗等服务；也不影响撤回前基于捐献者同意已进行的生物样本获取、存储、使用及分享等活动。

3. 中方机构主导的原则

（1）机构是责任主体的原则：机构是生物样本管理的责任主体，机构内设科室或个人不得私自存储生物样本。

机构法定代表人应当全面掌握本机构生物样本的总体情况，督导生物样本管理部门加强生物样本管理。

机构要对存储样本信息进行集中管理，鼓励机构对生物样本集中存储。

委托第三方存储生物样本的，机构应当签署书面协议，机构内设科室及其个人不得委托存储。

（2）中方单位为主导的原则：在我国境内采集、保藏我国人类遗传资源或者向境外提供我国人类遗传资源，必须由中方单位开展。

外方单位以及境外个人不得在我国境内采集、保藏我国人类遗传资源，不得向境外提供我国人类遗传资源。

外方单位需要利用我国人类遗传资源开展科学研究活动的，应采取与中方单位合作的方式进行，应当保证中方单位及其研究人员全过程、实质性地参与研究，依法分享相关权益。

国际科学研究合作过程中，利用我国人类遗传资源产生的所有记录以及数据信息等应当完全向中方单位开放，并向中方单位提供备份。

（3）国际科研合作许可备案：利用我国人类遗传资源开展国际科学研究

合作,应由合作双方共同提出申请,经国务院卫生健康主管部门批准。

应当保证中方单位及其研究人员全过程、实质性地参与研究,依法分享相关权益。

开展国际合作科学研究,或者因其他特殊情况确需将我国人类遗传资源材料运送、邮寄、携带出境的,应当取得国务院卫生健康主管部门出具的人类遗传资源材料出境证明。

将人类遗传资源信息向外方机构提供或者开放使用的,应当向国务院卫生健康主管部门备案并提交信息备份。

4. 鼓励和支持样本应用　国家支持合理利用人类遗传资源开展科学研究、发展生物医药产业、提高诊疗技术。

国家人类遗传资源保藏基础平台和数据库应当依照国家有关规定向有关科研机构、高等学校、医疗机构、企业开放。

省级以上政府有关部门对利用人类遗传资源开展科学研究、发展生物医药产业统筹规划,合理布局,加强创新体系建设,促进生物科技和产业创新、协调发展。

国家鼓励和支持科研机构、高等学校、医疗机构、企业利用人类遗传资源开展研究开发以及成果产业化活动。鼓励利用我国人类遗传资源开展国际合作科学研究。

5. 禁止买卖样本的原则　禁止买卖人类遗传资源。

为科学研究依法提供或者使用人类遗传资源并支付或者收取合理成本费用,不视为买卖。

第二节　样本库资源要求

一、样本库组织机构

1. 管理层　样本库应指定有能力且对其负有全面责任的管理层,并履行相应职责。

2. 学术委员会　样本库或其母体组织应设置学术委员会,并履行相应职责。

3. 伦理委员会　样本库或其母体组织应设置伦理委员会,并履行相应职责。

4. **执行机构**　执行机构在样本库管理层领导下,在学术委员会、伦理委员会的审查监督下,合法合规开展样本库日常工作。

二、样本库设施设备

1. 样本库基础设施

(1) 样本库基本要求:样本库应具备安全承重及抗震抗涝能力;样本库符合国家消防安全要求;样本库应配备安全电力保障及应急电源;样本库暖通照明及温湿度符合相应要求;样本库卫生及安防要求。

(2) 样本库功能区域:样本库功能区域应满足其日常工作需求:样本接收/分发区;样本制备区;样本储存区;样本质检区;信息中心;综合办公区;危险化学品保管区;生物废弃物存放区等。

2. 样本库基本设备

(1) 人员安全防护:个人防护设备,包括防冻手套、防护面罩、护目镜、防护服、喷淋洗眼器等;环境空气质量监测报警设备,包括氧气和二氧化碳浓度监测报警系统等;环境温度湿度监测报警系统等。

(2) 样本安全处理:样本转移设备,包括低温转运箱、小型液氮运输罐等;样本标识设备,包括标签打印机、扫描仪、射频识别仪等;低温操作设备,包括冷冻离心机、程序降温仪、冷冻操作平台等;组织样本处理设备,包括通风橱、取材台、组织脱水仪、石蜡包埋仪、石蜡切片机、冷冻切片机、染色封片仪、组织芯片仪、病理显微镜等;液体样本处理设备,包括生物安全柜、高速冷冻离心机、自动化移液工作站;细胞样本处理设备,包括细胞培养鉴定及药敏等相关实验设备等。

(3) 样本质量控制:样本质控设备,包括生物大分子分析仪、紫外分光光度计等;计量设备,包括分析天平、电子秤、酸度计等。

(4) 样本安全保藏:样本存储设备,包括气相液氮罐、超低温冰箱、冷藏冰箱、石蜡组柜;设备监测报警设备,包括环境温度湿度监测报警系统、断电报警和冷冻设备温度监测报警系统等。

(5) 其他实验设备:制冰机、纯水仪、高压蒸汽灭菌设备、不间断电源等。

(6) 综合办公设备:办公电脑、打印复印机、数据存储服务器等。

【案例一解析】

案例一主要涉及生物样本库选址,以及在生物样本保藏功能区域的规划设计布局等工作中，可能出现的问题及解析。

人类生物样本是生命科学研究宝贵的不可再生资源，只有高质量高保真的人类生物样本，才有可能产生高质量的反映客观真实的研究数据。如何高质量安全保藏人类生物样本资源，是生物样本保藏首要考量的问题。

生物样本保藏区域是生物样本库核心功能区域之一，生物样本冷冻保藏设备主要为 −80℃超低温冰箱和气相液氮罐。其建设规划与设计布局应充分考量以下事项：

第一，建筑安全防涝。生物样本保藏区域所在建筑物，必须具有良好的抗震及防涝能力。对于只能将生物样本保藏设备安放于建筑物的地面以下楼层，必须充分消除生物样本保藏区域可能积水成涝的安全隐患，并建立良好的积水排除应急反应机制，以免水涝造成超低温冰箱等设备的毁坏。

第二，保藏区域隔离。根据生物样本保藏设备运行过程中是否产生热量，分为有热源保藏区域和无热源保藏区域。考虑到环境温度升高，会增加液氮的消耗量，因此，该两个区域应物理隔开。

第三，电力供应保障。超低温冰箱为电力依赖型设备，其正常运行需要持续的供电支持。包括双市路电力供应保障及可靠的后备移动应急电源。

第四，环境温度条件。超低温冰箱正常运行，要求其运行环境温度低于28℃，环境温度过高，会导致超低温冰箱压缩机停止工作，致使超低温冰箱内温度升高，继而影响所保藏生物样本的质量。因此，应合理利用通风散热设施及空调等，维持环境温度在合适的范围内。

第五，环境空气质量。气相液氮罐在使用过程中，会有一定量的氮气自然蒸发溢出，从而导致环境空气氧浓度降低，所造成的低氧环境则成为进出该区域工作人员的安全隐患。因此，在气相液氮罐样本保藏区域，应有良好的通风换气设施，确保环境空气质量安全，并安装空气氧浓度监测设备，实时监测环境空气氧浓度并远程报警，彻底消除液氮使用伴随的安全隐患。

3. 样本库信息系统

（1）基本要求：样本库信息系统应具备适宜的硬件和软件，能实现样本保存过程信息管理，以及临床诊治随访信息管理；具备信息的可追溯性和交互性；保障信息安全及供体隐私。

（2）基本功能：信息系统应满足样本库业务需求，包括样本采集、接收、分发、运输、制备、质控、储存、弃用、查询、追溯等样本生命周期过程的信息记录管理，以及知情同意信息存档管理；具备与样本存储预期相匹配的数据储存和计算资源，保证其可扩展性，并定期监测。

【案例二解析】

案例二主要涉及生物样本保藏选址、生物样本信息管理，以及在石蜡组织样本处理工作中，可能出现的问题及解析。

第一，生物样本保藏选址。生物样本保藏超低温冰箱选址安放以及供电保障，始终是生物样本安全保藏首要考量的问题。有关超低温冰箱设备安放场所的选择，以及超低温冰箱设备运行的安全供电保障等，请参阅案例一的解析。

第二，冷链温度监控系统。冷冻生物样本保藏温度记录，是生物样本质量监控及可追溯的重要参数信息。因此，所有冷冻及冷藏环境下保藏的生物样本，均应配置设备冷链监控报警系统，并实时监测设备运行温度信息，记录并存档保存冷链数据，是生物样本保藏的重要质量参数。

第三，样本信息管理系统。人类生物样本为宝贵的不可再生资源，每一例每一管份高质量生物样本的合法合规采集保藏，都是历经了研究项目申报审批立项、生物样本采集保藏及应用伦理审批通过、生物样本采集保藏及应用知情同意书签署、生物样本采集处理及保藏、临床诊断治疗信息采集整理、临床随访信息采集整理等等诸多环节工作人员的辛勤付出，花费了大量的人力物力和财力。

研究生各自利用 Excel 办公软件自行管理生物样本、临床诊疗随访信息等，容易造成生物样本及其相关信息的孤岛，甚至生物样本信息记录的错漏或遗失。随着研究生毕业之后陆续离开，冰箱里面往往留下无序放置的、各种包装不一、标注各样、无主的生物样本等，以至于最后不得不作为废弃物予以销毁，造成宝贵生物样本资源的浪费。

因此，由获得生物样本管理资质的专职工作人员，利用合适的生物样本信息管理系统软件，高质量管理生物样本及其信息资源，才能高质量高效率利用宝贵生物样本及其信息资源，充分发挥和实现生物样本生资源的科学价值与社会经济价值。

第四,组织样本固定包埋。石蜡组织样本是医学生命科学研究中常用的生物样本类型。石蜡组织样本需要经过福尔马林固定及石蜡包埋等常规病理操作程序。以组织固定剂 10% 中性福尔马林溶液为例,组织固定时间一般为 18~24 小时,该溶液组织穿透性强,组织收缩少、形态结构保存好,其固定原理是甲醛的醛基与抗原蛋白的氨基可发生分子间交联形成羟甲基分子交联网格结构,过度固定可能掩盖某些抗原决定簇,妨碍后续实验过程中抗原的修复与充分暴露,可能造成实验的假阴性染色结果。

等待病理科相关仪器设备"空闲"的时候抽空予以组织脱水包埋处理,可能会因某些组织样本的固定时间超过适当的期限,而引起后续研究实验结果的偏差。另外,医院病理科日常组织样本处理工作及自动化组织样本脱水包埋设备的运行,往往有较为固定的流程及时间安排。额外增加的科研组织样本处理工作,往往会干扰病理科日常工作,给病理科相关人员带来一定的困扰。

因此,如果研究者有组织样本固定脱水包埋等样本处理需求,建议交由医院样本库或第三方有石蜡样本处理能力的技术支撑服务平台为宜。

第三节　样本库操作规范

一、采集前的准备

1. **国家卫健委行政许可**　生物样本采集和保藏机构,应遵照国家卫健委人遗办相关规定,申报并获取人类遗传资源采集或保藏行政许可,然后方可开展人类生物样本采集和保藏相关工作。

人类遗传资源采集、保藏、材料出境的申请人,必须是具有法人资格的中方单位。

国家卫健委人类遗传资源管理信息系统给申请单位分配一个注册账号,个人经本单位授权后方可进入。

2. **学术审查通过**　采集、保藏、利用、对外提供我国人类遗传资源,申报并获取本机构学术委员会审查通过后,报请本机构伦理委员会审查。

3. **伦理审查通过**　采集、保藏、利用、对外提供我国人类遗传资源,应当符合伦理原则,并按照国家有关规定进行伦理审查。

4. **签署知情同意书**　采集、保藏、利用、对外提供我国人类遗传资源,应当尊重和保障人类遗传资源提供者的隐私权和个人信息等权益,按规定知情告知,并合法签署书面知情同意书。

【案例三解析】

案例三主要涉及人类遗传资源国际合作研究行政许可,以及大规模人类生物样本采集行政许可两方面的问题。

第一,根据《人类遗传资源管理条例实施细则》相关规定,外方单位(指境外组织及境外组织、个人设立或者实际控制的机构)以及境外个人不得在我国境内采集、保藏我国人类遗传资源,不得向境外提供我国人类遗传资源。在我国境内采集、保藏我国人类遗传资源或者向境外提供我国人类遗传资源,必须由中方单位(指我国科研机构、高等学校、医疗机构或者企业)开展。设在港澳的内资实控机构视为中方单位。

申请人类遗传资源国际科学研究合作行政许可,应当通过合作双方各自所在国(地区)的伦理审查。外方单位无法提供所在国(地区)伦理审查证明材料的,可以提交外方单位认可中方单位伦理审查意见的证明材料。

国际科学研究合作行政许可、国际合作临床试验备案应当由中方单位和外方单位共同申请。合作各方应当对申请材料信息的真实性、准确性、完整性作出承诺。

本案例涉及人类遗传资源国际科学研究合作,因此,在合作项目正式着手实施前,应依法依规申请并获得人类遗传资源采集行政许可。

第二,本案例项目涉及大样本肿瘤标志物的筛查验证研究工作。根据《人类遗传资源管理条例实施细则》第二十七条相关规定,人类遗传资源采集行政许可适用于重要遗传家系人类遗传资源采集活动、特定地区人类遗传资源采集活动,以及大规模人群研究且人数大于 3 000 例的人类遗传资源采集活动。因此,如果本案例大样本数目达到上述规定,或样本特性属于上述规定的范围,均应申请并获得人类遗传资源采集行政许可后,方可开展后续工作。

5. 生物样本库编码

(1) 样本捐赠者唯一编码:同一个生物样本库内,生物样本捐赠者的编码必须具有唯一性,并与该捐赠者临床诊治信息、随访信息、所储存样本的编码信息关联。

（2）生物样本分类与编码：①生物样本分类：人类生物样本分别按照样本类型和器官来源进行分类。根据人类生物样本自身的共同特性和形态，生物样本的类型可分为组织、全血、血浆、血清、尿液、脑脊液、DNA、RNA、蛋白质等；参考人体解剖系统对人类生物样本的组织器官来源进行分类，如脑、肺、肝、胃、肠、胰腺、乳腺、卵巢等。②生物样本编码：人类生物样本代码可根据人类生物样本的类型和器官来源代码进行编码。具体参见《人类生物样本分类与编码》。

（3）样本储存位置唯一编码：同一个生物样本库内，生物样本的储存位置编码必须具有唯一性，并根据各样本存储设备的储存规格事先设置好。

一般建议设置为四级层级结构：第一级为设备编码，第二级为储存架编码，第三级为储存盒编码，第四级为样本管编码。如：

超低温冰箱生物样本存放位置编码 F001-A1-A1-A1，表示编号为 F001 超低温冰箱的-A 层第 1 个抽屉式冻存钢架的-A 层第 1 个冻存盒的-A1 格（即样本管的存放位置）。

大型气相液氮罐生物样本存放位置编码 N001-A1-01-A1，表示编号为 N001 气相液氮罐的-A 区第 1 个立式冻存钢架的-第 1 个冻存盒的-A1 格（即样本管的存放位置）。

大型自动化生物样本存储设备及其他生物样本存储设备，根据其具体的规格进行生物样本储存位置的设置，并均与生物样本信息管理系统相对应。

二、样本采集与处理

1. 组织样本采集与处理

（1）基本原则

1）基本原则一：新鲜组织样本取材以不影响临床病理诊断取材为首要原则。

2）基本原则二：新鲜组织样本采集应在手术切除标本离体后 30 分钟内进行。

（2）组织样本采集

1）手术标本清理：按常规病理解剖要求暴露清理病灶。

2）组织取材顺序：遵循由远到近（即远端正常手术切缘→病灶旁→病

灶组织)的原则进行组织样本取材。

3) 冷冻组织取材:用于低温冷冻保存的组织样本每块宜小于0.5cm×0.5cm×0.4cm,分装于标记好的冻存管,并立即放入液氮转运罐中。

4) 石蜡组织取材:用于石蜡包埋的组织样本,每块宜小于1.5cm×1.5cm×0.4cm。分装于标记好的石蜡包埋框,并放入中性福尔马林液固定。

5) 组织样本标注:组织样本取材前后均按要求拍照,记录并标注。包括组织样本编号、器官代码、取材部位、保藏类型、冷缺血时间、采集人员、取材日期等信息。

(3) 组织样本处理

1) 冷冻样本处理:冷冻组织样本转运并送交样本库遵照规范保藏于气相液氮容器。

2) 石蜡样本处理:福尔马林液固定组织样本遵照病理技术要求进入后续组织脱水固定、石蜡包埋、石蜡切片、染片封片程序,并由病理医生阅片复诊标注。

3) 样本信息保藏:石蜡样本、石蜡切片送交样本库遵照规范保藏,病理复诊信息录入样本库信息管理系统。具体参见《人类组织样本采集与处理第1部分:手术切除组织》。

2. 血液样本采集与处理 具体参见《人类血液样本采集与处理》。

(1) 样本采集

1) 采血时点:根据研究计划制定血液采集时间,如手术前后、药物治疗前后、疾病进程不同阶段等。

2) 血液类型:一般采集空腹静脉血。

3) 采血管选择:拟采集分离血浆者选择 K_2EDTA 抗凝真空采血管;拟采集分离血清者,选择无添加剂血清管。

4) 血液采集:遵照全国临床检验操作规程采血。

5) 标记记录:包括血液样本编号、采血时点描述、采血管添加剂名称、采集人员、采血日期等信息。

(2) 血清分离

1) 静置:将血清管静置于室温下15~30分钟待血液自然凝固。注意放置不宜超过60分钟,凝结的细胞有可能开始溶解。

2) 离心:将血清管放入制冷离心机(2~8℃)中以1 000~2 000×g离心

10 分钟。

3）分装：小心将血清移液分装于标记好的血清冻存管，每管以 100~200μl 为宜。

4）保藏：血清样本冻存于 –80℃或以下低温环境。

（3）血浆分离

1）离心：将血液抗凝管放入制冷离心机（2~8℃）中以 1 000~2 000×g 离心 10 分钟。

2）血液分层：上层为血浆，中间薄层为白膜层，下层为红细胞层。

3）分装：小心将上层血浆移液分装于标记好的血浆冻存管，每管以 100~200μl 为宜。将中间白膜层分装于白细胞管。

4）保藏：血浆样本冻存于–80℃或以下低温环境。白细胞样本冻存于气相液氮环境。

3. 尿液样本采集与处理　具体参见《人类尿液样本采集与处理》。

（1）尿液样本分类：晨尿；随机尿；计时尿，包括 3 小时尿、12 小时尿、24 小时尿、餐后尿等；无菌尿，包括中段尿、导管尿、膀胱穿刺尿等。

（2）尿液样本采集：根据尿液样本采集方案，选择合适的留尿容器；按要求收集尿液样本；做好记录，包括样本标记记录和尿液样本采集信息记录等。

（3）尿液样本处理：尿液样本预处理，根据研究方案选择合适的预处理方案，如核酸保护处理、蛋白酶抑制处理、防腐处理等；尿液分装处理；分装好的尿液样本，应尽快放置于超低温冰箱或液氮中储存。

三、样本储存与质控

1. 生物样本储存　生物样本储存具体参见《人类生物样本管理规范》。

（1）样本接收登记

1）样本接收：样本接收应明确接收样本的范围，按照接收/拒收样本的程序性文件进行。

2）不合格样本处理：不符合接收要求的样本应视为不合格样本。不合格样本应按要求暂存，并及时与相关负责人沟通补正，然后做出接收或退回处理。

（2）样本储存管理：样本储存应建立入库出库程序文件，并按要求记录样本管理信息数据。

应确保样本储存的设备及耗材具有唯一标识。样本存储设备运行温度湿度实时监控管理,并存档保留相关数据信息。

应配备适量的备用存储设备,宜将样本本地备份保存与异地备份保存相结合,确保珍贵样本的保存安全。

应建立应急处理预案。

2. **样本质量控制**　样本及相关数据的质量控制应符合其预期用途,并依此确定质量控制的最低关键性能指标,定期检查质量管理体系的有效性。

样本质量控制应符合《生物样本库质量和能力通用要求》,建立并实施质量控制程序。

样本质量控制应符合《生物样本库质量和能力通用要求》,记录并保存质量控制过程中的相关数据。

3. **样本储存年度报告**　保藏单位应当对所保藏的人类遗传资源加强管理和监测,完整记录人类遗传资源保藏情况,于每年1月31日前向国家卫健委提交上一年度本单位保藏人类遗传资源情况年度报告。

四、样本分发与运输

1. **样本分发**

(1) 样本申请:建立、成文并实施样本分发申请程序。

(2) 分发审批:样本分发前应经过样本库管理层、学术委员会和伦理委员会的审查和批准。

(3) 分发记录:样本库管理人员记录并保存样本分发审批、样本和/或数据转移协议、样本分发报告等信息资料。

2. **样本运输**

(1) 运输资质:生物样本应由合格的工作人员或委托有资质的物流运输公司承运。

(2) 运输安全:根据样本类型、运输距离、时间及样本的温度、环境温度等情况,选择合适的运输方式和温控包装,确保样本运输过程中的温控要求。

(3) 运输记录:样本运输全时段温度记录数据完整并上传样本管理信息系统。

五、样本弃用与销毁

1. **伦理要求**　样本弃用和销毁应遵循伦理相关要求。

2. **合法合规**　样本弃用和销毁应遵循国家法律、法规要求,建立样本弃用及销毁管理程序文件并记录实施过程信息。

3. **数据溯源**　应确保样本及相关数据在弃用和销毁的全过程具有可追溯性。

六、样本信息管理

1. **信息系统**　人类生物样本库信息化系统应具备适宜的软件和硬件。应具备与样本库管理相匹配的数据储存和计算资源,保证其可扩展性并定期监测。

2. **全息数据**　应实现生物样本保藏过程信息管理。包括样本采集、接收、制备、储存、分发、运输、弃用、质控等过程的信息管理,并允许对生物样本生命周期产生的信息进行检索查询。

3. **交互溯源**　应具备信息可追溯性和交互性。生物样本应使用唯一标记技术,具备唯一的追溯编码或标识。样本信息管理系统应具备与医院信息系统(HIS)、电子病历系统(REMS)等其他信息系统进行数据共享对接交互的功能。

4. **隐私保护**　应保障信息安全,保护供体隐私。

七、细胞制剂保藏及质量管理

1. **干细胞制剂保藏及质量管理**　干细胞临床研究是指应用人自体或异体来源的干细胞经体外操作后输入(或植入)人体,用于疾病预防或治疗的临床研究。体外操作包括干细胞在体外的分离、纯化、培养、扩增、诱导分化、冻存及复苏等。

干细胞制剂制备保藏及质量管理,应严格遵循《干细胞临床研究管理办法(试行)》《细胞治疗产品生产质量管理指南(试行)》《细胞无菌检测通则》《临床实验室生物安全指南》等法规、指南及技术标准。

2. **体细胞制剂保藏及质量管理**　体细胞临床研究是指利用人自体或异体的成熟/功能分化细胞,经可能改变体细胞特性的体外操作后,如分离、纯化、激活、扩增培养、负载、遗传修饰、冻存和复苏等(不包括单纯分离),作为研究性干预措施回输(或植入)人体用于疾病治疗的临床研究。

体细胞制剂制备保藏及质量管理,应严格遵循《体细胞临床研究工作指引(试行)》《细胞治疗产品生产质量管理指南(试行)》《细胞无菌检测通则》《临床实验室生物安全指南》等法规、指南及技术标准。

(郤恒骏　张可浩)

练习题

　　人类生物样本及其信息资源是临床基础研究以及新药研发等的重要研究材料。人类生物样本在实际应用中,可能会涉及人类遗传资源管理的相关法律法规问题。因此,涉及人类生物样本采集保藏和应用,要强调生物样本资源处理技术的高质量规范化,更要强调生物样本定时采集保藏和应用的合理化合法化。

1. 人类遗传资源材料包括:
   A. 人体器官　　　　　　　　　B. 人体组织
   C. 人体细胞　　　　　　　　　D. 以上都是
2. 人类遗传资源信息包括:
   A. 临床数据　　　　　　　　　B. 代谢数据
   C. 基因数据　　　　　　　　　D. 蛋白质数据
3. 新鲜及冷冻保存组织样本的取材时间,宜在手术标本离体后:
   A. 30 分钟以内　　　　　　　　B. 1 小时以内
   C. 2 小时以内　　　　　　　　D. 大于 2 小时
4. 免疫组化病理诊断抗体研发工作中,适合抗体大规模验证的生物样本宜选择:
   A. 冷冻组织样本　　　　　　　B. 血浆样本
   C. 类器官　　　　　　　　　　D. 石蜡组织芯片
5. 肿瘤药物研发工作中,适合药物药效筛选的生物样本宜选择:
   A. 冷冻组织样本　　　　　　　B. 血清样本
   C. 肿瘤类器官　　　　　　　　D. 石蜡组织芯片

参考文献

1. 中华人民共和国国务院. 人类遗传资源管理条例:国务院令第 717 号令(2019)〔EB/QL〕.(2019-05-28)〔2025-03-07〕. https://www.gov.cn/gongbao/content/2019/

content_5404150.htm.

2. 中华人民共和国国务院. 国务院关于修改和废止部分行政法规的决定:国务院令第 777 号(2024)[EB/QL].(2024-05-01)[2025-03-07]. https://www.gov.cn/gongbao/2024/ issue 11246/202403/content 6941844.html.

3. 中华人民共和国科技部. 人类遗传资源管理条例实施细则:科学技术部令第 21 号(2023)[EB/QL].(2023-06-01)[2025-03-07]. https://www.most.gov.cn/xxgk/ xinxifenlei/fdzdgknr/fgzc/bmgz/202306/t20230601_186416.html.

4. 国家卫生健康委科教司. 关于医疗卫生机构科研用人类生物样本管理暂行办法 (征求意见稿)公开征求意见的公告[EB/OL].(2022-01-29)[2025-03-07]. www. nhc.gov.cn/qjjys/s7945/202201/051500e6a48a4781ab94ca04cc19742f.shtml.

5. 国家市场监督管理总局,国家标准化管理委员会. 人类生物样本库管理规范(GB/ T 39766—2021)[S/OL].(2021-03-09)[2025-03-07]. https://openstd.samr.gov. cn/bzgk/gb/newGbInfo?hcno=BC25809FD95BBD212F7D72864C3776C1&ref er=outter.

6. 国家卫生健康委,教育部,科技部,等. 关于印发涉及人的生命科学和医学研究伦 理审查办法的通知:国卫科教发[2023]4 号[EB/OL].(2023-02-18)[2025-03-07]. https://www.gov.cn/zhengce/zhengceku/2023-02/28/content_5743658.htm.

7. 科技部,教育部,工业和信息化部,等. 关于印发《科技伦理审查办法(试行)》的通 知:国科发监[2023]167 号[EB/OL].(2023-09-07)[2025-03-07]. https://www.gov. cn/gongbao/2023/issue_10826/202311/content_6915814.html.

8. 国家市场监督管理总局,中国国家标准化管理委员会. 人类生物样本分类与编 码(GB/T 39768—2021)[S/OL].(2021-03-09)[2025-03-07]. https://openstd.samr. gov.cn/bzgk/gb/newGbInfo?hcno=8083AE7622B90B763514B185DA61E778&ref er=outter.

9. 国家市场监督管理总局,中国国家标准化管理委员会. 人类组织样本采集与处理 第 1 部分:手术切除组织(GB/T 40352.1—2021)[S/OL].(2021-08-20)[2025-03-07]. https://openstd.samr.gov.cn/bzgk/gb/newGbInfo?hcno=B6E825BB8D93F36C7F 8D74CC12D3907E&refer=outter.

10. 国家市场监督管理总局,中国国家标准化管理委员会. 人类血液样本采集与处 理(GB/T 38576—2020)[S/OL].(2020-03-31)[2025-03-07]. https://openstd.samr. gov.cn/bzgk/gb/newGbInfo?hcno=A5101C03AE8FE257D905CFF84EC9549E&ref er=outter.

11. 国家市场监督管理总局,中国国家标准化管理委员会 人类尿液样本采集与处理 (GB/T 38735—2020)[S/OL].(2020-04-28)[2025-03-07]. https://openstd.samr. gov.cn/bzgk/gb/newGbInfo?hcno=69503351A2C27E21B5190FD8421A4B58&ref er=outter.

12. 国家市场监督管理总局,中国国家标准化管理委员会. 人类生物样本管理规范

（GB/T 39767—2021）［S/OL］.（2021-03-09）［2025-03-07］. https://openstd.samr. gov.cn/bzgk/gb/newGbInfo?hcno = F68C6D861171D818D24BDA5FDCD45C47&re fer = outter.

13. 国家市场监督管理总局,中国国家标准化管理委员会. 生物样本库质量和能力通用要求（GB/T 37864—2019）［S/OL］.（2019-08-30）［2025-03-07］. https://openstd. samr.gov.cn/bzgk/gb/newGbInfo?hcno = 4FCF97DA42C358B2E83735834928F512.

14. 国家卫生计生委,食品药品监管总局. 关于印发干细胞临床研究管理办法（试行）的通知:国卫科教发〔2015〕48 号［EB/OL］.（2015-07-20）［2025-03-07］. www. nhc.gov.cn/qjjys/s3581/201508/28635ef99c5743e294f45e8b29c72309.shtml.

15. 国家药监局核查中心. 国家药品监督管理局食品药品审核查验中心关于发布《细胞治疗产品生产质量管理指南（试行）》的通告（2022 年 第 4 号）［EB/OL］.（2022-10-28）［2025-03-07］. https://www.cfdi.org.cn/cfdi/resource/news/14938.html.

16. 国家市场监督管理总局,中国国家标准化管理委员会. 细胞无菌检测通则（GB/T 40365—2021）［S/OL］.（2021-08-20）［2025-03-07］. https://openstd.samr.gov. cn/bzgk/gb/newGbInfo?hcno = 9883CCE027C84E7067AD6E612E320804&ref er = outter.

17. 中华人民共和国国家卫生健康委员会. 临床实验室生物安全指南（WS/T 442—2024）［EB/OL］.（2024-04-02）［2025-03-07］. www.nhc.gov.cn/wjw/s9492/202404/ e221e9de041041e299299e5e9798a6c0.shtml.

18. 中国医药生物技术协会. 体细胞临床研究工作指引（试行）［EB/OL］.（2023-08-18）［2025-03-07］. www.cmba.org.cn/admin/index.php?m=content&c=index&a=show&c atid=116&id=5756.

第二十一章

临床研究中的医学伦理问题

● 导读 ●

　　案例一：某医师，为"三级乙等"医院神经内科主任医师。作为项目负责人发起了一项人自体多巴胺神经前体细胞治疗帕金森病的临床研究。在提交给机构伦理委员会的知情同意书中，告知研究参与者：若自愿同意参加该项研究，须捐献其血液、尿液或者皮肤标本和信息材料，以用于体外分离培养并制备成临床级的多功能干细胞，为加快我国干细胞临床研究提供坚实的临床储备。

　　请思考：仅就案例以上信息看，机构伦理委员会应否批准其申请？为什么？

　　案例二：某医院一主任医师与某研究机构研究者合作申请开展一项新的肠癌检测技术在真实世界的应用评价研究，拟比较基于血液肿瘤标志物、粪便人源 DNA 甲基化标志物等联合粪便隐血检测的临床性能，探究基于粪便的多靶点检测技术在肠癌诊断和筛查中的应用价值。考虑到研究经费不足，研究者在知情同意书中告知研究参与者新增加的检测费用由研究参与者自行承担，研究者会将全部检测结果反馈给研究参与者并给其 200 元的交通补偿。

　　请思考：以上知情同意书的内容是否符合伦理要求？真实世界的研究作为观察性研究应符合哪些基本的条件？

　　医疗卫生机构开展的研究者发起的临床研究包括干预性研究和观察性研究，该类研究不同于医药企业作为申办方发起的临床研究，其目的不在于注册、上市，一般应以已经批准上市的药品、医疗器械等产品并在产品批准的适用范围内或在符合产品临床应用指导原则的前提下开展,且应遵循其自身的研究规律和伦理要求。

第一节　IIT 的伦理要求

一、具有科学价值和社会价值

临床研究的科学价值,就是临床研究能够满足人们对科学技术的期望、探索和追求的属性和作用,其目的是揭示生命健康与疾病的发生规律,解决疾病的诊断、治疗、康复、预后、病因、预防、控制及健康维护等问题。临床研究本身并不是目的,仅是探索生命健康和疾病发生发展规律、实现人类自身目标的手段。不具有科学价值的临床研究,不仅有可能浪费医疗卫生资源,也有可能给研究参与者造成损害,其本身也是不符合有利、不伤害的伦理原则的。国家卫生健康委医学伦理专家委员会办公室、中国医院协会制定的《涉及人的临床研究伦理审查委员会建设指南(2023 版)》规定:医疗机构对拟议的临床研究设计的科学性已经进行了充分的专业评审,确认该研究设计在科学上合理,并可能产生有价值的科学信息。科学性的评审意见应在伦理审查委员会的文档中备案。

临床研究的社会价值,是指临床研究对人类社会的作用和意义,包括临床研究可能带来的经济价值、社会效益和精神文化价值等。如通过临床研究开发新的诊疗技术手段,提升医疗卫生机构诊断治疗和预防控制疾病的能力,提高临床诊疗的精准度和效率,降低患者的诊疗费用,减少或解除患者的病痛,提高人们的健康水平和生命质量;基于患者需求,开发医疗人工智能手段,满足患者在躯体、生理、心理及文化等方面的多样化需求等。社会价值是科学价值的转化和归宿,任何科学技术及科研活动,其科学价值的评判最终都是以人类物质文化或精神需求为标准的,要么能够满足人类的精神需求,要么能够满足人类的物质文化需求,不能为科学而科学、为技术而技术、为研究而研究,要始终把研究参与者利益的维护,以及人类生命健康质量和生活质量的提高作为最终目的。

为了确保临床研究的社会价值,《涉及人的临床研究伦理审查委员会建设指南(2023 版)》规定:所有临床研究,包括对临床病例信息、临床诊断医疗剩余的人体组织或样本数据信息的研究都必须具有社会价值,包括临床研究拟产生科学信息的质量,以及与重大临床问题的相关性:是否有助于产生新的临床干预方法或有助于对临床干预的评价、有助于促进个人或公共健康等;评价研究社会价值的关键要素是临床研究是否产生有价值的,且无法用其他方法获得的科学信息。例如,研究的目的只是增加医生开具与研究相关的处方,则属于伪装成科学研究的营销行为,不能满足临床研究社会价值的要求;国际合作研究的目的应当着眼于解决受试人群需要优先考虑的医疗健康问题,关注研究成果所产生的干预措施是否能使本国本地区人群获益,以及研究成果的可及性问题。

二、符合国家相关法律法规

为了规范包括临床研究在内的医学科学技术研究,我国先后颁布了一系列的规范性文件,对涉及人的生命科学和医学研究提出了明确的法律要求。《中华人民共和国刑法修正案(十一)》第三百三十六条之一规定:【非法植入基因编辑、克隆胚胎罪】将基因编辑、克隆的人类胚胎植入人体或者动物体内,或者将基因编辑、克隆的动物胚胎植入人体内,情节严重的,处三年以下有期徒刑或者拘役,并处罚金;情节特别严重的,处三年以上七年以下有期徒刑,并处罚金。其他相关法律法规及规章如《医疗卫生机构开展临床研究项目管理办法》(国卫医发〔2014〕80号)、《干细胞临床研究管理办法(试行)》(国卫科教发〔2015〕48号)、《涉及人的生物医学研究伦理审查办法》(2016)、《药物临床试验质量管理规范》(2020)、《中华人民共和国人类遗传资源管理条例》(2019)、《中华人民共和国生物安全法》(2021)、《医疗器械临床试验质量管理规范》(2022)、《涉及人的生命科学和医学研究伦理审查办法》(2023)、《科技伦理审查办法》(2023)、《医疗卫生机构开展研究者发起的临床研究管理办法》(2024)等。尽管这些规范性文件的法律效力不同,但是对于规范我国涉及人的生命科学和医学研究发挥了十分积极的作用,研究者在临床研究活动中必须严格遵守。

三、遵循国际公认的伦理准则

国际上关于涉及人的生命科学和医学研究的相关伦理文献主要有:1946年纽伦堡军事法庭决议的《纽伦堡法典》,1964年世界医学会制定并经多次修改的《赫尔辛基宣言》,1979年美国保护生物医学及行为学研究人类受试者全国委员会制定的《贝尔蒙报告》,1982年国际医学科学组织理事会(CIOMS)联合世界卫生组织(WHO)共同制定并经多次修订的《涉及人的健康相关研究国际伦理准则》、WHO制定的《临床试验用药GMP指南》,等等。这些国际伦理文献,对包括人体试验在内的涉及人的生物医学研究提出了具体的规范性要求,并得到了国际上的广泛认同。尽管各个国家、地区或民族的传统文化不同,很难建立普适性的、绝对统一的价值标准,尤其在对基本价值标准、基本原则的理解和执行上往往存在差异,但这不等于否定基本性的伦理共识。对患者或研究参与者实行医学人道主义、坚持生命至上等,是所有国际性伦理文献的普遍要求,这些文献对开展涉及人的医学研究具有普遍性的指导意义。

四、不得损害公共利益

所谓公共利益,是指整个社会或一定范围内的人们的共同利益,它包括但不限于:社会稳定和安全、公共秩序、环境保护、公共卫生、社会福利、善良风俗、义务教育、文化传承、公共基础设施建设等。公共利益的实现需要政府、企业、社会组织、公众等多方面的参与和努力,是整个社会共同的责任和使命。

为了维护公共利益,部分国际组织和地区对医学科技行为进行了限制性规定。例如,世界贸易组织(WTO)制定的《与贸易有关的知识产权协定》第27条第2款规定:"各成员可拒绝对某些发明授予专利权,如在其领土内阻止对这些发明的商业利用是维护公共秩序或道德,包括保护人类、动物或植物的生命或健康或避免对环境造成严重损害所必需的。"欧盟专利法《中华人民共和国专利法》均规定以下基因技术不应授予专利:克隆人方法、改变人的生殖系统基因同一性的方法、任何阶段的人体及相关基因序列等简单发现、繁殖动植物的生物学方法等。

同时,我国科技部和原卫生部联合发布的《人胚胎干细胞研究伦理指导原则》(2003)规定:禁止进行生殖性克隆人的任何研究;用于研究的人胚胎干细胞只能通过下列方式获得:体外受精时多余的配子或囊胚、自然或自愿选择流产的胎儿细胞、体细胞核移植技术所获得的囊胚和单性分裂囊胚、自愿捐献的生殖细胞。而且,进行人胚胎干细胞研究,必须遵守以下行为规范:利用体外受精、体细胞核移植、单性复制技术或遗传修饰获得的囊胚,其体外培养期限自受精或核移植开始不得超过14天。不得将前款中获得的已用于研究的人囊胚植入人或任何其他动物的生殖系统,不得将人的生殖细胞与其他物种的生殖细胞结合,禁止买卖人类配子、受精卵、胚胎或胎儿组织。这些规定与基于个体利益保护的伦理规范不同,而主要是基于维护公共秩序和善良风俗的"公序良俗"之考虑。2018 年贺某实施的"基因编辑婴儿"研究,不仅违背了尊重、有利、不伤害、公正等医学伦理学基本原则,而且损害了人类基因库的生物安全和公共利益,是被我国现行法律明确禁止的临床研究行为。

第二节　研究机构及其研究者的伦理责任

一、研究机构的伦理责任

所谓责任,即职责和任务。按照责任的属性可划分为:角色责任,即角色共性规则下应做、必须做的事;能力责任,即努力并结合能力做的事;义务责任,即可做、可不做的事;原因责任,即由于各种原因导致行为主体扮演的角色责任、能力责任和义务责任。按照责任的约束力可划分为:法律责任、道德责任等。在临床研究中,研究机构的责任应属于角色责任,这种责任主要就是确保临床研究的科学性和合乎伦理性。具体包括如下方面。

1. 为研究者提供临床研究的基本条件　《中华人民共和国医师法》第22 条规定,医师在执业活动中享有下列权利:获得符合国家规定标准的执业基本条件和职业防护装备。《医疗器械临床试验质量管理规范》第九条规定:所选择的试验机构应当是经资质认定的医疗器械临床试验机构,且设施和条件应当满足安全有效地进行临床试验的需要。《药物临床试验质量管理规范》第十六条规定:研究者在临床试验期间有权支配参与临床试验的人员,具有使用临床试验所需医疗设施的权限,正确、安全地实施临床试验。临床试验机构应当设立相应的内部管理部门,承担临床试验的管理工作。这就要求,临床研究机构对于已批准的临床研究,有责任为研究者提供能够满足其研究需要的设施和条件,并有责任加强临床研究管理工作,确保研究工作的顺利开展。否则,就不应当批准开展相关的临床研究,以保护研究参与者的利益和临床研究质量。

2. 设立相应的伦理委员会并进行监管　临床研究机构应当依法依规设立相应的伦理委员会,并支持、监管伦理委员会的工作。《涉及人的临床研究伦理审查委员会建设指南(2023 版)》第二章规定:医疗机构应当设立直接隶属于医疗机构、独立行政建制的伦理审查委员会办公室,确保伦理委员会能够独立开展伦理审查工作。办公室应根据审查工作实际需要配备能够胜任工作的专(兼)职秘书和工作人员。

《涉及人的临床研究伦理审查委员会建设指南(2023版)》第一章关于"监管责任"规定:医疗机构对在本机构开展的临床研究负有监管责任。医疗机构也可以委托授权机构内一个部门行使监管职责,并受理对研究中有关研究受试者保护问题的投诉;医疗机构或授权监管部门对伦理审查委员会开展工作负有组织管理以及提供支持性的工作保障的责任,包括提供必要的人力资源、工作环境、设施设备和工作时间以及经费的支持,并负责对委员会委员科研伦理培训提供机会和经费的支持;医疗机构或授权的监管部门应避免对审查工作的行政干预,确保伦理审查工作和道德判断上的独立性。

3. 维护研究参与者的利益　《医疗器械临床试验质量管理规范》规定:临床试验机构和研究者应当避免对受试者、申办者等临床试验参与者或者相关方产生不当影响或者误导;申办者应当为发生与临床试验相关的伤害或者死亡的受试者承担治疗的费用以及相应的经济补偿,但在诊疗活动中由医疗机构及其医务人员过错造成的损害除外。但这并不意味着此类损害不需要赔偿,只是其赔偿主体应是医疗机构而非申办者。《药物临床试验质量管理规范》第十八条:研究者应当给予受试者适合的医疗处理。在临床试验和随访期间,对于受试者出现与试验相关的不良事件,包括有临床意义的实验室异常时,研究者和临床试验机构应当保证受试者得到妥善的医疗处理,并将相关情况如实告知受试者。这些要求,均强调了临床研究机构及其研究人员和相关申办者在维护研究参与者利益中的责任和义务。而且,为了切实保护好研究参与者的利益,要坚持"任何情况下,医学科学知识增长的重要性和未来患者的健康利益,都不能超越当前研究参与者的安全和健康福祉。"科学价值和社会价值是开展研究的根本理由,但研究机构、研究人员、申办者及伦理审查委员会都有道德义务确保所有研究研究参与者的权利得到尊重和保护。研究的科学和社会价值不能成为使研究受试者受到不公正对待的伦理辩护理由。

总之,临床研究机构有责任支持医务人员从事医学研究,为研究者提供临床研究的基本条件,提供能够满足研究需要的设施;有责任设立相应的内部管理部门,承担临床研究的管理工作;有责任依法依规设立相应的伦理委员会并支持、监管伦理委员会的工作,维护研究参与者的利益。

二、研究者的伦理责任

维护好研究参与者的利益不仅是研究机构的主要责任,也是研究者的主要责任,除此之外,研究者还有以下伦理责任。

1. **积极配合伦理审查**　研究者是临床研究活动的主体和具体实施者,是与研究参与者直接接触并切实维护研究参与者利益的最后一道防线,其临床研究活动是代表临床研究机构进行的,不仅关涉着研究者个体,也关涉着研究参与者的利益和临床研究机构的形象及声誉,需要承担其应有的伦理责任。这包括如下内容。

(1)提前上报审查材料:按照《涉及人的临床研究伦理审查委员会建设指南(2023 版)》规定:在会议前至少 25 个工作日,研究项目负责人需要向伦理审查委员会提交供审查的材料副本以及电子文本材料;如果研究项目负责人逾期一个月仍未按审查决议规定向伦理审查委员会递交跟踪审查的相关材料,委员会可以终止其试验的继续进行。

为了提高伦理审查效率,避免不必要的多次提交、多次审查,研究者应确保所提交的材料符合"齐、清、定"的要求,即提交的材料应齐全无缺、写得清楚、内容确定,而不能临时补充材料、题目或内容含糊不清、审查后再随意修改题目或内容。

(2)亲自汇报研究项目:在伦理审查时,项目汇报人应对临床研究项目有充分的了解,熟悉项目的方案,明确研究的目的、方法、风险等内容,并重点汇报以下内容:①研究参与者:研究参与者的纳入、排除标准,研究过程需要采集生物样本的种类、次数、数量,是否向第三方转移或数据共享,以及二次利用等;②研究方法:干预性临床研究还是观察性临床研究,是否随机分组,使用的对照研究方法等;③研究材料的类型及性质:药品、器械还是新技术,有无上市或已常规临床应用等;④研究受益:研究参与者个体、其他患者或社会人群能否从中受益,或对医学科技发展有何价值;⑤研究风险:风险的类型(技术风险、伦理风险、社会风险;生理伤害、心理伤害等)、风险的危害性程度、发生频率等,应做好风险与受益的评估,确保风险与受益的比在可接受的范围之内;⑥研究费用:具体的免费项目包括药品、器械、技术,以及检查、检测等研究性干预措施,对于研究参与者合理的支出或支持有无给予适当补偿、补偿标准和补偿方式;⑦信息保密:对研究参与者隐私和个人信息的保密承诺及保密措施;⑧自由退出:有权随时退出、退出后数据利用及处理;⑨其他:有无替代方案、是否涉及研究参与者的监护人或代理人、研究者及伦理委员会的联系人和联系方式,以及发生损害时的联系人、联系方式等。

(3)如实说明所提问题:在伦理审查过程中,参加伦理答辩的研究者,应当如实、客观、全面、清晰地回答伦理委员会所提出的有关问题,不能避重就轻、回避问题尤其是项目所涉及的风险、免费项目、赔偿或补偿等问题。

(4)认真修改研究方案:对于伦理委员会所提出的科学性、伦理性问题,研究者应认真对待,不能抱着抵触情绪,无端指责或拒不修改。研究者如果对伦理委员会委员所提出的问题存在质疑或商榷,可以按程序提出复议。否则,应予以修改。

(5)客观对待知情同意:知情同意是对研究参与者自主权的尊重,是维护研究参与者权益的重要措施。研究者不应把知情同意当作推卸自己责任的手段,在告知风险时不能因为是常规治疗或手术而夸大风险,也不能因为是临床研究而隐瞒或缩小风险。《中华人民共和国民法典》第一千零八条规定:为研制新药、医疗器械或者发展新的预防和治疗方法,需要进行临床试验的,应当依法经相关主管部门批准并经伦理委员会审查同意,向受试者或者受试者的监护人告知试验目的、用途和可能产生的风险等详细情况,并经其书面同意。进行临床试验的,不得向受试者收取试验费用。《涉及人的生命科学和医学研究伦理审查办法》规定:研究者开展研究前,应当获得研究参与者自愿签署的知情同意书。知情同意书应当包含充分、完整、准确的信息,并以研究参与者能够理解的语言文字、视频图像等进行表述。

因此,知情同意书应以研究参与者或其法定监护人能够理解的方式和通俗的语言表达,应当是在研究参与者或/和其法定监护人未受到不当影响并经充分考虑的情况下征得的。不允许在知情同意书中使用任何可能使研究参与者或其法定监护人被迫放弃,或倾向于放弃任何合法权利的理由,亦不允许使用任何可使研究者、申办者、研究机构或相关代理机构免责(或暗示免责)的语言。知情同意必须由临床研究负责人或者其指定的该研究项目的研究人员获取,由受试者本人或其法定监护人签字并标明日期。在代理同意的临床研究中,须严格保护研究参与者,努力避免由于增加非治疗程序(出于研究目的)带来的风险超过最低风险。在知情同意书中,研究者应告知研究参与者向其提供研究结果的方式。当无法向研究参与者提供研究结果时,也应在知情同意书中向研究参与者说明。在案例一中,研究者将研究参与者是否同意捐献其血液、尿液、皮肤标本或信息资料与其能否参加研究关联起来,这实际上违背了研究参与者自愿参加和自由退出的伦理要求。在案例二中,"研究者在知情同意书中告知研究参与者新增加的检测费用由研究参与者自行承担",这是不符合《医疗卫生机构开展研究者发起的临床研究管理办法》(2024)第三十一条规定:医疗卫生机构或研究者严禁违规向研究参与者收取与研究相关的费用。

(6)及时报告和处理有关问题:在临床研究中,研究者发现不良事件、违背方案等情形时,应当按照规定进行上报,尤其对于非预期的严重不良事件应当向申办方或组长单位及机构伦理委员及时报告。当发生医疗损害事件时,研究者应当对研究参与者出现的医疗损害给予及时的医疗处理,并应将相关情况如实告知研究参与者,对于因研究性干预措施造成的医疗损害还应当给予免费治疗并依法赔偿。《药物临床试验质量管理规范》第二十六条规定:除试验方案或者其他文件(如研究者手册)中规定不需立即报告的严重不良事件外,研究者应当立即向申办者书面报告所有严重不良事件,随后应当及时提供详尽、书面的随访报告。严重不良事件报告和随访报告应当注明受试者在临床试验中的鉴认代码,而不是受试者的真实姓名、公民身份号码和住址等身份信息。试验方案中规定的、对安全性评价重要的不良事件和实验室异常值,应当按照试验方案的要求和时限向申办者报告。涉及死亡事件的报告,研究者应当向申办者和伦理委员会提供其他所需要的资料,如尸检报告和最终医学报告。研究者收到申办者提供的临床研究的相关安全性信息后应当及时签收阅读,并考虑受试者的治疗,是否进行相应调整,必要时尽早与受试者沟通,并应当向伦理委员会报告由申办方提供的可疑且非预期严重不良反应。

(7)严格管理研究用药:临床研究机构应当指派有资格的药师或者其他人员管理研究用药品。应当保存每位研究参与者使用研究用药品数量和剂量的记录。研究用药品的使用数量和剩余数量应当与申办者、研究者提供的数量一致。应当确保研究用药品按照研究方案使用,并向研究参与者说明研究用药品的正确使用方法。应当加强临床研究档案管理,如实记录并妥善保管相关文书档案。自研究结束之日起,档案保存年限不少于10年。

在确保安全的前提下,可以实行电子归档。

(8) 研究者应当提供研究进展报告:研究者应当向伦理委员会提交临床研究的年度报告,或者应当按照伦理委员会的要求提供进展报告。出现可能显著影响临床研究的实施或者增加研究参与者风险的情况,研究者应当尽快向申办者、伦理委员会和临床研究机构书面报告。临床研究完成后,研究者应当向临床研究机构报告;研究者应当向伦理委员会提供临床研究结果的摘要。

2. **捍卫科学事实和科研诚信**　《医疗卫生机构开展研究者发起的临床研究管理办法》第六条规定:临床研究的主要研究者和其他研究者应当遵守科研诚信。根据有关法律法规、部门规章、有关规范性文件、技术准则、伦理规范及医疗卫生机构制定的规章制度要求,加强对临床研究过程的自查,及时如实报告有关事项。

为践行社会主义核心价值观,加强医学科研诚信建设,提高医学科研人员职业道德修养,预防科研不端行为,国家相关部门先后发布了一系列的规范性文件,如:中国科协的《科技工作者科学道德规范(试行)》(2007);科技部、教育部、卫生部等 10 个部门联合发布的《关于加强我国科研诚信建设的意见》(2009);教育部的《教育部关于进一步规范高校科研行为的意见》(2012);中国科协、教育部等七部门的《发表学术论文"五不准"》(2015);教育部的《高等学校预防与处理学术不端行为办法》(2016);科技部、发改委等 15 部门的《国家科技计划(专项、基金等)严重失信行为记录暂行规定》(2016);中共中央办公厅国务院办公厅印发的《关于进一步加强科研诚信建设的若干意见》(2018);科技部、教育部等 5 部门的《关于开展清理"唯论文、唯职称、唯学历、唯奖项"专项行动的通知》(2018);教育部的《教育部关于高校教师师德失范行为处理的指导意见》(2018);国家发改委、科技部等 41 部门的《关于对科研领域相关失信责任主体实施联合惩戒的合作备忘录》(2018);教育部的《新时代高校教师职业行为十项准则》(2018);中共中央办公厅、国务院办公厅的《关于进一步弘扬科学家精神加强作风和学风建设的意见》(2019);科技部、教育部、卫健委等 20 部门的《科研诚信案件调查处理规则(试行)》(2019);科技部的《科学技术活动违规行为处理暂行规定》(2020)等。

2021 年 1 月,国家卫生健康委员会会同科技部、国家中医药管理局共同修订并印发了《医学科研诚信和相关行为规范》。该规范明确了医学科研行为涵盖科研项目的申请、预实验研究、实施研究、结果报告、项目检查、执行过程管理、成果总结及发表、评估审议、验收等科研活动全流程;强调医学研究要牢固树立生物安全意识,在从事致病病原研究过程做到依法合规;确定了医学科研活动有关记录和数据应当由所在单位集中保存的原则;明确提出科普宣传中不得向公众传播未经科学验证的现象和观点,在疫情防控期间应当严格遵守疫情防控管理要求等准则。对研究者的科研行为提出以下规范性要求,临床科研人员有责任严格遵循。

(1)科研立项、申请及研究过程中的诚信行为规范:医学科研人员在进行项目申请等科研与学术活动时,必须保证所提供的学历、工作经历、发表论文、出版专著、获奖证明、引用论文、专利证明等相关信息真实、准确。科研活动中要遵循科研伦理准则,主动申请伦理审查,接受伦理监督,切实保障研究参与者的合法权益。在采集科研样本、数据和资料时要客观、全面、准确;要树立国家安全和保密意识,对涉及生物安全、国家秘密、工作秘密以及个人隐私的应当严格遵守相关法律法规规定。应当诚实记录研究过程和结果,如实、规范书写病历,包括不良反应和不良事件,依照相关规定及时报告严重的不良反应和不良事件信息。在涉及传染病、新发传染病、不明原因疾病和已知病原改造等研究中,要树立公共卫生和实验室生物安全意识,在相应等级的生物安全实验室开展研究,病原采集、运输和处理等均应当自觉遵守相关法律法规要求,要按照法律法规规定报告传染病、新发或疑似新发的传染病例,留存相关凭证,接受相关部门的监督管理。在动物实验中,应当自觉遵守《实验动物管理条例》,严格选用符合要求的合格动物进行实验,科学合理使用、保护和善待动物。

(2)科研结束、数据处理及学术交流中的诚信行为规范:医学科研人员在研究结束后,对于人体或动物样本、毒害物质、数据或资料的储存、分享和销毁要遵循相应的生物安全和科研管理规定。论文相关资料和数据应当确保齐全、完整、真实和准确,相关论文等科研成果发表后1个月内,要将所涉及的原始图片、实验记录、实验数据、生物信息、记录等原始数据资料交所在机构统一管理、留存备查;在开展学术交流、审阅他人的学术论文或项目申报书时,应当尊重和保护他人知识产权,遵守科技保密规则。

(3)文献引用、论文发表及项目验收中的诚信行为规范:医学科研人员在引用他人已发表的研究观点、数据、图像、结果或其他研究资料时,要保证真实准确并诚实注明出处,引文注释和参考文献标注要符合学术规范。在使用他人尚未公开发表的设计思路、学术观点、实验数据、生物信息、图表、研究结果和结论时,应当获得其本人的书面知情同意,同时要公开致谢或说明。在发表论文或出版学术著作过程中,要遵守《发表学术论文"五不准"》和学术论文投稿、著作出版有关规定。论文、著作、专利等成果署名应当按照对科研成果的贡献大小据实署名和排序,无实质学术贡献者不得"挂名"。应当认真审核拟公开发表成果,避免出现错误和失误。对已发表研究成果中出现的错误和失误,应当以适当的方式公开承认并予以更正或撤回。在项目验收、成果登记及申报奖励时,须提供真实、完整的材料,包括发表论文、文献引用、第三方评价证明等。

(4)团队合作、咨询评审及成果推广中的诚信行为规范:医学科研人员作为导师或科研项目负责人,要充分发挥言传身教作用,在指导学生或带领课题组成员开展科研活动时要高度负责,严格把关,加强对项目(课题)成员、学生的科研诚信管理。导师、科研项目负责人须对使用自己邮箱投递的稿件、需要署名的科研成果进行审核,对科研成果署名、研究数据真实性、实验可重复性等负责,并不得侵占学生、团队成员的合法权益。学生、团队成员在科研活动中发生不端行为的,同意参与署名的导师、科研项目负责人除承担相应的领导、指导责任外,还要与科研不端行为直接责任人承担同等责任。与他人进行科研合作时应当认真履行诚信义务和合同约定,发表论文、出版著作、申报专利和奖项等时应当根据合作各方的贡献合理署名。医学科研人员作为评审专家、咨询专家、评估人员、经费审计人员参加科技评审等活动时,要忠于职守,严格遵守科研诚信要求以及保密、回避规定和职业道德,按照有关规定、程序和办法,实事求是,独立、客观、公正开展工作,提供负责任、高质量的咨询评审意见,不得违规谋取私利,不参加自己不熟悉领域的咨询评审活动,不在情况不掌握、内容不了解的意见建议上署名签字。在成果推广和科普宣传中应当秉持科学精神、坚守社会责任,避免不实表述和新闻炒作,不人为夸大研究基础和学术价值,不得向公众传播未经科学验证的现象和观点。医学科研人员公布突破性科技成果和重大科研进展应当经所在机构同意,推广转化科技成果不得故意夸大技术价值和经济社会效益,不得隐瞒技术风险,要经得起同行评、用户用、市场认可。医学科研人员发布与疫情相关的研究结果时,应当牢固树立公共卫生、科研诚信和伦理意识,严格遵守相关法律法规和有关疫情防控管理要求。应当严格遵守科研经费管理规定,不得虚报、冒领、挪用科研资金。医学科研人员学术兼职要与本人研究专业相关,杜绝无实质性工作内容的兼职和挂名。

三、组织管理的伦理要求

《医疗卫生机构开展研究者发起的临床研究管理办法》明确规定:医疗卫生机构是临床研究实施的责任主体,应当制定临床研究科学性审查管理制度、细则和工作程序,组织开展科学性审查。应当建立医疗卫生机构伦理(审查)委员会,健全工作制度,提供工作条件,保障伦理(审查)委员会独立开展伦理审查。应当设立由医疗卫生机构相关负责人、相关职能部门负责人和临床研究专家代表组成的临床研究管理委员会,并明确专门部门(以下称临床研究管理部门)负责临床研究的立项审查、过程管理、质量管理、合同管理、结项管理和档案管理等工作,并协调科学性审查和伦理审查。

同时,医疗卫生机构应当根据国家法律法规规定和文件要求,建立临床研究经费管理制度,对批准立项的临床研究经费纳入单位收支进行统一管理,专款专用。应当建立研究参与者损害风险预防、控制及财务保障机制。应当对临床研究实施全过程监管,定期组织开展核查。加强临床研究的安全性评价,制定并落实不良事件记录、报告和处理相关的规章制度和规范标准,根据不良事件的性质和严重程度及时作出继续、暂停或者终止已经批准的临床研究的决定,并妥善保障已经入组研究参与者的权益。应当建立研究参与者争议和投诉的处理机制,科学判定是否有损害及其产生的原因,合理划分责任,按照约定或有关管理规定,对受到损害的研究参与者进行合理的补偿或赔偿。

此外,医疗卫生机构还应当建立临床研究源数据的管理体系,实现集中统一存储,保障临床研究数据在收集、记录、修改、处理和保存过程中的真实性、准确性、完整性、规范性、保密性,确保数据可查询、可溯源。应当加强临床研究档案管理,如实记录并妥善保管相关文书档案。

总之,开展临床研究应当遵守有关法律法规、部门规章及有关规范性文件和技术准则、伦理规范的要求,制定切实有效的临床研究管理实施细则,建立健全保障科学、规范、有序开展临床研究的组织体系、质量体系、利益冲突防范机制和研究参与者权益保护机制,加强对临床研究的质量保证和全过程管理。应当加强本机构开展临床研究情况的监督检查,发现研究者擅自开展临床研究、实质性调整研究方案未经医疗卫生机构批准或者违规收受临床研究经费等,应当按照有关规定处理。应当结合自身实际,合理判断临床研究的风险,结合研究类型、干预措施等对临床研究实行分类管理。

第三节　干预性研究的伦理规范

一、常规干预性研究的伦理规范

根据研究者是否基于研究目的主动施加某种研究性干预措施,临床研究可以分为观察性研究和干预性研究。

所谓观察性研究是指不给研究参与者施加研究性干预措施,仅在常规诊疗状态下对研究参与者的特征进行观察、记录,并对结果进行描述和对比分析的临床研究。开展观察性研究,不得对研究参与者施加研究性干预措施,不得使研究参与者承担超出常规诊疗或疾病防控需要的额外健康(疾病)风险或经济负担。但观察性临床研究不同于其他学科的观察性研究,并不是不给研究参与者施加任何的人为干预,只是不给其施加研究性干预措施,而常规性诊疗措施仍然是存在的,如案例二中的真实世界研究就属于观察性研究。在观察性临床研究中,如果研究参与者因参加观察性研究接受超出常规诊疗或疾病防控需要的额外检查、检验、诊疗等措施,可能造成的风险超出最小风险的,应当参照干预性研究管理。

所谓干预性研究,是指对研究参与者施加研究性干预措施,使研究参与者可能承担超出常规诊疗或疾病防控需要的额外检查、检验、诊疗等措施,给研究参与者带来的风险可能超出最小风险的临床研究。干预性研究又可根据干预措施的性质,分为非常规干预性研究和常规干预性研究,前者指以安全性、有效性尚待进一步研究的未获批上市的药品、医疗器械等为干预措施的干预性研究。《医疗卫生机构开展研究者发起的临床研究管理办法》第十二条规定:"以手术和操作、物理治疗、心理治疗、行为干预、临床诊疗方案、群体性健康措施、生物医学技术等为干预措施的临床研究,应当使用已经批准上市的药品、医疗器械等产品并在产品批准的适用范围内或在符合产品临床应用指导原则的前提下开展。"依此,研究者发的临床研究不应当开展非常规干预性研究。后者指以安全性、有效性明确且已获批上市的药品、医疗器械等产品为干预措施的干预性研究。开展常规干预性研究，其干预措施应当符合医学的基本理论和伦理规范、具有扎实的前期研究基础、制定科学规范的研究方案和风险预案、通过科学性审查和伦理审查。缺乏科学理论基础和科学事实依据，未开展过前期研究并取得一定研究成果，或研究方案缺乏科学规范和风险防控措施的干预性研究，不得开展。伦理审查包括科学性审查和伦理性审查，符合科学性的未必符合伦理性，但符合伦理性的必须符合科学性。不科学的研究不仅可能给受试者造成伤害，也因无意义的研究而浪费科研资源。一般说来，伦理审查应在科学性审查之后，这是因为伦理委员会的人员组成限制了其科学性审查的权威性，如果以科学性审查为基础，不仅可以确保其科学性，而且可以节省伦理审查时间，提高审查质量。未通过科学性论证和伦理审查的项目，不得立项。机构在进行临床研究伦理审查时，应当给出明确的伦理审查意见，对于修改后同意、修改后重审、不同意的项目，必须有具体的修改意见或不同意意见，不能只有一个结论性的表述，并且应当对审查意见和修改意见进行详细的记录。同时，申请人应当对伦理委员会的审查意见和修改建议给予回应，明确是否同意审查意见、是否同意进行修改、有无按照修改意见进行修改。如果申请人对伦理委员会的审查意见有疑义或不予修改的，应当给出具体的理由，并报伦理委员会进行讨论。对于申请人重新修改后的伦理材料，伦理委员会需要给出明确的再次审查的结论性意见。

医疗卫生机构和研究者应当对干预性研究可能出现的风险进行评估，具备与风险相适应的处置能力，妥善保护干预性研究受试者的健康权益。对受试者的纳入和排除应当公平公正。受试者的选择应该有明确的医学标准，即要有适应证和禁忌证，明确哪些人适合或不适合参加研究，有具体的纳入与排除标准，不允许用非医学标准来选择或排除受试者；遵循临床均势原则，也就是说，研究者对所研究的干预措施的医疗效果处于真正的不确定状态，即没有理由相信一种干预比另一种干预的疗效更好，不应片面地强调研究干预措施比常规诊疗措施更好。在研究时，不得违反临床研究管理规定向受试者收取因研究所需要的诊疗、检查等费用，对于受试者在受试过程中支出的合理费用还应当给予适当的减免或补偿，减轻或者免除受试者在受试过程中因受益而承担的经济负担。研究者在研究过程中，因研究本身而给受试者造成损害时，受试者有权得到及时、免费治疗，并有权依据法律法规及双方约定得到赔偿。

按照《医疗卫生机构开展研究者发起的临床研究管理办法》之规定，三级医疗机构或设区的市级及以上卫生机构可牵头开展常规干预性研究，其他医疗卫生机构可以参与常规干预性研究。同时，研究机构应当建立多学科研究团队，成员必须包括具备相应执业资格的医师，研究过程中涉及的医学判断、临床决策应当由其作出，原则上主要研究者须具备相应的医师执业资格。

二、超范围干预性研究的伦理规范

所谓超范围干预性研究，是指以超出药品、医疗器械等上市后产品的临床应用指导原则、临床诊疗指南和说明书为研究性干预措施的临床研究。

《医疗卫生机构开展研究者发起的临床研究管理办法》第十三条规定：以上市后药品、医疗器械等产品为研究性干预措施的临床研究，一般在遵循产品临床应用指导原则、临床诊疗指南和说明书的前提下开展。当同时满足下列条件时，可以超出上述范围开展干预性研究。

1. 在临床研究管理体系完备的三级甲等医院或与之具有相同医疗技术水平和医疗保障能力的医院牵头开展。由于超范围干预性研究，其安全性、风险性较常规干预性研究较大，需要有较高的医疗技术水平和医疗保障能力作支撑，否则就难以确保研究的顺利进行，也难以维护研究参与者的利益甚至可能会给研究参与者带来损害。案例一虽不同于超范围干预性研究，但由于其安全性和风险性可能更大，因此比照该项规定，研究机构亦应具备"三级甲等"医院的资质。这在国内《干细胞临床研究管理办法（试行）》《体细胞临床研究工作指引（试行）》等规范性文件中也均有明确的规定，而申请人所在机构仅为"三级乙等"医院，显然不符合文件要求。

2. 针对严重危害人的生命健康或者严重影响生存质量且目前无确切有效干预措施的疾病，或者虽有确切有效的干预措施但不可获取或者研究性干预措施具有显著的卫生经济学效益。生命至上是临床科研工作坚守的底线，为了挽救患者或研究参与者的生命，在没有有效常规诊疗措施或其他可获得的有效干预措施的情况下,采取超范围干预性研究措施能够得到伦理辩护。2017 年中共中央办公厅、国务院办公厅印发的《关于深化审评审批制度改革鼓励药品医疗器械创新的意见》规定:对正在开展临床试验的用于治疗严重危及生命且尚无有效治疗手段疾病的药品医疗器械,经初步观察可能获益,符合伦理要求的,经知情同意后可在开展临床试验的机构内用于其他患者,其安全性数据可用于注册申请。该规定对拓展性临床试验的政策支持,其出发点同样也是基于生命至上的。如果临床研究的目的不是为了提高治疗效果,而属于非治疗性的,则应当严格遵守非治疗性临床研究的相关规定。《药物临床试验质量管理规范》第十二条规定:实施非治疗性临床试验(即对受试者没有预期的直接临床获益的试验)时,若受试者的知情同意是由其监护人替代实施,伦理委员会应当特别关注试验方案中是否充分考虑了相应的伦理学问题以及法律法规。当受试者参加非治疗性临床试验,应当由受试者本人在知情同意书上签字同意和注明日期。只有符合下列条件,非治疗临床试验可由监护人代表受试者知情同意:临床试验只能在无知情同意能力的受试者中实施;受试者的预期风险低;受试者健康的负面影响已减至最低,且法律法规不禁止该类临床试验的实施;该类受试者的入选已经得到伦理委员会审查同意。该类临床试验原则上只能在患有试验药物适用的疾病或者状况的患者中实施。在临床试验中应当严密观察受试者,若受试者出现过度痛苦或者不适的表现,应当让其退出研究,还应当给以必要的处置以保证受试者的安全。

3. 有体外实验手段、动物模型的,相关实验研究结果应当支持开展临床研究;或者观察性研究结果提示确有必要开展干预性研究。对于能够通过体外实验、动物实验或观察性研究获得支撑性数据支持的临床研究,必须以科学的临床前研究为基础,而不能抱着侥幸心理直接以患者为受试者。

4. 使用方法不超过现有说明书的用法用量,预期人体内药物浓度(或生物效应)可以达到有效浓度(或有效水平);或使用方法虽超过现有说明书用法用量但有充分证据证明其安全性、耐受性良好,或具有明确的风险获益评估证据且具有良好风险控制措施。

总之,超范围干预性研究必须坚持以研究参与者为中心,恪守生命至上,在同时具备以上条件的前提下才可开展。

三、知情同意履行中的伦理规范

1. **知情同意原则**　所谓知情同意是指研究参与者对研究的目的、基本内容、流程、方法及时限,研究者基本信息及研究机构资质,研究结果可能带来的益处及不适和风险,对研究参与者的保护措施,研究数据和研究参与者个人资料保密范围和措施,研究参与者得到补偿或赔偿、自由退出的权利,以及研究参与者在参与研究前、研究后和研究过程中的注意事项、有关的代替方案等,有充分知悉并在此基础上自主、理性地表达同意或拒绝参加研究的意愿的权利。

知情同意的理想状态是研究参与者或其家属的完全知情并有效同意。完全知情是指研究参与者获悉并理解其做出同意或不同意选择时所必需的一切研究信息。有效同意是指研究参与者在完全知情后,自主、自愿、理性地做出负责任的承诺。研究参与者或者其家属做出有效同意的必要条件是:具备自主选择的自由,患者、研究参与者或其家属有权随时收回、终止和要求改变其承诺;符合法定的民事责任年龄和民事责任能力。关系重大的知情同意应还应遵循特定的程序,即签订书面协议、备案待查,必要时还需经过公证。此外,正确对待代理知情同意问题也是实现知情同意权的重要内容。代理知情同意的合理性和必要性取于以下因素:①代理人受研究参与者委托代行知情同意权;②特殊研究参与者(婴幼儿、智残人士、精神病人等)或需要实施保护性医疗的研究参与者,因本人不能行使或不宜行使知情同意权,而由其家属或其他适合的代理人代行此权;③代理人的意见能够真实反映研究参与者的意志。参照《中华人民共和国民法典》第一千一百二十七条"法定继承"顺序之规定:第一顺序:配偶、子女、父母;第二顺序:兄弟姐妹、祖父母、外祖父母。继承开始后,由第一顺序继承人继承,第二顺序继承人不继承;没有第一顺序继承人继承的,由第二顺序继承人继承。此顺序可作为选择代理人时的参考依据。

2. **知情同意的具体要求**　包括:其一,尊重和保障研究参与者是否参加干预性研究的自主决定权,应当将除研究性干预措施之外的常规诊疗措施同时告知研究参与者,尊重其知情和选择的权利,并需要严格履行知情同意程序,防止片面夸大研究性干预措施的作用、效果,使用欺骗、利诱、胁迫等手段使研究参与者同意参加研究,允许研究参与者在任何阶段无条件退出研究。其二,干预性研究不适用免除知情同意或免除签署知情同意书的伦理审查方式。对于具有完全民事行为能力的受研究参与者不能以书面方式表示同意时,项目研究者应当获得其口头知情同意,并提交过程记录和证明材料。其三,将无民事行为能力、限制民事行为能力以及脆弱人群如儿童、孕妇等纳入干预性研究时,应当有充足的科学依据且具有不可替代性。正如《赫尔辛基宣言》第 28 条、第 30 条所规定的:"只有在研究很可能带来个人获益或仅涉及最小风险和最小负担的情况下,才能将其纳入研究。""涉及身体或精神上无法做出自由和充分的知情同意的参与者(例如,失去意识的患者)时,只有当妨碍做出知情同意的身体或精神状况属于研究目标人群的一个必要特征,研究才能开展。"在这种情况下,项目研究者应当获得其监护人或代理人的知情同意。如果无法获得其监护人或代理人的知情同意,且干预性的研究措施不能被延误时,"研究可以在未获得知情同意的情况下开展,前提是研究方案中已经说明将那些因病情不能做出知情同意的参与者纳入研究的具体理由,并且该研究已经获得研究伦理委员会的批准"。其四,知情同意书应当含有必要、完整的信息,并以研究参与者能够理解的语言文字表达。由于干预性临床研究较观察性研究具有更大的风险性和不确定性,遵守这些要求更为重要。

在干预性研究过程中,当研究方案、范围、内容发生变化时,研究者应当再次获取研究参与者签署的知情同意书。

总之,由于研究者发起的临床研究涉及患者、研究参与者的生命和健康,影响着当事人的参与意愿,需要严格遵守伦理规范,进行充分的风险受益评估,切实维护好研究参与者的切身利益。

(刘俊荣)

练习题

某三级甲等医院一主任医师发起了一项干细胞临床研究,在其提交给所在机构伦理委员会的知情同意中有以下描述:

筛选期:在签署临床研究知情同意书后,对研究参与者在筛选期进行全面检查,筛选均合格后方可进入本研究。研究者在研究参与者干细胞移植前 1 个月,在全麻下为研究参与者在前额头皮下安装 Ommaya 药物囊,该药物囊导管盲端开口于侧脑室。同时抽取研究参与者骨髓液，进行体外分离、培养、鉴定，获得并保存其 ABMSCs。

ABMSCs 制备过程中所采用的设备、试剂以及技术手段均符合国家标准，细胞制剂也经严格多次质量检测后才可以回输给研究参与者，无技术风险。

您参加本项研究，研究期间的各项实验室检查，包括血常规、尿常规、血生化、脑脊液神经递质检测等检查，ABMSCs 制剂的制备、质检以及移植手术费用等，均由课题组承担。此外，研究结束后您将得到参加本次研究的交通补贴费 200 元/次。

1. 该项目作为研究者发起的临床研究与药企申办的临床研究的根本不同是？

　　A. 不以安全性评价为目的

　　B. 不以有效性评价为目的

　　C. 不以科研创新为目的

　　D. 不以产品注册为目的

2. 该项目知情同意书中出现 Ommaya、ABMSCs 等英文表述却均未给予中文注释，这违背的知情同意书撰写要求是？

　　A. 信息告知充分　　　　　　B. 信息告知完整

　　C. 信息告知易懂　　　　　　D. 信息告知客观

3. 该研究涉及了骨髓采集，在知情同意书中本应当告知研究参与者的是？

　　A. 骨髓采集人姓名　　　　　B. 骨髓采集的次数

　　C. 每次采集骨髓量　　　　　D. 采集骨髓的总量

4. 该项目知情同意书中关于"细胞制剂也经严格多次质量检测后才可以回输给研究参与者，无技术风险"的表述，这违背的伦理要求是？

　　A. 不允许弱势人群作为研究参与者参加研究

　　B. 不允许未成年人作为研究参与者参加研究

　　C. 不允许由家属代理签字使研究参与者参加研究

　　D. 不允许使用欺骗、利诱手段使研究参与者参加研究

5. 该项目知情同意书中关于"研究结束后您将得到参加本次研究的交通补贴费 200 元/次"的表述,这可能触犯的研究参与者权利是?

A. 充分知情权　　　　　　　B. 自由退出权

C. 个人隐私权　　　　　　　D. 损害赔偿权

参考文献

1. 刘俊荣,黄逸辉. 医学伦理学理论与实践[M].武汉:华中科技大学出版社,2023:86-93.

2. 刘俊荣,严金海. 医学伦理学[M].武汉:华中科技大学出版社,2019:156-159.

3. 伍天章. 医学伦理学[M].2 版.北京:高等教育出版社,2015:269-274.

4. 丁维光,肖健. 医学伦理学[M].北京:科学文献出版社,2018:186-189.

5. 李勇,田芳. 医学伦理学[M].3 版.北京:科学出版社,2017:132-135.

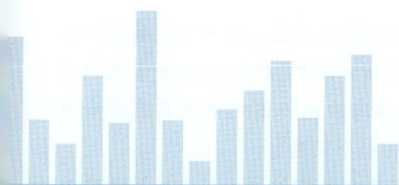

第五部分

IIT 成果

第二十二章

发表高质量临床研究论文

◆ 导读 ◆

　　高质量临床研究论文是医学创新探索的重要成果。每一项突破性的临床发现，都离不开科学的研究设计、严谨的研究流程、规范的数据管理以及准确的统计分析。在此基础上，如何高效率地产出一篇规范并具有影响力的临床研究论文，是当前研究者普遍关注的一个问题。

　　案例一：某课题组开展了一项评价鼻窦炎药物有效性和安全性的临床试验，试验完成后，研究团队整理分析数据，撰写了研究论文并投稿至一家知名的医学期刊。然而，编辑和审稿人指出，该试验未在任何注册机构进行注册，不符合国际医学期刊编辑委员会标准。由于缺乏透明度，论文面临被拒的风险。那么，临床试验注册对于发表高质量临床研究论文到底有多重要？

　　案例二：一项为期12年的前瞻性队列研究评估了2型糖尿病对老年人认知功能损伤的影响。研究不仅收集了详细的认知测试数据和药物使用，还定期进行了跟踪检查以确保数据的准确性。在数据分析阶段，研究团队进行多因素分析，控制了年龄、性别、教育水平、体质指数和心脑血管疾病等多个混杂因素，增强结果的可信度和科学性。该研究严格的数据管理和严谨的统计分析，使之能发表在国际流行病学期刊上，并获得了同行的高度评价。在临床研究中，如何通过严谨的数据管理和统计分析来提升研究结果的可信度和科学性？

　　案例三：青光眼是全球首位不可逆性致盲眼病。自20世纪70年代以来，激光周边虹膜切除术成为治疗原发性房角关闭和闭角型青光眼的首选方法。尽管广泛实施，其效果和安全性仍不明确。为此，某研究团队开展了一项为期6年的双眼随机对照试验。从科学问题的提出，到研究设计的精心规划,再到数据的精确收集与深入分析,直至论文撰写和同行评审,这项研究最终成功发表在世界顶尖医学期刊 Lancet 上。那么,在临床研究中,从提出科学问题到最终成功发表论文,需要经历哪些关键步骤?如何确保每个步骤都做到科学严谨,从而让研究成果发表在顶尖医学期刊上?

第一节　论文准备

临床研究论文作为临床研究成果的主要呈现形式之一,承载着记录临床研究活动和传递临床研究发现的重要使命。充分的论文准备,包括对研究问题的明确定位及创新性、研究设计的周密规划、伦理审查的批准通过、知情同意的充分获取以及数据管理体系的制定,是确保研究质量的基础。论文撰写要求研究者全面综述研究背景、准确描述研究方法、客观展现研究结果,并深入讨论研究意义。论文发表则涉及合适期刊的选择、同行评审的反馈,以及与公众和学术界的有效沟通。论文准备通常包括以下三个部分(图 22-1-1),相关详细内容参见本书前述章节。

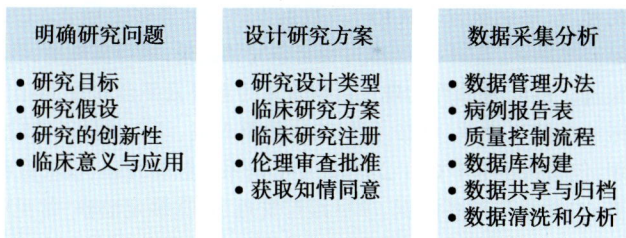

明确研究问题	设计研究方案	数据采集分析
• 研究目标 • 研究假设 • 研究的创新性 • 临床意义与应用	• 研究设计类型 • 临床研究方案 • 临床研究注册 • 伦理审查批准 • 获取知情同意	• 数据管理办法 • 病例报告表 • 质量控制流程 • 数据库构建 • 数据共享与归档 • 数据清洗和分析

图 22-1-1　论文准备的三个部分

本节针对研究设计和数据采集的关键内容进行介绍。

1. 研究设计　不同的临床研究设计类型都有其特定的优势和局限性,临床研究者应该根据其提出的科学问题和研究目的选择合适的研究设计类型。描述性研究关注于描述疾病或健康状况在不同人群、不同时间和不同地区的分布特征,为病因未明疾病提供病因学假说或线索。分析性研究旨在探索或检验病因假说,寻找与研究结局有关的危险因素,主要分为横断面研究、病例对照研究和队列研究。实验性研究根据是否采用随机化分组,可以分为随机对照试验和非随机对照试验。同时,根据临床研究问题的 PICOS 结构化要素制定临床研究方案。此外,临床研究注册是指将研究计划、设计和预期结果等信息在公共临床试验注册平台上公开登记,其意义在于预防和减少选择性报告研究结果和发表偏倚,并为患者、研究者和决策者提供研究的信息资源,提高临床研究的透明度。根据国际医学期刊编辑委员会(ICMJE)规定,所有的医学期刊编辑应要求临床试验在首例受试者入组之前进行注册。高水平临床研究的发表必须在世界卫生组织成立的国际临床试验注册平台(WHO ICTRP)的一级注册机构和 ICMJE 认可的注册机构上对临床试验预先进行信息注册,并在论文发表时列明临床试验的注册号。而未在首例受试者入组前完成注册的研究,主流期刊基本不接受论文发表,但也如引言中的案例一,该临床试验未进行注册(prospective registration),在发表过程中可能会被非主流期刊要求补注册(retrospective registration)以符合发表要求。

2. **数据采集与分析**　高质量的临床研究数据是高水平临床研究的基础。数据管理的目的是保证数据的完整、准确和可靠,其过程涵盖采集/管理系统的建立、病例报告表(CRF)及数据库的设计等多个环节。CRF 的设计要满足方案需求,其制定、批准过程必须完整记录,填写需规范,数据修改须保留痕迹。EDC 系统作为现代数据管理的重要云平台软件,相比传统纸质数据采集方法更高效、可靠,能对临床数据采集、录入、解析、传输进行全流程管理,包括构建电子 CRF、跨国跨中心跨系统数据管理、权限管理、数据录入核查、自动抽取设备数据、项目跟踪管理、数据锁定监察,常见的 EDC 系统有 REDCap 等。数据清洗和分析是确保研究结果可靠性和有效性的关键步骤,数据清洗包括检查数据集中的错误或不一致、处理缺失值、识别和修正异常值,以及验证数据的准确性和完整性,需多次迭代检查并结合软件与人工复查。数据分析则是在数据清洗之后,通过应用统计测试和模型来解释数据,推断研究假设。案例二的前瞻性队列研究采用严谨的多因素分析控制混杂因素,提升了结果的科学性和可信度,从而揭示了在 2 型糖尿病患者中控制较差的糖尿病(即糖化血红蛋白大于 7.5%)与认知障碍的发生和痴呆的进展风险密切相关。整个数据清洗和分析的过程需要严格遵守数据管理的最佳实践和统计原则,确保研究结果的准确性、透明性和可复制性,支持科学决策。

第二节　论文撰写

完成研究设计并实施研究后,临床研究者将收集的数据进行清洗和统计分析,并进入到论文的撰写环节。围绕临床研究论文的结构包括哪些部分、如何展示研究的结果、高质量的临床研究论文需要遵守哪些报告规范等问题,本节将对论文的基本结构、数据呈现和统计分析以及临床研究报告规范进行介绍。

一、论文的基本结构

1. 标题(title)　标题发挥着吸引编辑、审稿人和读者的重要作用,一个理想的标题应该是精练而明确的,能够以简洁的语言准确凝练并传达研究的精华,建议不超过 10~15 词。此外,标题的选择应考虑目标读者群体,确保其具备足够的吸引力,并尽量避免使用专业术语和缩写,避免使用问句和其他非标准标点符号。

2. 摘要(abstract)　摘要是论文的简要概述,其目的是让编辑和读者迅速了解论文的主旨,以决定是否需要深入阅读全文。摘要主要由四部分组成,包括研究目的、方法、主要结果和结论。研究目的部分应清楚说明本研究拟解决的关键科学问题、研究目的以及重要性。研究方法部分应简要描述研究设计类型、研究参与者入排标准、干预措施、暴露因素、结局指标和统计分析方法。主要结果部分应报道研究的主要发现,直接报告关键结果,而无需过多地展示数据分析的复杂细节,结果应该是具体和量化的,并提供关键的统计数据(如 P 值、效应量)。结论应强调研究的实际意义和对临床实践的潜在影响。在书写摘要时,应遵守不同期刊给定的特定摘要结构,并保证摘要规范、完整。

3. 引言(introduction)　论文引言首先应从宽泛的研究背景信息开始,简洁地概述研究领域的现状,指出现有研究的空白或局限性,并由面到点,引导至明确的研究目的和问题。引言部分应突出研究的意义和预期影响,明确假设或研究问题,并设定研究的具体范围。在此过程中,应避免过度详细的文献回顾,保持语言的清晰准确,并确保引言内容的逻辑性和一致性。目标是以简洁、客观的方式激发读者的兴趣,确保引言与研究问题直接相关,并为方法和结果部分的内容做好铺垫。

4. **方法(methods)**   根据研究设计类型确定方法内容,临床研究论文的方法报告应遵循 PICOS 原则。方法部分参照临床研究方案,包括研究设计、研究人群、研究的场所、研究的时间、干预措施(干预性研究)、暴露因素(观察性研究)、结局指标的定义和测量、数据收集、统计分析(样本量估算)、伦理批准和知情同意。为了确保方法的透明性,任何对研究方案的更改或偏离都应被逐一说明。复杂的方法学需要通过图表和补充材料进行阐释,同时确保方法描述客观准确,体现严谨性并保证研究结果的可信度。

5. **结果(results)**   结果部分需清晰有条理地展示研究发现。结果首先需要描述研究人群的特征,建议使用流程图展示人群纳入排除过程及随访情况。使用统计图形和表格直观地展示关键数据,同时在文本中提供必要的描述性统计和详细的统计分析结果,如假设检验和置信区间相关结果。强调研究的主要发现,包括所有有统计学意义和没有统计学意义的结果,并保持结果的完整性。避免在此部分对结果进行解释或讨论,重点是对结果进行客观报告。所有结果都应简洁且不重复,确保图表具有细致注释和图例,并将附图和附表置于附录中,以确保结果逻辑完整。

6. **讨论(discussion)**   讨论与引言中的背景和提出的问题呼应,是阐释研究结果意义的关键环节。在这一部分,先小结主要发现,然后针对每一发现,将当前的发现与既往文献的知识体系进行比较,深入探讨结果背后的可能原因,并指出研究的贡献和意义。这不仅包括确认与先前研究结果的一致性,还涉及对任何差异的解释。讨论部分还应由点及面,阐述结果的临床、科研和公共卫生学意义,突出研究的实际应用和为该领域带来的新见解。此外,研究者也应该承认研究的局限性,这可能包括方法学的限制、样本量的限制、数据解释的潜在偏差或存在的可能偏倚,为同行评审和后来者指明进一步研究可能需要关注的领域。最后,基于当前的发现提出未来研究的方向,这可能包括对现有假设的进一步验证、机制的探索或更广泛的应用研究。整个讨论部分应逻辑清晰,进行批判性探讨,以便读者可以理解研究结果的背景、重要性及其对现有知识体系的贡献。

7. **结论(conclusion)**   这一部分应该简洁明了地概括研究发现,阐述它们在临床或公共卫生实践中的应用价值,并强调研究对相关领域的贡献。

结论部分不应引入新的数据或观点,而是集中于从结果和讨论中提取的关键洞见。此外,结论应当直接回应研究目的或假设,提供明确的答案或结论,并指出这些结论对现有知识库和未来研究的潜在影响。

8. **参考文献**(references) 根据投稿期刊选择合适的引用风格,确保每一条参考文献都准确无误地按照期刊指定的格式列出。使用文献管理工具,如 EndNote、NoteExpress、Mendeley 或 Zotero 等,以帮助组织引用并自动化引用格式。

二、数据呈现和统计分析

1. **数据的呈现方式** 临床研究论文数据的呈现方式与其他研究类似。最常见的是通过统计表展示研究数据,定量变量以均值和标准差或中位数和四分位数间距展示,分类变量以数量和百分比/频率展示。编制统计表的原则是重点突出,简洁明了,一张表包含一个主题,主谓分明、层次清楚,表中需注释的地方在表下进行具体解释。除了统计表,数据也可以统计图的形式呈现,统计图包含条图、百分条图、饼图、线图、散点图、箱式图和热图等,应根据变量类型和分析目的选择合适的统计图形。

2. **数据分析的原则** 临床研究数据分析的基本原则包括数据的完整性和准确性,选择合适的统计分析方法。在数据分析过程中遵循科研诚信和伦理规范,保护患者隐私。应考虑任何可能影响数据分析结果的因素,包括样本大小、数据采集方法或其他可能偏倚。应考虑数据缺失的机制(随机或非随机)、缺失比例以及缺失数据可能对研究结果的影响。在报告研究结果时,应透明地报告缺失数据的处理方法和潜在影响。

三、临床研究的报告规范

ICMJE 在 1988 年"生物医学期刊投稿的统一要求"中首次增加了有关统计学报告的内容,2004 年规定了对特定类型论文的特殊要求,目的是指导研究者和出版机构清楚、准确地报告临床研究设计、实施过程和研究结果。提高医疗卫生研究的质量和透明度工作网(Enhancing the Quality and Transparency of Health Research Network,EQUATOR Network)已经发布了多个临床研究报告规范,如针对观察性研究的 STROBE(Strengthening the Reporting of Observational Studies in Epidemiology)指南(附录 2)、针对随机对照试验的 CONSORT(Consolidated Standards of Reporting Trial)指南(附录 3)、针对诊断性研究的 STARD(Standards for Reporting Diagnostic

Accuracy）指南（附录 4）、针对系统综述和 Meta 分析的 PRISMA（Preferred Reporting Items for Systematic Reviews and Meta-analyses）指南（附录 6）等，鼓励期刊要求作者遵循这些指南撰写高质量临床研究论文。

第三节 论文发表

准备好论文稿件后，研究者就进入到论文发表环节。首先需要选择合适的期刊，遵循所选期刊的具体投稿指南提交稿件。之后稿件通过编辑审查和同行评审，研究者接收评审反馈后，根据审稿人的建议进行必要的修改，并重新提交论文，准备进行进一步的修改直到最终接受发表。

一、投稿

1. **期刊选择** 在准备临床研究论文投稿时，通过查看期刊过往文章的主题以及期刊在官方网站或作者指南中列出的接收投稿的研究领域，选择与研究主题和领域紧密相关且接收临床研究论文的期刊。了解期刊的声誉和影响因子，规避预警期刊，有助于研究获得广泛认可。了解期刊的出版速度、出版周期、审稿流程和审稿速度、目标读者、版权政策、可能的版面费用等信息，有助于挑选最适合研究发表的期刊。考虑期刊是否有开放获取（open access）选项，这可以使你的研究被更广泛地访问。

2. **投稿流程** 选择好合适的期刊后，阅读并遵循该期刊的投稿指南，包括文本格式、引用风格、图表准则等，作者需严格遵守这些规范以避免稿件被退回或延迟审稿。同时，研究者还需撰写一份清晰、简洁的投稿信（cover letter），这是影响编辑是否送审论文的第一块"敲门砖"。投稿信应该简洁而明确地介绍本研究，强调研究问题的重要性、研究发现的原创性以及与选择期刊的匹配度。确保声明该研究是原创的、未在其他杂志发表或投稿，并且所有作者均已同意投稿。若有推荐或希望规避的审稿人，也可在投稿信或者投稿网页礼貌提及。在提交前，确保稿件的质量和完整性，并做好根据审稿反馈进行修改的准备。在整个投稿过程中，审稿过程可能会相对漫长。

二、论文审查和修改

1. **同行评审（peer review）** 同行评审是论文投稿后，经过编辑初审，进入的最重要、最关键的环节。编辑部邀请研究领域具有专业知识的研究者(即"同行")对论文进行审议,这一过程的目的是审查研究的完整性和质量,确保论文内容的准确性和公信力,并验证研究方法的适当性。

2. 论文修改(revise)　在修改论文的过程中,重要的是要细致审阅审稿人的所有反馈,并对每一条意见进行逐项回应(point-to-point response)。制定明确的修订计划,区分出哪些部分需要大的修改,哪些仅需简单澄清或细微调整。确保所有变动都有记录,并在修订后的文档中清楚地标注改动之处。如果对某些评论有不同意见,务必提供充分的论据。在整个过程中,注意保持论文内容的一致性和准确性,同时确保所有合作者对最终版本达成一致。最后,严守期刊规定的修订截止日期,并在提交前彻底校对文稿,避免任何拼写或格式上的错误。

第四节　高质量临床研究发表实例解析

本节以导读中的案例三,即 2019 年发表于 *Lancet* 上的随机对照试验中山闭角型青光眼预防试验(Zhongshan Angle Closure Prevention Trial, ZAP 研究)为例,逐一展现高质量临床研究论文的准备—撰写—发表的全生命周期过程。ZAP 研究是一项大型随机对照试验,旨在评估预防性激光周边虹膜切除术(laser peripheral iridotomy,LPI)对预防原发性闭角型青光眼(primary angle-closure glaucoma,PACG)发生的有效性和安全性并探索 PACG 的自然病程和危险因素。

在准备阶段,研究者基于 LPI 对高危房角关闭人群发生原发性房角关闭或急性闭角性青光眼发作的预防价值以及 PACG 的自然病程仍不清楚的研究问题,设计了自身双眼随机对照试验,高危房角关闭患者的双眼被随机分组为 LPI 预防性治疗眼和不治疗对照眼,治疗眼用于评估 LPI 的疗效而对照眼用于研究 PACG 的长期自然病程。通过研究者、统计师、研究协调员、数据管理人员和数据监察委员会等多方协作,制定了 ZAP 研究的临床研究方案。纳入的研究参与者为 889 名 50~70 岁的双眼可疑房角关闭患者,可疑房角关闭定义为静态房角镜下≥180°的色素小梁网不可见、动态房角镜下没有周边前房粘连、眼压≤21mmHg 并且没有原发房角关闭或原发性闭角型青光眼。所有受试者随机一眼在基线接受 LPI 干预,另一眼不进行任何干预作为正常对照。研究的主要结局指标为 72 个月内原发性房角关闭的发生率,其定义为三个终点事件发生任意一条,即 Goldmann 眼压计测量眼压升高(非同日两次眼压均大于 24mmHg)、出现大于 1 个钟点范围的房角粘闭、出现原发性房角关闭急性发作;次要结局指标包括视力、眼压、房角宽度、周边前房深度以及不良事件。随访时间点包括 2 周、6 个月、18 个月、36 个月、54 个月和 72 个月。本项目获得了研究有关单位的伦理批准以及所有入组受试者的知情同意,在研究启动之前研究者在 ISRCTN 对 ZAP 试验进行注册,其注册号为 ISRCTN45213099。ZAP 研究的临床研究方案发表在同行评审期刊。数据采集由依据研究方案设计的 CRF 完成,所有的研究协调员和检查员均接受了标准操作流程的培训,数据管理由美国 Wilmer 眼科研究所建立的 ZAP 数据监管中心完成,研究中心的 ZAP 电子数据库通过网络传输至数据监管中心接受质量控制,数据监查由独立的数据监查委员会完成。

在论文撰写阶段,研究者根据研究问题和研究设计凝练该临床研究论文的标题为 "Laser peripheral iridotomy for the prevention of angle closure: a single-centre, randomised controlled trial"。引言通过介绍 PACG 的全球流行现况及致盲危害,引入 LPI——PACG 的一线治疗策略对预防高危房角关闭患者 PACG 发生的潜在有效性以及 PACG 的长期自然病程尚不明确这两个研究问题,从而阐明 ZAP 研究的目的和意义。方法部分详细介绍了研究人群、伦理批准和知情同意、研究设计、随机分组和盲法的实施、干预措施、结局指标的定义和测量、数据收集、统计分析(样本量计算)、原研究方案修订延续随访原因和资助来源及其角色。在数据分析中,该研究遵循意向性治疗分析原则(ITT),将所完成随机分组的受试者均包含在数据分析集中。结果部分详细说明 ZAP 研究受试者筛选的起始和终止时间、受试者入组的完成时间以及 72 个月随访的完成时间,并使用流程图清晰展示受试者筛选、入组和随访的情况;描述受试者的基线特征、主要结局指标评估和次要结局指标评估。讨论部分总结了 ZAP 研究的主要发现、LPI 对预防 PACG 的有效性、PACG 的自然病程、PACG 的长期危险因素、临床和公共卫生学意义、研究的优势和局限性。最终,ZAP 研究的结论为通过社区筛查的可疑房角关闭患者发生房角关闭的发生率非常低,LPI 对 PACG 的发生具有显著但不明显的预防效果。鉴于直接威胁视力的结局事件发生率较低,LPI 的益处有限;因此,不建议对高危房角关闭可疑患者广泛开展 LPI。

在论文发表阶段,研究者完成论文撰写后进行投稿,于 3 周后收到同行评审的结果。其中,比较关键的意见来自流行病学和统计学专家,他们主要提出了许多研究设计相关问题,包括临床研究方案和注册信息的修改,即数据监查委员会是如何决定让 ZAP 研究由 36 个月延长至 72 个月,延长临床试验存在的问题。研究者将数据监查委员会的分析和决定过程详细回复编辑部,并提供在临床注册网站更新的研究文件及更新时间。最终,ZAP 研究于 2019 年在 *Lancet* 发表。从医学顶刊的发表历程得以窥见高质量临床研究论文对临床试验注册、方案修订和报告规范的要求较为严格,因为这是保障高水平临床研究产出的必要条件。

(何明光　陈燕萍)

练习题

在一项评估某新型滴眼液控制快速进展型近视进展的有效性和安全性的研究中,研究者纳入了 400 名快速进展型近视的儿童,将受试者随机分配到新型滴眼液组和安慰剂对照组,试验周期为 2 年。

1. 在这项临床研究的设计阶段,研究者需要制定详细的临床研究方案。依据 PICOS 要素,以下哪一项不是必须要考虑的?
    A. 受试者为 8~13 岁的儿童
    B. 使用的滴眼液剂量、浓度和频次
    C. 研究的地理位置
    D. 主要结局指标为眼轴的变化和屈光度的进展
2. 在研究入组过程中,研究者发现原定研究方案的受试者纳入标准过于严格,使得入组缓慢,通过查阅文献,研究者重新定义了快速进展型近视儿童的入排标准,针对此方案修订,以下哪个说法是正确的?
    A. 应在研究单位提交原始伦理修改,审核通过后,在临床注册平台完成修改后继续招募入组,并在论文撰写中说明方案修改的原因
    B. 应在研究单位提交原始伦理修改,审核通过后,不需要在临床注册平台进行修改即可按新方案招募入组

C. 应在研究单位提交原始伦理修改，之后立即按新方案招募入组

D. 不需要提交伦理修改和临床注册平台修改即按新方案招募入组

3. 在数据清洗阶段，研究者发现有些检查数据缺失，此时应如何处理缺失数据？

A. 直接删除缺失数据

B. 用中位数替代缺失数据

C. 随机填补缺失数据

D. 根据缺失的类型采用适当的统计方法处理缺失数据

4. 在撰写临床研究论文阶段，根据国际医学期刊编辑委员会规定，研究者应该遵守以下哪个报告规范？

A. CONSORT（Consolidated Standards of Reporting Trial）

B. STROBE（Strengthening the Reporting of Observational Studies in Epidemiology）

C. PRISMA（Preferred Reporting Items for Systematic Reviews and Meta-analysis）

D. STARD（Standards for Reporting Diagnostic Accuracy）

5. 研究者将稿件投稿至目标期刊，编辑初审，同行评审，得到审稿人的反馈意见，以下哪个说法是错误的？

A. 面对同行评审的负面评价，客观地分析评论并据理力争，不进行防御性回复

B. 在处理你不同意的审稿问题或意见时，提供详细的反驳和支持你观点的数据，而不是完全忽略或者改变论文以适应所有评论

C. 当编辑和审稿人要求对稿件进行大量修改时，全盘接受编辑的修改建议

D. 在修改论文后重新提交之前，除了编辑和审稿人的评论，还要检查论文的版式是否符合期刊要求、所有的图表是否正确无误、文章的数据和图表数据是否一致、是否有语法或拼写错误

参考文献

1. HE M,JIANG Y,HUANG S,et al. Laser peripheral iridotomy for the prevention of angle closure: a single-centre,randomised controlled trial[J]. Lancet,2019,393(10181):1609-1618.

2. DOVE A,SHANG Y,XU W,et al. The impact of diabetes on cognitive impairment and its progression to dementia[J]. Alzheimers Dement,2021,17(11):1769-1778.

3. ROSENBERG J,BAUCHNER H,BACKUS J,et al. The new ICMJE recommendations [J]. Dan Med J. 2013;60(10):1-2.

4. BOSSUYT P M,REITSMA J B,BRUNS D E,et al. STARD 2015: an updated list of essential items for reporting diagnostic accuracy studies[J]. BMJ,2015,351:h5527.

5. PAGE M J,MCKENZIE J E,BOSSUYT P M,et al. The PRISMA 2020 statement: an updated guideline for reporting systematic reviews[J]. BMJ,2021,372:n71.

6. SCHULZ K F,ALTMAN D G,MOHER D,et al. CONSORT 2010 statement: updated guidelines for reporting parallel group randomised trials[J]. BMJ,2010,340:c332.

7. VON ELM E,ALTMAN D G,EGGER M,et al. Strengthening the reporting of observational studies in epidemiology(STROBE)statement: guidelines for reporting observational studies[J]. BMJ,2007,335(7624):806-808.

8. 周庆辉,陈红云,黄念. 学术研究实施与报告和医学期刊编辑与发表的推荐规范 [J]. 中国循证儿科杂志,2017,12(3):209-218.

9. 于浩,柏建岭. 医学统计学[M]. 4 版. 北京:中国统计出版社,2021.

第二十三章
临床实践指南的制订与评价

导读

案例一：某学会的一位委员长期关注某一疾病的诊治难点问题，主导开展了多项与该病相关的临床研究，积累了丰富经验。为进一步在全国范围内规范该病的诊治，拟发起关于该病指南的制订工作，便邀请诊治该疾病的临床医生，成立了临床实践指南制订工作组，启动了临床实践指南制订相关工作。请思考这一过程是否规范？制订工作组应该邀请哪些人员加入？

案例二：某部临床实践指南在制订过程中，邀请了来自全国各地的 40 余位相关专业的临床医生和研究人员参与德尔菲调研，在未收集和管理参与人员利益冲突的情况下，直接基于德尔菲调研结果形成了临床实践指南的推荐意见。请思考这一过程是否规范？是否需要在制订过程中考虑参与人员的利益冲突？

案例三：某市三甲医院的一位临床医生在临床工作中遇到了一个关于用药的问题，文献检索之后发现 3 部临床实践指南中都有关于该问题的解答，但不同临床实践指南在推荐意见上存在一定的差异，于是根据自己的偏好选择了其中一部临床实践指南进行参考。请思考在这种情况下，应该通过什么方式选择临床实践指南？

据不完全统计，中国近 30 年发表了超过 2 800 部临床实践指南（clinical practice guideline，以下简称指南），涵盖了疾病的预防、诊断、治疗和预后等各个方面。指南数量在快速增长的同时，其质量也在不断提升。然而指南在制订和评价的各个环节中依旧存在不同程度的不足与缺陷，整体质量仍需改进和提升。高质量的指南能规范医务人员的诊疗行为，提高医疗卫生

服务质量,节约医疗费用,以及提出缺乏证据的临床问题,进而指引未来临床研究的方向。为进一步促进高质量指南的制订,加强医务人员对指南的认识和了解,以及帮助医务人员遴选指南,本章将对指南制订和评价的相关内容进行详细介绍。

第一节　概述

一、临床实践指南的定义

2011年,美国医学研究所(Institute of Medicine)对指南的定义进行了更新:指南是基于系统评价的证据,在平衡了不同干预措施利弊的基础上,形成的旨在为患者提供最佳医疗保健服务的推荐意见。该定义强调了指南的3个特点:一是需要系统检索证据,基于系统评价形成推荐意见;二是在作出建议或推荐时,需要考虑不同干预措施的有效性、安全性、成本效益等,并进行比较;三是突出以患者为中心的理念,形成的推荐意见是为患者提供最佳医疗保健服务。

二、临床实践指南的分类

指南可从不同的角度进行分类,常见的分类依据包括内容范围、制订方式等,详见表23-1-1。除按照上述角度对指南进行分类外,还有一些新的指南类型被不断提出。如为了扩大指南影响力所提出的国际指南,为了缩短指南制订周期所提出的快速指南,以及为了及时更新指南内容所提出的动态指南等。

表23-1-1　临床实践指南的常见类型

分类依据	临床实践指南类型
内容范围	标准版指南、完整版指南
制订方式	原创版指南、改编版指南
关注领域	筛查指南、诊断指南、治疗指南、诊疗指南、管理指南、护理指南等
更新状态	原创版指南、更新版指南
医学体系	西医指南、中医药指南、中西医结合指南、针灸指南等
使用者	医务人员版本指南(包括专科医生版本指南和基层医生版本指南)、患者与公众版本指南

三、临床实践指南的获取

指南通常会在医学期刊上发表,大多数指南可通过检索生物医学数据库或综合性数据库进行获取。此外,也可通过一些指南数据库、指南制订机构官网、指南评级网站以及指南注册平台获取,详见表23-1-2。

表23-1-2   常见临床实践指南获取途径

类型	名称	网址
生物医学数据库	MEDLINE(Via PubMed)	https://pubmed.ncbi.nlm.nih.gov
	Embase	https://www.embase.com
	中国生物医学文献服务系统	http://www.sinomed.ac.cn/index.jsp
	中华医学期刊全文数据库	https://www.yiigle.com/index
综合性数据库	Web of Science	https://www.webofscience.com
	中国知网	https://www.cnki.net
	万方数据知识服务平台	https://www.wanfangdata.com.cn
指南数据库	国际指南协作网图书馆	https://guidelines.ebmportal.com/
	世界卫生组织指南数据库	https://www.who.int/publications/who-guidelines
	中华医学知识库	https://seleguide.yiigle.com/webs/zhinan
	美国 ECRI 指南库	https://www.ecri.org/library
	加拿大医学会临床实践指南信息库	https://joulecma.ca/cpg/homepage
指南制订机构官网	中华中医药学会官网	http://www.cacm.org.cn/category/zyzn/bzh/
	苏格兰校际指南网络	https://www.sign.ac.uk/our-guidelines/
	英国国家卫生与保健优化研究所	https://www.nice.org.uk/guidance
指南评级网站	STAR 指南数据库	https://www.star-guidelines.cn
指南注册平台	国际实践指南注册与透明化平台	http://www.guidelines-registry.org

四、临床实践指南与临床研究的关系

1. **高质量临床研究提供证据支持,助力临床实践指南制/修订**　指南的制/修订需要基于循证医学的理念,采用系统评价/Meta 分析的方式,系统梳理来自全球的证据,进而形成推荐意见。证据是制订/修订指南的基石,本土化、高质量临床研究所提供的证据更是可以帮助形成适用性更好、证据质量更高的推荐意见。

2. **高质量临床实践指南提供研究空白,指引临床研究方向**　指南中的研究空白通常是指由于现有支持推荐意见的证据缺乏或质量低下,未来需要开展进一步研究的建议。高质量指南大多情况下会在全文中清晰报告证据检索过程中发现的研究空白,进而为临床研究者提供选题,指引未来临床研究的方向,促进相关证据的产生。

第二节　临床实践指南的制订

一、启动阶段

1. **评估与规划**　指南在制订之前,需要进行详细、严谨的评估和规划。评估时,主要围绕必要性和可行性方面进行,通常需要考虑的一些问题详见表 23-2-1。规划时,需要考虑支持指南制订的组织机构、资金资助来源、注册与计划书、工作组、利益冲突管理、临床问题确定、证据检索、推荐意见形成与共识等方面的规划,详见图 23-2-1。

表 23-2-1　临床实践指南制订必要性和可行性方面需要考虑的问题

必要性
• 相关疾病或主题在临床实践方面是否需要改进?
• 相关疾病或主题指南是否仍可满足本地区当前临床实践的需求?
• 相关疾病或主题的证据情况如何?

可行性
• 是否有学会、协会或其他组织或部门支持制订?
• 是否有足够数量的人员参与指南制订?
• 是否可获得循证医学或指南方法学家支持?

- 是否有充足的资金支持指南的制订？

- 是否有项目管理人员协调指南顺利制订？

- 是否有足够的时间进行指南制订？

- 是否可以很好地对指南进行传播与实施？

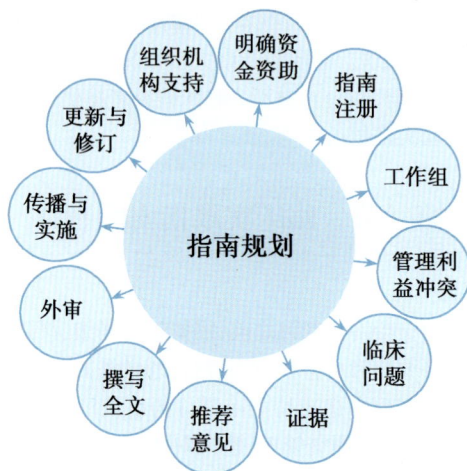

图 23-2-1 指南规划时需要考虑的内容

2. **撰写计划书与注册** 指南计划书可以促进指南高效制订、确保最终版指南的质量和完整性。作为指南制订的规划性文件，指南计划书需要在指南的启动阶段完成撰写，通常包含指南的基本信息（指南的范围、类型、目标人群和使用者等）、背景、制订方法、证据检索、推荐意见形成和时间安排等内容。卫生保健领域实践指南报告规范（Reporting Items of Practice Guidelines in Healthcare，RIGHT）工作组正在研发指南计划书的报告规范——RIGHT for Protocol，目前核心条目已经形成，详见表 23-2-2。

指南前瞻性注册是指在指南制订前，通过公开的注册平台登记指南的题目、目的、制订人员、制订方法和利益冲突等重要信息并向公众开放，以提

表 23-2-2　指南计划书报告规范的核心条目

领域/主题	条目
标题/副标题	应能够判断为指南的计划书,报告指南的分类,如诊断、治疗等
指南注册	应报告是否注册、注册平台和注册号等信息
利益冲突声明与管理	应描述如何计划管理指南制订中出现的相关利益冲突
指南的实施与传播	应描述计划如何传播与实施指南,及想要达到的效果和目的
证据检索	应报告是否检索证据,以及相关细节(如检索时间、检索词、数据库、补充检索等)
证据质量评价	应描述对纳入研究进行偏倚风险评价的方法,证据质量评价的方法,并对其含义进行解释
指南制订流程	应报告指南的整体制订流程,最好以图表的形式呈现
指南制订时间	应报告指南制订的重要时间节点,如计划何时召开共识讨论会,何时定稿

高指南制订的透明性,增强其科学性和公信力,促进指南的传播与实施。指南注册有助于避免指南重复制订,同时还可促进指南的高效制订,加强指南制订者之间的合作等。目前,国际实践指南注册与透明化平台(Practice guideline REgistration for transPAREncy,PREPARE)可为我国指南制订者提供指南注册服务,且不收取费用。在该平台进行注册的流程见图 23-2-2。

3. 组建工作组　指南工作组的人员组成不同,形成的推荐意见可能也会存在差异。一个具有多学科性和代表性的指南工作组可以确保形成当前最佳的推荐意见。指南工作组通常由指南关注疾病相关科室(临床医学、药学、护理、临床管理及医技等)的专家、循证医学专家、指南方法学专家、患者代表等人员组成,分组及职能见表 23-2-3。在规划指南工作组的构建以及在确定具体人选时,可根据指南的实际情况调整人员数量。另外,也需要考虑性别、地域以及工作经验等方面的代表性,以及人员的积极性和配合程度。在本章导读部分的"案例一"中,成立指南制订工作组时仅邀请疾病领域相关专家,未充分考虑工作组的多学科背景,为确保形成当前最佳的推荐意见,还需邀请疾病相关科室的临床专家、循证医学专家、指南方法学专家、

注册并登录账号	登录国际实践注册与透明化平台官网，注册账号，完善注册信息，登录账号
填写指南注册信息	内容共涉及6个部分，即基本信息、指南制订背景、证据检索与评价、资助、其他和联系信息，共计19个条目，其中12个条目为必填条目。必填条目信息包括：标题、版本、分类、领域、国家、制订单位、本指南是否将基于系统评价证据、证据分级办法、基金资助来源、联系人、电子邮箱和手机号码。其余7个条目信息为选填信息，但建议填写
等待审核	在材料提交完整的情况下，提交后3~5个工作日将完成审核
获得注册号	审核通过后可获得唯一注册号
更新指南注册信息	在指南制订的整个过程直至结束，要求及时更新相关信息，确保指南注册信息与制订的指南保持一致

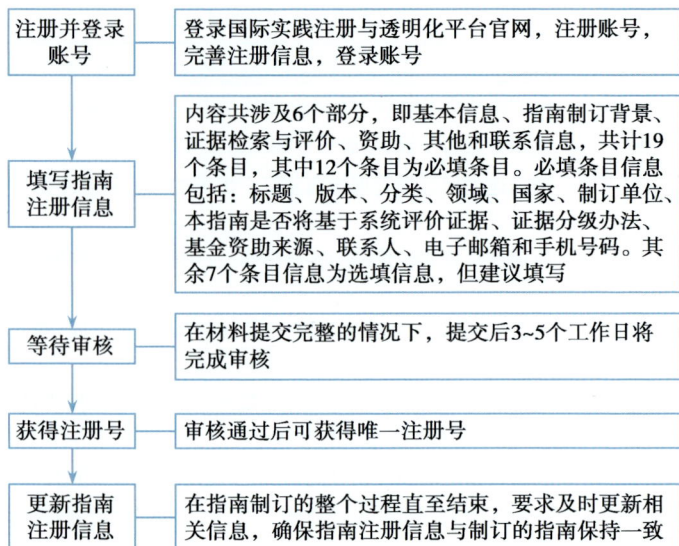

图 23-2-2   国际实践指南注册与透明化平台（PREPARE）的注册流程

患者代表等加入。此外，还需考虑工作组成员的性别、地域、工作经验、积极性和配合程度。

4. **管理利益冲突**   利益冲突通常分为两类：经济利益冲突和非经济利益冲突（如学术利益冲突），其可能会对临床问题的确定、推荐意见的形成等产生影响。世界卫生组织曾因受到利益冲突的影响，撤回了两部涉及阿片类药物的指南。在本章导读部分的案例二中，研究人员未收集和管理参与人员的利益冲突，这种情况下形成的指南推荐意见亦可能受到利益冲突的影响，进而影响指南的公信力，严重情况下可能会导致指南撤回。为避免利益冲突的不良后果，需对如何收集利益冲突、何时收集利益冲突、如何评估利益冲突以及如何处理利益冲突等问题进行全面的考虑和设计。此外，为规范指导指南制订者报告利益冲突和资助，RIGHT 工作组研发了指南利益冲突和资助的报告规范（Reporting Items of Practice Guidelines in Healthcare for Conflicts of Interest and Funding，RIGHT-COI&F），见表 23-2-4。

表 23-2-3 指南工作组的要求与职责

分组	人数	专业/领域	主要职能
首席专家	2~4 名	1~2 名首席临床专家*和1~2名首席指南方法学家	首席临床专家是指南的总负责人,对指南制订各个阶段具有决策权,负责批准指南最终文稿,对临床体系的适用性负责;首席指南方法学家对指南进行顶层设计,提供方法学指导和培训,并对指南全程进行质控,对方法学质量负责;一般情况下首席临床专家和指南方法学家均分别由 1 人担任,但涉及多个专业和领域合作的指南,也可适当增加首席专家和首席指南方法学家的人数
指导委员会	5~9 名	资深临床专家和指南方法学家	成立指南其他工作组;成立利益冲突委员会管理指南利益冲突;批准指南计划书;监督指南制订过程;审定指南全文;提供指南制订必要的咨询和指导
秘书组**	2~10 名	学会/协会或制订单位的工作人员	协调其他工作组的工作;起草指南计划书;组织临床问题的调研;组织推荐意见共识会议;详细记录指南制订的整个过程;撰写指南初稿;指南投稿
证据评价组	4~10 名	循证医学专家或具备循证医学知识及能力的专业人员	检索、评价、综合和分级证据;制作系统评价;制作证据总结表和推荐意见决策表
共识组	11~29 名	临床专家和患者代表	确定临床问题;对推荐意见进行投票和共识;对指南全文进行定稿
外审组	3~5 名	未直接参与该指南的利益相关者(临床专家、方法学家、患者或公众代表、政策制定者等)	评审最终版指南,确保指南的科学性、清晰性和公正性,就指南存在的重大风险或问题,以及具体的推荐意见内容,给出反馈和建议

注:*临床专家指临床医学、药学、护理、临床管理及医技等相关领域的专家;**秘书组同时也可能承担证据评价组的功能和职责。

表 23-2-4　指南利益冲突和资助的报告规范清单条目

领域/主题	条目内容
指南贡献者的利益冲突	
信息公开获取	1.* 描述实施了哪些利益冲突政策(例如,组织的利益冲突政策、专门为本指南制订的利益冲突政策)以及获取途径
定义	2. 阐明指南制订组织所使用的利益冲突定义和分类
利益冲突管理的准备工作	3. 阐明谁负责实施组织的利益冲突政策(例如,独立的指南制订小组委员会);若适用,请描述其详细信息[例如建立过程、组成、性质(即常设还是临时)等]
	4. 阐明在形成指南制订工作组前,为减少利益冲突而事先采取的行动(例如,筛选公开可用的利益披露数据库,或仅邀请没有利益冲突的人员)
利益的披露	5. 阐明利益冲突政策适用于参与指南项目的哪些群体(例如,共识专家组、系统评价组、同行评审人员等)
	6. 阐明披露利益的个人是否也须披露与其有关人员的利益,并说明这些人是谁(例如,配偶)
	7. 阐明应如何披露利益(例如,是否使用标准化的披露表)
	8. 阐明需要披露的利益[例如,根据利益类型、与主题的相关性、披露经济利益的最低金额或一定时间范围内(新近度)]
	9. 阐明需要披露的利益的细节(例如,来源、金额、日期)
	10. 阐明关于利益披露更新的过程(例如,更新频率、时间、形式、提醒或收集的步骤)
	11.* 报告披露的利益或其全面的总结(初始利益披露和任何更新的利益),包括"无利益"披露
利益的评估	12. 阐明关于验证披露利益准确性和完整性的任何过程(例如,谁负责、验证方法、如何处理发现的差异)
	13. 阐明用于评估利益是否有冲突以及冲突严重程度的标准
	14.* 报告哪些披露的利益被评估为利益冲突

领域/主题	条目内容
利益冲突的管理	15. 阐明利益冲突的管理策略(若有),说明对不同严重程度利益冲突的管理策略[例如,要求制订组成员无利益冲突的最低百分比、从指南制订组中排除、在特定角色中排除(例如,主席、系统评价人员等)、在某些具体步骤中排除(例如,投票环节)、通过撤资或限制在任命过程中或之后可能导致利益冲突的关系]
	16. 阐明不遵守利益披露规定的任何影响
	17. 阐明在利益冲突政策实施过程中解决争议的任何过程
	18*. 报告利益冲突管理的结果(例如,个人是否被排除或其贡献是否受到限制,或任何其他相关活动)
指南项目的资助	
信息公开获取	19*. 描述实施了哪些资助政策(例如,组织的资助政策、专门为本指南制订的资助政策)以及获取途径
资金来源	20. 若适用,阐明是否不应接受特定来源的资金
	21. 阐明是否要报告资助的金额
	22a*. 报告指南是否收到或期望收到资助;如果是,请同时报告以下详细信息
	22b*. 若适用,直接或间接资助者(例如,国家自然科学基金会)的名称,包括间接资助者的详细信息
	22c*. 若适用,资助的标识符(例如,项目编号)
	22d*. 资助者是否对如何使用资金设置了限制
	23*. 报告资助者在指南制订和传播的不同步骤中的作用
	24*. 描述任何风险缓解策略(例如,使用资金防火墙),以尽量减少资助者(无论是直接还是间接提供资金)对指南制订过程的影响

注:*表示实施相关条目。

二、制订阶段

1. 临床问题收集、遴选与确定　高质量的临床实践指南通常会以临床问题为导向,通过临床问题的收集、遴选与确定三个环节,确定出 10 个左右清晰明确的临床问题,确定过程详见表 23-2-5。此外,为便于证据检索,也会将临床问题按照研究参与者/人群/患者(P)、干预措施(I)、对照/比较(C)、结局指标(O)进行解构。

表 23-2-5　临床问题的确定过程

步骤	具体工作
问题收集	1. 文献回顾:检索相关主题指南及系统评价,提取临床问题
	2. 专家咨询或调研:通过专家咨询或专家调研的方式收集临床一线工作者关注的问题
	3. 对临床问题去重、合并、拆解等,形成初始临床问题清单(可选择文献回顾、专家咨询或调研两种方式中的一种,也可以两种均选择)
问题遴选	1. 设计临床问题重要性调查问卷
	2. 将调查问卷发送给专家
	3. 请专家对临床问题重要性进行评分,并收集专家对临床问题的意见和建议
	4. 整理调查问卷结果,计算各临床问题重要性得分并进行排序
问题确定	基于临床问题重要性调研结果、专家提出的意见和建议以及专家的临床实践经验,讨论确定最终的临床问题

2. 证据检索、评价与质量分级　推荐意见的形成需要证据支持。针对每个临床问题,系统检索常见的中英文数据库,严格按照纳入、排除标准进行文献筛选,采用系统评价偏倚风险评价工具(A Measurement Tool to Assess Systematic Reviews 2,AMSTAR 2)、考科蓝(Cochrane)偏倚风险评价工具(Risk of Bias,ROB)、纽卡斯尔-渥太华量表(Newcastle-Ottawa Scale,NOS)等评价纳入研究的偏倚风险,选用已发表的高质量系统评价/Meta 分析或者制作系统评价/Meta 分析作为支持临床问题的证据,并使用目前最具影响力、认可度最高的证据分级系统——推荐意见分级的评价、制订与评估(Grading of Recommendations Assessment,Development and Evaluation,GRADE)对证据质量进行分级(表 23-2-6)。在给出证据质量分级时,需要

考虑偏倚风险、不一致性、间接性、不精确性和发表偏倚五个降级因素以及大效应值、有剂量-效应关系和反向混杂三个升级因素。

3. **推荐意见的形成与共识**　在现有证据的基础上,结合患者偏好与价值观、干预措施的成本效益、资源的可及性等,形成初步的推荐意见。使用正式或者非正式的共识方法,如德尔菲法、共识会议法等,对推荐意见达成共识。同时,给出每条推荐意见的推荐强度。GRADE 分级系统中将推荐强度分为强推荐和弱推荐(表 23-2-6)。

表 23-2-6　推荐意见分级的评价、制订与评估(GRADE)分级系统

GRADE 分级	具体描述
证据质量分级	
高(A)	非常有把握:观察值接近真实值
中(B)	对观察值有中等把握:观察值有可能接近真实值,但也有可能差别很大
低(C)	对观察值的把握有限:观察值可能与真实值有很大差别
极低(D)	对观察值几乎没有把握:观察值与真实值可能有极大差别
推荐强度分级	
强(1)	明确显示干预措施利大于弊或弊大于利
弱(2)	利弊不确定或无论证据质量高低均显示利弊相当

4. **撰写全文与外审**　规范撰写指南有助于指南的理解和使用,RIGHT工作组研发的 RIGHT 系列报告规范可以有效指导指南的撰写与报告。目前,除 RIGHT(表 23-2-7)外,已研发出了针对改编指南、中医药指南、针刺指南、患者与公众指南、基层指南等多个版本,以及针对指南利益冲突和资助的扩展版报告规范。在撰写指南全文时,可根据实际情况选择合适的报告规范。指南外审通常会邀请未直接参与指南制订的利益相关者进行,如临床医生、方法学家等,主要对指南的方法学和内容进行评审,以确保指南的科学性、公正性和清晰性。

表 23-2-7 卫生保健领域实践指南的报告规范(RIGHT)清单

领域/主题	编号	条目
基本信息		
标题/副标题	1a	能够通过题目判断为指南,即题目中应该明确报告类似"指南"或"推荐意见"的术语
	1b	报告指南的发表年份
	1c	报告指南的分类,即筛查、诊断、治疗、管理、预防或其他等
执行总结	2	对指南推荐意见进行汇总呈现
术语和缩略语	3	为避免混淆,应对指南中出现的新术语或重要术语进行定义;如果涉及缩略语,应该将其列出并给出对应的全称
通讯作者	4	确定至少一位通讯作者或指南制订者的联系方式,以便于联系和反馈
背景		
简要描述指南卫生问题	5	应描述问题的基本流行病学,如患病率、发病率、病死率和疾病负担(包括经济负担)
指南的总目标和具体目的	6	应描述指南的总目标和具体要达到的目的,比如改善健康结局和相关指标(疾病的患病率和病死率),改善生活质量和节约费用等
目标人群	7a	应描述指南拟实施的主要目标人群
	7b	应描述指南拟实施时需特别考虑的亚组人群
指南的使用者和应用环境	8a	应描述指南的主要使用者(例如,初级卫生保健提供者、临床专家、公共卫生专家、卫生管理者或政策制订者)以及其他潜在的指南使用人员
	8b	应描述指南针对的具体环境,如初级卫生保健机构、中低收入国家或住院部门(机构)
指南制订小组	9a	应描述参与指南制订的所有贡献者及其作用(例如,指导小组、指南专家组、外审人员、系统评价小组和方法学家)
	9b	应描述参与指南制订的所有个人,报告其头衔、职务、工作单位等信息

续表

领域/主题	编号	条目
证据		
卫生保健问题	10a	应描述指南推荐意见所基于的关键问题,建议以 PICO(研究参与者/人群/患者、干预措施、对照/比较和结局指标)格式呈现
	10b	应描述结局遴选和分类的方法
系统评价	11a	应描述该指南基于的系统评价是新制作的,还是使用现有已发表的
	11b	如果指南制订者使用现有已发表的系统评价,应给出参考文献并描述是如何检索和评价的(提供检索策略、筛选标准以及对系统评价的偏倚风险评估),同时报告是否对其进行了更新
评价证据质量	12	应描述对证据质量评价和分级的方法
推荐意见		
推荐意见	13a	应提供清晰、准确且可实施的推荐意见
	13b	如果证据显示在重要的亚组人群中,某些影响推荐意见的因素存在重大差异,应单独提供针对这些人群的推荐意见
	13c	应描述推荐意见的强度以及支持该推荐的证据质量
形成推荐意见的原理和解释说明	14a	应描述在形成推荐意见时,是否考虑了目标人群的偏好和价值观。如是,应描述确定和收集这些偏好和价值观的方法;如否,应给出原因
	14b	应描述在形成推荐意见时,是否考虑了成本和资源利用。如是,应描述具体的方法(例如,成本效果分析)并总结结果;如否,应给出原因
	14c	应描述在形成推荐意见时,是否考虑了公平性、可行性和可接受性等其他因素
从证据到推荐	15	应描述指南制订工作组的决策过程和方法,特别是形成推荐意见的方法(例如,如何确定和达成共识,是否进行投票等)

续表

领域/主题	编号	条目
评审和质量保证		
外部评审	16	应描述指南制订后是否对其进行了独立评审,如是,应描述具体的评审过程以及对评审意见的考虑和处理过程
质量保证	17	应描述指南是否经过了质量控制程序,如是,则描述其过程
资助与利益冲突声明及管理		
资金来源以及作用	18a	应描述指南制订各个阶段的资金来源情况
	18b	应描述资助者在指南制订不同阶段中的作用,以及在推荐意见的传播和实施过程中的作用
利益冲突的声明和管理	19a	应描述指南制订相关的利益冲突的类型(例如,经济利益冲突和非经济利益冲突)
	19b	应描述对利益冲突的评价和管理方法以及指南使用者如何获取这些声明
其他方面		
可及性	20	应描述在哪里可获取指南、相应附件及其他相关文件
对未来研究的建议	21	应描述当前实践与研究证据之间的差异,和/或提供对未来研究的建议
指南的局限性	22	应描述指南制订过程中的所有局限性(例如,制订小组不是多学科团队,或未考虑患者的价值观和偏好)及其对推荐意见有效性可能产生的影响

第三节　临床实践指南的传播、实施与评价

一、临床实践指南的传播与实施

传播与实施是指南从理论转化为实践的重要过程。指南的传播是指通过多种途径增进指南使用者对指南推荐意见的知晓和了解,指南的实施是指制订和评估具体策略,改变使用者的行为,并使推荐的干预措施成为常规和可持续的临床实践。通常指南传播与实施的策略包括权威组织机构发布与出版、通过学术会议或专题培训宣传、期刊发表、书籍出版、发布至相关学

术网站、多种媒体平台宣传、召开发布会、发表解读类文章、多期刊发表、多语言发表、多版本发表、知识图谱等。在完成指南制订后,需要及时对指南进行传播与实施,以促进指南的落地,传播与实施的步骤见图 23-3-1。

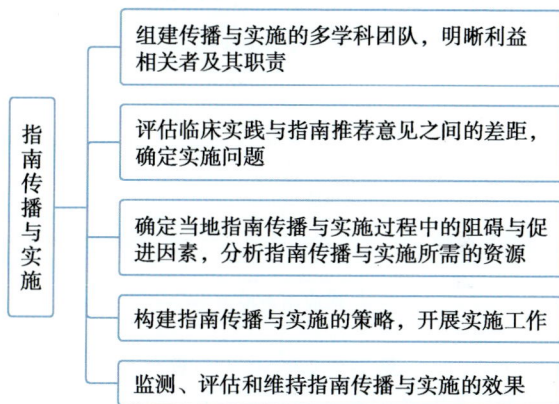

图 23-3-1　指南传播与实施的步骤

二、临床实践指南的更新和修订

指南的临床意义和价值一定程度上取决于推荐意见的时效性。然而,约 1/5 的推荐意见会在指南发布 3 年后过时。因此,需要根据研究证据的发表情况和卫生政策的变化情况,适时对指南进行更新或修订。更新一般不会更改指南的临床问题,主要是对证据再次检索,基于最新的证据修改和完善原有的推荐意见,但有时也会新增或更改个别指南的临床问题,进而为临床实践中有争议的领域提供指导。修订通常会对指南的范围、框架或临床问题进行调整,以满足当前的学科发展和临床实践需要,具体过程见图 23-3-2。

三、临床实践指南的评价

指南制订完成后对其质量进行全面、科学的评价,是实施指南前的必要环节。只有严格遵照方法学规范制订的指南,才被认为是高质量的指南,才能使患者从中获得最大的潜在健康收益。我国每年发表 300 部左右的指南,难免某一主题或领域存在多部指南,如导读部分的案例三,这时不应

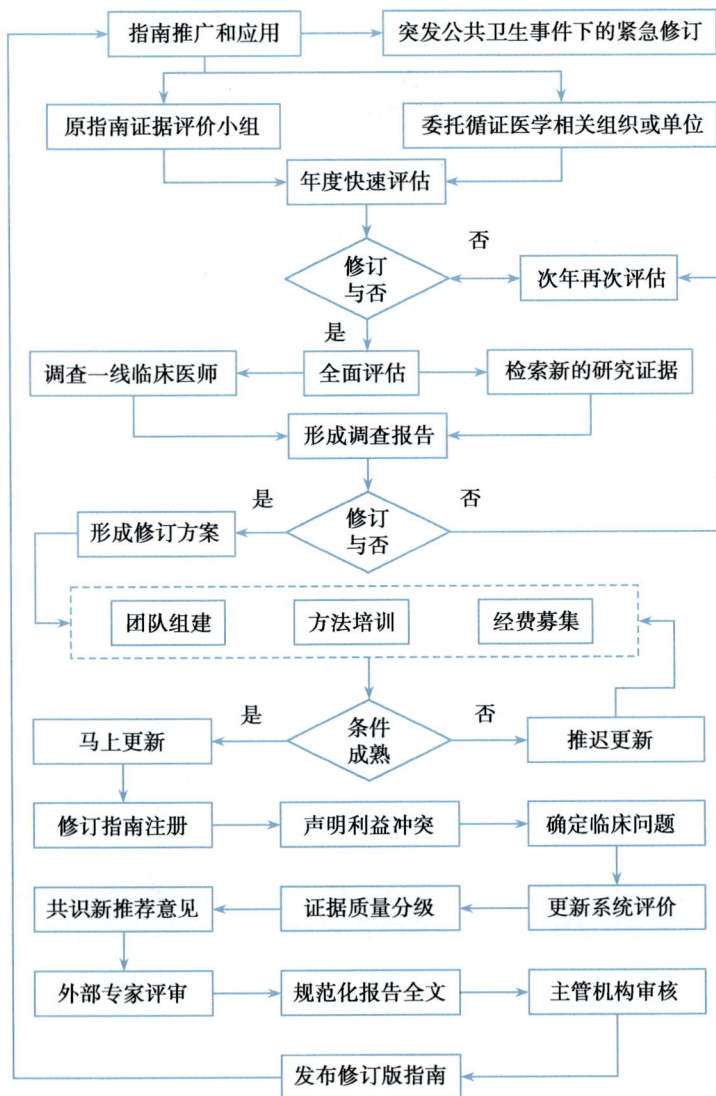

图 23-3-2 指南修订流程

该根据个人偏好选择该主题或领域的某部指南,而应该通过指南评价选择最佳的指南进行临床实践。常见的评价维度包括方法学质量和报告质量。此外,随着指南科学性、透明性和适用性评级(Scientific,Transparent and Applicable Rankings Tool for Clinical Practice Guidelines,STAR)工作组的成立,国内已建立起了一套指南评级体系。

1. **方法学质量评价** 指南的方法学质量,主要反映指南制订方法和过程的可靠性。目前,主流的方法学质量评价工具是临床指南研究与评估系统Ⅱ(appraisal of guidelines for research and evaluation Ⅱ,AGREE Ⅱ),该工具从 6 个领域对指南进行评价,分别是范围和目的、参与人员、制订严谨性、表达清晰性、应用性和编辑独立性,共由 23 个条目组成。中国中医科学院广安门医院于 2013 年 9 月对 AGREE Ⅱ进行了汉化,中文版的 AGREE Ⅱ可在 AGREE Ⅱ官方网站(https://www.agreetrust.org)查阅,其中也包括了 AGREE Ⅱ的详细使用方法。然而,在实际应用中,存在条目不适用、不同评价者得出的评分差异非常大等问题,为了进一步满足我国指南评价工作的需要,王吉耀等结合中国的实际情况,以 AGREE Ⅱ为基础,于 2018 年研发了"中国临床指南评价体系(AGREE-China)"。

2. **报告质量评价** 指南的报告质量,主要反映指南撰写和报告的规范性。目前,公认的报告质量评价工具是 RIGHT,该工具从 7 个领域对指南进行评价,分别是基本信息、背景、证据、推荐意见、评审和质控、资助与利益冲突的声明和管理以及其他方面,共由 35 个条目组成。该工具由中国学者牵头,美国、加拿大、英国、德国等 11 个国家以及包括世界卫生组织、GRADE 工作组、AGREE 工作组等 7 个国际组织的 20 余名专家参与研发,其官方网站为 http://www.right-statement.org,已研制的扩展版以及解释说明文件均可在网站找到。RIGHT 目前已经被超过 200 本医学期刊引入稿约,在作为指南报告质量评价工具的同时,也为指南的撰写提供了有效指导。

3. **从评价到评级** 尽管目前已有多个关于指南的评价工具,但是仍然存在一些问题:第一,评价工具主要聚焦于单个维度,如方法学质量、报告质量、指南的可实施性或适用性,且不同评价工具的条目之间存在相互重叠的现象,若需全面评价指南,则要使用多个工具,会耗费大量的时间,且评价结果难以进行合并和解读;第二,现有的评价工具大多未进行严格的信效度验证,且缺失部分影响指南质量的评价条目,如计划书、注册和适用性等;第三,评价人员也未经系统培训,对指南的评价大多是研究人员的自发行为,以评价本领域的指南为主,评价工作也存在不连续性;第四,评价结果大多仅作为学术论文发表,并未对指南的制订者和使用者产生实质性影响。基于此,2021 年世界卫生组织指南实施与知识转化合作中心联合中华医学会杂志社指南与标准研究中心成立了 STAR 工作组,通过文献调研、德尔菲调查、层次分析法和共识会议,研发了综合性指南评级工具 STAR(表 23-3-1),针对每年在医学期刊正式发表的由中国专家主导的指南和共识进行全面的评价,并将评级结果上传至 STAR 数据库(https://www.star-guidelines.cn/)。

STAR 工具相较于其他评价工具,具有以下特点:第一,研发团队具有较好的地域代表性和专业代表性,覆盖我国华东、华南、华西、华北和华中五大区域,涵盖指南方法学、临床医学、流行病学、统计学等 34 个专业和学科;第二,经过了信度、效度和易用性方面的测试和验证;第三,评价维度更加全面,增加了指南的入口把关(指南的注册)和出口质控(指南的发表)方面的考量;第四,采用层次分析法确定了条目的权重,可直接计算得分;第五,联系通信作者获取指南制订过程中的支撑材料,使评价更加客观和全面;第六,在达到综合评价目的的同时,节省了评价时间,提升了评价效率;第七,建立了 STAR 专科委员会,评级工作具有连续性;第八,评级人员经过统一培训,评级过程公开透明;第九,建立了专门的网站和数据库。

表 23-3-1　指南科学性、透明性和适用性评级(STAR)工具的条目及其分值

领域	条目	条目分值
注册	1. 进行了注册	1.5
	2. 提供注册的平台和注册号信息	3.5
计划书	3. 撰写了计划书	1.9
	4. 计划书能够在公开平台获取(譬如可在注册平台或网站获取到)	3.1
资助	5. 说明了资助来源	1.0
	6. 说明了资助在指南制订中的作用	0.9
	7. 说明了指南推荐意见未受资助影响	1.3

续表

领域	条目	条目分值
工作组	8. 说明了参与人员的机构	0.9
	9. 说明了参与人员的分组情况	1.0
	10. 说明了参与人员的职责	1.3
	11. 明确提出纳入除本专业以外的其他 2 个及以上专业的人员	1.3
	12. 明确提出工作组包含方法学家或循证医学专家	2.8
利益冲突	13. 说明有无利益冲突	4.4
	14. 提供详细的利益冲突管理办法	4.8
临床问题	15. 明确提出指南拟解决的临床问题	6.4
	16. 说明了通过文献调研(指南、系统评价及原始研究)、用户调查或专家咨询收集临床问题	2.5
	17. 说明了临床问题遴选的方法	3.4
	18. 临床问题以 PICO(P:研究参与者/人群/患者,I:干预措施,C:对照/比较,O:结局指标)形式解构	4.8
证据	19. 主要推荐意见有明确的参考文献	1.7
	20. 说明了系统检索证据	2.2
	21. 说明了证据纳入排除标准	1.5
	22. 评价证据的偏倚风险或方法学质量	1.9
	23. 对证据结果进行汇总分析	2.1
	24. 说明了证据质量分级标准	2.2
	25. 提供了证据总结表或分级依据	2.4
	26. 可追溯到系统评价全文	1.7
	27. 列出了缺乏证据的临床问题,提供未来研究方向	1.2
共识方法	28. 说明了推荐意见的共识方法(德尔菲法,名义群体法、共识会议、GRADE 网格法等)	5.1
	29. 说明了如何基于证据质量以外的其他因素(经济学、患者偏好和价值观、利弊权衡、可及性、公平性、可接受性等)进行共识	3.8

续表

领域	条目	条目分值
共识方法	30. 提供了完整的共识过程记录	1.8
推荐意见	31. 明确列出了推荐意见,譬如以图表,放大或加粗字体,下划线等方式呈现	4.1
	32. 说明了每条推荐意见的推荐强度	6.3
	33. 提供了每条推荐意见的解释说明	3.9
	34. 说明了推荐意见实施过程中的注意事项	2.8
可及性	35. 通过指南文库、会议、网络等多平台发布指南	2.5
	36. 提供不同用户版本的指南	1.4
	37. 以图片、视频等其他形式发布指南或推荐意见	1.1
	38. 指南可被免费获取	2.3
其他	39. 提供指南的推荐意见路径图	1.2

（陈耀龙   刘辉）

练习题

某学会按照临床实践指南制订的相关要求,邀请相关科室临床医生、指南方法学家、患者代表等组成指南工作组,在经历了撰写指南计划书、临床问题调研、证据检索与评价、推荐意见德尔菲调研等多个环节之后,完成了关于某病的临床实践指南制订工作。

1. 在了解该领域相关指南现状的过程中,下列哪项工具不适用于评价指南?

    A. AGREE Ⅱ   B. RIGHT

    C. STAR   D. PRISMA

2. 在对指南进行前瞻性注册时,可供中国指南制订者免费注册指南的平台是哪一个?

A. PROSPERO 平台　　　　　B. Cochrane 协作网

C. PREPARE 平台　　　　　　D. ChiCTR 平台

3. 在对纳入的研究进行方法学质量(偏倚风险)评价时,不同研究类型需要选择不同的评价工具,针对系统评价/Meta 分析,应该选择何种评价工具?

A. AMSTAR 2　　　　　　　　B. ROB

C. NOS　　　　　　　　　　　D. GRADE

4. 在使用 GRADE 分级系统对证据进行分级时,将证据质量分为几级?

A. 3 级　　　　B. 4 级　　　　C. 5 级　　　　D. 6 级

5. 在使用 GRADE 分级系统对证据进行分级时,降级因素不包括下列哪个选项?

A. 偏倚风险　　　　　　　　　B. 间接性

C. 有剂量-效应关系　　　　　D. 发表偏倚

参考文献

1. 陈耀龙,王辰,商洪才,等. 中国临床实践指南:现状、挑战和机遇[J]. 英国医学杂志中文版,2018,21(2):79-83.
2. 陈耀龙,罗旭飞. 临床实践指南的制订方法与步骤[J]. 中华传染病杂志,2019,37(9):523-526.
3. 陈耀龙,杨克虎,王小钦,等. 中国制订/修订临床诊疗指南的指导原则(2022 版)[J]. 中华医学杂志,2022,102(10):697-703.
4. 杨楠,赵巍,潘旸,等. 针对临床实践指南科学性、透明性和适用性的评级工具研发[J]. 中华医学杂志,2022,102(30):2329-2337.
5. 孙雅佳,史乾灵,杨楠,等. 临床实践指南综合评价的思考与探索[J]. 协和医学杂志,2023,14(1):22-30.
6. 王子君,罗旭飞,陈耀龙. 应重视规范撰写指南计划书[J]. 中华心血管病杂志,2022,50(7):627-629.
7. 陈耀龙,马艳芳,周奇,等. 谁应该参与临床实践指南的制订?[J]. 协和医学杂志,2019,10(5):524-530.
8. 陈耀龙,王玲,杨楠,等. 临床实践指南如何"保鲜"[J]. 协和医学杂志,2020,11(2):207-212.

附　录

附录 1~附录 7 全文

练习题参考答案

第 1 章
1. B；2. A；3. D；4. A；5. B

第 2 章
1. D；2. A；3. B；4. C；5. A

第 3 章
1. (1)A；(2)C；(3)B；2. (1)B；(2)B；(3)D

第 4 章
1. D；2. C；3. B；4. C；5. B

第 5 章
1. C；2. B；3. D；4. A；5. A

第 6 章
1. D；2. C；3. B；4. D；5. A

第 7 章
1. D；2. B；3. C；4. D；5. C

第 8 章
1. B；2. B；3. C；4. D；5. D

第 9 章
1. C；2. C；3. C；4. B；5. D

第 10 章
1. B；2. B；3. D；4. A；5. B

第 11 章

1. B（解析：结局的有效等位基因应为 G，效应值为–0.42）；2. D（解析：见表 11-4-1，回文现象）；3. B；4. B；5. D

第 12 章

1. ABCD；2. ABCD；3. ABC；4. ABCD

第 13 章

1. C；2. C；3. A；4. A；5. B

第 14 章

1. D；2. B；3. A；4. B；5. D

第 15 章

1. C；2. B；3. D；4. D；5. C

第 16 章

1. ABCE；2. CDE；3. AC；4. ABE；5. ACE

第 17 章

1. B；2. D；3. C；4. A；5. C

第 18 章

1. C；2. B；3. C；4. B；5. B；6. D；7. C

第 19 章

1. D；2. C；3. E；4. H；5. E

第 20 章

1. D；2. C；3. A；4. D；5. C

第 21 章

1. D；2. C；3. BCD；4. D；5. B

第 22 章

1. C；2. A；3. D；4. A；5. C

第 23 章

1. D；2. C；3. A；4. B；5. C